A. Bender (Hrsg.), K. Dimitriadis, J. Rémi
Mit Beiträgen von A. Berlis, C. Henke, S. van de Loo, M. Voß, J. Rieger, L. Link, J.W. Oestmann

Das Mündliche EXamen
Neurologie

In der Reihe MEX – Das **M**ündliche **EX**amen sind bis jetzt folgende Titel erschienen:

Allgemeinmedizin

Anästhesie, Intensivmedizin, Notfallmedizin, Schmerztherapie

Bildgebende Verfahren

Gynäkologie und Geburtshilfe

Innere Medizin und Chirurgie

Klinik

Orthopädie und Unfallchirurgie

Pädiatrie

Psychiatrie

Vorklinik

Andreas Bender (Hrsg.), Konstantinos Dimitriadis, Jan Rémi

Das Mündliche EXamen

Neurologie

2. Auflage

Mit Beiträgen von Ansgar Berlis, Christian Henke, Simone van de Loo, Martin Voß, Johannes Rieger, Lisa Link, Jörg W. Oestmann

ELSEVIER

Elsevier GmbH, Hackerbrücke 6, 80335 München, Deutschland
Wir freuen uns über Ihr Feedback und Ihre Anregungen an books.cs.muc@elsevier.com

ISBN 978-3-437-41184-7

Alle Rechte vorbehalten
2. Auflage 2021
© Elsevier GmbH, Deutschland

Wichtiger Hinweis für den Benutzer
Die medizinischen Wissenschaften unterliegen einem sehr schnellen Wissenszuwachs. Der stetige Wandel von Methoden, Wirkstoffen und Erkenntnissen ist allen an diesem Werk Beteiligten bewusst. Sowohl der Verlag als auch die Autorinnen und Autoren und alle, die an der Entstehung dieses Werkes beteiligt waren, haben große Sorgfalt darauf verwandt, dass die Angaben zu Methoden, Anweisungen, Produkten, Anwendungen oder Konzepten dem aktuellen Wissensstand zum Zeitpunkt der Fertigstellung des Werkes entsprechen.
Der Verlag kann jedoch keine Gewähr für Angaben zu Dosierung und Applikationsformen übernehmen. Es sollte stets eine unabhängige und sorgfältige Überprüfung von Diagnosen und Arzneimitteldosierungen sowie möglicher Kontraindikationen erfolgen. Jede Dosierung oder Applikation liegt in der Verantwortung der Anwenderin oder des Anwenders. Die Elsevier GmbH, die Autorinnen und Autoren und alle, die an der Entstehung des Werkes mitgewirkt haben, können keinerlei Haftung in Bezug auf jegliche Verletzung und/oder Schäden an Personen oder Eigentum, im Rahmen von Produkthaftung, Fahrlässigkeit oder anderweitig übernehmen.

Für die Vollständigkeit und Auswahl der aufgeführten Medikamente übernimmt der Verlag keine Gewähr.
Geschützte Warennamen (Warenzeichen) werden in der Regel besonders kenntlich gemacht (®). Aus dem Fehlen eines solchen Hinweises kann jedoch nicht automatisch geschlossen werden, dass es sich um einen freien Warennamen handelt.

Bibliografische Information der Deutschen Nationalbibliothek
Die Deutsche Nationalbibliothek verzeichnet diese Publikation in der Deutschen Nationalbibliografie; detaillierte bibliografische Daten sind im Internet über https://www.dnb.de abrufbar.

21 22 23 24 25   5 4 3 2 1

Für Copyright in Bezug auf das verwendete Bildmaterial siehe Abbildungsnachweis.
Das Werk einschließlich aller seiner Teile ist urheberrechtlich geschützt. Jede Verwertung außerhalb der engen Grenzen des Urheberrechtsgesetzes ist ohne Zustimmung des Verlages unzulässig und strafbar. Das gilt insbesondere für Vervielfältigungen, Übersetzungen, Mikroverfilmungen und die Einspeicherung und Verarbeitung in elektronischen Systemen.
In ihren Veröffentlichungen verfolgt die Elsevier GmbH das Ziel, genderneutrale Formulierungen für Personengruppen zu verwenden. Um jedoch den Textfluss nicht zu stören sowie die gestalterische Freiheit nicht einzuschränken, wurden bisweilen Kompromisse eingegangen. Selbstverständlich sind immer alle Geschlechter gemeint.

Planung: Veronika Rojacher, München
Projektmanagement: Elisabeth März, München
Redaktion: Isabella de la Rosée, Höhenkirchen-Siegertsbrunn
Rechteklärung: Berlind Clover, München
Herstellung: Dietmar Radünz, Leipzig
Satz: abavo GmbH, Buchloe/Deutschland
Druck und Bindung: Drukarnia Dimograf Sp. z o. o., Bielsko-Biała/Polen
Umschlaggestaltung: SpieszDesign, Neu-Ulm
Titelfotografie: © istock.com/retrorocket

Aktuelle Informationen finden Sie im Internet unter **www.elsevier.de**.

Vorwort

Schon seit ein paar Jahren gibt es jetzt unser Kurzlehrbuch Neurologie[1], und nach allem, was wir von Studenten hören, kann man sich damit sehr gut auf Klausuren und das schriftliche Staatsexamen vorbereiten. Aber was ist mit mündlichen Prüfungen und speziell dem mündlichen Examen? Hier muss man an das theoretische Wissen oft ganz anders herangehen und aus der klinischen Situation heraus die relevanten Fakten zum jeweiligen Patienten finden. Auch hier hilft eine klare Struktur im Kopf – und genau die möchten wir Ihnen in unserem neuen MEX Neurologie effektiv vermitteln. Unser Ziel ist es, zusammen mit Ihnen die neurologischen Zusammenhänge vor der Prüfung noch einmal verständlich und logisch zu wiederholen, dabei Wissen sinnvoll zu verknüpfen und das Gelernte durch einprägsame Flowcharts, Übungsfragen und Fälle ganz leicht abrufbar zu machen. Wir hoffen, das ist uns in dem vorliegenden Werk gelungen und wir würden uns sehr freuen, wenn Sie nach der Lektüre zuversichtlich und guten Mutes in die Prüfung gehen.

Ansonsten können wir Ihnen aus unserer Erfahrung als Staatsexamensprüfer heraus nur mitgeben: Entspannen Sie sich, das mündliche Examen ist halb so wild! Wir sehen immer wieder, dass die meisten Studenten mehr wissen, als sie sich zunächst zutrauen. Entscheidend ist: DURCHATMEN, logisch denken und die eingeübten differenzialdiagnostischen Überlegungen strukturiert durchgehen. Mit dieser Taktik kann man auch kleinere Wissenslücken leicht überspielen und man hat die allermeisten Prüfer sofort auf seiner Seite.

Wir drücken Ihnen die Daumen für alle anstehenden Herausforderungen und sind Ihnen immer dankbar für Feedback und Anregungen.

Andreas Bender, Konstantinos Dimitriadis, Jan Rémi
Herbst 2020

Danksagung

Kein gutes Buch entsteht ohne ein kompetentes Autorenteam. Unser ganz herzlicher Dank geht daher an alle Kollegen, die Kapitel übernommen, Textübernahmen genehmigt, Bilder beigesteuert oder Entwürfe kritisch durchgesehen haben. Ebenso möchten wir uns bei dem zuständigen Verlagsteam, v. a. Frau Rojacher und Frau Märtz, für die geduldige und konstruktive Begleitung des Projekts bedanken. Der größte Dank aber geht an all die Studenten, die in Vorlesungen und Seminaren genau die richtigen Fragen gestellt haben, um das didaktische Konzept zu diesem Buch langsam wachsen zu lassen – und uns über viele Jahre den Spaß an der Lehre erhalten haben.

---

[1] Bender, Rémi, Feddersen, Fesl: Kurzlehrbuch Neurologie, 3. A., Elsevier 2018

Abkürzungen

A
A./Aa.	Arteria/Arteriae
ACA	Arteria cerebri anterior
ACI	Arteria carotis interna
ACM	Arteria cerebri media
AD	Alzheimer-Demenz
ADCA	autosomal-dominante zerebelläre Ataxie/n
ADEM	akute disseminierte Enzephalomyelitis
AEP	akustisch evozierte Potenziale
AI	Antikörperindex
AICA	Arteria cerebelli inferior anterior
AION	anteriore ischämische Optikusneuropathie
AK	Antikörper
ALS	amyotrophe Lateralsklerose
AMAn	akute motorische Neuropathie
AMSAN	sensomotorische axonale Neuropathie
ASA	Vorhofseptumaneurysma
ASR	Achillessehnenreflex
ASS	Azetylsalizylsäure
AUPVP	akute unilaterale periphere Vestibulopathie

B
BA	Arteria basilaris
BB	Blutbild
bds.	beidseits, beidseitig
BGA	Blutgasanalyse
BoNt	Botulinum-Neurotoxin
BPPV	benigner (gutartiger) paroxysmaler Lagerungsschwindel
BRN	Blickrichtungsnystagmus
BS	Bandscheibe/n
BSG	Blutkörperchensenkungsgeschwindigkeit
Bsp.	Beispiel
BSR	Bizepssehnenrelfex
BWS	Brustwirbelsäule
BZ	Blutzucker
bzw.	beziehungsweise

C
Ca	Kalzium, Karzinom
CA	Carbihydrate antigen (Tumormarker)
ca.	zirka, ungefähr
CBD	kortikobasale Degeneration
cCT	zerebrale Computertomografie
CGRP	Calcitonin gene-related peptide
CIDP	chronische inflammatorische demyelinisierende Polyneuropathie
CJD	Creutzfeldt-Jakob-Erkrankung
CK	Kreatinkinase
COMT	Catechol-O-Methyltransferase
CRP	C-reaktives Protein
CRPS	komplexes regionales Schmerzsyndrom
CT	Computertomografie, -gramm
CT-A	CT-Angiografie
CVI	chronisch-venöse Insuffizienz

D
d	Tag/e
D.	Ductus
DaT	Dopamintransporter
DD	Differenzialdiagnose/n
Defi	Defibrillator
d. h.	das heißt
Dig.	Digitus
DLK	Demenz mit Lewy-Körperchen
DM	Dermatomyositis
DRPLA	dentatorubropallidoluysische Atrophie
DSA	digitale Subtraktionsangiografie

E
EDS	Ehlers-Danlos-Syndrom
EDSS	Expanded Disability Status Scale
EEG	Elektroenzephalogramm, -grafie
EKG	Echokardiografie, Echokardiogramm
EMG	Elektromyogramm, -myografie
ENG	Elektronystagmogramm, -grafie, Elektroneurografie
EP	evozierte Potenziale
EPMS	extrapyramidalmotorische Störungen
ESUS	Embolic Stroke of Undetermined Source
ETP	epilepsietypische Potenziale
EVD	externe Ventrikeldrainage
evtl.	eventuell

F
FAS	fetales Alkoholsyndrom
FFP	Fresh Frozen Plasma
FHM	familiäre hemiplegische Migräne
FLAIR	Fluid-Attenuated-Inversion-Recovery
FMD	fibromuskuläre Dysplasie
fMRT	funktionelles MRT
FSME	Frühsommer-Meningoenzephalitis
FTD	frontotemporale Demenz
FTLD	frontotemporale Lobärdegeneration
FVC	forcierte Vitalkapazität

G
GBM	Glioblastom
GBS	Guillain-Barré-Syndrom
GCS	Glasgow Coma Scale
ggf.	gegebenenfalls

G

GI	gastrointestinal
GLOA	ganglionäre lokale Opioid-Analgesie
GRE	Glucocorticoid Response Element

H

h	Stunde/n
Hb	Hämoglobin
HF	Herzfrequenz
Hg	Quecksilber
Hkt	Hämatokrit
HMSN	hereditäre motorisch-sensible Neuropathie
HN	Hirnnerv/en
HSP	hereditäre spastische Spinalparalyse
HSV	Herpes-simplex-Virus
HWZ	Halbwertszeit
Hz	Hertz
HZV	Herzzeitvolumen

I

i. a.	intraarteriell
IBM	Einschlusskörperchen-Myositis
ICB	intrazerebrale Blutung
i. d. R.	in der Regel
IE	internationale Einheit
IHS	International Headache Society
IIH	idiopathische intrakranielle Hypertension
ILAE	Internationale Liga gegen Epilepsie
i. m.	intramuskulär
INO	internukleäre Ophthalmoplegie
IPS	idiopathisches Parkinson-Syndrom
i. v.	intravenös
Ivlg	intravenöse Immunglobuline

J

J.	Jahr/e

K

K	Kalium
KG	Körpergewicht
kg	Kilogramm
KHK	koronare Herzkrankheit
KI	Kontraindikationen
KM	Kontrastmittel
KS	Kopfschmerz/en

L

l	Liter
LEMS	Lambert-Eaton myasthenes Syndrom
LHON	lebersche hereditäre Optikusatrophie
li.	links
Lig.	Ligamentum
Lj.	Lebensjahr/e
LK	Lymphknoten
LP	Lumbal-/Liquorpunktion
LTT	Lymphozytentransformationstest
LWK	Lendenwirbelkörper
LWS	Lendenwirbelsäule
LZ-EKG	Langzeit-Echokardiografie/-Echokardiogramm

M

M.	Musculus
MAO	Monoaminooxidase
max.	maximal
MCA	Arteria cerebri media
MCi	mild cognitive impairment
MEP	motorisch evozierte Potenziale
MER	Muskeleigenreflex/e
mgl.	möglich
min.	Minute/n
mind.	mindestens
MLF	Fasciculus medialis longitudinalis (mediales Längsbündel)
Mm.	Musculi
mm	Millimeter
mmHg	Millimeter Quecksilbersäule
mmH$_2$O	Millimeter Wassersäule
MMN	multifokale motorische Neuropathie
MMST	Mini-Mental-Status-Test
MN	Motoneuron/e
MoCA	Montreal Cognitive Assessment
Mon.	Monat/e
MR-A	MR-Angiografie
MRT	Magnetresonanztomografie, -tomogramm
MS	multiple Sklerose
ms	Millisekunden
MSA	Multisystematrophie
MSA-C	Multisystematrophie – zerebellärer Typ
MSAP	Muskelsummenaktionspotenzial
MÜK	Medikamentenübergebrauchkopfschmerz
MUSK-AK	Antikörper gegen muskelspezifische Rezeptorkinase

N

N.	Nervus
Na	Natrium
n. a.	nicht anwendbar
NAP	Nervenaustrittspunkt/e
Ncl.	Nucleus
neg.	negativ
NfL	Neurofilament-Leichtkette
NIHSS	National Institutes of Health Stroke Scale
NLG	Nervenleitgeschwindigkeit
NMDA	N-Methyl-D-Aspartat
NMO	Neuromyelitis optica
Nn.	Nervi
NNO	Neuritis nervi optici
NO	Stickstoffmonoxid
NOA	Neuroonkologische Arbeitsgemeinschaft
NPH	Normaldruckhydrozephalus
NSAR	nichtsteroidales Antirheumatikum
NW	Nebenwirkung/en

VIII Abkürzungen

O
o.	oder
GTT	oraler Glukosetoleranztest
OKB	oligoklonale Banden
OP	Operation

P
Pat.	Patient/en
pAVK	periphere arterielle Verschlusskrankheit
PBZ	Pyramidenbahnzeichen
PCR	Polymerase-Kettenreaktion
PDA	Periduralanästhesie
PEG	perkutane endoskopische Gastrostomie
PET	Positronenemissionstomografie
PFO	persistierendes Foramen ovale
PICA	Arteria cerebelli inferior posterior
PM	Polymyositis
PML	progressive multifokale Leukenzephalopathie
PNP	Polyneuropathie
p.o.	per os, peroral
pos.	positive
PPA	primär progressive Aphasie
PPFR	paramediane pontine Formatio reticularis
PPSB	Prothrombinkonzentrat
PRES	posteriores Leukoenzephalopathie-Syndrom
PROMM	proximale myotone Myopathie
PS	Parkinson-Syndrom
PSP	progressive supranukleäre (Blick-)Parese
PSr	Patellarsehnenreflex

R
re.	rechts
RLS	Restless-legs-Syndrom
Rö	Röntgen(untersuchung)
RPR	Radiusperiostreflex
RR	Blutdruck nach Riva-Rocci
rt-PA	Recombinant Tissue Plasminogen Activator

S
s	Sekunde/n
SAB	Subarachnoidalblutung
SAE	subkortikale arteriosklerotische Enzephalopathie
s.c.	subkutan
SCA	spinozerebelläre Ataxie/n
SCLC	kleinzelliges Bronchialkarzinom
SEP	somatosensibel evozierte Potenziale
SHT	Schädel-Hirn-Trauma
SIADH	Syndrom der inadäquaten ADH-Ausschüttung
SKS	Spinalkanalstenose
SMA	spinale Muskelatrophie
s.o.	siehe oben
sog.	sogenannte
SSEP	somatosensibel evozierte Potenziale
s.u.	siehe unten
SUCA	Arteria cerebelli superior
SUNCT	Short-lasting Unilateral Neuralgiform Headache with Conjunctival Injection and Tearing
SVT	Sinusvenenthrombose
SWK	Sakralwirbelkörper
Syn.	Synonym

T
TCD	transkranielle Doppler-Sonografie
TEA	Thrombendarteriektomie
TEE	transösophageale Echokardiografie
TEP	Total-Endoprothese
tHS	tiefe Hirnstimulation
TIA	transitorisch ischämische Attacke
TMS	transkranielle Magnetstimulation
TSR	Trizepssehnenreflex

U
u.a.	und andere/unter anderem
UPDRS	Unified Parkinson Disease Rating Scale

V
V.	Vena
V.a.	Verdacht auf
v.a.	vor allem
VA	Arteria vertebralis
VAS	visuelle Analogskala
VEGF	Vascular Endothelial Growth Factor
VEP	visuell evozierte Potenziale
VGCC	Voltage-gated Calcium Channels
VNS	Vagusnervstimulation
VOR	vestibulo-okulärer Reflex
vs.	versus
Vv.	Venae

W
WFNALS	World Federation of Neurology: Amyotrophic lateral Sclerosis
Wo.	Woche/n
WS	Wirbelsäule

Z
z.A.	zum Ausschluss
z.B.	zum Beispiel
Z.n.	Zustand nach
ZNS	zentrales Nervensystem
ZVD	zentralvenöser Druck
ZVK	zentraler Venenkatheter

Abbildungsnachweis

Der Verweis auf die jeweilige Abbildungsquelle befindet sich bei allen Abbildungen im Werk am Ende des Legendentextes in eckigen Klammern. Die Flussdiagramme in Kapitel 3 wurden von Stefan Dangl, München, erstellt.

E394	Yanoff, M./Duker, J. S.: Ophthalmology, 3. A. Elsevier/Mosby 2009
E483	Liebsch, R.: Kurzlehrbuch Neurologie, 2. A. Elsevier/Urban & Fischer 2001
G289–001	Diener/Putzki (Hrsg.): Leitlinien für Diagnose und Therapie in der Neurologie, 4. A. Georg Thieme Verlag 2008
L106	Henriette Rintelen, Velbert
L126	Dr. med. Katja Dalkowski, Erlangen
L190	Gerda Raichle, Ulm
L231	Stefan Dangl, München
M456	Prof. Dr. med. Andreas Bender, München
M457	PD Dr. med. Gunther Fesl, München
M458	PD Dr. med. Berend Feddersen
M459	PD Dr. med. Jan Rémi, München
M464	Prof. Dr. med. Friedhelm Zanella, Institut für Neuroradiologie, Goethe Universität, Frankfurt am Main
M481	Dr. Volker Peschke, Therapiezentrum Burgau
M593	Dr. med. Hans Garten, München
P317	PD Dr. med. Konstantinos Dimitriadis, München
P318	Prof. Dr. med. Helmuth Steinmetz, Klinik für Neurologie, Goethe Universität Frankfurt am Main
R261	Sitzer, M./Steinmetz, H.: Lehrbuch Neurologie. Elsevier/Urban&Fischer 2011
R367	Neumeister, B./Bessenthal, I./Böhm, B. O.: Klinikleitfaden Labordiagnostik, 4. A. Elsevier/Urban & Fischer 2009
S007-1-23	Paulsen, F./Waschke, J. (Hrsg.): Sobotta – Anatomie des Menschen, Band 1 (Allgemeine Anatomie und Bewegungsapparat), 23. A. Elsevier/Urban & Fischer 2010
S007-3-23	Paulsen, F./Waschke, J. (Hrsg.): Sobotta – Anatomie des Menschen, Band 3 (Kopf, Hals und Neuroanatomie), 23. A. Elsevier/ Urban & Fischer 2010
T420	Abteilung für Neuroradiologie, Klinikum der Universität München
T880	Prof. Dr. med. Ansgar Berlis, Diagnostische und Interventionelle Neuroradiologie, Klinikum Augsburg
T889	Edinger-Institut des Klinikums der Goethe Universität Frankfurt am Main
V485	Prinz 5 GmbH, Augsburg

Inhaltsverzeichnis

1	**Mündliche Prüfung: Fakten und Tipps**	
	Jörg W. Oestmann und Lisa Link ...	1
1.1	Fakten zur Mündlichen Prüfung ...	1
1.2	Was bedeutet die Prüfung formal?	1
1.3	Was bedeutet die Prüfung persönlich?	1
1.4	Die Prüfungsvorbereitung	2
1.5	Die Prüfung	5
2	**Klinische Untersuchung, diagnostische Methoden und Differenzialdiagnose**	
	Andreas Bender	9
2.1	Das Konzept der neurologischen Untersuchung und Differenzialdiagnose	9
2.2	Anamnese	11
2.3	Bewusstseinsstörungen	12
2.3.1	Klinische Untersuchung	13
2.3.2	Differenzialdiagnose Bewusstseinsstörungen	14
2.4	Meningismus und Nackensteifigkeit	15
2.4.1	Klinische Untersuchung	15
2.4.2	Differenzialdiagnose der Nackensteifigkeit	16
2.5	Hirnnerven	16
2.5.1	N. olfactorius (Hirnnerv, HN I)	16
2.5.2	N. opticus (HN II)	17
2.5.3	Hirnnerven für die Okulomotorik (HN III, IV, VI)	22
2.5.4	N. trigeminus (HN V)	27
2.5.5	N. facialis (HN VII)	29
2.5.6	N. vestibulocochlearis (HN VIII)	30
2.5.7	N. glossopharyngeus (HN IX) und N. vagus (HN X)	33
2.5.8	N. accessorius (HN XI)	35
2.5.9	N. hypoglossus (HN XII)	36
2.6	Motorisches System	37
2.6.1	Klinische Untersuchung	39
2.6.2	Differenzialdiagnose	49
2.7	Sensibilität	50
2.7.1	Untersuchung	53
2.7.2	Differenzialdiagnose	53
2.8	Spinale Syndrome	54
2.8.1	Klinische Untersuchung	54
2.8.2	Differenzialdiagnose	54
2.9	Koordination, Gang, posturale Kontrolle	56
2.9.1	Zerebelläre Koordinationsstörung ..	56
2.9.2	Gangstörungen	57
2.10	Vegetative (autonome) Funktionen	57
2.10.1	Blasenfunktion	57
2.10.2	Schweißsekretion	58
2.11	Neuropsychologie	59
2.11.1	Aphasie	60
2.11.2	Apraxie	60
2.11.3	Neglect	61
2.11.4	Visuokonstruktive Störung	61
2.11.5	Konzentration, Merkfähigkeit und Gedächtnis	62
2.11.6	Typische neuropsychologische Syndrome	62
2.12	Der neurologische Normalbefund ..	62
2.13	Technische Zusatzuntersuchungen	63
2.13.1	Liquordiagnostik	63
2.14	Neuroradiologische Untersuchungen	66
2.14.1	Computertomografie (CT)	66
2.14.2	Magnetresonanztomografie (MRT) ..	69
2.14.3	Angiografie	71
2.15	Ultraschalluntersuchungen	71
2.15.1	Nuklearmedizin	72
2.16	Elektrophysiologische Untersuchungen	72
2.16.1	Elektroenzephalografie (EEG)	72
2.16.2	Elektromyografie (EMG)	74
2.16.3	Neurografie	75
2.16.4	Evozierte Potenziale (EP)	76

3	**Leitsymptome und Differenzialdiagnosen** Andreas Bender	
3.1	Benutzerhinweise	77
3.2	Ataxie	78
3.3	Plötzlicher Bewusstseinsverlust	80
3.4	Doppelbilder	82
3.5	Gangstörung	84
3.6	Kopfschmerz	86
3.7	Faziale Parese („Fazialisparese")	88
3.8	(Teil-)Parese eines Beins oder Arms	90
3.9	Psychosyndrom	92
3.10	Ptosis	94
3.11	Schwindel	96
3.12	Sprach- und Sprechstörungen	98
3.13	Linkshemisphärisches Syndrom	100
3.14	Tetra- oder Paraparese	102
3.15	Tonuserhöhung	104
3.16	Tremor	106
3.17	Progrediente Vergesslichkeit (kognitive Störungen)	108
4	**Die wichtigsten Fälle der Neurologie** Andreas Bender, Konstantin Dimitriadis, Christian Henke, Simone van de Loo, Jan Rémi, Johannes Rieger und Martin Voß	111
4.1	Proximale Paresen und Myalgien Martin Voß	111
4.2	Akute Hemiparese und Dysarthrie Christian Henke, Andreas Bender	113
4.3	Periorbitaler Schmerz und Horner-Syndrom Christian Henke	117
4.4	Subakute Hypästhesie des Arms Martin Voß, Andreas Bender	120
4.5	Bewusstseinsverlust mit Zuckungen Martin Voß, Jan Rémi	123
4.6	Akuter Vernichtungskopfschmerz Christian Henke, Andreas Bender	126
4.7	Kopfschmerzen, Fieber, Meningismus Simone van de Loo, Andreas Bender	129
4.8	Unilateraler Tremor und Bradykinese Simone van de Loo, Andreas Bender	132
4.9	Attackenartiger Drehschwindel beim Erwachen Christian Henke, Andreas Bender	136
4.10	Abgeschlagenheit und Doppelbilder Johannes Rieger	139
4.11	Nächtliches Kribbeln und Schmerzen der Hand Martin Voß	142
4.12	Transiente Sehstörung, Horner-Syndrom und Halsschmerz Christian Henke, Andreas Bender	145
4.13	Aufsteigende Lähmungen Martin Voß, Andreas Bender	148
4.14	Dysarthrie, Dysphagie und Faszikulationen Simone van de Loo, Andreas Bender	151
4.15	Hemikranie, Erbrechen und Fotophobie Christian Henke, Andreas Bender	154
4.16	Unilaterale Fazialisparese und radikuläre Schmerzen Simone van de Loo	157
4.17	Plötzliche Lumboischialgie mit Parese Johannes Rieger	159
4.18	Intrakranielle Raumforderung Martin Voß, Andreas Bender	162
4.19	Plötzliche Dysarthrie, Hemiataxie und Schwindel Christian Henke, Andreas Bender	165
4.20	Wesensänderung, Apathie, Fieber Simone van de Loo, Andreas Bender	168
4.21	Attackenartige Stiche im Gesicht Christian Henke	170
4.22	Brennende Schmerzen und Hypästhesie der Füße Simone van de Loo	173
4.23	Kopfschmerzen und Sehstörungen Martin Voß	175

4.24	Gedächtnis- und Wortfindungsstörungen sowie Desorientiertheit Simone van de Loo, Andreas Bender	178	5.10	Neurodegenerative Erkrankungen	214
			5.11	Demenzsyndrome	216
			5.12	Bewegungsstörungen	218
4.25	Harninkontinenz und Gangstörung Simone van de Loo, Andreas Bender	181	5.13	Metabolische Erkrankungen	219
			5.14	Systemerkrankungen peripherer Nerven	219
			5.15	Erkrankungen des peripheren Nervensystems	220
5	**Die wichtigsten Fragen der Neurologie** Konstantin Dimitriadis, Jan Rémi und Andreas Bender (Bilderquiz)	185	5.15.1	Fazialisparese	220
			5.15.2	N. glossopharyngeus	221
			5.15.3	N. hypoglossus	221
5.1	Neurologische Untersuchung	185	5.15.4	Ulnarisläsion	221
5.2	Zusatzuntersuchungen	190	5.15.5	Radialisläsion	222
5.3	Schlaganfall	191	5.15.6	Peronäusläsion	223
5.4	Kopf- und Gesichtsschmerzen	194	5.15.7	Meralgia paraesthetica	223
5.4.1	Postpunktionelles Syndrom	194	5.15.8	N. gluteus superior	224
5.4.2	Cluster-Kopfschmerz	195	5.16	Erkrankungen von Muskeln und Endplatte	224
5.4.3	Pseudotumor cerebri	196			
5.4.4	Spannungskopfschmerz	196	5.17	Erkrankungen des Rückenmarks und der Kauda	225
5.4.5	Medikamentenübergebrauchkopfschmerz	197			
			5.18	Schädelhirntrauma und Hirndruck	225
5.5	Epilepsie und Schlaferkrankungen	198			
5.6	Schwindel	205	5.19	Entwicklungsstörungen und Fehlbildungen	226
5.7	Infektionskrankheiten	207			
5.8	Neuroimmunologie und demyelinisierende Erkrankungen	209	5.19.1	Spina bifida	226
			5.20	Bilderquiz Andreas Bender	227
5.9	Neuroonkologie	210			
5.9.1	ZNS-Lymphom	211	5.21	Auflösungen des Bilderquiz	235
5.9.2	Gliome	211			
5.9.3	Meningeom	211		**Register**	243
5.9.4	Hirnmetastasen	212			
5.9.5	Meningeosis	213			

KAPITEL 1

Jörg W. Oestmann und Lisa Link

Mündliche Prüfung: Fakten und Tipps

Im Folgenden finden Sie alle wichtigen Fakten rund um die Mündliche Prüfung. Der Text setzt sich zusammen aus Tipps von einem Prüfling und einem Prüfer.

1.1 Fakten zur Mündlichen Prüfung

Das dritte Staatsexamen bildet den krönenden Abschluss Ihres Studiums: ein Jahr praktische Erfahrung mit dem theoretischen Detailwissen, das man sich bereits für das IMPP im zweiten Staatsexamen aneignen musste, führt nun hin auf die finale Prüfung, in der man seine Kompetenz als zukünftiger Assistenzarzt unter Beweis stellen muss. Für die meisten zählt in der Vorbereitung einfach nur das Bestehen der Ärztlichen Prüfung. Und doch gelingt es vielen, hier ihre Gesamtnote zu verbessern. Das Lernen für diese Prüfung unterscheidet sich deutlich von allen anderen vorhergehenden Prüfungen: Alles, was Sie nun lernen und üben, werden Sie auch in der Klinik benötigen. Nichts ist umsonst.

Die Prüfung wird an zwei aufeinanderfolgenden Tagen abgehalten und umfasst für jeden Prüfling 45 bis 60 Minuten. Am ersten Tag erfolgt die Prüfung als Patientenvorstellung (meist direkt am Krankenbett), anschließend werden klinisch-praktische Aufgaben (z. B. einzelne Organsysteme voruntersuchen) und patientenbezogene Fragen aus den vier Fächern sowie klinisch-theoretische Fragen und Fragen aus den Querschnittsbereichen gestellt.

PLUS

Anforderungen laut aktueller Approbationsordnung:
1. Diagnosegang inklusive Differenzialdiagnostik:
   - Anamneseerhebung
   - Klinische Untersuchung
   - Ärztliche Gesprächsführung
   - Interpretation von Laborergebnissen
2. Kenntnisse der Pathophysiologie
3. Therapieprinzipien
   - Indikationen zu konservativer oder operativer Therapie
   - Pharmaka und Regeln des Rezeptierens
   - Gesundheitsökonomische Aspekte
   - Koordinierung von Behandlungsabläufen
4. Prävention, Rehabilitation und Medizinethik

In Kürze zusammengefasst: Theoretisch können Sie alles geprüft werden, der durchschnittliche Ablauf orientiert sich aber am ersten Tag ganz klar an der Patientenvorstellung am Krankenbett. Der zweite Tag findet meist in einem Seminarraum statt.

1.2 Was bedeutet die Prüfung formal?

Die Zahlenwerte des Physikums, des zweiten und des dritten Staatsexamens werden addiert und die Summe durch drei geteilt. Die Gesamtnote wird bis auf die zweite Stelle hinter dem Komma errechnet.

1.3 Was bedeutet die Prüfung persönlich?

Während man sich auf die schriftlichen Examina mittels Altfragen des IMPP bestens vorbereiten kann, erwartet einen bei mündlichen Prüfungen immer zunächst ein großes schwarzes Loch. Wer wird der Prüfer sein; was verlangt er fachlich, formal, persönlich? Wie setzt sich die Prüfungsgruppe zusammen? Ist sie gut gemischt, hat man Sorgenkinder dabei oder muss man sich an Überfliegern messen lassen? Wie verhalte ich mich selbst in der Prüfung; bin ich souverän, ängstlich oder völlig blockiert?

Gleichzeitig ist das dritte Staatsexamen die letzte Möglichkeit, Einfluss auf die Note und damit den weiteren Karriereverlauf zu nehmen. Für viele Studenten wird erst im PJ wirklich klar, welche Ziele sie ansteuern möchten – sie haben nun die Gelegenheit, diesen auch ein Stück näher zu kommen. Wer eine Unikarriere anstrebt, hat naturgemäß ein großes Interesse an einer guten Abschlussnote; wer eine Stelle im Wahlfach sucht, möchte vielleicht die Chance auf ein Vorstellungsgespräch beim entsprechenden Prüfer erhöhen; und viele wollen nach sechs bis sieben Jahren Studium einfach eine gute Note als Beweis dafür, was sie geleistet haben. Es schadet sicher nicht, sich einmal mit den eigenen Ansprüchen auseinanderzusetzen und einen realistischen Blick walten zu lassen – oft lässt sich der große persönliche Druck dadurch reduzieren.

Darüber hinaus ist die Mündliche Prüfung der letzte Check vor dem Eintritt ins Berufsleben. Bei den allermeisten wird das Ergebnis gut ausfallen und sie können mit Stolz auf dieses Feedback von meist sehr erfahrenen und kompetenten Kollegen zurückblicken.

1.4 Die Prüfungsvorbereitung

Der Brief kommt

Die wirklich heiße Phase der Prüfungsvorbereitung beginnt mit Eintreffen des Briefes. Je nach Universität erfahren Sie etwa zehn Tage vor dem Prüfungstermin die Namen der Prüfer und – neben der Inneren Medizin, der Chirurgie und Ihrem Wahlfach – das zugeloste Fach. An den meisten Universitäten können Sie nun mithilfe der Fachschaft, von Onlineforen oder sonstigen Informationswegen auch die Namen Ihrer Mitprüflinge erfahren. Anschließend besorgen Sie sich umgehend die Protokolle Ihrer Prüfer bei Ihrer Fachschaft. Viele Fachschaften haben hierfür Onlineportale, über die auch die Bezahlung/Kaution abgewickelt wird; wer nach der Prüfung sein eigenes Protokoll abliefert, bekommt die Kaution wieder ausbezahlt. Dies sichert nachhaltig die Solidarität unter den Jahrgängen.

Prüferauswahl

Das jeweilige Landesprüfungsamt schreibt alle potenziellen Prüfer an, die daraufhin angeben, wann sie keine Zeit haben. Zu allen anderen Zeitpunkten können sie eingeteilt werden. Die Hochschullehrer sind zu den Prüfungen gesetzlich verpflichtet – es müssen also alle „ran". Nur außergewöhnliche Belastungen (Dekan, ärztlicher Direktor etc.) werden als Begründung für eine generelle Befreiung akzeptiert. Üblicherweise wird vom Amt auch ein potenzieller Vertreter bestimmt. Kann der Prüfer oder sein Vertreter nicht erscheinen, ist das dem Landesprüfungsamt rechtzeitig mitzuteilen.

Die Zusammensetzung der Prüfungskommission wird nur durch die zu prüfenden Fächer bestimmt, nicht durch Personen. Es gibt also keine „eingespielten" Kommissionen. In kleineren Fakultäten mag das gezwungenermaßen gelegentlich anders ein – etwa, wenn es nur sehr wenige Hochschullehrer für ein Fach gibt. In großen Fakultäten kann es vorkommen, dass sich die Prüfer kaum kennen.

Für beamtete Hochschullehrer sind die Prüfungen Teil ihrer Dienstpflichten. Die anderen Hochschullehrer erhalten eine geringe Kostenaufwandsentschädigung. Mit etwas Glück gibt es allerdings Getränke und Kekse während der Prüfungssitzung.

Die Gruppendynamik innerhalb der Prüfergruppe ist ebenfalls nicht unwichtig. Junge unerfahrene Prüfer stehen unter besonderem Stress und können aus der Rolle fallen – im Benehmen oder in der Auswahl ihrer Fälle. Ein erfahrener Vorsitzender wird dann eingreifen. Jedem Prüfer ist bewusst, dass die eigenen Fragen auch von den Kollegen mit Interesse angehört werden. Nicht selten lernen auch Prüfer selbst etwas über die anderen Prüfungsfächer hinzu.

Kontaktaufnahme mit den Prüfern

Sobald sich alle Prüflinge eingefunden und untereinander kommuniziert haben, sollte man Kontakt zu den Prüfern aufnehmen:

Die Mitglieder der Prüfungsgruppe besuchen den Prüfer auch gemeinsam zu einem Vorgespräch, nachdem Sie per Telefon geklärt haben, ob er das wünscht. Diese Nachfrage sollten Sie keinesfalls unterlassen. Nicht nur, um zu dokumentieren, dass Sie die üblichen Umgangsformen beherrschen, sondern im Wesentlichen, um Informationen über den Prüfer und verschlüsselte Informationen über den Prüfungsinhalt zu bekommen. Der Prüfer und sein Fach kommen in der Prüfung am besten heraus, wenn im entsprechenden Fach besonders viel gewusst wird. Dafür wird so mancher Informationsbrocken im Vorgespräch ausgeworfen. Die Frage „Welches Buch empfehlen Sie uns?" sollte in dem Vorgespräch nicht fehlen. „Welche Aspekte der Prüfung sind für Sie besonders wichtig?" darf ebenfalls gefragt werden, ohne dem Prüfer zu nahe zu treten. Mit etwas Glück werden dann die möglichen Schwerpunkte der Prüfung genannt. Bedauerlicherweise gibt es erstaunlich viele Studenten, die diese mehr oder weniger deutlichen Hinweise weder erkennen noch beherzigen. Wird dies in der Prüfung offenbar, kann mit Mitleid nicht gerechnet werden – der Prüfer wird mit Recht an der Praxistauglichkeit des Prüflings zweifeln.

Manche Prüfer legen auf das Vorgespräch keinen Wert oder meinen, die Zeit dafür nicht erübrigen zu können. Das ist ihnen überlassen. Derjenige, der das Gespräch erwartet, wird in einer Prüfung auf ihm unbekannte Studenten verschnupft reagieren.

Die Prüfungsgruppe

Es bleibt natürlich jedem selbst überlassen, ob er sich lieber allein oder in der Gruppe vorbereitet und ob es die Prüfungsgruppe sein muss oder lieber eine selbst gewählte Konstellation.

Die Vorteile der Vorbereitung in der Prüfungsgruppe liegen jedoch klar auf der Hand:
1. Man kennt sich und hat so im Idealfall ein paar sympathische Leidensgenossen als moralische Stütze im Rücken, wenn es losgeht.
2. Acht Augen sehen mehr als zwei: Sie werden überrascht sein, wie viele Schwerpunkte, Themen und/oder Tipps Sie gemeinsam in den Protokollen entdecken, die Ihnen allein überhaupt nicht aufgefallen wären. Meist hat auch jeder einen individuellen Wissensschwerpunkt, von dem die anderen profitieren können.
3. Sie trainieren Ihre Präsentation und Ausdrucksweise in einer realistischen Prüfungssimulation. Die wenigsten von uns beherrschen das wirklich zufriedenstellend – nutzen Sie diese Chance!

Als Prüfer wird man mit einer studentischen „Prüfungsgruppe" konfrontiert, über die man primär wenig oder gar nichts weiß. Trotzdem entwirft die Gruppe in kürzester Zeit ein Bild von sich, das Gefallen oder Nichtgefallen auslösen kann. Dem Idealbild einer Prüfungsgruppe in der Fantasie des Hochschullehrers entspricht wohl die mehr oder minder befreundete Notgemeinschaft, deren Mitglieder sich zumindest teilweise zusammen vorbereitet haben und einigermaßen harmonieren. Sie gehen freundlich miteinander um, grenzen keinen aus und erscheinen gemeinsam zur Prüfung. Sie haben in einem Korb eine Flasche Sekt und Gläser dabei, um direkt danach kurz zu feiern. Die Prüflinge stützen sich gegenseitig im Rahmen ihrer Möglichkeiten.

Die Vorbereitung

Je nachdem, wie viele Prüfungen der Dozent bereits bestritten hat, bekommen Sie mehr oder weniger Material von Ihren Vorgängern. Alte Hasen können schon mal einen dicken Stapel Protokolle im Archiv haben, junge Prüfer haben gegebenenfalls noch gar keine „Akte".

Lassen Sie sich nicht entmutigen: viele Protokolle benötigen auch viel Zeit zum Durcharbeiten – dafür bekommen Sie oft ein recht genaues Bild, welche Ansätze der Prüfer verfolgt.

Wenige oder gar keine Protokolle verheißen dagegen meist einen jüngeren Prüfer – diese können sich manchmal noch besser erinnern, was man als Student wissen sollte, und was schon zum Facharztkatalog gehört; trotzdem sind sie schwieriger einzuschätzen.

Je jünger die Prüfer sind, desto näher sind sie in der Regel der Forschung – und der eigenen Habilitation. Wer also besonders professionell vorgehen will, der sollte eine Literaturrecherche zu seinen Prüfern machen. Lesen Sie sich in die Thematik ein. Vielleicht ergibt sich die Möglichkeit, in der Prüfung einige Dinge aus diesem Bereich – extrem subtil und wie nebenbei – einzustreuen. Nicht nur wird der Prüfer über Ihr Wissen hocherfreut sein, er wird auch gegenüber seinen Kollegen im Gremium dokumentieren können, welche immense Relevanz sein Forschungsthema hat. Wenn die Fragen zum Thema zu speziell werden, bitten Sie freundlich um Verständnis dafür, nicht ganz in die Tiefe eingedrungen zu sein. Er wird Sie wahrscheinlich etwas behutsamer durch den Rest der Prüfung führen, um den guten Eindruck nicht zu ruinieren. Wenn Sie das Ganze zu plump machen, ist der Effekt natürlich dahin.

Ältere Prüfer mit längerer Erfahrung sowohl in der Klinik als auch im Prüfungsgeschehen bleiben gewöhnlich dicht an den klinisch relevanten Aspekten. Zu ihnen gibt es auch mehr Unterlagen bei den einschlägigen Stellen.

> **MERKE**
> Bedenken Sie bei aller Lektüre, dass die Verfasser der Protokolle diese häufig noch unter dem frischen Eindruck der Freude/Enttäuschung formulieren und damit oft wenig objektiv sind. Ein „fieses" Protokoll bedeutet noch lange nicht, dass der Prüfer wirklich bösartig ist!

Prinzipiell kann man sicher sagen, dass die wenigsten Prüfer ein Interesse daran haben, Studenten durchfallen zu lassen. Sie sehen einen eher bereits als zukünftigen Kollegen. Und genau diese Vision dürfte auch in die Bewertung mit einfließen: Wenn dieser Prüfling nächste Woche auf meiner Station anfängt, muss ich um meine Patienten fürchten, oder kann ich mich über diesen Glücksgriff freuen? Versuchen Sie also, Ihre Gedanken klinisch orientiert und strukturiert vorzubringen. **Der Eindruck als „Kollege" zählt.**

Inhaltliche Vorbereitung

Im Idealfall haben Sie nach dem Studium der Protokolle und dem persönlichen Eindruck aus dem Vorgespräch eine gute Vorstellung davon, welche Schwerpunkte Ihr Prüfer setzen wird. Beschränkt er sich auf Teilgebiete oder schließt er ganze Themenfelder aus, ist das natürlich schön – allerdings wird dann auch häufig mehr Detailwissen verlangt. Protokolle und mündliche Aussagen sind in keinem Fall verbindlich; um unangenehme Überraschungen parieren zu können, sollte neben der spezifischen Vorbereitung auf die vier Prüfer also auch noch etwas Platz für Basics aus den anderen Bereichen sein.

> **MERKE**
> Als Faustregel gilt: **Notfälle und Definitionen müssen sitzen.** Wer dem Unfallchirurgen nichts zur Appendizitis sagen kann oder sich vor dem Kardiologen mühsam Definition und Management des akuten Abdomens zusammenreimt, hat schnell schlechte Karten – da helfen auch Details zur dynamischen Hüftschraube oder den Antiarrhythmika nichts.

Natürlich hat jeder so seinen Fundus an Fragen und Lieblingsthemen. Je kleiner das Fach ist, desto begrenzter müssen logischerweise die Prüfungsthemen sein, wenn das Ausbildungsziel des Medizinstudiums der Allgemeinmediziner ist. Manche Kollegen haben genaue Vorstellungen, welche wesentlichen Aspekte ihres Faches jeder Allgemeinmediziner wissen und beherzigen sollte. Das können ganz wenige sein. Wenn die beherrscht werden, sind sie hochzufrieden.

Vorbereitung der Präsentation

Was wäre der Worst Case in der Prüfung? Definitiv ein Blackout, da kann auch ein netter Prüfer nichts daraus basteln. Aber auch den Faden zu verlieren oder wichtige Fakten zu vergessen, ist nicht unbedingt hilfreich. Ein anspruchsvoller Prüfer, der die Tiefen des Unwissens auslotet oder einen aus unbekannten Gründen auf dem Kieker hat, zählt sicher auch zu den Schreckensszenarios, die man sich vorher ausmalt.

Nüchtern betrachtet kommt es also auf **Konzentration und die Gunst des Prüfers** an. Beides kann man mit einfachen Mitteln erreichen: eine **klare Struktur.** Wer ein Thema strukturiert vortragen kann, vergisst nichts, wirkt souverän und kann gegebenenfalls manche Schwachstelle unauffällig umschiffen. Gleichzeitig geht man dem Prüfer nicht mit unzusammenhängenden Fakten auf die Nerven und vermeidet auch, Angriffsfläche durch fehlerhafte oder ungenaue Aussagen zu bieten.

Was zählt ist also die **Art und Weise, wie Sie sich präsentieren.** Arrogant, selbstsicher, schüchtern?

Ausschweifend, präzise, zu knapp? Schätzen Sie sich selbst ein und bitten Sie um ehrliches Feedback Ihrer Mitprüflinge. Und dann üben: allein, vor dem Spiegel, in der Lerngruppe – egal. Packen Sie die Themen, die potenziell drankommen, in ein Gerüst (z.B. Definition + knappe Ätiologie, Symptomatik, Diagnostik, Therapie) und halten Sie sie als kleine Kurzvorträge, bis Sie sich sicher fühlen.

MERKE
Am Ende sollten Sie in der Lage sein, präzise auf die Fragen Ihres Prüfers einzugehen, ohne starr im Korsett Ihres Schemas hängen zu bleiben. Bleiben Sie flexibel und lassen Sie sich nicht verunsichern: Wenn Sie auf eine Frage gar nicht antworten können, bitten Sie um Hilfestellung. Verlangt ihr Prüfer Schlagworte, fassen Sie sich kurz; stellt er eine offene Frage, nutzen Sie die Chance und präsentieren Sie Ihr Hintergrundwissen. Geben Sie im Zweifel auch einmal zu, etwas nicht zu wissen – das kommt oft besser an und ist geschickter als sich selbst um Kopf und Kragen und den Prüfer um seine Zeit und seine Nerven zu reden.

Spürt der Prüfer bei Ihnen in einem Gebiet große Schwächen, kann er entweder die „Schwäche weiter explorieren" oder zu einem anderen Thema wechseln und Ihnen damit eine neue Chance geben. Diese Entscheidung ist für Sie von großer Relevanz, kleinste Faktoren können dabei den Ausschlag geben. Besser ist es in jedem Fall, ein sympathisches Bild von sich zu entwerfen.

Zum Abschluss ein kleiner Rat: Tauchen Sie in der Prüfungsvorbereitung so tief in das Fach ein, dass Sie die Faszination des Gebietes spüren und dem Prüfer vermitteln können. Dann sind Sie auf dem richtigen Kurs.

1.5 Die Prüfung

Je nach Universität und Prüfungsvorsitz erhalten Sie Ihren Patienten einige Tage bis wenige Stunden vor der Prüfung, manchmal bekommt man ihn auch erst direkt in der Prüfung. Regelhaft handelt es sich um Patienten, die der Prüfungsvorsitzende in seinem Bereich betreut. Gelegentlich sind die Patienten der Prüfung andere als die von Ihnen bereits untersuchten. Die Vorbereitungszeit beeinflusst dementsprechend das Niveau der Fragen: Wer sich einen ganzen Tag in die Diagnosen seines Patienten einlesen konnte, muss mehr liefern als der spontan befragte Prüfling.

Nach Anamnese und körperlicher Untersuchung geht es an die Akteneinsicht und schließlich an das Verfassen des Berichtes. Am ersten Tag wird die Prüfung maßgeblich von Ihrem Fall handeln, bereiten Sie sich also möglichst gut auf die Diagnosen Ihres Patienten vor, falls Sie die Möglichkeit dazu haben.

In **Anamnese und Untersuchung** sollten Sie gezielt alle vier Fachbereiche abfragen, um Ihren Prüfern schöne Stichworte liefern zu können. Vor allem im zugelosten Fach können Sie so die Chancen auf ein von Ihnen vorbereitetes Thema erhöhen und kaschieren damit die eventuell bestehenden Lücken. Ihr chirurgischer Patient hat eine Tochter mit Mammakarzinom und Ihr zugelostes Fach ist Gynäkologie? Sehr schön, das kommt gleich in die Familienanamnese.

Die **Patientenakte** hat der Prüfungsvorsitz normalerweise schon herausgesucht; je nachdem, in welchem Zustand sich diese befindet, ist sie mehr oder weniger hilfreich. Lassen Sie sich aber nicht verunsichern: Nicht Ihre Aktenkenntnis wird beurteilt, sondern vor allem Ihre Anamnese und Untersuchung. Bei Patienten, die Sie in der Prüfung zum ersten Mal sehen, gilt das natürlich ganz besonders. Sie sollten in diesen Fällen nicht versuchen, Aktenwissen vom Patienten zu erfragen, sondern sich auf Ihre originäre Anamnese und Untersuchung konzentrieren. Der Prüfer kann Ihnen natürlich ausgewählte Befunde der Akte zur Beurteilung vorlegen. Die Prüfer interessieren sich ausnahmsweise weniger für den Patienten und mehr für Ihre Fachkompetenz. Und sie haben jeweils nur 15 Minuten, um diese zu beurteilen.

Mit etwas Glück haben Sie noch genug Zeit, sich vor der Prüfung ein wenig mit Ihren Mitprüflingen abzusprechen. Da sich die Nebendiagnosen häufig überschneiden, können Sie z.B. deren Reihenfolge ändern und so die Chancen auf Ihr Lieblingsthema erhöhen. Es werden kaum alle vier etwas zum arteriellen Hypertonus oder der Appendektomie in der Vorgeschichte erzählen dürfen; wenn sich also auch noch ein Diabetes, eine Fettstoffwechselstörung oder eine Cholezystektomie findet, können Sie Ihre Patientenvorstellung im besten Fall entsprechend anpassen.

Den **Bericht** verfassen Sie, wie es der Prüfungsvorsitz im Vorfeld gewünscht hat. Haben Sie dazu keine Informationen, schreiben Sie einen normalen Arztbrief inklusive Anamnese, Diagnose, Prognose, Behandlungsplan und Epikrise. Dieser wird zu Beginn der Prüfung vom Prüfungsvorsitz entgegengenommen und unterzeichnet, er geht in die Note mit ein. Häufig ist er der Ausgangspunkt für die Prüfung des zweiten Tages.

Der erste Tag

Am Tag der Prüfung erscheinen Sie natürlich überpünktlich, seriös gekleidet und mit frisch gebügeltem Kittel. Auf Uhren verzichten Sie besser, Schmuck maximal dezent und nicht an den Händen. Lange Haare sollten Sie geschlossen tragen.

Die praktische Prüfung am Krankenbett am ersten Tag erfolgt im sauberen und gebügelten Kittel, bewaffnet mit Stethoskop, Reflexhammer, Spatel und Untersuchungstaschenlampe. Da man Ihre Hände bei der Untersuchung genau verfolgen wird, sollten Sie auch auf deren makelloses Aussehen achten. Der Kittel sollte bei der Untersuchung geschlossen sein. Etwaige Krawatten und Halsketten sind so zu tragen bzw. zu befestigen, dass sie nicht quer über den Patienten pendeln oder ihn gar berühren.

Wichtig:
- Keine Jeans, keine T-Shirts, keine Sportschuhe; keine sichtbaren Tattoos oder Piercings
- Keine aufdringlichen Parfums oder Gerüche
- Dafür: geputzte Schuhe, gepflegte Frisur, gepflegte Hände
- Für die Herren: gepflegte Rasur; Hose und Jackett, Krawatte (eher schlicht) muss nicht sein, Fliege und Einstecktuch bitte nicht
- Für die Damen: keine tiefen Ausschnitte, keine superkurzen Röcke, kein aufwendiges Make-up, eher kein Nagellack, kein extravaganter Schmuck

Während der Prüfung wandert meist die gesamte Gruppe von einem Patienten zum nächsten. Am ersten Tag werden die Studenten nacheinander eine Stunde am Stück bei Ihrem Patienten geprüft. Der jeweilige Prüfling beginnt mit seiner Fallvorstellung, anschließend muss er die Untersuchung eines Organs oder eine Funktionsprüfung vorführen und Fragen beantworten.

> **TIPP**
> Mit einer guten Präsentation haben Sie den größten Teil geschafft – diese sollten Sie also wirklich gut einstudieren. Auch Ihr Umgang mit dem Patienten wird in die Bewertung mit einfließen.

Im Allgemeinen wird der Prüfer während der Patientenvorstellung die Begrüßung des Patienten und die Bitte um Kooperation übernehmen. Trotzdem sollte der Prüfling den Patienten separat ansprechen und während der Vorstellung freundlichen und höflichen Kontakt mit ihm halten. Besonders der Umgang mit hilflosen Patienten ist eine Herausforderung. Im Gespräch mit dem Patienten sollte der Prüfling die Gesprächsführung behalten. Für manche Patienten ist die Prüfungssituation ein Augenblick allgemeiner Aufmerksamkeit, den sie weidlich ausnutzen. Ist der Redefluss eines Patienten nicht zu stoppen, wenden Sie einen Trick an, den mir ein alter Internist verraten hat: Schauen Sie dem Patienten bedeutungsvoll in die Augen und legen Sie ihm die Hand fest auf die Schulter: „Herr Schmidt …" Meist verstummt er dann und Sie können die strukturierte Befragung fortsetzen.

Die Untersuchung sollte einer eingeübten Systematik folgen und durch Erläuterungen begleitet werden. Die Prüfer sind in der Regel Praktiker und schätzen eine schnelle und zielgerichtete Untersuchung durchaus. Schritte, die bewusst ausgelassen werden, etwa um Zeit zu sparen oder weil offensichtlich das Problem nicht in dieser Richtung liegt, sollten verbal kurz angesprochen werden. Der Prüfer wird dann in der Regel einhaken, wenn die entsprechende Untersuchung doch relevant für die weitere Beurteilung ist oder er dem Prüfling auf die Finger schauen will. Eine schlechte klinische Untersuchung hinterlässt einen schlechten Eindruck, der kaum zu korrigieren ist.

Wichtig ist insbesondere Ihre Körpersprache, in der Anamneseerhebung und bei der körperlichen Untersuchung. Wenden Sie sich dem Patienten zu, wenn Sie mit ihm sprechen, blicken Sie ihm in die Augen und begleiten Sie seine Aussagen durch bestätigende Gesten. Bei der Untersuchung zeigen Sie keine Angst vor der normalen Körperberührung, arbeiten Sie nicht mit „spitzen Fingern". Üben Sie Ihre Perkussion und stellen Sie sicher, dass Sie beim Klopfen einen sonoren Ton erzeugen können.

Als Mitprüfling verhält man sich komplett passiv, freundlich und zurückhaltend.

Hier und für die ganze Prüfung gilt:
- Systematik ist superwichtig und muss den Prüfern demonstriert werden!
- Reden Sie, sonst redet der Prüfer!
- Schießen Sie nicht aus der Hüfte, selbst wenn die Diagnose für Sie offensichtlich ist.
- Fordern Sie keine weitergehende Diagnostik, bevor Sie Ihre Schlussfolgerungen aus Anamnese und Untersuchung gezogen haben.
- Die Gesamtzeit der Prüfung an einem Tag beträgt maximal 60 Minuten. Die Zeit sollten vor allem Sie füllen und nicht der Prüfer.

TIPP
Vergessen Sie nicht, sich vor und nach Betreten des Zimmers die Hände zu desinfizieren!

Der zweite Tag

Am zweiten Tag findet in der Regel kein Patientenkontakt statt. Nehmen Sie trotzdem für alle Fälle einen Kittel mit. Dieser Teil der Prüfung ist keine Freizeitbeschäftigung, aber auch kein festliches Abendessen. Die Kleidung sollte einem ernsthaften Geschäftstermin entsprechen, etwa einem Gespräch in der Bank, von dem Sie sich einen höheren Kredit versprechen und das Ihre Bonität klären soll. Sie wollen ja auch etwas von den Prüfern, nämlich eine gute Zensur. Die Prüfer wollen andererseits feststellen, ob Sie als Arzt tragbar sind. Dazu gehört untrennbar die äußere Erscheinung, sie ist ja auch für die Arzt-Patienten-Beziehung wichtig. Im Verlauf der Prüfung kann sich der Eindruck sicherlich vollkommen wandeln, aber nichts spricht dagegen, gleich von Anfang an als jemand zu erscheinen, der sich angemessen zu kleiden weiß. Zudem sollten Sie mit Ihrem eigenen Aussehen zufrieden sein, wenn Sie sich in die ungewisse Prüfungssituation begeben.

Der zweite Prüfungstag findet meist in einem Seminarraum statt und widmet sich mehr der Theorie. Prüfer und Prüflinge sitzen sich in der Regel an einem Tisch gegenüber und die Fragen werden abwechselnd gestellt, sodass jeder Prüfer und jeder Prüfling immer wieder Pausen hat.

Im Allgemeinen beträgt die Zeit pro Fach und Prüfungstag 15 Minuten, egal, ob „großes" oder „kleines" Fach. Das ist so knapp bemessen, dass der Prüfer die Zeit gut nutzen muss. Seine Kollegen werden sich währenddessen nur in Ausnahmefällen zu Wort melden. Die Gesamtzeit pro Prüfling darf 45 Minuten nicht unter- und 60 Minuten nicht überschreiten. Die Prüflinge werden abwechselnd geprüft, sodass Gelegenheit zur Erholung besteht. Das muss nicht immer der offensichtlichen Reihe nach gehen – es gilt also, konstant aufmerksam zu sein.

Für den Prüfer gilt das nur bedingt. Wenn die anderen ihre Fragen stellen, kann er sich entspannen. Auf die Toilette gehen oder sich mit offensichtlich prüfungsfremden Dingen beschäftigen darf er nicht. Auch Telefonate sind in der Prüfungszeit nicht möglich. Dafür muss die Prüfung unterbrochen werden. Wird ein Chirurg für einen Notfall aus der Prüfung gerufen, ist die gesamte Prüfung ungültig. Manchen Kollegen fällt es schwer, nachmittäglich durchgehend wach zu bleiben. Dabei gilt jedoch: Auch Prüfer mit geschlossenen Augen können hoch konzentriert sein!

TIPP
Am zweiten Tag wird nur in Einzelfällen auf den vorherigen Tag Bezug genommen – falls Sie aber am ersten Tag etwas nicht gewusst haben, schauen Sie es unbedingt abends noch einmal nach!

Viele Prüfer geben kleine Fallbeispiele, anhand derer man den gesamten Ablauf Symptome – Diagnostik – Therapie durchspielen kann, häufig steigt man mit einer Bildgebung ein.

Der Prüfer bereitet sich auch auf die Prüfung vor. Das mag sich darauf beschränken, einen Patienten auszuwählen, die Akte noch einmal zu studieren und/oder alte Notizen herauszukramen. Viele haben eine Sammlung typischer Befunde, auf die sie praktischerweise zurückgreifen – unabhängig vom Prüfungspatienten. Bei den Internisten ist das klassischerweise ein EKG, eine Elektrophorese oder ein Blutbild, bei den Anästhesisten vielleicht eine Blutgasanalyse, beim Neurologen ein EEG. Röntgenbilder im weitesten Sinne, also auch MRT und CT, sind beliebt bei Chirurgen, besonders bei Neurochirurgen. Es handelt sich in der Regel um klare, klassische Fälle. Das umso mehr, wenn die anderen Kommissionsmitglieder ebenfalls Fachwissen besitzen könnten. Nur ungern setzt sich ein Prüfer innerhalb der Sitzung oder bei der anschließenden Beratung Nachfragen seiner Kollegen aus.

Am Ende müssen alle Prüflinge den Raum verlassen und werden nach kurzer Beratungszeit zur Notenverkündung wieder hereingerufen.

Die Prüfer realisieren im Allgemeinen, welche Rolle die Prüfungszensur für Ihre beruflichen Pläne spielt. Leichtfertig werden schlechte Zensuren selten vergeben, eher ist das Gegenteil der Fall. Die Diskussion unter den Prüfern dreht sich am Anfang meist darum, ob irgendeiner nach oben oder nach unten aus der Gruppe herausragt. Dann wird die Note für das Mittelfeld bestimmt und die Ausreißer werden darum herum arrangiert. Bekommt ein Prüfling in einem Fach eine schlechtere Note als „ausreichend", so entscheiden allein die Prüfer und im Zweifelsfall der Prüfungsvorsitzende über die endgültige Note. Demnach kann ein Prüfling eine Prüfung bestehen, auch wenn er in einem Fach schlechter als „ausreichend" eingeschätzt wurde. Die Prüfer verstehen sich als Sachwalter der Patienteninteressen. Bei schlechten Prüfungen kommt in der abschließenden Notendiskussion häufig die Sprache darauf, ob dieser oder jener Prüfling als Arzt tragbar ist. Ob man sich ihm anvertrauen könnte, wenn man selbst Patient wäre: „Was mache ich, wenn der mich im Altersheim behandeln will?" Ist diese Phase erreicht, werden die Prüfer grausam.

Der Vorsitzende teilt dem Prüfling das Ergebnis der mündlich-praktischen Prüfung mit. Auf Wunsch des Prüflings muss das Ergebnis dabei begründet werden. Ist die Prüfung nicht bestanden, schlägt die Prüfungskommission dem Landesprüfungsamt vor, ob, wie lange und in welchem Fach oder welchen Fächern der Prüfling erneut an einer praktischen Ausbildung nach § 3 ÄAppO teilnehmen sollte. Die Zeit der Teilnahme beträgt mindestens vier, höchstens sechs Monate. Da die Kommission nie wieder in gleicher Sache tagt, werden Beschlüsse dieser Art sofort gefällt und dem Prüfling in der Regel direkt mitgeteilt. Diskussionen mit dem Vorsitzenden sind zu diesem Zeitpunkt sinnlos.

Die letzte Entscheidung über Art und Dauer der Nachausbildung trifft allerdings das Landesprüfungsamt selbst. In die Nachprüfung gehen die Zensuren der ersten Prüfung rechnerisch nicht ein. Es ist also wirklich eine neue Chance.

Ein Dank an die Prüfungskommission beeinflusst das Ergebnis zwar nicht mehr, ist aber trotzdem eine höfliche Geste, die Sie – genau wie den persönlichen Händedruck mit allen Prüfern – zum Abschied nicht vergessen sollten.

KAPITEL 2

Andreas Bender

Klinische Untersuchung, diagnostische Methoden und Differenzialdiagnose

> **MERKE**
> **Was häufig ist, ist häufig. Keine Kolibris!** Vergessen Sie das IMPP, jetzt zählt die Klinik. Und dort gilt dieser Leitsatz mehr als viele andere. Wer mit sämtlichen Notfällen zumindest theoretisch etwas anfangen kann und für die klassischen Fälle Diagnosestellung und Therapie beherrscht, für den wird die Prüfung in den seltensten Fällen schlecht ausgehen. **Erwähnen Sie keine Begriffe, die Sie nicht auch erklären können!**

2.1 Das Konzept der neurologischen Untersuchung und Differenzialdiagnose

Anamnese und neurologische Untersuchung sind die wesentlichen Hauptsäulen für die Formulierung einer Verdachtsdiagnose bzw. einer Liste von Differenzialdiagnosen. Die Verdachtsdiagnose kann dann durch den gezielten Einsatz technischer Zusatzuntersuchungen bestätigt oder verworfen werden. Ein Großteil der Diagnosen lässt sich jedoch tatsächlich auch im Zeitalter modernster technischer Verfahren durch Anamnese und neurologische Befunderhebung stellen.

> **MERKE**
> **Vom Symptom zum Syndrom zur Diagnose**
>
> Auf Basis der Symptome (aus der Anamnese) und klinischen Untersuchungsbefunde ergibt sich in der Neurologie meistens ein **Syndrom** oder zumindest ein Hinweis auf die **anatomische Lokalisation** der Schädigung. Hieraus ergeben sich dann eine **Verdachtsdiagnose** sowie eine Liste von **Differenzialdiagnosen**. Danach werden gezielt diejenigen **technischen Zusatzuntersuchungen** ausgewählt, die die Verdachtsdiagnose bestätigen oder verwerfen können. Hierzu ein Beispiel:
> Ein Patient stellt sich mit plötzlich aufgetretener Schwäche der rechten Körperhälfte vor, und die begleitenden Angehörigen berichten, dass er seit dieser Zeit auch kein Wort mehr herausbringe.
> In Ihrem Untersuchungsbefund finden Sie eine brachiofazial betonte Hemiparese rechts mit gesteigerten Muskeleigenreflexen rechts und einem positiven Babinski-Reflex rechts. Es besteht zudem eine Hemihypästhesie rechts. Der Patient spricht nicht und zeigt kein Sprachverständnis. Somit besteht eine globale Aphasie.
> - Die Symptome in diesem Fall sind: Schwäche rechts und Sprachstörung.
> - Die Befunde sind: Hemiparese und Hemihypästhesie rechts, Aphasie.
> - Das Syndrom, das sich daraus ergibt, ist ein **linkshemisphärisches Syndrom.**
> - Durch das plötzliche Auftreten aus der Anamnese, stellen Sie die Verdachtsdiagnose eines Schlaganfalls im Bereich der linken A. cerebri media. Ihre Differenzialdiagnose ist v. a. ein epileptischer Anfall.
> - Wäre die Symptomatik langsam progredient im Verlauf von Monaten entstanden, bliebe es bei einem linkshemisphärischen Syndrom, aber Ihre Verdachtsdiagnose würde sich evtl. eher hin zu einem Hirntumor entwickeln.
> - Dadurch, dass Sie die Symptome und Befunde lokalisatorisch auf die linke Großhirnhemisphäre eingegrenzt haben, können Sie in einem nächsten Schritt ein CT oder MRT des Gehirns anmelden (wäre das Krankheitsbild mit Fieber einhergegangen, würden Sie bei diesem CT/MRT gerne noch zusätzlich Kontrastmittel verwenden).

Typische Syndrome und ihre Bedeutung sind in ➤ Tab. 2.1 zusammengefasst.

Machen Sie sich keine Sorgen, wenn hier Bezug zur Neuroanatomie genommen wird. Ihre Prüfer waren noch länger als Sie nicht im Präp-Kurs und kennen nicht etwa jedes einzelne Kerngebiet des Thalamus auswendig. Für die lokalisatorische Einordnung von Symptomen und Befunden reicht eine grobe Vorstellung der Neuroanatomie (➤ Abb. 2.1).

Tab. 2.1 Typische Syndrome und ihre Bedeutung

Symptome	Syndrom	Assoziierte Erkrankungen (Beispiele)
Hemiparese rechts, Aphasie, Apraxie, Hemianopsie nach rechts	Linkshemisphärisches Syndrom	Mediainfarkt, intrazerebrale Blutung
Hemiparese links, Neglect, Hemianaopsie nach links	Rechtshemisphärisches Syndrom	Mediainfarkt, intrazerebrale Blutung
Doppelbilder, Dysphagie, Tetraparese, Vigilanzminderung	Hirnstammsyndrom	Basilaristhrombose, Hirnstammenzephalitis
Ptosis, Miosis (Enophthalmus)	Horner-Syndrom	Dorsolateraler Medulla-oblongata-Infarkt, Karotisdissektion, Pancoast-Tumor
(Blickrichtungs-)Nystagmus, Dysarthrie, Ataxie	Kleinhirnsyndrom	Kleinhirninfarkt oder -blutung, multiple Sklerose, Alkoholabusus mit Kleinhirnatrophie, Multisystematrophie (MSA-C)
Tetra- oder Paraparese, sensibles Niveau, Blasen-/Mastdarmstörung	Spinales Querschnittssyndrom	Traumatische Querschnittslähmung, Myelitis
Rigor, Akinesie, Tremor (wechselnde Gewichtung der 3 Faktoren möglich)	Hypokinetisch-rigides Syndrom	Morbus Parkinson, Parkinson-Syndrom (z. B. durch Neuroleptika), Demenz mit Lewy-Körperchen, Multisystematrophie (MSA-P), progressive supranukleäre Blickparese (PSP)
Anisokorie, Erbrechen, Koma, Kreislaufregulationsstörung, Atemdepression	Hirndruck- bzw. Einklemmungssyndrom	Intrazerebrale Blutung, maligner Mediainfarkt, Subarachnoidalblutung, Hydrozephalus, Meningitis mit Hirnödem

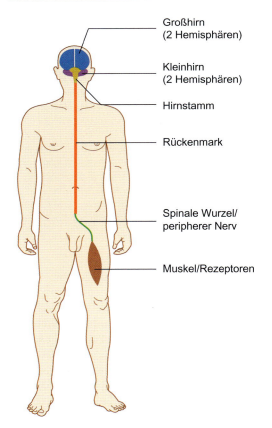

Abb. 2.1 Neuroanatomische Kategorien für die Lokalisation neurologischer Syndrome (stark vereinfacht). [L231]

PLUS

In den meisten Fällen dürfte es Ihnen nicht schwerfallen aufgrund von Anamnese, Befund und Hinweisen des Prüfers eine Verdachtsdiagnose zu erstellen. Beherzigen Sie dabei bitte wirklich unbedingt den Grundsatz **„was häufig ist, ist häufig"** und beginnen Sie nicht mit einem seltenen neurogenetischen Syndrom! Mit der korrekten Verdachtsdiagnose sichern Sie sich häufig eine Note 3 bis 4, wenn Sie höher hinaus wollen, brauchen Sie jedoch eine Liste von Differenzialdiagnosen.

TIPP

Differenzialdiagnosen

Egal in welchem Fachgebiet Sie geprüft werden, gehen Sie bei der Suche nach Differenzialdiagnosen immer systematisch vor und arbeiten Sie sich durch die einzelnen Ätiologiekategorien durch (➤ Tab. 2.2).

PLUS

Ablauf der Untersuchung

Gehen Sie bei der Untersuchung unbedingt strukturiert vor! Beginnen Sie beim Bewusstsein und arbeiten sich dann von den Hirnnerven (mit HN I beginnen!) über das motorische System (mit Inspektion, Tonus-, Reflex- und Kraftprüfung) quasi „nach unten" vor. Sie brauchen keine Angst haben, dass das zu lange dauert, denn der Prüfer wird Sie nach mehr oder weniger kurzer Zeit unterbrechen und eine Vertiefungsfrage stellen.

Tab. 2.2 Ätiologische Hauptkategorien möglicher Differenzialdiagnosen

Kategorie	Charakteristika/Beispiele
Kardiovaskulär	Schlagartiger Beginn; anatomische Verteilung entsprechend der Gefäßterritorien (zumindest bei Ischämien); Beispiel: ischämischer Hirninfarkt
Entzündlich	Nachweis einer Entzündungsreaktion (lokal oder systemisch); Beispiel: multiple Sklerose (Autoimmunerkrankung)
Infektiös	Entzündungsreaktion durch einen Erreger; Beispiel: bakterielle Meningitis, Borreliose
Traumatisch	Typische Anamnese; Beispiel: Schädel-Hirn-Trauma (SHT)
Neoplastisch	Oft längere Anamnese und Allgemeinbeschwerden; Beispiel: Glioblastom oder Meningeom
Metabolisch	Nachweis der entsprechenden Laborveränderungen; Beispiel: diabetische Polyneuropathie oder funikuläre Myelose (Vitamin-B_{12}-Mangel)
Neurodegenerativ	Fortschreitender Abbauprozess mit oft langer Anamnese; Beispiel: Morbus Parkinson oder Morbus Alzheimer
Medikamentös-toxisch	Typische Anamnese; Beispiel: Kleinhirnatrophie durch Alkohol
Psychogen	Oft untypische Beschwerden mit starkem Ausdruckscharakter; Beispiel: psychogene Lähmung oder psychogene, nichtepileptische Anfälle
Hereditär (genetisch)	Diese Kategorie bildet eine **Ausnahme**, da sie eine Unterkategorie aller vorangegangenen sein kann; Beispiele: familiäre Parkinson-Syndrome, Chorea Huntington. Positive Familienanamnese!

2.2 Anamnese

Am Beginn jeder neurologischen Untersuchung steht eine sorgfältige Anamnese. Um nichts zu vergessen, sollte man möglichst systematisch an die Anamnese herangehen und sich eine bestimmte Reihenfolge der Abfrage angewöhnen. Die neurologische Anamnese umfasst mehrere Bereiche:
- **Aktuelle Beschwerden**
- Länger zurückliegende oder **früher aufgetretene neurologische Symptome**
- Internistische und chirurgische **Vorerkrankungen**
- Gezieltes Abfragen der kardiovaskulären **Risikofaktoren**

> **TIPP**
> **Die richtigen Fragen – die 6 Ws**
> Zur Einordnung der aktuellen Symptome hat es sich bewährt nach den 6 „Ws" zu fragen:
> **W**o? **W**ie? **W**ann? **W**ie oft? **W**omit einhergehend? **W**odurch verstärkt oder gebessert?
> Gerade das letzte „W" (wodurch gebessert/verschlechtert?) wird manchmal unterschätzt. Ein atypischer Spannungskopfschmerz kann sich ähnlich anfühlen wie eine Migräne, allerdings wird der Spannungskopfschmerz durch körperliche Aktivität eher besser, die Migräne eher schlechter.

Vor allem die **zeitliche Entwicklung der Symptomatik** hat in der Neurologie eine herausragende Bedeutung. Man unterscheidet:
- **Akut** (plötzlich, d. h. Sekunden bis wenige Minuten)
- **Subakut** (über mehrere Stunden, Tage)
- **Chronisch** (über mehrere Wochen, Monate, Jahre)

Im Folgenden sind sowohl zeitliche Merkmale wie auch andere typische anamnestische Hinweise zusammengestellt, die gerne von Prüfern verwendet werden (➤ Tab. 2.3 u. ➤ Tab. 2.4).
Wenn möglich, sollte die Eigenanamnese mit der **Fremdanamnese** vervollständigt werden, da diese häufig wichtige Zusatzinformationen enthält, die vom Patienten zum Teil nicht wahrgenommen werden, z. B. die Symptome im epileptischen Anfall, eine Wesensveränderung bei Hirntumoren oder Enzephalitis oder kognitive Defizite bei Patienten mit Alzheimer-Demenz.

Tab. 2.3 Zeitliche Hinweise für die Differenzialdiagnose

Geschwindigkeit der Symptomentwicklung	Erkrankung
Akut („plötzlich", „schlagartig"; Sekunden bis Minuten)	• Schlaganfall (Ischämie + Blutung) • Epileptischer Anfall • Bandscheibenprolaps • Multiple Sklerose (neuer Schub) • Schwindel (z. B. Neuritis vestibularis)
Subakut (mehrere Stunden bis 1–2 Tage)	• Meningitis • Radikulitis (z. B. Guillain-Barré-Syndrom, GBS) • Myelitis • Psychosyndrome und Delir
Chronisch (Monate bis Jahre)	• Tumor (z. B. Meningeom, Glioblastom) • Neurodegenerative Erkrankungen (z. B. Morbus Parkinson, Morbus Alzheimer) • Polyneuropathien • Myasthenia gravis

Tab. 2.4 Typische anamnestische Hinweise für die Differenzialdiagnose

Anamnestischer Hinweis	Typische Erkrankung
Stärkste Kopfschmerzen, „wie noch nie" (oft nach Heben schwerer Lasten, Sex)	Subarachnoidalblutung (SAB)
Nach Sport Halsschmerzen und Ptosis	Karotisdissektion mit **Horner-Syndrom**
Im Tagesverlauf zunehmende Schwäche oder Doppelbilder	Myasthenia gravis
Nächtlich ziehende Schmerzen in einem Dermatom (nach Zeckenstich)	Neuroborreliose mit sog. **Bannwarth-Syndrom**
Störungen von Gedächtnis und räumlicher Orientierung (Pat. findet nicht mehr nach Hause)	Morbus Alzheimer
Blasenfunktionsstörung, kognitive Defizite, Gangstörung	Normaldruckhydrozephalus
Kann nach dem Händeschütteln die Hand nicht mehr öffnen	Myotone Dystrophie
Fieber, epileptischer Anfall, Verwirrtheit und Gedächtnisstörung	Herpesenzephalitis
Akute Visusminderung auf einem Auge, früher schon einmal auf dem anderen Auge	Neuritis nervi optici, häufig im Rahmen einer multiplen Sklerose
Ziehende Schmerzen ins Bein mit Schwäche und Reflexverlust	Bandscheibenprolaps
Schmerzen und Schwäche beim Bergabgehen oder Hinuntersteigen einer Treppe	Claudicatio spinalis bei lumbaler Spinalkanalstenose

2.3 Bewusstseinsstörungen

> **MERKE**
>
> **Bewusstseinsstörungen**
>
> Es gibt **quantitative** und **qualitative** Bewusstseinsstörungen.
> **Quantitative Störungen** führen zu einer Einschränkung der **Wachheit (Vigilanz)**. Vom normalen Wachheitszustand her kommend, verschlechtert sich die Vigilanz über die **Somnolenz** (schläfrig, aber leicht erweckbar), den **Sopor** (nur auf starke Reize kurzzeitig inadäquat erweckbar) bis zum **Koma** (nicht erweckbar). Die quantitative Beschreibung der Vigilanz erfolgt mit der **Glasgow Coma Scale (GCS)**, die mit Sicherheit eine der am häufigsten abgefragten klinischen Skalen ist! Viele Prüfer versuchen dabei die Studenten aufs Glatteis zu führen und fragen, von wie viel bis wie viel Punkten die GCS reicht. Die richtige Antwort ist natürlich von 3 (tiefstes Koma ohne jegliche Reaktion) bis 15 (wach und adäquat kontaktfähig) und nicht etwa von 0 aus.

Qualitative Störungen äußern sich in Verwirrtheit, Halluzinationen, psychomotorischer Unruhe und anderen psychopathologischen Auffälligkeiten. Sie kommen häufig vor beim Delir, bei Enzephalitis, Intoxikationen und neurodegenerativen Erkrankungen („organische Psychosyndrome").

2.3.1 Klinische Untersuchung

TIPP

Normalbefund des Bewusstseins

Der Bewusstseinsnormalbefund könnte so formuliert werden: „Der Patient ist adäquat wach, kontaktfähig und voll orientiert."

Das klinische Untersuchungsergebnis im Bereich Bewusstsein wird mittels der GCS (➤ Tab. 2.5) dargestellt. Ist der Patient primär in der Untersuchungssituation erkennbar wach und kontaktfähig, wird überprüft, ob er Aufforderungen adäquat befolgt und orientiert ist. Hierzu fragt man:
1. Wo sind wir hier?
2. Wie heißen Sie und wann sind Sie geboren?
3. Welches Datum ist heute (Tag, Monat, Jahr)?
4. Warum sind Sie hier bzw. was ist denn passiert?

Lassen Sie sich nicht zu leicht täuschen und testen Sie z. B. bei der zeitlichen Orientierung auch bis zur Jahreszahl.

Die Begriffe **Beuge-** und **Strecksynergismen** sind klinisch wichtig. Sie sind Ausdruck einer fortschreitenden (von kranial nach kaudal, also von oben nach unten) Schädigung des Hirnstamms:
- Bei **Beugesynergismen** führt ein Schmerzreiz irgendwo am Körper immer zu einer stereotypen Reaktion mit Beugen der Arme im Ellbogengelenk und Strecken der Beine.
- Wenn durch einen beliebigen Schmerzreiz Arme und Beine gestreckt werden, spricht man von **Strecksynergismen.** Sie sind die letzte Abwehrmaßnahme des Nervensystems gegen Gefahren (Schmerzreize – in der Untersuchungsreaktion z. B. Auslösen durch Druck aufs Nagelbett mit dem quer gehaltenen Reflexhammer oder durch Kneifen im Bereich der Waden), bevor es zum kompletten Ausfall der motorischen Reaktion kommt. Sind Strecksynergismen vorhanden, so

Tab. 2.5 Glasgow Coma Scale zur Graduierung des quantitativen Bewusstseins

Glasgow Coma Scale (zwischen 3 und 15 Punkten)		
Augenöffnen (A)	Spontan	4
	Auf Aufforderung	3
	Auf Schmerzreiz	2
	Keine Reaktion	1
Motorische Reaktion (M)	Gezielte Bewegung auf Aufforderung	6
	Gezielte Abwehr auf Schmerzreiz	5
	Ungezielte Abwehr auf Schmerzreiz	4
	Beugesynergismen	3
	Strecksynergismen	2
	Keine Reaktion	1
Verbale Reaktion (V)	Voll orientiert	5
	Desorientiert	4
	Inadäquat	3
	Unverständlich	2
	Keine verbale Reaktion	1

spricht das für eine schwere Hirnstammschädigung (**Mittelhirnsyndrom, Bulbärhirnsyndrom**).

Mit „gezielter Abwehr" ist bei der GCS gemeint, dass die Patienten gezielt auf einen Schmerzreiz reagieren, indem sie z. B. bei Schmerzreiz am rechten Zeigefinger mit der linken Hand dorthin greifen, um den Schmerzreiz zu entfernen oder selektiv die betroffene Extremität zurückziehen.

Häufig wird das Ergebnis der GCS-Testung zusammengefasst, z. B. als *A4/M5/V4* (gibt jeweils die erreichten Punkte in den drei Subskalen an).

Eine kritische GCS-Grenze liegt bei 9 Punkten. Patienten mit < 9 Punkten sind i. d. R. komatös und müssen häufig wegen nicht mehr ausreichenden **Schutzreflexen** intubiert werden (Schutz vor Aspiration von Speichel und Erbrochenem).

MERKE

Unterschied zwischen Wachkoma und Locked-in-Syndrom

Sehr häufig kommt es zu Verwechslungen zwischen den Begriffen **apallisches Syndrom** (synonym: **Wachkoma, Syndrom der reaktionslosen Wachheit, „vegetative state"**) und **Locked-in-Syndrom.** Das ist

eigentlich nur schwer verständlich, denn beide Begriffe bezeichnen grundlegend unterschiedliche klinische Zustände.
- Beim Wachkoma besteht eine schwerwiegende Störung der gesamten Großhirnfunktion (z. B. infolge eines Herz-Kreislauf-Stillstands oder eines Schädel-Hirn-Traumas), die Hirnstammfunktion ist jedoch relativ gut erhalten.
- Beim Locked-in-Syndrom ist die Großhirnfunktion inkl. Bewusstsein hingegen annähernd normal erhalten, allerdings sind durch einen Hirnstamminfarkt (**Basilaristhrombose**) oder eine Hirnstammblutung die motorischen Bahnen zerstört. Die Patienten sind zwar bewusstseinsklar, können aber die Augen maximal nach oben und unten bewegen und atmen. Alle anderen motorischen Funktionen sind erloschen. Daher entsteht häufig der Eindruck, dass sie komatös sind, da sie eben auf Aufforderung nicht die Arme bewegen oder dem Untersucher hinterherschauen können.
- Wenn sowohl Großhirn- als auch Hirnstammfunktion komplett und irreversibel erloschen sind, ist es zum **Hirntod** gekommen (**cave:** Spinale Reflexe und Automatismen können dennoch erhalten bleiben).

reich der „Arousal-Zentren" im Hirnstamm (**Formatio reticularis**) und dem **Thalamus** oder durch eine **diffuse Großhirnschädigung**. Wichtige Differenzialdiagnosen sind in ➤ Tab. 2.6 zusammengefasst.

Letztlich kann jede Hirnstrukturverletzung zu einer **qualitativen Bewusstseinsstörung** führen und wird dann als **organisches Psychosyndrom** bezeichnet. Im Krankenhaus trifft man darüber hinaus häufig Patienten im Delir an (z. B. postoperativ auf der Intensivstation). Bei geriatrischen Patienten muss auch an Medikamentennebenwirkungen als Ursache gedacht werden (v. a. anticholinerge Medikamente, wie Neuroleptika, trizyklische Antidepressiva) oder an Elektrolytstörungen und Exsikkose (z. B. Hypo- oder Hypernatriämie).

MERKE
Basilaristhrombose

Obwohl der Begriff Thrombose normalerweise auf das venöse System hinweist, kommt es bei einer Basilaristhrombose zu einem Verschluss der unpaaren A. basilaris.

2.3.2 Differenzialdiagnose Bewusstseinsstörungen

Quantitative Bewusstseinsstörungen entstehen entweder durch eine lokale Funktionsstörung im Be-

Tab. 2.6 Differenzialdiagnose Bewusstseinsstörungen

Art der Schädigung	Differenzialdiagnose	Bemerkungen/Therapie
Lokal in Hirnstamm oder Thalamus	Basilaristhrombose mit Hirnstamminfarkt	Okulomotorikstörung, Babinski +/+; Lyse/mechan. Rekanalisation
	Hirnstammblutung	Okulomotorikstörung, Babinski +/+
	Meningo-Enzephalitis (z. B. Listerien, autoimmun)	Entzündliches Liquorsyndrom, Therapie entweder antibiotisch, antiviral oder immunsuppressiv
	Bei Raumforderung intrakraniell mit erhöhtem Hirndruck, z. B. intrazerebrale Blutung, SAB, epidurale Blutung	Absolute Notfallsituation! Oft Pupillomotorikstörung mit **Anisokorie** (meist ipsilateral), sofortige Hirndrucktherapie, je nach Ursache
Diffus im Großhirn	Schädel-Hirn-Trauma	Oft mit Kontusionsblutungen und **diffusem Axonschaden**
	Hypoxisch-ischämische Enzephalopathie („hypoxische Hirnschädigung")	Ungünstige Prognosefaktoren: NSE (> 33 mg/dl), SEP (Ausfall der kortikalen Reizantworten), EEG (areaktiv, Status epilepticus)
	Metabolisch/toxisch, z. B. Hypoglykämie, hepatische oder renale Enzephalopathie, Hyperkapnie (CO_2-Narkose), Alkohol	Diagnostisch: Blutgasanalyse, Notfalllabor
	Epileptischer Anfall (**cave:** kann auch **nonkonvulsiv** ohne Zuckungen sein)	EEG! Therapie des Anfalls/Status eskalierend mit Benzodiazepinen, Phenytoin, Valproinsäure, Levetiracetam, Narkose (z. B. Propofol, Phenobarbital)

NOTFALLMANAGEMENT
Hirndruckerhöhung

Eine signifikante akute Hirndruckerhöhung (normaler Hirndruck < 20 cm H_2O) ist eine dramatische Situation und ein absoluter neurologischer Notfall, bei dem es um Sekunden und Minuten geht!
Typische Anzeichen der kritischen Hirndruckerhöhung sind:
- Kopfschmerz, Schluckauf, Übelkeit, **schwallartiges Erbrechen**
- Akute Vigilanzminderung
- **Anisokorie** mit ein- (meistens ipsilateral) oder beidseitig weiter, lichtstarrer Pupille
- Bradykardie und arterielle Hypertonie (**Bedarfshochdruck**, um trotz des hohen Hirndrucks noch eine Hirnperfusion zu ermöglichen)

Bei einer neu aufgetretenen Symptomatik muss sofort ein Schädel-CT durchgeführt werden, um eine behandelbare Ursache zu erkennen. Nach Möglichkeit ggf. dabei gleich Anlage einer externen Ventrikeldrainage (EVD) zur Messung des Hirndrucks.
Konservative Maßnahmen zur Senkung des Hirndrucks sind:
- Tiefe Analgosedierung (**Barbituratnarkose** als Ultima Ratio)
- 30°-Oberkörperhochlagerung (Kopf gerade, damit venöser Rückfluss optimiert ist)
- Osmodiuretika (Mannitol)
- CO_2 niedrignormal einstellen (Patienten sind beatmet; CO_2 ca. 34–35 mmHg)

Falls sich im CT eine Erweiterung des Ventrikelsystems (**Hydrozephalus**) als Ursache oder zumindest Teilfaktor der Hirndruckerhöhung zeigt, kann durch eine EVD Liquor zur Hirndrucksenkung abgelassen werden.

Gründe für eine Hirndruckerhöhung mit nachfolgender Vigilanzminderung sind Volumenzunahmen in einem der drei Kompartimente im Schädelinneren: Blut, Liquor, Hirnmasse. Die Therapie ergibt sich jeweils aus der Ursache (➤ Abb. 2.2).

2.4 Meningismus und Nackensteifigkeit

Vergessen Sie nicht diesen wichtigen Untersuchungsschritt, insbesondere bei Patienten mit Bewusstseinsstörungen und/oder Fieber und Kopfschmerzen.

2.4.1 Klinische Untersuchung

Die Patienten liegen auf dem Rücken und sollen zunächst den Kopf aktiv nach vorn beugen, sodass das Kinn das Brustbein berührt. Dann soll der Kopf auch nach rechts und links seitwärts geneigt werden. Beobachtet wird der Bewegungsumfang und ob es dabei zu ziehenden Schmerzen kommt. Danach überprüft der Untersucher den Kopf des Patienten, der dabei ganz entspannt liegen soll. Der Kopf wird seitlich umfasst und nach vorn und hinten bzw. rechts

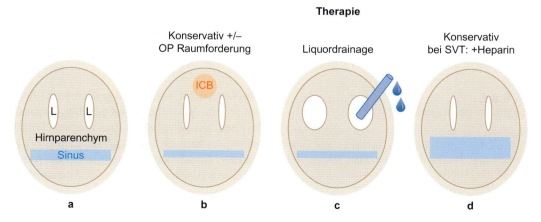

Abb. 2.2 Hirnkompartimente und Gründe für Hirndruckerhöhung. **(a)** Normales Volumen der drei Kompartimente (L = Liquor im Ventrikel) mit normalem Hirndruck; **(b)** Diffuses Hirnödem (z. B. bei Meningitis, Schädel-Hirn-Trauma, SHT), ggf. mit zusätzlicher Raumforderung (z. B. intrazerebrale Blutung, ICB); **(c)** Hydrozephalus (z. B. bei Subarachnoidalblutung, SAB) mit therapeutischer externer Ventrikeldrainage (EVD); **(d)** Hyperämie (z. B. bei Sinusvenenthrombose, SVT). [L231]

Tab. 2.7 Differenzialdiagnose von Meningismus und Nackensteifigkeit

Klinische Präsentation	Verdachtsdiagnose/Management
Akute Erkrankung! Fieber > 39 °C, Kopfschmerz, Bewusstseinsstörung	Bakterielle Meningitis; antibiotische Therapie mit Ceftriaxon und Ampicillin
Akute Erkrankung! Stärkste Kopfschmerzen („wie noch nie"), Hirndruckzeichen, Bewusstseinsstörung	SAB; Coiling/Clipping des Aneurysmas und häufig externe Ventrikeldrainage, EVD
Keine akute Erkrankung, ältere Patienten, evtl. noch mit Tremor, Hypokinesie	Kein Meningismus sondern **Nackenrigor**, z. B. bei Morbus Parkinson (DD: degenerative HWS-Veränderungen mit eingeschränktem Bewegungsumfang)

und links gebeugt. Bei einem wirklichen Meningismus ist die Nackenmuskulatur derart **bretthart** angespannt, dass der ganze Oberkörper des Patienten am Kopf nach oben gezogen werden kann, ohne dass es zu einer Beugung in den Hals-Kopf-Gelenken kommt.

2.4.2 Differenzialdiagnose der Nackensteifigkeit

Die Differenzialdiagnose der Nackensteife umfasst insbesondere drei Erkrankungen: Subarachnoidalblutung, bakterielle Meningitis und das Parkinson-Syndrom (➤ Tab. 2.7).

2.5 Hirnnerven

Die Hirnnerven sind von kranial nach kaudal durchnummeriert von I bis XII. Die Kenntnis der Namen und Nummern der Hirnnerven ist ein Muss!

> **MERKE**
> **Etagen des Hirnstamms**
> Detaillierte neuroanatomische Kenntnisse sind für eine Prüfung i. d. R. nicht erforderlich. Sie sollten aber unbedingt die **drei Etagen des Hirnstamms** kennen. Dies sind von oben (kranial) nach unten (kaudal):
> - **Mesenzephalon** (Mittelhirn): Störungen in diesem Bereich führen oft zu einer Vigilanzminderung und Okulomotorikstörungen.
> - **Pons** (Brücke): Störungen führen zu einer fazialen Parese, Doppelbildern und Sensibilitätsstörungen im Gesicht.
> - **Medulla oblongata** (verlängertes Mark): Störungen führen zu einer Schluckstörung und evtl. zu einem Horner-Syndrom.
>
> Selbstverständlich führen ausgedehntere Störungen in jeder der drei Etagen auch zu einer Schädigung der langen motorischen und/oder sensiblen Bahnen und somit zu entsprechenden Paresen (oft beidseits) und Sensibilitätsstörungen.

2.5.1 N. olfactorius (Hirnnerv, HN I)

Das Riechepithel an der Lamina cribrosa ist sehr empfindlich gegenüber mechanischen Reizen. Dementsprechend kann es bei Schädel-Hirn-Traumata abreißen, was zu einer **Hyposmie** (vermindertes Riechvermögen) oder **Anosmie** (aufgehobenes Riechvermögen) führen kann. Die Hyposmie ist ein typisches Frühsymptom bei der Parkinson-Erkrankung und kann den motorischen Symptomen um Jahre vorausgehen.

Klinische Untersuchung

Die Nasenlöcher werden mit geschlossenen Augen mit verschiedenen Duftstoffen getrennt untersucht. Im klinischen Alltag haben sich Kaffee bzw. Seife bewährt oder auch ein Testset („Sniffin Sticks"©). Bei fehlender Geruchswahrnehmung erfolgt die Testung mit einem Trigeminusreizstoff (z. B. Ammoniak).

Differenzialdiagnosen

Typische Differenzialdiagnosen bei Hyposmie/Anosmie sind:

- Z. n. SHT
- Morbus Parkinson (Frühsymptom!)
- Basale Meningeome
- Lokale HNO-Probleme

Bei echter Hyposmie schmeckt auch das Essen trotz intakter Geschmacksfasern nicht mehr (DD: Simulation).

> **MERKE**
> **Geruchs- versus Reizstoffe**
> Reizende Substanzen wie Desinfektionsmittel/Ammoniak reizen den N. trigeminus (HN V) und werden nicht über den N. olfactorius wahrgenommen. Man kann damit manchmal eine echte Anosmie (Duftstoffe werden nicht wahrgenommen, Reizstoffe aber schon) z. B. von einer Simulation im Rahmen eines Gutachtens (beides wird nicht wahrgenommen) unterscheiden.

2.5.2 N. opticus (HN II)

In nahezu jeder Prüfung wird zumindest die Überprüfung von Teilfunktionen des N. opticus abgefragt.

Für das Sehen sind prinzipiell der optische Apparat des Auges inkl. Netzhaut und die sich anschließenden Neurone und Axone erforderlich, die via N. opticus, Tractus opticus und Radiatio optica (Sehstrahlung) zum visuellen Kortex im Okzipitallappen ziehen. Erst im Kortex findet die eigentliche Wahrnehmung und Verarbeitung der visuellen Informationen statt.

Damit das Bild immer möglichst optimal scharf ist, muss es wie in der Fotografie auch ein Objektiv mit Blende geben. Das ist beim Auge die Pupille, die enger oder weiter gestellt werden kann. Sie regelt außerdem, wie viel Licht auf die Netzhaut fällt. Die Pupillensteuerung obliegt dem vegetativen Nervensystem. Erschwert wird das Ganze dadurch, dass diese vegetativen Nervenfasern teilweise mit dem N. oculomotorius (HN III) zum Auge ziehen.

Die Teilschritte bei der vollständigen neurologischen Untersuchung des N. opticus sind:
- Visus (Sehschärfe)
- Gesichtsfeld (vergleichende **Fingerperimetrie**)
- Pupillenreaktion auf Licht
- Beurteilung des Sehnervenaustritts im Augenhintergrund (**Funduskopie**)

Klinische Untersuchung

Zunächst wird der **Visus** (Sehschärfe) untersucht. Hierzu fragen Sie zunächst den Patienten, ob er eine Brille besitzt und lassen ihn diese ggf. vor der Untersuchung aufsetzen. Dann beide Augen getrennt untersuchen (anderes Auge abdecken). In ungefähr einem Meter Abstand vom Auge des Patienten entweder eine Kitteltaschen-Visusprüfkarte oder eine entsprechende Smartphone-App mit Zeichen in absteigender Schriftgröße halten und vorlesen lassen. Die letzte korrekt gelesene Zeile bestimmt den Visus. Als Screeningtest kann auch eine auf dem Nachttisch liegende Zeitung verwendet werden. Dann das andere Auge testen.

Danach erfolgt die fingerperimetrische Prüfung des **Gesichtsfeldes.** Hierbei handelt es sich um eine orientierende Prüfung, deren Ziel es jedoch nicht sein kann, kleinste Gesichtsfelddefekte aufzudecken. Hierfür wäre eine apparative Perimetrie notwendig. Am Krankenbett erfolgt die vergleichende Testung des Patientengesichtsfeldes mit dem des (idealerweise gesunden) Untersuchers.

> **PLUS**
> **Korrekte Durchführung der vergleichenden Fingerperimetrie**
>
> Bei dieser Testung sollte man auf vier Details achten, die man ruhig auch dem Prüfer während der Untersuchung erklären kann („zunächst gehe ich auf die Augenhöhe des Patienten, dann …"):
> - Seitengetrennte Untersuchung: Der Patient hält sich ein Auge zu (z. B. das linke) und der Untersucher hält sich sein eigenes, dem Patienten gegenüberliegendes Auge (in diesem Fall sein rechtes) zu.
> - Untersucher und Patient müssen auf gleicher Augenhöhe sein, ungefähr im Abstand von 50–100 cm.
> - Der Untersucher hält seine Hand in die Mitte der Distanz zwischen Untersucher und Patient – nur so ist die Gesichtsfeldprüfung wirklich *vergleichend*.
> - Der Patient wird instruiert, dem Untersucher in die Augen zu blicken.
>
> Wenn die richtige Position eingenommen ist, wird das gesamte Gesichtsfeld des einen Auges (vier Quadranten) überprüft, indem der Untersucher z. B. seine Hand langsam von seitlich nach medial führt und den Patienten bittet anzugeben, ab wann er die Finger sieht (das sollte dann ungefähr mit der eigenen Wahrnehmung des Untersuchers übereinstimmen). Um zu prüfen, ob der Patient korrekte Angaben macht, kann der Untersucher am

äußeren Rand seines (normalen) Gesichtsfeldes eine bestimmte Anzahl an Fingern zeigen, die der Patient zählen soll. Alternativ werden die Finger zunächst still gehalten und der Patient soll sagen, ab wann sich die Finger bewegen.

Natürlich sind prinzipiell ganz viele unterschiedliche Formen von Gesichtsfelddefekten denkbar (> Abb. 2.3). Bei den allermeisten neurologischen Patienten wird es sich allerdings um einen der 3 folgenden Befunde handeln:

1. **Homonyme Hemianopsie** (entweder nach rechts oder links): zur Gegenseite der Läsion im Bereich der Sehbahn nach dem Chiasma opticum, d. h. Schlaganfall links bedeutet Hemianopsie nach rechts.
2. **Bitemporale Hemianopsie:** beidseits die außenliegenden Gesichtsfelder betreffend bei Raumforderung im Bereich der Hypophyse.

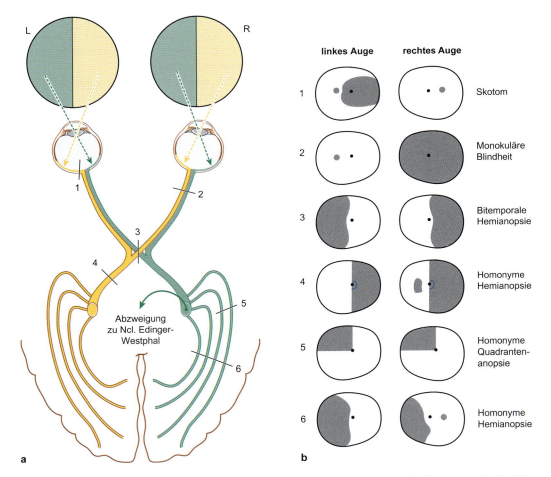

Abb. 2.3 Verlauf der Sehbahn und die entsprechenden Gesichtsfeldausfälle je nach Schädigungslokalisation. Die visuellen Eindrücke entstehen jeweils auf der entgegengesetzten Retinahälfte (ein Bild rechts vom Betrachter erscheint auf der linken Retinahälfte; in der Abbildung gelb dargestellt). **(a)** Sehbahn, aufgeteilt in rechte und linke Gesichtsfeldhälfte, jeweils mit Projektion. Die Läsionen 1–6 sind durch schwarze Balken dargestellt. **(b)** Konsequenz der Läsionen in **(a)** für das Gesichtsfeld (Ausfälle sind grau dargestellt): 1 = Skotom rechts infolge einer Retinablutung, 2 = monokuläre Blindheit des rechten Auges infolge einer den Sehnerv schädigenden Retrobulbärneuritis, 3 = bitemporale Hemianopsie infolge einer Läsion im Bereich des Chiasmas, 4 = homonyme Hemianopsie im rechten Gesichtsfeld infolge einer Verletzung im linken Tractus opticus, 5 = homonyme Quadrantenanopsie im linken Gesichtsfeld nach partieller Läsion der Sehstrahlung in ihren unteren temporalen Anteilen, 6 = homonyme Hemianopsie nach einem Infarkt im Bereich der rechten Sehstrahlung oder Sehrinde, manchmal mit Aussparung der Makula. [L106]

3. **Vergrößertes Zentralskotom:** vergrößerter blinder Fleck (leicht lateral der Mitte des Gesichtsfeldes), z. B. Neuritis nervi optici.

Wenn der V. a. einen Gesichtsfelddefekt besteht, sollte anamnestisch danach gefragt werden, ob der Patient z. B. häufiger an Türrahmen hängen bleibt.

Seien Sie sich im nächsten Schritt bei der Prüfung der **Pupillen-Lichtreaktion** darüber im Klaren, dass Sie damit nur den afferenten Schenkel des Pupillenreflexes testen (der efferente erfolgt über die parasympathischen und sympathischen Fasern, die die sogenannten **inneren Augenmuskeln** steuern)! Die parasympathischen Fasern ziehen mit dem N. oculomotorius (HN III) zu den inneren Augenmuskeln, die des Sympathikus mit dem N. opticus (HN II).

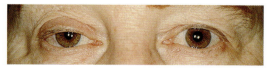

Abb. 2.4 Horner-Syndrom auf dem rechten Auge. [E394]

MERKE

Innervation der Pupille durch das vegetative Nervensystem

Der **Sympathikus** stellt die Pupille weit (= Mydriasis), der **Parasympathikus** macht sie eng (= Miosis). Die parasympathischen Fasern lagern sich auf dem Weg zum Auge dem 3. Hirnnerven (N. oculomotorius) außen an. Durch diese exponierte Lage können sie durch Druck von außen gegen den Nerven (z. B. bei erhöhtem Hirndruck) geschädigt werden. Dadurch fällt der Sympathikusgegenspieler aus und die Pupille wird erweitert. Bei Schädigung des Sympathikus kommt es entsprechend zu einer Miosis. Da aber auch der M. tarsalis, der das Oberlid anhebt, vom Sympathikus innerviert wird, kommt es zu einer leichten Ptosis (in Kombination mit Miosis = **Horner-Syndrom,** ➤ Abb. 2.4). Eine vollständige Ptosis entsteht deswegen aber nicht, da der wichtigste Lidheber, der M. levator palpebrae, vom N. oculomotorius (HN III) versorgt wird.

Die autonom innervierten Muskeln für die Veränderung der Pupillengröße werden als **innere Augenmuskeln,** die für die willkürlichen Bewegungen des Bulbus als **äußere Augenmuskeln** bezeichnet. Eine Übersicht über den komplizierten Verlauf der zentralen und peripheren Sympathikusbahn ist in ➤ Abb. 2.5 dargestellt.

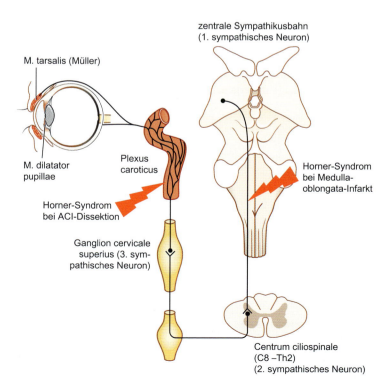

Abb. 2.5 Schematische Darstellung der sympathischen Innervation der Pupillen. Beachten Sie, dass an zwei Stellen im Verlauf dieser Bahn bei entsprechenden Läsionen ein Horner-Syndrom entstehen kann (rote Blitze). [L126]

Bevor Sie die Pupillenreaktionen testen, beurteilen Sie die Pupillenweite (eng, mittel, weit) und ob beide Pupillen isokor (gleichgroß) sind. Eine **Anisokorie** (unterschiedliche Pupillenweite) ist ein wichtiger Befund (➤ Tab. 2.8). Zusätzlich muss noch die Form der Pupillen beurteilt werden: Sind sie **rund** oder **entrundet**?

Nehmen Sie eine Pupillenleuchte (alternativ Kameralicht eines Smartphones), bitten Sie den Patienten, an Ihnen vorbei in die Weite zu blicken und halten Sie eine Hand quasi als Paravent zwischen die Augen des Patienten. Leuchten Sie dann in das erste Auge und prüfen Sie die **direkte Lichtreaktion** (normal: prompte Konstriktion der Pupille), danach leuchten Sie erneut in dasselbe Auge und beobachten dabei nun die Pupille des anderen Auges. Wenn sie sich ebenfalls prompt zusammenzieht, ist die **indirekte (= konsensuelle) Lichtreaktion** auch positiv (normal). Nun wiederholen Sie das Prozedere für das andere Auge.

Als Nächstes müssen Sie noch die **Akkommodationsreaktion** der Pupille untersuchen. Halten Sie Ihren Zeigefinger mittig ca. 40 cm vor die Augen des Patienten. Bitten Sie ihn, Ihren Finger zu fixieren und bewegen Sie ihn dann langsam in Richtung Nase des Patienten. Bei normaler Akkommodationsreaktion werden die Pupillen dabei enger (dadurch erhöhen sie die optische Brechkraft und der nahe Finger bleibt scharf) und gleichzeitig konvergieren die Bulbi durch Innervation der beidseitigen Nn. oculomotorius nasal **(Konvergenzreaktion).**

> **TIPP**
>
> **Normalbefund des Auges**
>
> Der normale Pupillenbefund lautet: Die Pupillen sind isokor, rund, prompt direkt und indirekt reagibel auf Licht und Akkommodation. Das entspricht dem englischen Akronym: **PERRLA** (**P**upils **e**qual, **r**ound and **r**eactive to **l**ight and **a**ccommodation).

> **PLUS**
>
> **Swinging-Flashlight-Test**
>
> Mit dem **Swinging-Flashlight-Test** überprüft man, ob eine Funktionsstörung von Retina oder distalem N. opticus vorliegt, die zu einer afferenten Pupillenstörung führt, z. B. nach früherer Neuritis nervi optici. Man leuchtet bei diesem Test abwechselnd mit der Lampe von Pupille zu Pupille. Normalerweise verengen sich beide Pupillen durch den Lichteinfall und bleiben eng, auch wenn von einem ins andere Auge geleuchtet wird. Die jeweils nicht beleuchtete Pupille wird durch die indirekte (konsensuelle) Lichtreaktion genauso eng gestellt, wie die beleuchtete. Wenn aber auf einem Auge die Erregbarkeit durch Licht vermindert ist, dann führt die Beleuchtung dieses Auges zu einer weniger stark ausgeprägten Miosis als auf dem gesunden Auge. Wenn also die Lampe vom gesunden auf das kranke Auge bewegt wird, werden beide Pupillen wieder etwas weiter, wenn man zurück ins gesunde Auge leuchtet, werden beide wieder enger.

Zuletzt sollte noch der Augenhintergrund mittels **Funduskopie** untersucht werden. Auch wenn Sie kein **Funduskop** dabei haben, so weisen Sie den Prüfer darauf hin, dass dies noch zur vollständigen Untersuchung gehört. Untersucht werden die Papilla nervi optici (dort wo der N. opticus in die Retina eintritt = **blinder Fleck** im Gesichtsfeld), die Makula (Stelle des schärfsten Sehens) sowie die Arterien und Venen der Netzhaut.

Die in der Neurologie wichtigsten pathologischen Untersuchungsbefunde des Augenhintergrundes sind:

Tab. 2.8 Ursachen einer Anisokorie (abgesehen von angeborener Asymmetrie)

Ursachen einer einseitigen Miosis (enge Pupille)	Bedeutung
Horner-Syndrom	Zusätzlich zur Miosis noch Ptosis; Ursachen: Störungen des Sympathikus, z. B. bei: • dorsolateralem Medulla-oblongata-Infarkt • A.-carotis-Dissektion • Pancoast-Tumor der Lungenspitze
Ursachen einer einseitigen Mydriasis (weite Pupille)	Störung der parasympathischen Pupilleninnervation, z. B. durch: • N.-oculomotorius-Parese bei Diabetes oder Borreliose • N.-oculomotorius-Parese durch ipsilateral erhöhten Hirndruck (Abklemmung des Nervs gegen die Schädelbasis) oder durch lokalen Druck, z. B. Aneurysma

- **Stauungspapille:** unscharfe Begrenzung der Papille durch Hirndruck
- **Abblassung** der Pupille bei Z. n. Neuritis nervi optici; bei der akuten Optikusneuritis ist die Funduskopie jedoch typischerweise normal: „Der Arzt sieht nichts (pathologisches) und der Patient auch nicht (erblindet)."

TIPP
Simulations-App

Man kann sowohl die normale als auch gestörte Funktion der äußeren und inneren Augenmuskeln, inkl. z. B. dem Swinging-Flashlight-Test, mit kostenlosen Apps oder Web-basierten Programmen selbst testen, z. B. hier: cim.ucdmc.ucdavis.edu/EyeRelease/Interface/TopFrame.htm.

MERKE
Stauungspapille und Hirndruck

Mit der Funduskopie kann man nur subakute und chronische Hirndruckerhöhungen (z. B. bei **Pseudotumor cerebri**) erkennen, nicht aber einen akuten Hirndruckanstieg. Bis zur Entwicklung einer Stauungspapille vergehen einige Tage oder sogar Wochen. Wenn z. B. vor einer Liquorpunktion eine akute Hirndruckerhöhung ausgeschlossen werden soll, geht das daher nur mittels CT (oder MRT).

MERKE
Anisokorie und Bewusstseinsstörung

Eine neu aufgetretene Anisokorie in Verbindung mit einer Bewusstseinsminderung muss immer als Zeichen einer Hirndruckerhöhung mit beginnender **Herniation** („Einklemmung") gewertet werden (bis zum Beweis des Gegenteils). Sie kommt dadurch zustande, dass die parasympthischen Fasern des N. oculomotorius am Tentoriumschlitz/Felsenbein durch eine Raumforderung (z. B. ICB, maligner Mediainfarkt) bzw. eine Verlagerung des Gehirns eingeklemmt und druck- oder zuggeschädigt werden. In den meisten Fällen tritt die Anisokorie ipsilateral zur Raumforderung auf.

Differenzialdiagnose

Die wichtigsten Befunde und neurologischen Differenzialdiagnosen von Störungen des N. opticus und der Pupillen sind in ➤ Tab. 2.9 zusammengefasst.

Tab. 2.9 Differenzialdiagnose von Störungen des N. opticus und der Pupille

Befund	Charakteristika	Differenzialdiagnosen
Stauungspapille	Randunschärfe der Papille; in der Perimetrie vergrößerter blinder Fleck	Subakute bis chronische Hirndruckerhöhung, z. B. bei • Hirntumor • Pseudotumor cerebri • SVT • Hirnabszess
Amaurosis	Vollständiges Erblinden eines Auges durch Störung im Bereich der Retina oder des N. opticus	• Zentralarterienverschluss • Stenose der A. carotis interna **(„Amaurosis fugax")**
Bitemporale Hemianopsie	Ausfall der außen liegenden Gesichtsfelder beider Augen durch einen Prozess im Bereich des Chiasma opticums	• Hypophysentumor • Meningeom • Kraniopharyngeom
Homonyme Hemianopsie	Ausfall des linken oder rechten Gesichtsfeldes ab der Gesichtsfeldmitte bei Läsion im **Tractus opticus** oder in der **Radiatio optica** (kontralateral)	Alle Läsionen im Temporal-, Parietal- oder Okzipitallappen, z. B. durch: • Mediainfarkt • ICB • Hirnabszess • Hirntumor

Tab. 2.9 Differenzialdiagnose von Störungen des N. opticus und der Pupille (Forts.)		
Befund	**Charakteristika**	**Differenzialdiagnosen**
Kortikale Blindheit	Bilaterale Störungen im Okzipitallappen führen zu komplettem beidseitigem Sehverlust mit oft fehlendem Störungsbewusstsein **(Anosognosie)**; die Pupillenreaktion ist normal!	• Beidseitiger Posteriorinfarkt nach Basilaristhrombose • SVT • Reversibles posteriores Leukoenzephalopathie-Syndrom (PRES)
Flimmerskotome	Zackiges Flimmersehen, das oft langsam durchs Gesichtsfeld wandert	• Aura einer Migräne
Argyll-Robertson-Pupille	Ausgefallene direkte und indirekte Lichtreaktion bei insgesamt engen Pupillen; die Konvergenzreaktion bleibt erhalten	• Multiple Sklerose • Neurolues • Neuroborreliose
Beidseitige Miosis	• Helle Räume • Opiate, E605 (Pflanzenschutzmittel)	
Beidseitige Mydriasis	• Dunkle Räume • Stressreaktion (z. B. in einer Prüfung) • Atropin	
Anisokorie	• Angeboren (physiologisch, bei bis zu 20 % der Bevölkerung) • Z. n. Augen-OP • Einseitige Gabe von Augentropfen • Lokale Entzündungen an einem Auge • Schädigung des vegetativen Nervensystems (Horner-Syndrom) • Schädigung von HN II oder HN III • Diffuse Hirndruckerhöhung • Lokale Druckwirkung auf N. oculomotorius (Hirndruck)	

2.5.3 Hirnnerven für die Okulomotorik (HN III, IV, VI)

Die sechs äußeren Augenmuskeln werden durch den **N. oculomotorius** (HN III), **N. trochlearis** (HN IV) und **N. abducens** (HN VI) willkürlich gesteuert (➤ Abb. 2.6).

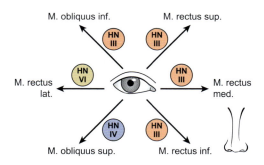

Abb. 2.6 Schematische Darstellung der Zugrichtung der sechs äußeren Augenmuskeln und der sie innervierenden Hirnnerven am rechten Auge. [L231]

Der **N. oculomotorius** (HN III) innerviert die meisten Augenmuskeln. Merken Sie sich daher besser diejenigen, die er nicht innerviert. Dies sind:
• **M. obliquus superior** (durch N. trochlearis [IV], bewegt das Auge nach schräg außen unten)
• **M. rectus lateralis** (durch N. abducens [VI], bewegt das Auge nach außen)

Hieraus ergibt sich, dass der Augapfel bei einer kompletten Parese des N. oculomotorius **(Okulomotoriusparese)** in Zugrichtung dieser zwei verbliebenen funktionierenden Augenmuskeln steht: nach außen und unten.

Hiermit sind schon einmal die mechanischen Komponenten der Augapfelbewegungen erklärt. Damit wir dreidimensional und scharf sehen können, müssen unsere beiden Augen aber komplett synchron bewegt werden, sonst kommt es zu Doppelbildern. Möchten Sie z. B. nach links blicken, so müssen dazu zeitgleich und in der gleichen Geschwindigkeit der linke N. abducens und der rechte N. oculomotorius aktiviert werden.

Diese Synchronisierung übernehmen die zwei Hauptblickzentren im Hirnstamm sowie eine Verschaltung zwischen den verschiedenen Hirnnervenkernen:
- **Blickzentrum für horizontale Bewegungen:** in der Brücke (paramediane pontine Formatio reticularis, PPFR)
- **Blickzentrum für vertikale Bewegungen:** im Mittelhirn
- Verschaltung zwischen den Hirnnervenkernen: **Fasciculus medialis longitudinalis** (MLF, auch: mittleres Längsbündel)

Jetzt fehlt noch die übergeordnete Kontrollinstanz, die den Blickzentren im Hirnstamm mitteilen muss, welche Bewegungen sie nun initiieren und ausführen sollen. Für die willkürliche Auslösung von Augenbewegungen ist das **frontale Augenfeld** im prämotorischen Kortex des Frontallappens verantwortlich. Sinnvollerweise bestehen auch Verbindungen zwischen dem visuellen Kortex und den Blickzentren im Hirnstamm.

Diese neuroanatomischen Komponenten, die man braucht, damit die Okulomotorik zielgerichtet funktionieren kann, sind in ➤ Abb. 2.7 schematisch zusammengefasst. Prägen Sie sich ihre Funktionsweise ein, dann können Sie sämtliche pathologischen Befunde verstehen und in den Prüfungen herleiten.

Natürlich ist das Gesamtsystem wesentlich komplexer als hier dargestellt. So gibt es u. a. noch intensive Verschaltungen mit dem vestibulären System, dem Kleinhirn und Sensoren in der Halsmuskulatur, die z. B. dazu dienen sollen, dass man ein Objekt auch bei eigenen Bewegungen nicht aus den Augen verliert. Der wichtigste Regelkreis ist der zwischen den Bogengängen im Innenohr (Vestibularorgan), dem Kleinhirn und den okulomotorischen Hirnnervenkernen. Diese Verschaltung ist die Basis des **vestibulo-okulären Reflexes** (VOR).

Für die Beurteilung der Okulomotorik sind die in ➤ Tab. 2.10 erklärten Begriffe relevant.

Klinische Untersuchung

- **Inspektion der Augäpfel** (Bulbi): erfolgt bei Blick geradeaus. Untersucht werden Lidspalten, Parallelität der Bulbi, Position, Spontannystagmus, Pupillenweite und Form. Wenn Sie das Gefühl haben, dass eine vielleicht ganz leichte

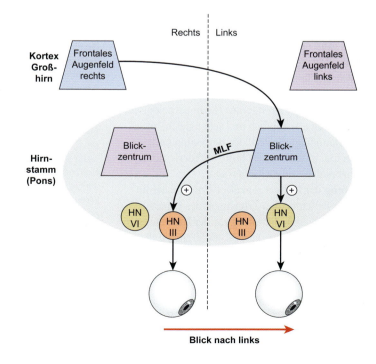

Abb. 2.7 Neuroanatomische Komponenten für die Steuerung der Okulomotorik. Im Beispiel: Blick nach links (schematisch, stark vereinfacht). Das System ist beidseits vorhanden, wegen der Übersichtlichkeit der Zeichnung sind jedoch nur diejenigen Verbindungen als Pfeile gezeichnet, die beim Blick nach links aktiv sind. Der Befehl „Blick nach links" kommt vom frontalen Augenfeld und geht zum kontralateralen horizontalen Blickzentrum im Pons (diese absteigende Bahn ist, wie die Pyramidenbahn auch, gekreuzt). Von dort wird der gleichseitige N. abducens innerviert, der das linke Auge nach außen (links) dreht. Zeitgleich wird über das mittlere Längsbündel (MLF = Fasciculus medialis longitudinalis) der kontralaterale (rechte) N. oculomotorius innerviert, der das rechte Auge nasalwärts, also auch nach links dreht. [L231/M456]

Tab. 2.10 Begriffe für die Beschreibung der physiologischen Funktion der Okulomotorik

Begriff	Bedeutung
Konjugierte und diskonjugierte Augenbewegungen	In fast allen Situationen müssen die Augenbewegungen konjugiert sein, d. h. beide Augen führen parallele Bewegungen durch (z. B. beide nach links). Nur bei der Nahakkommodation müssen sie diskonjugiert sein (beide zeigen zur Nase). *Pathologischer Befund:* diskonjugierte Augenbewegungen (bei Hirnstammveränderungen)
Sakkaden	Schnelle Einstellbewegungen beider Augen, um schnell ein Ziel zu fixieren. Mann prüft sie z. B., indem man die Patienten rasch und ohne Kopfbewegungen auf den linken und dann auf den rechten Zeigefinger des Untersuchers blicken lässt. *Pathologischer Befund:* verlangsamte oder dysmetrische Sakkaden (bei Kleinhirnstörungen)
Blickfolge	Die Blickfolge ist das, was man untersucht, wenn der Patient mit den Augen dem Finger folgt. Physiologisch ist die Blickfolge glatt. *Pathologischer Befund:* sakkadierte (ruckartige) Blickfolge (bei Kleinhirnstörungen), teilweise **Blickrichtungsnystagmus** (BRN)
Fixation und Fixationssuppression	Die Fixierung eines Gegenstands gelingt normalerweise auch dann, wenn wir unseren Kopf oder Körper bewegen, während wir etwas ansehen. Hierfür ist der **vestibulo-okuläre Reflex (VOR)** zuständig, der Informationen über die Körper- und Kopfposition (durch das Gleichgewichtsorgan und Sensoren in der Halsmuskulatur) im Raum mit den Hirnnervenkernen verschaltet. Normalerweise kann man den VOR auch unterdrücken. Das ist die physiologische Fixationssuppression. *Pathologischer Befund:* gestörte Fixationssuppression

Schielstellung vorliegt, führen Sie den **Abdecktest** durch.
- **Prüfung der Okulomotorik:** Folgebewegungen: Der Patient wird aufgefordert, dem vertikal in ca. 50 cm Entfernung gehaltenen Zeigefinger oder einem Stift nur mit den Augen, nicht mit dem Kopf, zu folgen. Damit der Kopf nicht mitbewegt wird, kann der Untersucher das Kinn des Patienten mit Daumen und Zeigefinger einer Hand fixieren. Die Bewegung erfolgt langsam horizontal mit einem längeren Halten in der Endposition, um einen Endstellnystagmus (nicht pathologisch, wenn rasch erschöpflich und seitengleich) zu sehen. Dann folgt die vertikale Bewegung nach oben und unten von der Mitte und den beiden horizontalen Endpositionen aus.
- **Prüfung der Konvergenz:** Der Untersucher bittet den Patienten den Zeigefinger des Untersuchers zu fixieren, der mittig vor der Nase langsam aus einer Entfernung von ca. 40–50 cm auf die Nase des Patienten zubewegt wird. Beobachtet werden die physiologische Miosis sowie die Adduktion (zur Nase hin) beider Bulbi.
- **Prüfung der Sakkaden:** Der Patient soll den Kopf in Neutralstellung halten und auf Kommando schnell auf die wechselnd hochgestreckten Finger schauen, die sich in horizontaler und ver-

tikaler Endposition befinden. Dabei achtet der Untersucher auf die Geschwindigkeit, Amplitude und Zielgenauigkeit beider Augen.

P L U S

So testen Sie die Okulomotorik richtig!

Wenn Sie die Blickfolgebewegungen testen, indem der Patient Ihrem Finger hinterhersehen soll, instruieren Sie ihn, dass er Bescheid sagen soll, wenn während der Bewegungen **Doppelbilder** auftreten. Das können Sie den Bulbi häufig nicht ansehen. Fragen Sie ihn ggf., beim Blick in welche Richtung die Doppelbilder am weitesten auseinanderstehen. Das ist dann die Zugrichtung des betroffenen Muskels bzw. Hirnnervs.
Der Prüfer freut sich und merkt, dass Sie sich auskennen, wenn Sie vor der Prüfung diesen Hinweis geben.
Noch ein Hinweis: Wenn Doppelbilder angegeben werden, die Sie aber nicht durch die Untersuchung objektivieren können, decken Sie ein Auge zu und fragen, ob die Doppelbilder immer noch da sind. Wenn ja, dann sprechen solche monokulären Doppelbilder gegen eine neurologische Ursache. Sie können durch Erkrankungen des Auges (z. B. Linse, Kornea) oder durch Simulation erklärt werden.

P L U S

Abdecktest

Wenn Doppelbilder bei der o. g. Untersuchung angegeben werden, ist häufig die Frage, ob es zu einer neuen

Okulomotorikstörung gekommen ist oder ob vielleicht ein dekompensiertes Schielen besteht. Hierbei ist der **Abdecktest** hilfreich. Dabei werden die Augen mehrfach nacheinander durch die Hand des Untersuchers abgedeckt und der Patient soll die Nase des Untersuchers fixieren. Wenn die Bulbi konjugiert sind, werden beim Freigeben eines Auges keine Einstellbewegungen sichtbar. Bei einer Schielstellung kommt es nach dem Freigeben stattdessen zu kleinen Einstellbewegungen.

Differenzialdiagnose

Eine grafische Zusammenfassung der jeweiligen Bulbusstellungen bei den diversen Hirnnervenparesen (➤ Tab. 2.11) und Störungen der zentralen Okulomotoriksteuerung finden Sie in ➤ Abb. 2.8. Als **zentrale Okulomotorikstörung** (oft in der Klinik abgekürzt als ZOMST) werden diejenigen Störungen bezeichnet, bei denen das Problem proximal einzelner Hirnnerven liegt, also z. B. eine Blickparese durch Infarkt im horizontalen Blickzentrum des Hirnstamms oder eine **internukleäre Ophthalmoplegie** (INO).

Wenn Sie Probleme haben die zentralen Okulomotorikstörungen zu verstehen, betrachten Sie nochmals ➤ Abb. 2.7. Versuchen Sie, das Konzept dahinter nachzuvollziehen und anzuwenden.

Bei der INO ist es übrigens interessanterweise so, dass z. B. bei rechtsseitiger Störung bei Blick nach links das rechte Auge nicht zur Nase hin adduziert werden kann. Wenn man aber die Konvergenz-/Akkommodationsreaktion testet, kann das rechte Auge sehr wohl nach nasal adduziert werden. Das liegt daran, dass hierfür ein anderer (intakter) Teil der Blicksteuerungszentren notwendig ist und das Problem bei der INO ja nicht etwa eine Störung eines einzelnen Hirnnervs wäre.

Das entscheidende Kriterium für die Beurteilung von Augenmuskellähmungen durch Hirnnervenstörungen sind Doppelbilder (Diplopie), die entstehen, wenn beide Augen nicht perfekt synchron bewegt werden. Die Doppelbilder stehen dann am weitesten auseinander, wenn der Patient in die Richtung des gelähmten Muskels bzw. der gelähmten Muskeln blickt. Bei einer N.-oculomotorius-Parese mit einer

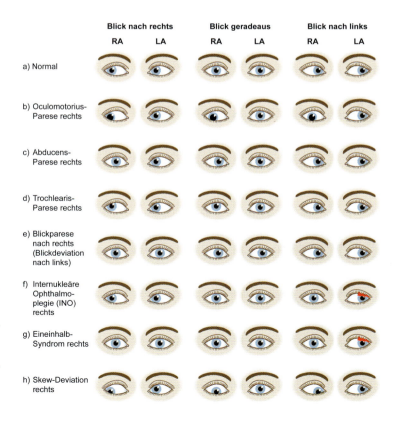

Abb. 2.8 Synopsis der jeweiligen Augenstellungen bei den häufigsten pathologischen Befunden. Dargestellt ist jeweils der Blick geradeaus sowie nach rechts und links auf dem RA (rechten Auge) und dem LA (linken Auge). Die roten Blitze (in f und g) markieren einen zusätzlichen Nystagmus in Blitzrichtung. [L231]

Tab. 2.11 Typische Befunde bei Lähmungen von Augenmuskeln durch isolierte Hirnnervenparesen

Betroffener Nerv	Bulbusstellung	Charakteristika Doppelbilder	Bemerkungen
N. oculomotorius (HN III)	Abweichen nach außen und unten	Schräg versetzt	Bei Hirndruck als Ursache typischerweise oft zuerst „innere Parese" mit Mydriasis und evtl. Ptosis
N. trochlearis (HN IV)	Abweichen nach oben und leicht nach nasal	Schräg versetzt beim Blick zur Gegenseite unten	**Bielschowsky-Zeichen** positiv (Bulbus weicht nach oben bei Kopfschräghaltung)
N. abducens (HN VI)	Abweichen nach nasal	Horizontal versetzt	Wenn eine Hirnstammläsion die Ursache der Abduzensparese ist, ist oft auch der N. facialis mitbetroffen, weil er direkt um den Abduzenskern zieht **(inneres Fazialisknie)**

Abweichung des betroffenen Auges nach außen und unten, sind die Doppelbilder dann eben beim Blick nach innen und oben am weitesten auseinander. Bei langjährig bestehender Schielstellung bestehen aufgrund einer zentralen Kompensation häufig keine Doppelbilder mehr bzw. nur in Ermüdungsphasen.

Häufige Ursachen von isolierten Paresen der okulomotorischen Hirnnerven III, IV und VI sind:
- Diabetes mellitus (oft mit Schmerzen)
- Neuroborreliose
- Vaskulitis
- Sarkoidose
- Lokale Raumforderung (Tumor, Aneurysma)
- Trauma

MERKE

Anatomie des Sinus cavernosus

Die Hirnnerven III, IV und VI ziehen gemeinsam durch den **Sinus cavernosus** vom Hirnstamm zum Auge. Hier können sie durch Sinus-cavernosus-Fisteln oder entzündliche Prozesse druckgeschädigt werden. Zusätzlich zur Okulomotorikstörung können Sensibilitätsstörung im Trigeminusareal sowie eine Rötung des Auges entstehen.

PLUS

Auskultation des Schädels

Wenn Sie Ihren Prüfer bei der „vollständigen" Untersuchung im Kopfbereich positiv überraschen wollen, auskultieren Sie den Bulbus und die Schläfenregion neben dem Bulbus mit der Trichterseite Ihres Stethoskops. Hierdurch können bei **Sinus-cavernosus-Fisteln** gelegentlich pulssynchrone Strömungsgeräusche gehört werden.

Prüfungsrelevante zentrale Okulomotorikstörungen sind neben der INO v. a. die **Blickparesen** und **Blickdeviationen** (> Tab. 2.12).

Normalerweise ist die Grundstellung beider Augen mittig und der Blick somit geradeaus. Die Neutralstellung kommt dadurch zustande, dass beide Großhirnhälften die Augen (via Blickzentren des Hirnstamms) gleichermaßen aktivieren.

Tab. 2.12 Differenzialdiagnose für zentrale Okulomotorikstörungen

Störung	Befund	Differenzialdiagnose
Internukleäre Ophthalmoplegie (INO)	Läsion im medianen Längsbündel führt zur ipsilateralen Adduktionsschwäche sowie einem dissoziierten Nystagmus bei Blick nach kontralateral; Adduktion bei Konvergenzreaktion aber intakt	• Multiple Sklerose • Hirnstamminfarkt • Hirnstammenzephalitis • Hirnstammtumor
Blickwendung (meist horizontal)	Läsionen im Augensteuerungsfeld des frontalen Kortex oder des pontinen Blickzentrums führen zu einer konjugierten Blickwendung	• Großhirninfarkt/intrazerebrale Blutung (Blickwendung, BW, ipsilateral) • Hirnstamminfarkt (BW kontralateral) • Epileptischer Anfall (BW kontralateral)
Blickparesen (vertikal oder horizontal)	Läsionen in den Hirnstammblickzentren (konjugierte Blickstörung)	• Progressive supranukleäre Blickparese (PSP) • Hirnstamminfarkte/-blutungen

MERKE
Augensteuerung und Blickdeviationen

Das linke Großhirn dreht die Augen eigentlich nach rechts, das rechte Großhirn dreht sie nach links – jeweils via der pontinen Blickzentren. Kommt es zu einem Ungleichgewicht beider Hirnhälften, stehen die Bulbi nicht mehr mittig, sondern weichen entweder nach links oder nach rechts ab. Viele Studierende lernen aus den Lehrbüchern „Der Patient schaut seinen Herd an". Das ist nur bedingt richtig, denn die entscheidende Frage ist, ob der „Herd" zu einer verstärkten oder verminderten Aktivität in den kortikalen Augensteuerungszentren führt. Bei einer **Blickdeviation** nach rechts gibt es demnach drei unterschiedliche Erklärungen (➤ Abb. 2.7):

1. Der Patient hat einen **rechtsseitigen Mediainfarkt** (Hypoaktivität rechts, die normal aktive linke Hemisphäre überwiegt und dreht die Augen nach rechts).
2. Der Patient hat einen **linksseitigen epileptischen Anfall** (Hyperaktivität links überwiegt rechts und dreht die Augen nach rechts).
3. Der Patient hat einen **Hirnstamminfarkt links** (Hypoaktivität des pontinen Blickzentrums links führt zu Überaktivität des rechten pontinen Blickzentrums – da dies bereits jenseits der Kreuzung der kortikobulbären Bahnen ist, „zieht" die gesunde Seite die Augen zu sich hin).

TIPP
Kombination aus Blickwendung und Hemiparese

Die Kenntnis der potenziellen Ursachen einer Blickdeviation ist extrem wichtig für die klinische Praxis. Sie hilft insbesondere bei der Unterscheidung von epileptischem Anfall und Hirninfarkt. Bei beiden Ätiologien kann es zu einer Hemiparese sowie einer begleitenden Blickwendung kommen. Wenn die Hemiparese und die Blickwendung auf derselben Seite sind (z. B. Hemiparese rechts und Blickwendung nach rechts), dann kann es sich nicht um einen Mediainfarkt handeln, denn hier wäre die Blickwendung bei einem linksseitigen Infarkt nach links und die Hemiparese wäre rechts.

2.5.4 N. trigeminus (HN V)

MERKE
Funktionen des N. trigeminus

Der N. trigeminus besteht aus drei Hauptästen, dem N. ophthalmicus (HN V.1), N. maxillaris (HN V.2) und N. mandibularis (HN V.3), und hat folgende Funktionen:
- Sensibilität im Gesicht
- Motorische Innervation der Kaumuskeln (mit **Masseter-Reflex**):
  - M. masseter
  - M. pterygoideus medialis und lateralis (und weitere Kaumuskeln)
- Sensibler (afferenter) Teil des **Kornealreflexes**
- Sensible Innervation der Meningen (Schmerz!)
- Geschmackswahrnehmung (gemeinsam mit N. facialis vordere zwei Drittel der Zunge)

Die Äste des HN V treten durch die tastbaren Nervenaustrittspunkte (NAP) am oberen Orbitarand (V.1), am Jochbein (V.2) und am Kinn (V.3) aus dem knöchernen Schädel heraus und innervieren sensibel das Gesicht (**cave**: nicht die gesamte Kopfhaut, hier auch Spinalnerven zuständig ➤ Abb. 2.9).

Klinische Untersuchung

Sensibilität: Von der Mittellinie aus mit festem Druck (Drucksensoren!) im Bereich V.1, V.2 und V.3 nach außen streichen. Fragen Sie dabei nach Seitendifferenz oder Kribbeln, besonders nach perioralen Parästhesien.

Nervenaustrittspunkte: Die Nervenaustrittspunkte (NAP) von V.1–V.3 sind als kleine knöcher-

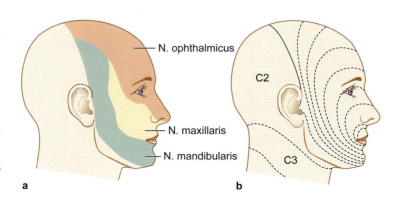

Abb. 2.9 Periphere (a) und zentrale (b) Innervationsareale im Bereich der Gesichtshaut. Beachten Sie, dass es bei peripheren Läsionen des N. trigeminus (Kerngebiet oder Verlauf der Nervenäste) zu einem Sensibilitätsausfall kommt, der dem Innervationsgebiet des betroffenen Astes entspricht (V.1–V.3). Die zentrale Repräsentation der Hautareale (zentral = irgendwo oberhalb der Kerngebiete) ist jedoch *zwiebelschalenartig*. [V485]

ne Einkerbungen tastbar – man muss also nicht raten, wo sie sein könnten. Drücken Sie gleichzeitig auf beiden Seiten auf die jeweiligen NAP und fragen Sie, ob es auf einer Seite deutlich mehr weh tut als auf der anderen (auch physiologisch ist dieses Drücken etwas unangenehm).

Kaumuskulatur: Für die Überprüfung der Kaumuskeln die Hände beidseits seitlich vor dem Ohr oberhalb des Unterkiefers auflegen und den Patienten mehrfach die Zähne aufeinanderbeißen lassen. Der Untersucher spürt dabei das Anspannen der seitlichen Kaumuskulatur. Alternativ können Sie den Patienten auch links und rechts ein Holzstäbchen zwischen die Zähne nehmen lassen und bei maximalem Kaudruck daran ziehen. Nur bei einer entsprechenden Parese kann man das Stäbchen auf der betroffenen Seite herausziehen. Bei einer einseitigen Parese des M. pterygoideus kommt es bei Mundöffnung zu einem Abweichen des Mundes zur gelähmten Seite.

Reflexe:

- **Masseter-Reflex:** Entweder mit dem eigenen Finger oder der kleinen Seite des Reflexhammers sanft auf den leicht geöffneten Unterkiefer klopfen. Die Reflexantwort ist der Mundschluss. Als Muskeleigenreflex des Hirnstamms zeigt der Masseter-Reflex das generelle Reflexniveau des Körpers (Eichreflex) an. Bei einer beidseitigen Läsion des ersten Motoneurons vom Kortex zu den N.-trigeminus-Kernen (kortikopontine Bahn, Pseudobulbärparalyse) kommt es wie immer bei Schädigungen des ersten Motoneurons zu einer Reflexsteigerung, in diesem Fall des Masseter-Reflexes.
- **Kornealreflex:** Durch Berühren der Kornea kommt es zu einem reflektorischen Lidschluss. Der afferente Teil des Reflexbogens läuft dabei über den HN V.1 zum Hirnstamm und wird dort auf den N. facialis (HN VII) umgeschaltet, der den beidseitigen Lidschluss bewirkt (efferenter Schenkel des Reflexbogens; M. orbicularis oculi). Ein Ausfall des Kornealreflexes spricht für eine schwerste Hirnstammschädigung. Die Testung erfolgt z. B. im Rahmen der Hirntoddiagnostik oder der klinischen Untersuchung von Komapatienten.

> **TIPP**
> **Richtige Prüfung des Kornealreflexes**
>
> Führen Sie die Kornealreflex-Testung mit einem feinen Stück Zellstoff oder längsgezogener Watte durch. Nähern Sie sich dem Auge dabei nicht von frontal vorn, sondern kommen Sie von der Seite – nahezu jeder Patient würde als Schutzmechanismus die Augen schließen, wenn Sie von vorn darauf zusteuern! Die Kornea befindet sich übrigens über dem farbigen Teil (Iris) des Auges und nicht irgendwo ganz am Rand, wo es weiß ist. Das wäre die Sklera, und der Reflex testet ja den Korneal- und nicht den Skleralreflex.

Geschmack: Die Wahrnehmung des Geschmacks ist eine gemeinsame Leistung des N. trigeminus, N. facialis (HN VII) und N. glossopharyngeus (HN IX):

- Reize auf den vorderen zwei Dritteln der Zunge werden zunächst mit dem N. lingualis (aus HN V.3) über die Chorda tympani zum N. facialis und dann weiter zu den Hirnnervenkernen geleitet.
- Die afferente Leitung des hinteren Zungendrittels wird über den N. glossopharyngeus (HN IX) vermittelt.

Bei der Untersuchung tupft man Lösungen der vier Grundqualitäten (sauer, salzig, bitter, süß) auf den vorderen und hinteren Abschnitt der Zunge. Die Zunge sollte dabei herausgestreckt bleiben, damit der Geschmacksstoff nicht von Rezeptoren der Gegenseite oder des Rachens aufgenommen wird. Nach jeder Prüfung muss eine sorgfältige Spülung des Mundes erfolgen. Der Patient darf nicht verbal antworten, sondern muss die richtige Antwort auf einem Papier zeigen. Störungen treten vor allem bei peripheren Läsionen der Nerven, mit denen die Geschmacksfasern ziehen, auf: Nn. lingualis (V.3), facialis und glossopharyngeus.

Differenzialdiagnosen

Ursachen von Läsionen der N.-trigeminus-Kerngebiete oder des peripheren Nervenverlaufs können z. B. sein:

- Ischämische Hirnstamminfarkte oder Hirnstammblutungen
- Thrombosen oder Fisteln im Bereich des Sinus cavernosus (HN V.1!)

- Entzündliche Läsionen (z. B. MS)
- Infektionen (z. B. Zoster ophthalmicus)
- Gefäßmissbildungen mit Raumforderung (AV-Malformationen, Aneurysmen)
- Tumoren (Meningeome, hirneigene Tumoren)
- Traumata (z. B. bei Orbitafrakturen)

Eine wichtige spezifische N.-trigeminus-Erkrankung ist die **Trigeminusneuralgie** mit attackenförmigen stechenden Gesichtsschmerzen.

MERKE
Gekreuzte Symptomatik
- Bei einer einseitigen kortikalen Läsion (z. B. Mediainfarkt) kommt es zu einer kontralateralen Sensibilitätsstörung für alle Qualitäten sowohl im Gesicht als auch am Rest des Körpers (z. B. durchgehende Hemihypästhesie).
- Bei einer einseitigen Hirnstammläsion im Bereich der N.-trigeminus-Kerngebiete der Brücke oder der Medulla oblongata, kommt es zu einer gekreuzten Symptomatik: Das Berührungsempfinden ist im Gesicht ipsilateral, am Rest des Körpers kontralateral zur Läsion vermindert. Eine **gekreuzte Symptomatik** ist immer verdächtig auf eine Hirnstammläsion!

2.5.5 N. facialis (HN VII)

MERKE
N. facialis
Der N. facialis ist einer der am häufigsten in Prüfungssituationen abgefragten Nerven. Er hat folgende Funktionen:
- Innervation der mimischen Gesichtsmuskulatur
- Weiterleitung von Geschmacksinformationen aus den vorderen zwei Dritteln der Zunge (via Chorda tympani)
- Regulation der Geräuschempfindlichkeit des Ohres (N. stapedius/**Stapedius-Reflex**)
- sensible Innervation von Teilen des äußeren Ohrs/Gehörgangs
- Steuerung der Sekretion von Speichel- und Tränendrüsen (N. intermedius)
- Efferenter Schenkel des Kornealreflexes (M. orbicularis oculi)

Der Verlauf und die Topografie der verschiedenen Funktionsausfälle des N. facialis sind relativ kompliziert aber dennoch prüfungsrelevant. Es kommt dabei nicht auf jedes Detail des anatomischen Verlaufs an, sondern darauf, zu wissen in welcher Reihenfolge die verschiedenen Funktionen des Nervs abgehen bzw. dazustoßen (➤ Abb. 2.10).

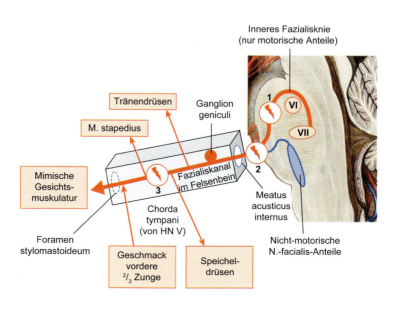

Abb. 2.10 Schematischer Verlauf des N. facialis. Der motorische Fazialiskern liegt im Pons und macht einen Bogen um den Abduzenskern (inneres Fazialisknie), bevor er gemeinsam mit dem VIII. HN über den Meatus acusticus internus ins Felsenbein eintritt. Vor diesem Eintritt lagern sich dem motorischen Anteil noch die sensibel/sensorischen Fasern des N. intermedius an. Nach und nach gehen im Verlauf des Fazialiskanals dann die verschiedenen Teilfunktionen vom Hauptnerv ab bzw. stoßen (afferent, Geschmack) dazu. Die Zahlen mit dem Blitz markieren mögliche Läsionsorte im Nervenverlauf. Bei einer Läsion bei (1) kommt es zu einem Ausfall der motorischen Funktionen, bei (2) zu einem Ausfall aller Fazialisfunktionen und bei (3) zu einem Ausfall der mimischen Muskulatur, einer Hyperakusis und Geschmacksstörung. [L231/M456]

Der motorische Anteil des N. facialis VII innerviert alle mimischen Muskeln des Gesichts. Die Willkürsteuerung kommt dabei natürlich über die kortikopontine Bahn (Teil der Pyramidenbahn) vom motorischen Kortex (1. Motoneuron), die wie im gesamten motorischen System im Verlauf die Seite wechselt. Sie endet an den motorischen Kernen des N. facialis im Hirnstamm, wo der N. facialis (≙ 2. Motoneuron) entspringt. Läsionen oberhalb des Kerngebiets führen zu einer **zentralen fazialen Parese,** die des Kerngebiets und weiteren Nervenverlaufs zu einer **peripheren N.-facialis-Parese.** Für die Innervation des N.-facialis-Stirnastes wechseln Teile des 1. Motoneurons (Pyramidenbahn) die Seite, sodass die Stirn zentral von beiden Seiten innerviert wird (linke Pyramidenbahn → linke und rechte Stirn). Wenn die Information aber einmal im Hirnstamm auf die 2. Motoneurone umgeschaltet wurde, gibt es nur noch eine einseitige Innervation (linker N. facialis → linke Stirn).

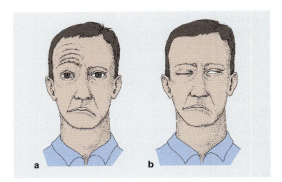

Abb. 2.11 Periphere Fazialisparese links. **(a)** Beim Stirnrunzeln bleibt die linke Stirn paretisch und damit glatt, nur rechts sind Falten zu sehen. **(b)** Beim versuchten Augenschluss bleibt das rechte Augenlid offen **(Lagophthalmus),** man sieht wegen der reflektorischen Bulbusbewegung nach oben **(Bell-Phänomen)** nur das Weiß der Sklera. [L190]

Klinische Untersuchung

Bei der Inspektion achtet man auf Asymmetrien der Gesichtsmuskulatur, insbesondere der Stirn- und Nasolabialfalte, unterschiedliche Weite der Lidspalten, Schiefstehen des Mundes und einseitiges Einziehen des Lippenrots. Im äußeren Gehörgang ist auf Herpes-zoster-Bläschen zu achten.

Bei der Untersuchung lässt man den Patienten die Stirn runzeln, die Augen fest zusammenkneifen und dann gegen Widerstand öffnen, Naserümpfen, Zähne zeigen, Mund spitzen, Backen aufblasen und pfeifen.

> **MERKE**
> **Periphere vs. zentrale faziale Parese**
> - Zentrale faziale Parese: Stirn kann beidseits gerunzelt werden.
> - Periphere N.-facialis-Parese: Stirn kann ipsilateral nicht mehr gerunzelt werden (➤ Abb. 2.11).

Beim festen Augenzusammenkneifen sollten keine Wimpern mehr sichtbar sein, sonst **„Signe des cils"** (Wimpernzeichen) als Hinweis für faziale Schwäche. Bei Lähmung des M. orbicularis oculi kann das Auge nicht geschlossen werden (**Lagophthalmus,** Lagos = Hase). Durch das Offenstehen des Auges wird die reflektorische konjugierte Hebung des Bulbus bei Lidschluss sichtbar, sodass das Weiße des Auges sichtbar wird (**Bell-Phänomen**).

Bei einer Parese des M. stapedius besteht eine Hyperakusis v.a. für die tiefen Töne. Außer den Geschmacksstörungen der Zunge kann eine periphere Fazialisparese zu weiteren sensorischen und sekretorischen Störungen (verminderte Tränen- und Speichelsekretion) führen. Während des Essens können durch eine Stimulation der Speicheldrüsensekretion **Krokodilstränen** entstehen (**Synkinesien,** pathologische Verschaltungen).

Differenzialdiagnose

Die weitaus häufigste Ursache einer Lähmung des Gesichtsnervs ist die idiopathische Fazialisparese (80 % der Fälle). Weitere prüfungsrelevante Ursachen sind in ➤ Tab. 2.13 aufgeführt.

2.5.6 N. vestibulocochlearis (HN VIII)

Der Nerv besteht aus zwei Anteilen: dem **N. cochlearis** (für das Hören, Corti-Organ) und dem **N. vestibularis** (für das Gleichgewicht, Bogengänge, Otolithenorgan mit Utrikulus und Sakkulus). Die Blutversorgung des Innenohrs mit den Hör- und Gleichgewichtsorganen erfolgt über die A. labyrinthi, die

Tab. 2.13 Differenzialdiagnosen von fazialen Paresen und N.-facialis-Paresen

Typ der Schädigung	Erkrankung	Bemerkung
Zentrale faziale Parese	Schlaganfall, z. B. in der Capsula interna	Typische Anamnese, zusätzliche fokalneurologische Defizite
	Raumforderungen im Bereich der kortikopontinen Bahnen (z. B. Tumor, Abszess)	Langsame Symptomentstehung, weitere fokalneurologische Defizite
Periphere N.-facialis-Parese	Idiopathische Fazialisparese	Häufigste Ursache, Behandlung mit Steroiden
	Infektiöse Ätiologie (z. B. Borreliose, Herpes zoster, Parotitis, Mastoiditis)	Liquorpunktion! Entsprechende antibiotische/antivirale Therapie
	Traumatische Parese bei Felsenbeinfraktur	Typische Anamnese
	Raumforderungen im Verlauf des Nervs (z. B. Parotis-Tumor, Akustikus-Neurinom)	Bildgebung zur Diagnostik (MRT!)
	Kleiner Hirnstamminfarkt im Kerngebiet des HN VII	Typische Anamnese, zusätzliche fokalneurologische Defizite

aus der A. basilaris oder der A. cerebelli inferior anterior (AICA) entspringt.

Klinische Untersuchung

Hören

Eine formale Prüfung des Hörens muss mittels Tonaudiometrie erfolgen. Klinisch orientierend kann man es alternativ durch Aneinanderreiben der Finger vor dem Ohr oder durch leises Zahlenflüstern testen („Welche Zahl habe ich gerade gesagt?").

Wenn bei einem Patienten entweder anamnestisch oder durch die Untersuchung der V. a. eine einseitige Hörstörung besteht, kann man durch die **Stimmgabelversuche nach Weber und Rinne** unterscheiden, ob es sich um eine **Schallleitungs-** (Mittelohr) oder um eine **Innenohrschwerhörigkeit** handelt:
- **Rinne-Versuch:** Schlagen Sie die Stimmgabel an und setzen Sie sie auf das Mastoid (Knochenvorsprung hinter dem Ohr). Instruieren Sie den Patienten, dass er sagen soll, wenn er keinen Ton mehr hört. Dann die Stimmgabel vor dasselbe Ohr halten. Normalerweise hört der Patient den Ton wieder, denn die Luftleitung ist effizienter als die Knochenleitung. Der Rinne-Test ist dann positiv. Wird der Ton nicht wieder gehört, besteht meistens eine Mittelohrschwerhörigkeit, also ein Problem der Schallleitung (Rinne negativ).
- **Weber-Versuch:** Setzen Sie die angeschlagene Stimmgabel mittig auf den Scheitel („Vertex") und fragen Sie den Patienten, auf welchem Ohr der Ton lauter gehört wird. Normalerweise wird der Ton beidseits gleichlaut gehört. Pathologisch ist, wenn die empfundene Lautstärke auf einem Ohr höher ist als auf dem anderen. Der Weber-Test „lateralisiert" zu diesem lauteren Ohr. Eine **Lateralisation** kann zwei Ursachen haben:
  - Innenohrschwerhörigkeit auf dem leiseren Ohr
  - Schallleitungsschwerhörigkeit auf dem lauteren Ohr

Erklärung für die zweite Möglichkeit: Funktioniert das Mittelohr, so „fließt" die Schallenergie vom Innenohr beidseits gut über die Gehörknochen und das Trommelfell ab; wenn nicht, ist die Schallenergie im Innenohr „gefangen" und wird auf dieser Seite lauter wahrgenommen.

Gleichgewichtssinn

Die Untersuchung der Gleichgewichtsfunktion ist relativ komplex. Da die Augenbewegungen direkt mit dem vestibulären System verschaltet sind, ermöglicht die Untersuchung von Okulomotorik, Nystagmen oder Reaktion der Augenbewegungen bei Lagerung Rückschlüsse auf den Zustand des vestibulären Systems.

Nystagmus

Nystagmen werden nach der Schlagrichtung der schnellen Komponente benannt. Ein Nystagmus kann in Ruhestellung auftreten, dann spricht man von einem **Spontannystagmus,** oder er kann bei Blick in eine Richtung auftreten (**Blickrichtungs-**

nystagmus, meist bei zerebellären Störungen). Um einen Nystagmus besser beurteilen zu können, ist unter Umständen die Benützung einer **Frenzel-Brille** sinnvoll. Sie hat eine hohe Dioptrinzahl und eine Innenbeleuchtung. Damit ist eine Suppression des Nystagmus durch Fixation erschwert und man kann die Augen gut von außen beobachten.

Vestibulo-okulärer Reflex (VOR)/Kopf-Impuls-Test

Der Kopf-Impulstest (auch **Halmagyi-Test** genannt) überprüft die Verschaltung von Bogengangsinformationen über die Vestibulariskerne zu den Augenmuskelkernen. Er zeigt ggf. ein peripheres Defizit der Seite an, zu der der Kopf gedreht wird. Die Durchführung und Physiologie ist in ➤ Abb. 2.12 gezeigt.

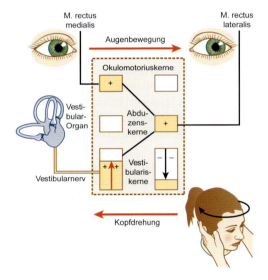

Abb. 2.12 Überprüfung des vestibulo-okulären Reflexes (VOR oder Schneller-Kopfdrehtest nach Halmagyi): Der Kopf des Patienten wird schnell in eine Richtung gedreht, nachdem der Patient aufgefordert wurde, mit den Augen die Nase des Untersuchers zu fixieren. Entscheidend ist die Geschwindigkeit, nicht das Ausmaß der Drehung. Die Bogengangafferenzen dieser Seite werden aktiviert, die der Gegenseite gehemmt. Der Vestibulariskern projiziert auf den Okulomotoriuskern der gleichen Seite und den Abduzenskern der Gegenseite. Damit machen die Augen innerhalb von 200 ms eine Einstellsakkade zur Gegenseite, der Blick des Patienten bleibt stabil geradeaus. Pathologisch ist der Test dann, wenn es zu einer deutlich sichtbaren Verzögerung einer Sakkade kommt, sodass die Nase des Untersuchers erst nach einer ruckartigen Korrekturbewegung der Augen wieder fixiert wird. Die Seite der peripheren Vestibularorganschädigung entspricht dann meistens der Seite, zu der der Kopf gedreht wird.[L126]

Lagerungsmanöver

Sie dienen dazu, die einzelnen Bogengänge zu testen. Durch eine gezielte Kopfhaltung wird ein Bogengang in die Lagerungsebene gebracht, sodass durch die Lagerung nur ein einzelner Bogengang gereizt wird. Während der Durchführung sollen die Patienten durch eine Frenzel-Brille blicken. Die Lagerungsproben sind für das Erkennen eines **gutartigen Lagerungsschwindels (BPPV)** unerlässlich. Ist die Diagnose dadurch gesichert, dienen sie gleichzeitig als effektive Therapie (Durchführung ➤ Abb. 2.13).

Romberg-Versuch

Der Patient steht mit geschlossenen Augen und es wird beobachtet, ob es zu einer Fallneigung in eine bestimmte Richtung („gerichtete Fallneigung") kommt. Die Fallrichtung ist in den meisten Fällen identisch mit der Seite der Vestibularisschädigung.

Eine ungerichtete Fallneigung kann bei einer Polyneuropathie auftreten (die propriozeptive Information der Beine fehlt) oder bei psychogenen Störungen.

> **TIPP**
>
> **V. a. psychogene Komponente bei Standunsicherheit**
>
> Bei psychogenen Störungen wird die Unsicherheit besser, wenn die Übung weiter erschwert bzw. der Patient abgelenkt wird, z. B. indem man den Patienten von 100 rückwärts zählen lässt.

Unterberger-Tretversuch

Auch dieser Test überprüft die vestibuläre Funktion. Der Patient tritt für 1 Minute oder 50 Schritte auf der Stelle (ruhige Umgebung!) und man achtet auf ein Abweichen zu einer Seite (pathologisch > 90°, Abweichung zur kranken Seite).

Differenzialdiagnose

Schwindel und Hörstörungen sind sehr häufige Symptome, sodass in der Prüfungssituation eine relativ hohe Wahrscheinlichkeit besteht, darüber geprüft zu werden. ➤ Tab. 2.14 gibt einen Überblick über die wichtigsten Schwindelsyndrome.

2.5 Hirnnerven

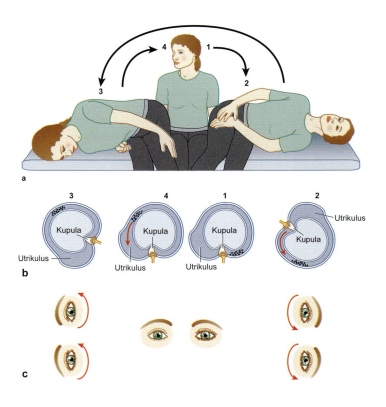

Abb. 2.13 Lagerungsmanöver nach Sémont bei V. a. auf gutartigen Lagerungsschwindel (BPPV): Dargestellt sind die **(a)** Patientenposition, **(b)** die Lage des Bogengangs und **(c)** die Schlagrichtung des Nystagmus. **(a): 1** Der Kopf des Patienten wird um 45° gegen die Lagerungsrichtung gedreht. Dadurch wird der posteriore Bogengang der Lagerungsrichtung (hier links) exponiert. **2** Dann wird der Patient rasch in einer Bewegung auf die zu testende Seite gelegt. Idealerweise hängt der Kopf 10–15° über die 90°-Lagerung nach unten. In jeder der Lagerungspositionen wartet man 1–2 Minuten, bis Schwindel und Nystagmus sicher abgeklungen sind, um sicherzustellen, dass das Konglomerat sich fertig bewegt hat (siehe **b**). Bis hier entspricht das Lagerungsmanöver auch der diagnostischen Lagerung. **3** Jetzt wird der Patient in einem raschen Schwung um 180° auf die Gegenseite gelegt. **4** Im letzten Schritt wird der Patient wieder aufgerichtet, dann fällt das Konglomerat über den Utrikulus aus dem Bogengang. **(b)** Bewegung des Konglomerats im Bogengang. Dieses Schema erklärt auch die falsche Lagerung: Wenn sich der Patient aus Position 2 wieder in Position 4 aufrichtet, ohne die 180°-Lagerung, kann das Konglomerat nicht aus dem Bogengang befreit werden. **(c)** Der Nystagmus tritt so wie dargestellt bei Blick geradeaus auf. [L126]

> **MERKE**
> **Differenzialdiagnose Schwindel**
>
> Die zentrale Einstiegsfrage bei Schwindelpatienten lautet: „Dreht es sich oder ist es eher ein Unsicherheits-/Benommenheitsgefühl?" Ein **Drehschwindel** spricht für eine Schädigung des peripheren vestibulären Apparats, d. h. vom Kerngebiet des N. vestibulocochlearis bis zu den Bogengängen im Innenohr. Ein schwankendes Unsicherheitsgefühl spricht für eine zentrale Ursache (inkl. phobischer Schwankschwindel). Wenn Patienten über Schwindel bei Bewegungen klagen, fragen Sie nach, ob diese insbesondere beim Umdrehen im Bett kurzzeitig auftreten. Dies spricht weit überwiegend für einen gutartigen Lagerungsschwindel.
>
> Bei peripherer Schädigung findet sich häufig ein *Spontannystagmus zur gesunden* und eine *Fallneigung zur kranken Seite*. Der schnelle Kopfimpulstest (Halmagyi) ist dann bei Drehung zur kranken Seite pathologisch.

2.5.7 N. glossopharyngeus (HN IX) und N. vagus (HN X)

Die Hirnnerven IX und X entspringen aus den motorischen und autonomen Kernen der Medulla oblongata. Da sie eng nebeneinander verlaufen und ähnliche Strukturen versorgen, ist eine isolierte Schädigung ei-

Tab. 2.14 Prüfungsrelevante Schwindelsyndrome im Überblick

Diagnose	Schwindelart und Dauer	Auslöser	Untersuchung	Weitere Symptome	Therapie
Gutartiger Lagerungsschwindel (BPPV)	Attackendrehschwindel ≤ 1 min.	Lagerung, Umdrehen im Bett	Lagerungsmanöver löst Schwindel aus	Übelkeit und Erbrechen	Lagerungsübungen
Neuritis (= Neuropathia) vestibularis	Dauerdrehschwindel, Tage bis Wochen	Spontan, Entzündung des N. vestibularis	Spontannystagmus, pathologischer Kopf-Impulstest	Heftige Übelkeit und Erbrechen	Steroide, Gleichgewichtstraining
Vestibularisparoxysmie	Attackendrehschwindel, Sekunden	Kopfdrehung, Gefäß-Nervenkontakt	Reproduzierbarer Schwindel und Nystagmus bei Kopfdrehung	Stand- und Gangunsicherheit, seltener sind Hörverluste	Antiepileptika
Morbus Menière	Dauerdrehschwindel, Stunden bis Tage	Spontan, Endolymphhydrops	Spontannystagmus und **Hörminderung** in der Audiometrie	Übelkeit, Erbrechen	Hoch dosiertes Betahistin
Bilaterale Vestibulopathie	Gangunsicherheit, Oszillopsien, bei Bewegungen ständig vorhanden	Bei Körperbewegungen (z. B. Gehen) fehlt der VOR	Fehlender VOR	Störung der Raumorientierung	Prävention
Vestibuläre Migräne	Dreh- und Schwankschwindel, Minuten bis Stunden	Migräneattacke	Normalbefund im Intervall	Übelkeit und Erbrechen, Lärm- und Lichtempfindlichkeit	Migränetherapie
Phobischer Schwankschwindel	Unsicherheits-/Benommenheitsgefühl	Oft bei psychischen Belastungssituationen	Unauffälliger klinisch-neurologischer und MRT-Befund	Psychiatrische Komorbidität (z. B. Angststörung, Depression)	Aufklärung und Psychotherapie
Schwindel als TIA-/Schlaganfallsyndrom	Meistens Schwankschwindel, zusätzliche fokalneurologische Defizite	Kardiovaskuläre Risikofaktoren, A.-vertebralis-Dissektion, Stenose A. vertebralis/basilaris	Nachweis einer Ischämie/Blutung im Hirnstamm/Kleinhirn	Oft zentrale Okulomotorikstörung, Dysarthrie, Ataxie/Tremor	Ggf. Rekanalisierungstherapie, Sekundärprophylaxe

nes der beiden Hirnnerven kaum abgrenzbar, sodass sie funktionell hier gemeinsam aufgeführt werden.

> **MERKE**
> **Funktionen des IX. und X. Hirnnerven**
> Der N. glossopharyngeus hat folgende Funktionen:
> - Geschmack hinteres Drittel der Zunge
> - Sensibilität in oberem Pharynx, Mittelohr, Tonsillen und Zungengrund
> - Afferenter Schenkel des Würge-/Gaumensegelreflexes
>
> Der N. vagus ist zuständig für:
> - Pharynx- und Gaumensegelmuskulatur (efferenter Schenkel Würgereflex)
> - Kehlkopfmuskulatur und -sensibilität
> - Sensibilität hintere Ohrmuschel/äußerer Gehörgang
> - Parasympathische Innervation von Lunge, Herz und Abdomen

Klinische Untersuchung

Bei der Untersuchung achtet man auf den Klang der Stimme (nasales Sprechen bei Gaumensegelparese), Heiserkeit (**N.-recurrens-Parese**), Hustenstoß und die Fähigkeit zu schlucken. Bei gegebenem V. a. ein Problem in diesem Bereich kann man den Patienten bitten, Wasser aus einem Glas zu trinken. Man beobachtet dabei, ob es zum Verschlucken kommt. Bei

Gaumensegelparesen kann durch die fehlende Abdichtung des Gaumens zur Nase hin auch Wasser durch die Nase austreten.
- Bei einseitiger Rekurrensparese bestehen Hypophonie (leise Stimme) und Heiserkeit.
- Eine beidseitige Rekurrensparese verläuft wegen der Schluckstörung und Beeinträchtigung der Respiration (durch fehlende Stimmlippenöffnung) oft tödlich.

Würge- und Gaumensegelreflex

Bei der Prüfung des Würgereflexes wird mit einem Wattestäbchen oder Holzspatel die Hinterwand des Pharynx unterhalb des Gaumensegels berührt. Der afferente Anteil des Reflexes wird durch den N. glossopharyngeus, der efferente zusätzlich durch den N. vagus gebildet. Es kommt reflektorisch zu einer Hebung des Gaumensegels und einem Würgen.

> **MERKE**
> **Kulissenphänomen**
> Bei einer einseitigen Lähmung der Hirnnerven IX und/oder X hängt das Gaumensegel ipsilateral herunter und hebt sich nicht bei Phonation oder Auslösen des Würgereflexes. Dabei wird beim A-Sagen das Zäpfchen (Uvula) zur gesunden Seite gezogen (**Kulissenphänomen**).

> **TIPP**
> **Aspirationsgefahr**
> Der Würgereflex ist sehr wichtig, da er etwas über das Aspirationsrisiko aussagt. Bei erloschenem Würgereflex (z. B. bei Hirnstammläsionen, Koma) ist der Luftweg nicht geschützt und es kann zu **Aspirationspneumonien** kommen. In dieser Situation muss ggf. eine Intubation erwogen werden, um die Luftwege zu schützen.

Differenzialdiagnosen

Klinisch am bedeutsamsten sind Störungen des Würgereflexes (s. o.) sowie eine Läsion des N. recurrens (aus dem N. vagus). Ursachen von N.-recurrens-Paresen sind aufgrund ihres Verlaufs u. a. auch Aortenaneurysmen (Druckschädigung des Nervs, der sich um den Aortenbogen schlingt). Weitere Ausfälle beider Nerven mit entsprechenden Schluckbeschwerden und Aspirationsgefahr entstehen typischerweise im Rahmen von Hirnstamminfarkten, die die entsprechenden Kerngebiete betreffen.

2.5.8 N. accessorius (HN XI)

Der N. accessorius ist rein motorisch. Ein großer Teil seiner Fasern entspringt gar nicht im Hirnstamm, sondern aus den Vorderhörnern des zervikalen Rückenmarks. Diese Fasern treten durch das Foramen magnum ins Schädelinnere ein und vereinigen sich mit einem kleineren Anteil, der wirklich im Hirnstamm entspringt, zum N. accessorius, der den Schädel dann wieder durch das Foramen jugulare verlässt. Seine **Hauptfunktionen** sind:
- Innervation des M. sternocleidomastoideus (dreht Kopf nach kontra-, beugt nach ipsilateral)
- Innervation des M. trapezius (anteilig; hebt Schultern an sowie die Arme ab einem Winkel von > 90° [Elevation])

Klinische Untersuchung

Wie bei allen motorischen Funktionsprüfungen erfolgt die Untersuchung der Muskelkraft gegen den Widerstand des Untersuchers. Die Hand des Untersuchers wird ans Kinn gelegt und der Patient soll dagegen nach links, dann nach rechts drehen (prüft Funktion des M. sternocleidomastoideus, ➤ Abb. 2.14). Bei Patienten, die im Bett liegend untersucht werden, kann zusätzlich noch das Anheben des Kopfes aus der Rückenlage gegen die auf die Stirn aufgelegte Hand des Untersuchers überprüft werden (Inklination). Danach soll der Patient die Schulter nach oben in Richtung der Ohren ziehen; der Untersucher drückt dabei mit Kraft von oben auf die Schultern dagegen. Bei normaler Kraft kann die Schulter nicht vom Untersucher wieder nach unten gedrückt werden.

> **MERKE**
> **Funktion des M. sternocleidomastoideus**
> Der M. sternocleidomastoideus dreht den Kopf nach kontralateral und neigt ihn nach ipsilateral. *Der linke M. sternocleidomastoideus dreht den Kopf also nach rechts* (und umgekehrt)! Bei beidseitiger Innervation wird der Kopf nach vorn gebeugt. Bei beidseitiger Parese kann der Kopf dementsprechend in Rückenlage nicht mehr von

der Unterlage abgehoben werden. Man untersucht die Nervenfunktion, indem man den Patienten bittet, den Kopf gegen die am Kinn/Unterkiefer angelegte Hand des Untersuchers zu drehen/drücken.

Der M. trapezius bewirkt außerdem die **Elevation** des Arms, also die seitliche Anhebung ab einem Winkel von 90° (bis dahin übernimmt dies der M. deltoideus). Man bittet den Patienten also, beide Arme seitlich in einem Winkel von 90° gestreckt anzuheben. Der Untersucher versucht, durch Druck an den Oberarmen die Arme wieder zu senken, und der Patient spannt dagegen. Bei Paresen kann man häufig bereits ein Herabhängen der ipsilateralen Schulter und entsprechende Atrophien erkennen.

Differenzialdiagnose

Isolierte N.-accessorius-Paresen sind selten und kommen am ehesten bei Operationen im Halsbereich als iatrogene Schädigung vor. Die klinisch relevantesten Funktionsstörungen des M. sternocleidomastoideus treten im Rahmen von Dystonien auf, die zu einer abnormen Kopfposition führen (z. B. **Schiefhals = Torticollis**). Im Rahmen von Schlaganfällen oder einem SHT kann es durch Funktionsstörungen im Bereich der Halsmuskulatur zu einer eingeschränkten Kopfkontrolle kommen.

2.5.9 N. hypoglossus (HN XII)

Der N. hypoglossus ist ein rein motorischer Hirnnerv. Er versorgt alle Binnenmuskeln der Zunge: M. styloglossus, M. genioglossus, M. hyoglossus.

Klinische Untersuchung

Bei der Untersuchung wird der Patient aufgefordert, die Zunge herauszustrecken und nach links und rechts zu bewegen. Die Kraft kann geprüft werden, indem der Patient von innen die Zunge gegen die Backe drückt und der Untersucher von außen gegendrückt. Achten Sie auf Atrophien oder Faszikulationen/Fibrillationen der Zunge als Hinweis für eine Schädigung des 2. Motoneurons.

> **PLUS**
> **Fibrillationen**
>
> **Fibrillationen** sind Denervierungszuckungen einzelner Muskelfasern und nur an der Zunge zu sehen. Faszikulationen hingegen sind spontane Bewegungen größerer muskulärer Funktionseinheiten und bei entsprechender Denervierung am ganzen Körper zu sehen.

Bei einseitiger Hypoglossusparese kommt es zu einer einseitigen Atrophie der Zunge, die dann gerunzelt erscheint und ggf. fibrilliert. Die Zunge weicht

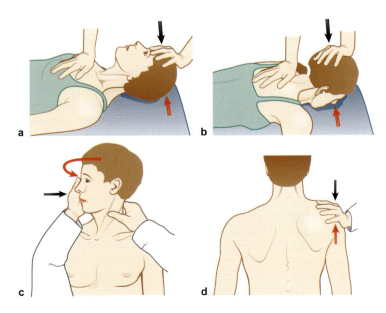

Abb. 2.14 Kraftprüfung des M. sternocleidomastoideus und des M. trapezius (beide innerviert vom N. accessorius). **(a)** Flexion (= Inklination), **(b)** Extension (= Reklination), **(c)** Rotation inkl. Ertasten des angespannten M. sternocleidomastoideus, **(d)** Schulter-Elevation. Schwarzer Pfeil = Kraftausübung des Untersuchers; roter Pfeil = Kraftausübung des Patienten. [L126]

beim Herausstrecken zur gelähmten Seite ab, da der M. genioglossus der gesunden Seite die Zunge zur kranken Seite herüberschiebt. Es kommt zusätzlich zu einer Dysarthrie. Bei beidseitiger Lähmung liegt die Zunge auf dem Mundboden. Es kommt zu einer Dysarthrie bis Anarthrie und schwerer Dysphagie.

Der Mensch ist oft nicht idealsymmetrisch gebaut. Das trifft auch für die Beurteilung der N.-hypoglossus-Funktion zu. Ein leichtes seitliches Abweichen ohne Atrophien ist meistens physiologisch. Bei einer wirklichen Parese sieht man sehr deutlich die Biegung der Zunge in sich mit einem Abweichen nach ipsilateral.

Neben der Kraft der Zunge wird auch die **Diadochokinese** (schnelle Wechselbewegungen) untersucht, in dem der Patient die herausgestreckte Zunge rasch nach links und rechts hin- und herwedeln lassen soll (am besten selbst vormachen, um die Hemmschwelle des Patienten zu senken).

Differenzialdiagnose

Da der N. hypoglossus auf dem Weg von seinen Kerngebieten in der Medulla oblongata bis zur Zungenmuskulatur am Hals in Nachbarschaft zur A. carotis interna und V. jugularis interna verläuft, können Prozesse in diesem Bereich zu einer einseitigen Läsion führen. Beispiele hierfür sind:
- Dissektion der A. carotis interna: Durch Volumenzunahme der Arterienwand kommt es zu einer Druckschädigung des N. hypoglossus (oft dazu dann noch Horner-Syndrom).
- Tumoren im Halsbereich.
- Iatrogen nach Operation der A. carotis interna, z. B. Thrombendariektomie („Carotis-TEA").

Ein weiterer prüfungsrelevanter Grund für Fibrillationen und eine Atrophie der Zunge kann die **amyotrophe Lateralsklerose** (ALS) sein. Auch ein **Vitamin-B$_{12}$-Mangel** kann zu einer Atrophie der Zunge führen („atrophische Glossitis").

Eine Brady- oder Dysdiadochokinese der Zunge wird bei Schädigungen des Kleinhirns beobachtet.

Bei unwillkürlichen Bewegungen der Zunge und der Mundmuskulatur, die bereits bei der Inspektion ins Auge fallen, muss je nach Anamnese noch an **extrapyramidalmotorische Störungen** (EPMS) im Rahmen einer antidopaminergen Medikation (Neuroleptika, Metoclopramid), an eine **Dystonie** oder **Chorea Huntington** gedacht werden.

2.6 Motorisches System

Die motorische Bahn beginnt mit den Pyramidenzellen des motorischen Kortex im Gyrus praecentralis, wo die einzelnen Körperregionen in unterschiedlicher Größe entlang der Hirnoberfläche somatotop gegliedert sind (**Homunculus**). Die Axone dieses **1. Motoneurons** ziehen dann als **Pyramidenbahn** durch das Marklager und die Capsula interna (an den Basalganglien vorbei) in den Hirnstamm. Der Teil der Fasern, der die motorischen Hirnnervenkerne versorgt, zweigt hier ab (größtenteils gekreuzt, teilweise nicht gekreuzt). Die Mehrzahl der Axone zieht weiter, kreuzt in der Medulla oblongata zur Gegenseite (kleinerer Teil ungekreuzt) und läuft im Rückenmark bis zu den jeweiligen Vorderhornzellen. Dort findet die Umschaltung vom 1. auf das **2. Motoneuron** (Vorderhornzelle) statt, das dann über die Nervenwurzel als **peripherer Nerv** die Zielmuskeln aktiviert (➤ Abb. 2.15).

> **PLUS**
> **Motoneuron-Syndrome**
> Die Kenntnis des Aufbaus der motorischen Bahn ist **von essenzieller Bedeutung** für die Prüfung. Die Befunde bei Schädigung des 1. Motoneurons unterscheiden sich erheblich von denen des 2. Motoneurons (➤ Abb. 2.16). Diese Unterschiede müssen Sie kennen! Antworten Sie auf die Frage „Worin unterscheiden sich Schädigungen des 1. und 2. Motoneurons?" nicht mit der Antwort: „Bei dem einen gibt es eine Parese." Das ist natürlich Unsinn, denn selbstverständlich ist das Kernmerkmal beider Schädigungstypen natürlich die Schwäche (= Parese). 1. und 2. Motoneuron werden auch manchmal anders bezeichnet. Merken Sie sich folgende Zusammengehörigkeit:
> - 1. Motoneuron = Pyramidenbahn = zentrales Motoneuron = Upper Motoneuron (engl.)
> - 2. Motoneuron = peripherer Nerv (z. B. N. medianus) = peripheres Motoneuron = Lower Motoneuron (engl.)

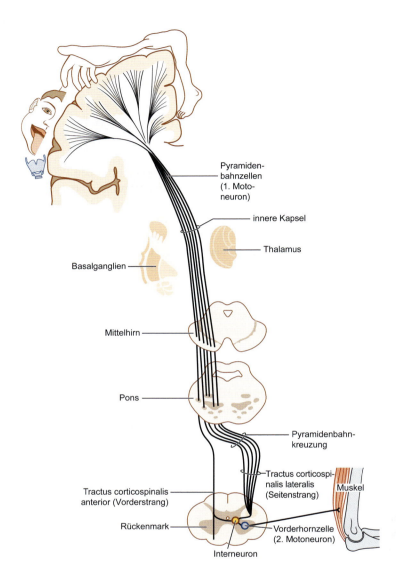

Abb. 2.15 Verlauf der motorischen Bahn vom Homunculus des motorischen Kortex über die Capsula interna, den Hirnstamm, die Pyramidenbahnkreuzung bis hin zur Umschaltung auf das 2. Motoneuron (Vorderhornzelle) im entsprechenden Rückenmarksegment. Von dort läuft die Information über die Nervenwurzel und den peripheren Nerv zum Muskel (via motorischer Endplatte). Beachten Sie, dass das Repräsentationsfeld der Hand und Finger stark überproportional groß ist im Vergleich zu den anderen Körperregionen. Das liegt an der hohen Differenzierung der Fingerinnervation, die wir für unseren Alltag brauchen. Machen Sie sich auch klar, dass der Befehl zum Bewegen der Großzehen auf der langen Distanz zwischen Motorkortex und Fußmuskulatur nur zwei Nervenzellen passiert! [L126]

Drei weitere Begriffe bezeichnen funktionelle Einheiten innerhalb der motorischen Bahn:
- **Motorische Einheit:** ein α-Motoneuron (= Vorderhornzelle = 2. Motoneuron) und alle davon versorgten Muskelfasern.
- **Myotom:** alle Muskeln, die von einer bestimmten Wurzel innerviert werden.
- **Kennmuskel:** Anhand der Schädigung bestimmter Kennmuskeln kann auf die dazugehörige Wurzel und somit das Rückenmarksegment rückgeschlossen werden. Diese haben eine besondere Bedeutung in der klinischen Untersuchung, v. a. aber auch in der Elektromyografie (EMG).

Das motorische System besteht jedoch aus mehr Teilen als nur der motorischen Bahn und den zugehörigen Muskeln. Damit wir uns sicher und effizient bewegen können, brauchen wir noch weitere Komponenten (> Abb. 2.16):
- Die **Basalganglien** für die Feinjustierung der Bewegungsabläufe
- Das **Kleinhirn** für die Automatisierung und Koordination

2.6 Motorisches System

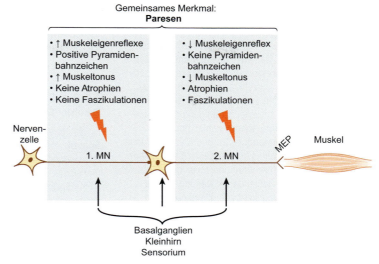

Abb. 2.16 Schematische Darstellung aller Komponenten des motorischen Systems. Die reine motorische Bahn besteht aus zwei Neuronen: dem 1. und dem 2. Motoneuron. Je nach der Lokalisation einer Schädigung (rote Pfeile) kommt es zu unterschiedlichen Symptomen. Zusätzliche Informationen steuern Basalganglien, Kleinhirn und das gesamte sensibel-sensorische System bei. MEP = motorische Endplatte, MN = Motoneuron. [L231]

- Das **sensorisch-sensible System** für Feedback (visuelle Kontrolle, Berührungs- und Bewegungsinformationen von der Haut, den Muskeln und den Gelenken, Gleichgewichtssystem)

2.6.1 Klinische Untersuchung

Die Untersuchung des motorischen Systems umfasst mehrere Komponenten (> Tab. 2.15).

> **MERKE**
> Für die praktische mündliche Prüfungssituation ist es wichtig, dass Sie den Patienten möglichst vollständig (bis auf die Unterwäsche) entkleiden. Andernfalls bekommen Sie möglicherweise Punktabzüge.

Muskelinspektion

Achten Sie auf Atrophien, die man oft besonders gut im Bereich der kleinen Handmuskulatur, an Daumenballen (Thenar) bzw. Hypothenar, M. deltoideus und Unterschenkeln erkennen kann. Vergessen Sie nicht, auch an der Zunge nach Atrophien zu suchen. Atrophien sind wichtige Hinweise auf eine Schädigung des 2. Motoneurons.

> **PLUS**
> **Atrophien bei Schädigung des 2. Motoneurons**
> Wenn Sie die Aufgabe haben, das motorische System zu untersuchen, sagen Sie bewusst zum Prüfer: „Ich beginne mit der Inspektion und achte z. B. auf Atrophien oder

Tab. 2.15 Teilschritte der Untersuchung des motorischen Systems (MN = Motoneuron)

Untersuchungsteil	Fragestellung	Ort der Schädigung
Muskelinspektion	Bestehen Atrophien (Trophik)?	2. MN
	Zeigen sich Faszikulationen?	2. MN
Muskeltonus	Ist der Tonus spastisch erhöht?	1. MN
	Ist der Tonus rigorartig erhöht?	Basalganglien
	Ist der Tonus schlaff?	Normal/2. MN/Kleinhirn
Muskelkraft	Bestehen Paresen?	1. oder/und 2. MN
Reflexe	Sind die Reflexe gesteigert?	1. MN
	Bestehen pathologische Reflexe?	1. MN
	Sind Reflexe ausgefallen?	2. MN

> Faszikulationen, die man z. B. im Bereich der kleinen Handmuskulatur finden kann."
>
> Warum kommt es eigentlich bei Schädigungen des 1. Motoneurons nicht zu Atrophien und Faszikulationen?
> **Antwort:** Der Muskel hat zwei übergeordnete Instanzen, das Großhirn (Prozessor) und das Rückenmarksegment, aus dem seine Wurzeln abgehen (Koprozessor). Beide Prozessoren senden Steuerbefehle an den Muskel. Bei einem Schlaganfall mit einer Schädigung der Pyramidenbahn (1. Motoneuron) sendet immer noch das Rückenmark zentrale Informationen an den Muskel. Wenn jedoch der periphere Nerv (2. Motoneuron) geschädigt ist, kann keine Prozessorinformation mehr den Muskel erreichen. Durch diese fehlende Aktivierung kommt es zur Atrophie und der Muskel beginnt unkoordiniert zu faszikulieren (weil eben keine übergeordnete Steuereinheit mehr da ist).

Bei der Inspektion muss auch auf **Faszikulationen** (spontane Zuckungen von Muskelbündeln in Ruhestellung, ohne Bewegungseffekt) geachtet werden, die ebenfalls auf eine Schädigung des 2. Motoneurons hinweisen. Typische Lokalisationen sind die Oberarm- und Oberschenkelmuskulatur. Durch Beklopfen der Muskulatur kann man manchmal Faszikulationen auslösen. Die Zunge ist der einzige Ort, an dem man **Fibrillationen** sehen kann.

Muskeltonus

Die Prüfung des Muskeltonus erlaubt eine Aussage über die Grundanspannung im motorischen System bzw. der Muskulatur. Für aussagekräftige Befunde müssen die entsprechenden Muskeln in Ruhe (der Patient darf nicht anspannen) untersucht werden. Sie müssen nicht jeden Muskel getrennt untersuchen. Folgende vier Untersuchungen haben sich bewährt:
- Tonus der Halsmuskulatur: Beugen Sie am liegenden Patienten den Kopf nach vorn (wie beim Meningismus-Test) und zur Seite. Hierbei können Sie gut einen axialen Rigor entdecken.
- Tonus obere Extremität: Bewegen Sie die Hand im Handgelenk mehrfach nach dorsal und ventral (nach oben und unten). Gut geeignet zum Erkennen eines Rigors. Beugen Sie dann den Ellbogen zunächst langsam und dann schnell, um ggf. eine Spastik mit **Klappmesserphänomen** zu erkennen.
- Tonus untere Extremität: Heben Sie in Rückenlage das Bein des Patienten in der Kniekehle rasch hoch und lassen Sie es wieder zurückfallen. Wenn beim Anheben die Ferse von der Unterlage hochschnellt, ist das ein guter Hinweis auf eine Spastik.

> **MERKE**
> **Erhöhter Muskeltonus**
>
> Es gibt zwei Arten von pathologischer Tonussteigerung: **Spastik** und **Rigor**. Um sie differenzieren zu können, ist es zwingend notwendig die Untersuchung einmal langsam und einmal wirklich schnell durchzuführen (➤ Abb. 2.17):
> - Eine **Spastik**, ist eine geschwindigkeitsabhängige Tonussteigerung. Zu Beginn einer Spastik tritt die Widerstandserhöhung nur auf, wenn man das entsprechende Gelenk wirklich schnell bewegt. Wenn man die Bewegung langsam ausführt, erkennt man die Spastik nicht! Eine Spastik ist typisch für eine zentrale Schädigung des motorischen Systems (1. Motoneuron), z. B. bei einem Mediainfarkt.
> - Ein **Rigor** ist unabhängig von der Untersuchungsgeschwindigkeit immer vorhanden. Man bezeichnet ihn auch als wächsernen oder „bleirohrartigen" Widerstand. Die Modellkrankheit für den Rigor ist der Morbus Parkinson. Aufgrund des dabei oft noch unterlagerten Tremors kann die wächserne Bewegung auch ruckartig ablaufen **(Zahnradphänomen)**.

Bei schwerer Schädigung des 1. Motoneurons in einem chronischen Krankheitsstadium kann sich aus der Spastik eine **Kontraktur** entwickeln. Häufig sind dann die Arme und Handgelenke gebeugt, die Beine und Fußgelenke gestreckt. Durch die dauerhafte Tonuserhöhung kommt es bei der Spastik dann zu bindegewebigen Umbauvorgängen in der Muskulatur und zu einer Fixierung der spastischen Fehlstellung.

> **TIPP**
> **Therapeutischer Hinweis**
>
> Zur Therapie der spastischen Tonuserhöhung gehören:
> - Orale Antispastika, wie z. B. Tolperison, Tizanadin, Lioresal, Benzodiazepine
> - Intrathekale Antispastika über eine Pumpe: Lioresal-Pumpe
> - Lokale i. m. Injektionsbehandlung mit Botulinumneurotoxin
> - Lokale Redressionsbehandlung mit fehlstellungskorrigierenden Gipsen und Schienen
> - Neuroorthopädische Operationen (z. B. Sehnenverlängerung)

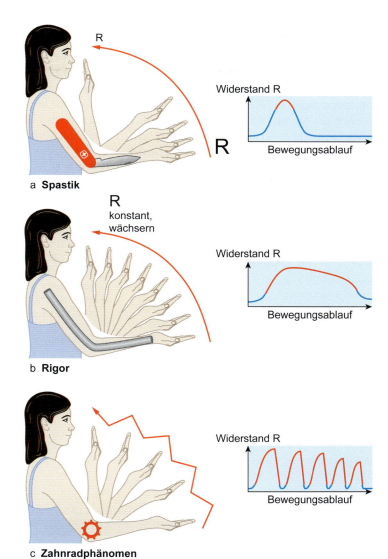

Abb. 2.17 Klinischer Test des Muskeltonus. Der Untersucher fasst mit der rechten Hand das Handgelenk des Patienten, mit der linken Hand unterstützt er den Ellenbogen und beugt dann mehrfach langsam und **schnell(!)** passiv den Unterarm des Patienten. **(a)** Spastik: zu Beginn der Bewegung erhöhter Widerstand (R), der im Verlauf der Bewegung abnimmt (wie die Klinge, die zurück ins Klappmesser schnappt). **(b)** Rigor: bleirohrartiger, wächserner Widerstand. **(c)** Zahnradphänomen bei Morbus Parkinson. [L231]

Häufig müssen diese Optionen bei einer ausgeprägten Spastik in Mehrfachkombination angewendet werden (= **multimodale Spastiktherapie**).

Ein weiterer wichtiger Begriff in diesem Zusammenhang ist der der **Myotonie.** Er bezeichnet eine pathologisch lang anhaltende unwillkürliche Kontraktion von Muskeln und findet sich klinisch im Zusammenhang mit Muskel- und Ionenkanalerkrankungen (z. B. **myotone Dystrophie Curschmann-Steinert** oder **Myotonia congenita**). Klinisch wird sie so untersucht, dass Patienten lange (z. B. 30 Sekunden) die Hand des Untersuchers mit ihrer eigenen Hand drücken und dann rasch loslassen sollen. Wegen der Myotonie ist das aber nicht so schnell möglich und die Finger können über weitere Sekunden pathologisch gebeugt bleiben (Videobeispiel: www.youtube.com/watch?v=Wg1SVoa-8JE). Ein weiterer klinischer Test ist die **Perkussionsmyotonie,** bei der man mit dem Reflexhammer auf den Daumenballen (Thenar) klopft, wobei es bei einer Myotonie dann zu einer unwillkürlichen Oppositionsbewegung des Daumens kommt.

Kraftprüfung

Die Kraftprüfung ist der Kernbestandteil der Beurteilung des motorischen Systems. In einer idealen Welt würde Sie bei jeder Bewegung, die Sie am Patienten testen, folgende Informationen bereithalten: Wie heißt der Muskel, den ich gerade teste, über welchen Nerv wird er versorgt, aus welchen Spinalwurzeln kommt seine Hauptinnervation. Das ist viel verlangt und relativ komplex. Prägen Sie sich aber zumindest einige wichtige Kennmuskeln mit der zugehörigen Innervation (➤ Tab. 2.16) ein, die häufig gefragt werden.

PLUS
Vorgehen bei der Kraftprüfung

Gehen Sie bei der Prüfung systematisch vor! Arbeiten Sie sich von proximal nach distal gelenkweise vor. Prüfen Sie die Kraft immer gegen Ihre eigene Kraft (Beispiele für klinische Untersuchung der Muskelkraft ➤ Abb. 2.18 u. ➤ Abb. 2.19). Wenn Sie z.B. die Kraft an der oberen Extremität untersuchen müssen, beginnen Sie im Schultergelenk und überlegen Sie, welche Bewegungsmöglichkeiten dieses Gelenk hat. Testen Sie nacheinander immer die antagonistischen Bewegungen: also bei unserem Beispiel des Schultergelenks: Anteversion – Retroversion, Abduktion – Adduktion, Innenrotation – Außenrotation und dann weiter mit dem Ellbogengelenk (dort nicht die Supination – Pronation vergessen!). Fordern Sie den Patienten immer wieder auf, sich maximal anzustrengen: „Drücken Sie so fest Sie können!"

Die Kraftprüfung erfolgt anhand einer 6-stufigen Skala von 0 = keine Muskelaktivität sichtbar (Plegie) bis 5 = normale Kraft (➤ Tab. 2.17). Sprechen Sie hierbei nicht von Paresegraden sondern von **Kraftgraden**. Eine Hemiparese, bei der die Extremitäten noch gerade so gegen die Schwerkraft in die Luft gehalten werden können, wäre demnach eine „Hemiparese mit Kraftgrad 3 von 5".

MERKE
Terminologie Paresen

In der Neurologie ist es wichtig die exakte Terminologie zu verwenden, damit Ihr Gegenüber weiß, was gemeint ist. Im Bereich der Muskelschwäche sollten Sie folgende beschreibende Begriffe kennen:
- Bei einer **Hemiparese** (Halbseitenlähmung) besteht eine wie auch immer geartete Restaktivität, bei einer **Hemiplegie** nicht.
- Bei einer **Paraparese/Paraplegie** sind beide Beine betroffen, bei einer **Tetraparese/Tetraplegie** alle Extremitäten.
- Eine **Monoparese/Monoplegie** betrifft nur eine Extremität.

Der Ausdruck **Paralyse** sollte in diesem Zusammenhang nicht mehr verwendet werden. Er ist reserviert für die Bulbärparalyse (Hirnnervenläsion) oder die spastische Spinalparalyse (Systemerkrankung der 1. Motoneurone).

Tab. 2.16 Wichtige Kennmuskeln mit zugehörigen Spinalwurzeln und peripheren Nerven

Wurzel	Kennmuskeln	Nerv	Hauptfunktion/Reflex
C5	M. deltoideus	N. axillaris	Anteversion und Abduktion im Schultergelenk
C6	M. brachioradialis M. biceps	N. radialis N. musculocutaneus	Beugung und Supination im Ellbogen, Bizepssehnenrelfex (BSR)
C7	M. triceps	N. radialis	Streckung im Ellbogengelenk, Trizepssehnenreflex (TSR)
C8	M. abductor digiti minimi	N. ulnaris	Kleinfingerabduktion
L4	M. quadriceps (auch L2 und L3)	N. femoralis	Streckung im Kniegelenk, Patellarsehnenreflex (PSR)
L5	M. extensor hallucis longus (nur L5) M. tibialis anterior (auch L4)	N. peroneus profundus	Dorsalflexion Fuß und Großzehe, Tibialis posterior Reflex
S1	M. gastrocnemius M. glut. maximus	N. tibialis N. gluteus inferior	Plantarflexion Fuß Außenrotation im Hüftgelenk, Achillessehnenreflex (ASR)

2.6 Motorisches System

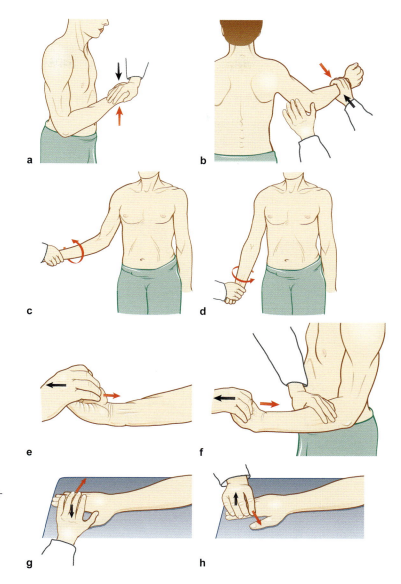

Abb. 2.18 Kraftprüfung an der oberen Extremität (Ellbogen und Handgelenk): **a** = Flexion; **b** = Extension; **c** = Supination; **d** = Pronation; **e** = Flexion (Palmarflexion); **f** = Extension (Dorsiflexion); **g** = Adduktion (Ulnarflexion); **h** = Abduktion (Radialflexion). [L126]

Tab. 2.17 Skala zur Einteilung der Kraftgrade

Kraftgrad	Beschreibung
5/5	Volle Kraft gegen starken Widerstand
4/5	Kraft gegen leichteren Widerstand *(leichtgradige Parese)*
3/5	Bewegung gegen die Schwerkraft möglich (gegen Eigengewicht anheben) *(mittelgradige Parese)*
2/5	Bewegung quer zur Schwerkraft (ohne Eigengewicht) möglich *(hochgradige Parese)*
1/5	Fühlbare Muskelaktivität ohne Extremitätenbewegung *(hochgradige Parese)*
0/5	Keine Muskelaktivität *(Plegie)*

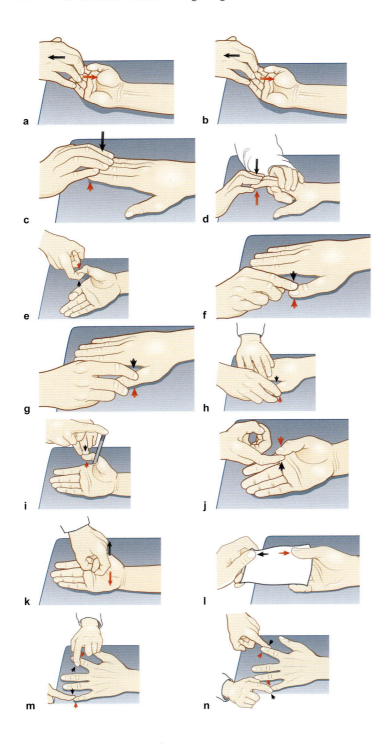

Abb. 2.19 Kraftprüfung im Bereich der Finger: **a** = Fingerflexion im proximalen Interphalangealgelenk; **b** = Fingerflexion im distalen Interphalangealgelenk; **c** = Extension im Metakarpophalangealgelenk; **d** = Extension im proximalen und distalen Interphalangealgelenk; **e** = Flexion der distalen Daumenphalanx; **f** = Extension der distalen Daumenphalanx; **g** = Extension der proximalen Daumenphalanx; **h** = Radialabduktion des Daumens (in Palmarebene); **i** = Ulnarabduktion des Daumens (rechtwinklig zur Palmarebene); **j** = Daumenopposition; **k** = Palmaradduktion des Daumens (in Palmarebene); **l** = Ulnaradduktion des Daumens (rechtwinklig zur Palmarebene); **m** = Fingeradduktion; **n** = Finger-/Kleinfingerabduktion. [L126]

2.6 Motorisches System

Tab. 2.18 Typische und prüfungsrelevante periphere Nervenschäden bzw. Engpasssyndrome (für Kartierung der jeweiligen sensiblen Defizite ➢ Abb. 2.26).

Nerv	Läsionsort	Motorisches Defizit	Reflexe ↓	DD
N. radialis (C5–Th1)	1. Axilla 2. Humerusschaft (**Parkbanklähmung**)	Streckung Ellbogen, Fingerextension (**Fallhand**, ➢ Abb. 2.20)	TSR	C7/C8
N. medianus (C5–Th1)	1. Karpaltunnel 2. Unterarm (N. interosseus anterior)	Daumenabduktion (**Schwurhand**, ➢ Abb. 2.20)		Sensibel: C6/C7 Motorisch: C8
N. ulnaris (C8–Th1)	1. Sulcus ulnaris am Ellbogen 2. **Loge de Guyon** am Handgelenk	Fingerspreizung (**Krallenhand**, ➢ Abb. 2.20)		C8
N. femoralis (L2–L4)	1. Retroperitoneal 2. Adduktorenkanal	Hüftbeugung, Kniestreckung	PSR	L4
N. peroneus (L4–S3)	1. Fibulaköpfchen	Fallfuß (**Steppergang**)	Tibialis-posterior-Reflex	L5
N. tibialis (L5–S2)	1. Tarsaltunnel	Fußsenkung, Zehenspitzenstand erschwert	ASR	S1

Wichtige periphere Nervenläsionen mit einer Kombination aus motorischen und sensiblen Defiziten sind in ➢ Tab. 2.18 zusammengefasst.

PLUS
Froment-Zeichen bei N.-ulnaris-Läsion

Falls Sie die Aufgabe bekommen, die Kraft im Bereich der Hand- und Fingermuskulatur zu testen, überzeugen Sie Ihren Prüfer mit Kenntnis des Froment-Zeichens (➢ Abb. 2.21), bei dem nur durch Kompensation durch N.-medianus-versorgte Daumenmuskulatur die N.-ulnaris-Schwäche ausgeglichen werden kann.

Falls der V. a. eine N.-medianus-Schädigung im Bereich des Karpaltunnels besteht (nachts brennende

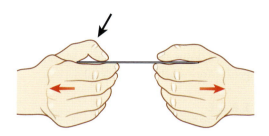

Abb. 2.21 Froment-Zeichen. Bei dem Versuch, ein Blatt zwischen Daumen und Zeigefinger zu halten und das Papier zu strecken, wird die Parese des M. adductor pollicis brevis exponiert. Der Daumen wird kompensatorisch abgewinkelt (Pfeil), um mit dem M. flexor pollicis longus (N. medianus) Haltedruck auszuüben. [L126]

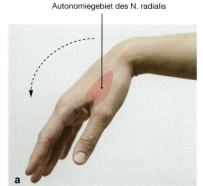
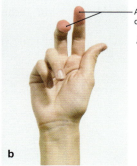

Abb. 2.20 Typische motorische Symptome von Schädigungen peripherer Nerven: **a** = Fallhand bei proximaler Läsion des N. radialis; **b** = Schwurhand bei Läsion des N. medianus beim Versuch, eine Faust zu ballen; **c** = Krallenhand bei Läsion des N. ulnaris. [S007-1-23]

Schmerzen und Parästhesien in Daumen und Zeigefinger, Besserung durch Handausschütteln), führen Sie folgende Provokationstests im Handgelenk durch, bei denen es im pathologischen Fall zu den typischen Schmerzen und Sensibilitätsstörungen kommt:
- **Phalen-Test:** starke Palmarflexion (meist durch den Untersucher)
- **Hoffmann-Tinel-Zeichen:** Klopfen auf den N. medianus am Karpaltunnel (auf der Seite der Handinnenfläche mit überstrecktem Handgelenk)

Eine besondere Form der Kraftprüfung wird bei klinischem V. a. eine Myasthenie durchgeführt (z. B. muskuläre Ermüdung im Tagesverlauf, Doppelbilder am Abend). Dabei wird der Patient gebeten für mindestens 1 Minute mit den Augen nach oben auf den Finger des Untersuchers zu blicken (= **Simpson-Test**). Bei einem pathologischen Blick kommt es vorzeitig zu einem Absinken der Augen oder der Oberlider als Ausdruck der muskulären Erschöpfung im Rahmen der Endplattenerkrankung. Will man diesen Test analog an der Extremitätenmuskulatur testen, kann man hierzu z. B. auch einen verlängerten Armvorhalteversuch (s. u.) nutzen.

MERKE
Myasthenie-Score
Die Gesamtheit der klinischen Tests zur Quantifizierung einer Myastheniesymptomatik fließt in den **Besinger-Score** ein.

Arm- und Beinvorhalteversuch

Trotz Kraftgrad 5/5 kann eine minimale Kraftminderung (**latente Parese**) bestehen. Im Arm- oder Beinvorhalteversuch kommt es dabei bei geschlossenen Augen zuerst zu einer Pronation und dann zu einem Absinken der Extremität (➤ Abb. 2.22).

PLUS
Armvorhalteversuch
Die korrekte Anweisung für das Durchführen des Armvorhalteversuchs lautet: „Strecken Sie Ihre Arme parallel nach vorn, die Hände dürfen sich nicht berühren. Drehen Sie die Handflächen nach oben und spreizen Sie die Finger. Schließen Sie die Augen. Fühlt sich ein Arm schwerer an als der andere?" *Vor dem Absinken kommt die Pronation!*

Reflexe

MERKE
Reflexe
- **Eigenreflexe:** Sensoren liegen im ausführenden Muskel, habituieren nicht (die Reflexantwort schwächt sich bei wiederholter Prüfung nicht ab), Beispiel: Bizepssehnenreflex.
- **Physiologische Fremdreflexe:** Sensoren und ausführender Muskel sind räumlich getrennt; habituieren teils sehr schnell, Beispiel: Bauchhautreflexe.
- **Pathologische Fremdreflexe:** Beispiel: Babinski-Reflex.

Muskeleigenreflexe

Die häufig geprüften Muskeleigenreflexe (MER) sind Masseter-, Bizepssehnen- (BSR), Trizepssehnen- (TSR), Radiusperiost- (RPR), Trömner-, Patellarsehnen- (PSR) und Achillessehnenreflex (ASR; zur Technik der Untersuchung ➤ Abb. 2.23). Tat-

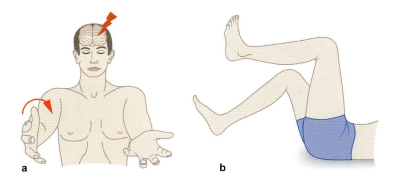

Abb. 2.22 Arm- und Beinvorhalteversuche: **a** = Arm mit Pronation rechts als Ausdruck einer latenten Parese rechts. **b** = Absinken des rechten Beines im Beinvorhalteversuch. [L231]

2.6 Motorisches System

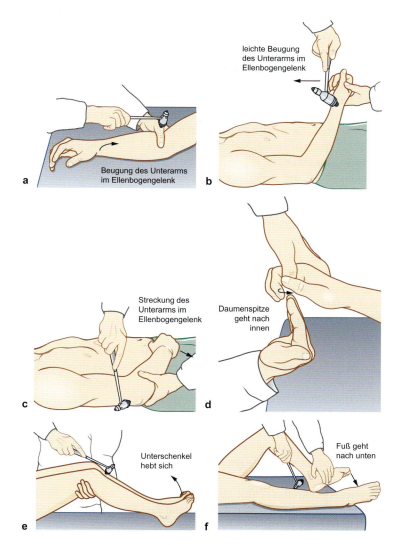

Abb. 2.23 Auslösen der prüfungsrelevanten Muskeleigenreflexe: **a** = Bizepssehnenreflex; **b** = Radiusperiostreflex; **c** = Trizepssehnenreflex; **d** = Trömner-Reflex; **e** = Patellarsehnenreflex; **f** = Achillessehnenreflex. [L126]

sächlich kann man jedoch an jedem Muskel einen MER auslösen, z. B. auch an den Muskeln der Bauchwand durch Beklopfen am Rippenbogen.

PLUS
Muskeleigenreflexe

Warum ist die Kenntnis der zu den MER gehörenden spinalen Wurzeln wichtig?
Antwort: Weil dadurch eine Lokalisationsdiagnostik vorgenommen werden kann, und weil Ihnen jeder mündliche Prüfer eine entsprechende Frage stellen wird. Zum Glück war der Bauplan des Menschen aber gnädig und hat eine logische Reihenfolge aufgestellt, mit der Sie sich die Segmenthöhen in jeder Prüfungssituation herleiten können:
Fangen Sie am ASR bei 1 an zu zählen, zählen Sie in Zweierschritten von unten nach oben und benutzen Sie die richtigen Buchstaben (S, L, C):
- ASR: S1/2
- PSR: L3/4
- BSR: C5/6
- TSR: C7/8

Achten Sie bei der Untersuchung auf **zwei wichtige Aspekte:**

- Beurteilen Sie immer erst direkt den Seitenvergleich, bevor Sie eine Feststellung zum Reflexniveau treffen.
- Geben Sie dem Reflex eine Chance! Wenn z. B. beim TSR die Reflexantwort in einem Strecken im Ellbogen besteht, ist es sinnlos, den Reflex an einem bereits maximal gestreckten Ellbogengelenk zu testen. Sie werden keine Reaktion sehen können! Spannen Sie den Muskel für die Reflexantwort also etwas vor!

Abstufungen bei der Reflexbeurteilung sind „fehlend" (0), „schwach" (+), „mittellebhaft" (++), „lebhaft" (+++) oder „gesteigert" (++++; kann alternativ auch so dokumentiert werden: ↑).

Reflexe sind pathologisch gesteigert, wenn
- schon Klopfen mit dem Finger sie auslöst (erniedrigte Schwelle),
- umliegende Muskelgruppen miteinbezogen werden (pathologische Ausbreitung), z. B. beim Adduktorenreflex auch die gegenseitigen Adduktoren zucken oder
- das Klopfen auf einen benachbarten Muskel den zu überprüfenden Reflex auslöst (verbreiterte Reflexzonen).

Der Normalbefund lautet z. B.: *„Muskeleigenreflexe sind seitengleich, mittellebhaft mit normalen Reflexzonen."*

Technisch bzw. manuell herausfordernd in der Prüfungssituation sind vor allem folgende drei Reflexe:
- **Trizepssehnenreflex (TSR):** Alternativ zur ➢ Abb. 2.23 umgreifen Sie mit einer Hand das Handgelenk des Patienten, heben seinen Arm leicht gebeugt an und beklopfen dann die Trizepssehne; alternativ hängen Sie beim sitzenden Patienten dessen Arm gebeugt über die Stuhllehne (Ellbeuge auf Stuhllehnenkante) und beklopfen dann die Sehne.
- **Trömner-Reflex:** Umgreifen Sie mit Ihrer Hand von oben den Handrücken des Patienten auf Höhe seiner Fingergrundgelenke, überstrecken Sie seine Finger leicht dorsalwärts und spreizen Sie mit einem Ihrer Finger den Daumen des Patienten ab; bei Schnipsen der Fingerkuppen D2–D4 zeigt sich ein positiver Reflex als Flexion des Daumenendglieds.
- **Achillessehnenreflex:** Legen Sie das zu untersuchende Bein des Patienten leicht gebeugt über sein anderes Schienbein, sodass der ipsilaterale Fuß in der Luft baumelt. Überstrecken Sie dann das Sprunggelenk Richtung Fußrücken und klopfen Sie auf die Achillessehne.

Durch **propriozeptive Bahnung** kann man schwach lebhafte Reflexe verstärken, z. B. durch Verschränken der Fingerkuppen beider Hände ineinander und dann Auseinanderziehen (**Jendrassik-Handgriff**) oder Zähnezusammenbeißen, beginnend erst kurz vor dem Reflextest (die Bahnung „verbraucht" sich schnell).

Eine Sonderform der MER-Auslösung ist der **Klonus** des Fußes bei Dauerstreckung der Achillessehne. Mit der Hand (nicht mit dem Reflexhammer) wird der Fuß ruckartig nach dorsal flektiert (kopfwärts) und so gehalten. Bei einem Klonus kommt es immer wieder zum Auslösen des ASR (der Fuß schlägt wiederholt nach plantarwärts, also gegen die Untersucherhand, die die Dauerstreckung aufrechterhält). Ein Klonus kann nach wenigen Schlägen erschöpflich sein. Wenn er seitengleich erschöpflich ist, ist er als Ausdruck eines generell lebhaften Reflexniveaus physiologisch. Wenn er nur einseitig oder unerschöpflich auftritt, weist er auf eine Pyramidenbahnläsion hin.

> **MERKE**
> **Klonus ist nicht gleich Myoklonus**
> Verwechseln Sie nicht Klonus mit **Myoklonus** (spontane Zuckungen von Muskeln, z. B. bei epileptischen Anfällen).

Physiologische Fremdreflexe

Physiologische Fremdreflexe sind dadurch charakterisiert, dass Reflexstimulus (afferenter Schenkel) und motorische Reflexantwort nicht durch die gleichen Strukturen vermittelt werden. Bei einer Hautreizung kommt es zur Kontraktion von Muskeln, die von der Segmenthöhe her zu den gleichen Dermatomen gehören. Da eine Verschaltung zwischen sensiblem Input und motorischem Output teilweise über mehrere Segmente erforderlich ist, sind Fremdreflexe bei **spinalen Prozessen** (z. B. MS, Myelitis) oft ausgefallen. Im Gegensatz zu den MER ermüden die Fremdreflexe schnell bei wiederholter Testung (**Habituation**).
- **Bauchhautreflex:** Der afferente Schenkel läuft sensorisch über die Wurzeln Th7–L1 (Nn. iliohy-

pogastricus und ilioinguinalis) und die motorische Reflexantwort (efferenter Schenkel) über die Bauchwandmuskulatur. Zur Durchführung bestreichen Sie die Bauchhaut mit einem Holzstäbchen von seitlich kommend in Richtung Mittellinie. Eine positive Reflexantwort ist eine Kontraktion der Bauchwandmuskulatur mit einer Bewegung des Nabels in Richtung Stimulus (Videobeispiel: www.youtube.com/watch?v=4oo1oDQSfPs).
- **Kremasterreflex:** Der Reflex (Dermatom L1/L2, N. ilioinguinalis, N. genitofemoralis) wird an der proximalen Innenseite des Oberschenkels durch Bestreichen mit einem Holzspatel ausgelöst. Die Reflexantwort besteht in einer Hodenelevation durch den M. cremaster.
- **Analreflex:** Die Auslösung des Reflexes (Dermatom S2–S5) erfolgt durch Bestreichen der perianalen Haut bei dem seitlich liegenden Patienten, der die Beine in der Hüfte und den Knien angewinkelt hat. Als Reflexantwort kommt es zu einer Kontraktion des M. sphincter ani externus.

Pathologische Fremdreflexe

Pathologische Fremdreflexe (= **Pyramidenbahnzeichen**) weisen auf eine Schädigung des 1. Motoneurons hin. Bei all diesen Reflexen ist ein positiver (= pathologischer) Reflex, wenn die Großzehe in Dorsalextension geht (nach oben streckt). Idealerweise kommt es zeitgleich auch zu einer Spreizung der übrigen Zehen. Die Reize, mit denen nach dieser pathologischen Reflexantwort gesucht wird, sind unterschiedlich:
- **Babinski-Reflex:** Bestreichen des lateralen Fußsohlenrandes von hinten nach vorn und umgekehrt, z. B. mit dem Griffende des Reflexhammers (wirklich relativ fest drücken). Eine Zehenbeugung bzw. keine Reaktion der Zehen ist physiologisch. Manchmal ist die Großzehe bereits ohne Reflexprüfung nach dorsal überstreckt (Spontanbabinski). Es ist hilfreich, wenn Sie von der Ferse kommend am Ansatz der Zehen mit dem Reflexhammergriff einen Bogen nach mittig machen (➤ Abb. 2.24).
- **Gordon-Reflex:** Wade kneten.
- **Oppenheim-Reflex:** von oben nach unten am Schienbein entlangstreichen.

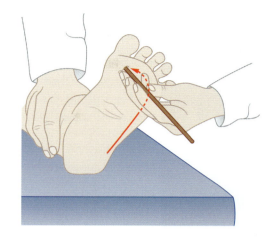

Abb. 2.24 Überprüfung des Babinski-Reflexes durch Bestreichen des lateralen Fußrandes mit bogenförmigem Verlauf im Bereich der Zehenansätze. Ein positiver (pathologischer) Babinski-Reflex ist, wenn sich die Großzehe nach dorsal streckt und sich die übrigen Zehen abspreizen. [L126]

Alle diese Reflexe sind bei Säuglingen physiologisch und werden dann im Laufe der Entwicklung durch ausgereifte höhere Kontrollinstanzen unterdrückt. Weitere pathologische Fremdreflexe als Hinweis z. B. auf eine Neurodegeneration im Frontalhirnbereich sind:
- **Greifreflex:** Bestreichen der Handflächen führt unwillkürlich zum Zugreifen.
- **Palmomentalreflex:** Bei Bestreichen des Thenars bewegt sich der ipsilaterale Mundwinkel (Videobeispiel: www.youtube.com/watch?v=Y3Ebk5Yv1Ns).

2.6.2 Differenzialdiagnose

Die möglichen Ursachen einer Störung im motorischen System sind vielfältig und sprengen den Rahmen einer Aufzählung an dieser Stelle. Entscheidend ist zunächst die Zuordnung der Befunde zu Schädigungen des 1. Motoneurons, des 2. Motoneurons, der motorischen Endplatte oder der Muskulatur (➤ Tab. 2.19).

Tab. 2.19 Differenzialdiagnose von motorischen Störungen (hier: Paresen)

Ort der Schädigung	Differenzialdiagnose	Charakteristika
1. Motoneuron	Ischämischer Hirninfarkt, ICB, SAB, spinale Ischämie	Plötzlicher Symptombeginn
	Hirntumor, spinaler Tumor	Kopfschmerz, langsam-progredienter Beginn
	Hirnabszess, spinaler Abszess	Immunsuppression, Fieber
	Epidurale und subdurale Blutung (zerebral und spinal)	Kopfschmerz, rasche Entwicklung, teilweise symptomfreies Intervall
	Hereditäre spastische Spinalparalyse	Langsam-progrediente Paraparese und Paraspastik
1. und 2. Motoneuron	Amyotrophe Lateralsklerose	Typische Kombination aus MER ↑, positivem Babinski-Reflex und Faszikulationen/Atrophien auf mehreren Etagen
	Zervikale Myelopathie	Auf Höhe der Einengung Zeichen des 2. Motoneurons (z. B. Atrophie Handmuskulatur), weiter distal an den Beinen Paraspastik
	Myelitis	Auf Höhe der Entzündung Zeichen des 2. Motoneurons (z. B. Atrophie Handmuskulatur), weiter distal an den Beinen Paraspastik
2. Motoneuron	Polyneuropathie (z. B. diabetische, alkoholische)	Oft bilateral symmetrisch, handschuh- und sockenförmig
	Bandscheibenprolaps	Radikuläre motorische und sensible Defizite, Schmerzen; bei medianem zervikalem Prolaps auch Schädigung des 1. MN mit Paraspastik der Beine möglich
	Nervenengpasssyndrome (z. B. Karpaltunnelsyndrom)	Ausfälle entsprechend Versorgungsgebiet eines Nerven
	GBS	Aufsteigende Paresen und Reflexverlust (innerhalb von Tagen); vorher Infekt
	Hereditäre Erkrankungen (z. B. spinale Muskelatrophie)	Typische Familienanamnese, langsam-progredient
Motorische Endplatte	Myasthenia gravis, Lambert-Eaton-Syndrom, Botulismus	Belastungsabhängige, im Tagesverlauf zunehmende Schwäche
Muskel	Metabolische Myopathien	Defekte des Fettstoff-, Aminosäuren- oder Kohlehydratstoffwechsels
	Dermatomyositis	Hautveränderungen, CK-Erhöhung, Assoziation mit maligner Erkrankung
	Muskeldystrophien (z. B. Typ Duchenne, Typ Becker, myotone Dystrophie Curschmann-Steinert)	CK-Erhöhung, Atrophien

2.7 Sensibilität

In der klinisch-neurologischen Untersuchung werden folgende Sensibilitätsqualitäten beurteilt:
- Berührungssinn (Mechanorezeption)
- Schmerz (Nozizeption)
- Temperatursinn (Thermästhesie)
- Vibrationsempfinden (Pallästhesie)
- Lagesinn (Propriozeption).

Unter funktionellen neuroanatomischen Gesichtspunkten unterscheidet man:
- **Protopathische Sensibilität** (Schmerz, Temperatur, grober Tastsinn)
- **Epikritische Sensibilität** (feine Tastempfindungen)

- **Propriozeptive Sensibilität** (Lagesinn, Muskelinformationen).

Für die Beschreibung von Sensibilitätsstörungen werden folgende Begriffe häufig verwendet:
- Anästhesie (fehlendes Berührungsempfinden).
- Hypästhesie (vermindertes Berührungsempfinden, auch z. B. als Thermhypästhesie oder Pallhypästhesie = vermindertes Vibrationsempfinden).
- Hyperästhesie (abnorm gesteigertes Berührungsempfinden).
- Parästhesie (unangenehme spontane Missempfindungen, z. B. brennendes Gefühl).
- Für schmerzhafte Berührungsempfindungen werden die Begriffe **Dysästhesie** (unangenehmes Berührungsempfinden) und **Allodynie** (Schmerzwahrnehmung bei objektiv nicht schmerzhaftem Stimulus) relativ synonym verwendet.

MERKE
Die zwei sensiblen Bahnsysteme

Die Sensibilität wird über zwei anatomisch getrennte Leitungsbahnen von distal zum sensorischen Kortex im Gyrus postcentralis geleitet, die **Hinterstrangbahnen** (Fasciculus gracilis und cuneatus) und der **Vorderseitenstrang** (Tractus spinothalamicus lateralis).
Beide Systeme müssen auf ihrem Weg zum Thalamus und weiter zum sensorischen Kortex die Seite *kreuzen*:
- Das Vorderseitenstrang-System kreuzt bereits auf dem Eintrittssegment des peripheren Nervs im Rückenmark und leitet Schmerz und Temperaturempfinden.
- Die Hinterstränge kreuzen erst im Hirnstamm (Lemniscus medialis) und leiten das feine Berührungsempfinden, den Lagesinn und den Vibrationssinn.

PLUS
Unterschied zwischen Dermatom und Nervenversorgungsgebiet

Es ist wichtig für das Verständnis von Sensibilitätsstörungen, dass Sie die prinzipiellen Unterschiede zwischen der Schädigung einer Nervenwurzel, eines peripheren Nervs und eines Nervenplexus verstehen:
Nervenwurzel: Betroffen ist das zugehörige Dermatom (aber: ein Dermatom wird von mehreren Nerven versorgt, ➤ Abb. 2.25).
Peripherer Nerv: Betroffen ist das Versorgungsgebiet des jeweiligen Nervs und zwar besonders ausgeprägt in dessen Autonomiegebiet (aber: ein Nerv beinhaltet Zuflüsse von unterschiedlichen Nervenwurzeln; ➤ Abb. 2.26).
Nervenplexus: Betroffen sind unterschiedliche Nerven und unterschiedliche Wurzeln.

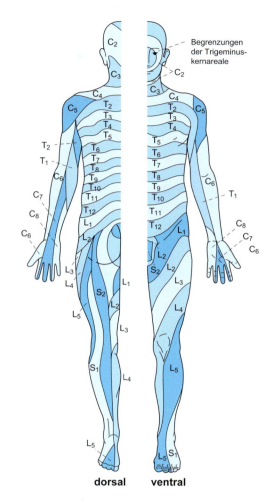

Abb. 2.25 Innervationsgebiete (Dermatome) der spinalen Nervenwurzeln. Merken Sie sich die Landmarken C6 = Daumen, C8 = Kleinfinger, Th5 = Mamille, Th10 = Bauchnabel, L4 = Kniescheibe und S2 = Hintern. [E483]

MERKE
Autonome Versorgung

Konzeptionell wichtig für das Verständnis des Aufbaus des peripheren Nervensystems ist zudem, dass die Nervenwurzeln noch keine Fasern des autonomen Nervensystems beinhalten. Diese treten erst einige Zentimeter später durch Zuflüsse aus den autonomen Ganglien dem Nerv bei. Daher kommt es bei reinen Wurzelstörungen (z. B. im Rahmen eines Bandscheibenvorfalls) nicht zu autonomen Funktionsstörungen (z. B. normales Schwitzen).

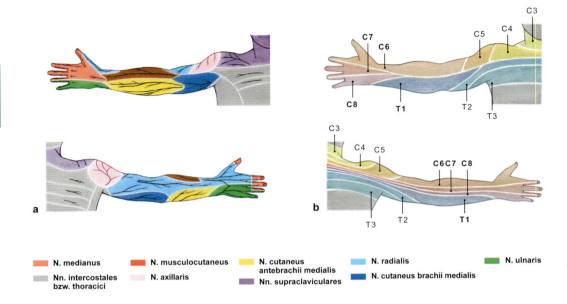
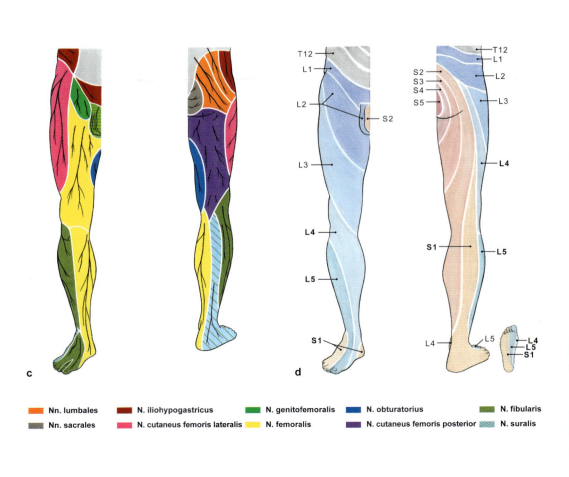

2.7.1 Untersuchung

Anamnestisch werden Schmerzen, Parästhesien und Hypästhesien („Ist etwas taub?") erfragt. Schmerzen in einem Dermatom können auf eine Schädigung der Hinterwurzeln hinweisen. Bei der Untersuchung der Berührung fährt man mit den Fingerspitzen oder einem Wattestäbchen über größere Hautbezirke, um sich einen ersten groben Überblick zu verschaffen. Bei V. a. Sensibilitätsstörungen werden dann die betroffenen Areale immer weiter eingegrenzt und mit intakten Bezirken verglichen. Mit einem abgebrochenen Holzstäbchen oder einer Einmalnadel (stumpf!) wird die **Spitz-Stumpf-Diskrimination** und das **Schmerzempfinden** getestet. Dabei wird in wahlloser Reihenfolge die Nadel mit der spitzen oder der stumpfen Seite auf die Haut gebracht, der Patient soll die entsprechende Reizung mit geschlossenen Augen angeben. Werden dabei Ausfälle festgestellt, erfolgt die Untersuchung der **Temperaturempfindung.** Hierbei kann zur groben Untersuchung der Reflexhammer durch schnelles Drehen in der Hand am unteren Stiel erwärmt werden und mit dem oberen kälteren Anteil verglichen werden. Zur Prüfung des Lagesinns bewegt der Untersucher passiv Zehen oder Finger des Patienten. Der Untersucher muss die Zehen und Finger dabei seitlich anfassen (sonst wird Druck wahrgenommen) und der Patient soll mit geschlossenen Augen die Bewegungsrichtung angeben.

Für die Prüfung des **Vibrationsempfindens** schlägt der Untersucher eine Stimmgabel an und setzt diese auf markante Knochenpunkte auf (Ellenbogen, distaler Abschnitt des Radius, Kniescheibe, Malleolus medialis, Großzehengrundgelenk). Gehen Sie dabei von distal nach proximal vor. Der Patient gibt an, ob er die Vibration spürt (oder etwa pathologisch nur einen Druck) und wenn ja, ab wann er sie nicht mehr spürt. An einer Messvorrichtung kann dann die Schwingungsamplitude abgelesen werden. Diese wird in Achteln angegeben und reicht von 0/8 (aufgehobenes Vibrationsempfinden = **Pallanästhesie**) und 1/8–7/8 (= **Pallhypästhesie**) bis 8/8 (volles Vibrationsempfinden). Wenn distal bereits 8/8 wahrgenommen werden, brauchen Sie nicht mehr weiter proximal untersuchen.

> **PLUS**
> **Vibrationsempfinden**
>
> Das Vibrationsempfinden wird durch Läsionen oberhalb des Thalamus nicht beeinflusst. Somit zeigt ein umschriebenes Fehlen immer eine Läsion im peripheren Nerv oder in den Hintersträngen des Rückenmarks an.

Werden Zahlen mit dem Finger des Untersuchers auf die Patientenhaut geschrieben, aber trotz normalem Berührungsempfinden nicht erkannt, spricht das für eine kortikale Schädigung.

2.7.2 Differenzialdiagnose

Prinzipiell gelten für Sensibilitätsstörungen die gleichen Differenzialdiagnosen wie die in ➤ Tab. 2.19 aufgeführten motorischen Störungen. Selbstverständlich handelt es sich dabei dann aber um eine Störung der sensiblen Nervenfasern, Wurzeln und Bahnen und nicht etwa der motorischen. Sehr häufig liegt ein Mischbild von motorischen und sensiblen Störungen vor. Einzig die motorischen Endplattenerkrankungen (Myasthenie, Lambert-Eaton-Syndrom), motorische Systemerkrankungen (z. B. amyotrophe Lateralsklerose, Polio) sowie auf motorische Bahnen begrenzte Ischämien (z. B. „Pure Motor Strokes") sind typischerweise frei von sensiblen Defiziten.

Klinisch differenzialdiagnostisch herausfordernd ist insbesondere die Differenzierung zwischen einer

◀ **Abb. 2.26** Innervationsgebiete der peripheren Nerven vs. segmentale Innervation durch die Spinalwurzeln. Beachten Sie die Unterschiede zwischen beiden Innervationsarten. [S007–1–23]

a Sensible Areale peripherer Nerven am Arm. Beachten Sie insbesondere die Innervationsgebiete des N. radialis, N. medianus und N. ulnaris.

b Dermatome der Spinalnerven am Arm.

c Sensible Areale peripherer Nerven am Bein.

d Dermatome der Spinalnerven am Bein.

Wurzelläsion und einer Neuropathie eines einzelnen Nervs. Hierbei hilft v. a. die genaue Charakterisierung des sensiblen Defizits.

2.8 Spinale Syndrome

2.8.1 Klinische Untersuchung

Ein spinales Syndrom entsteht durch eine Schädigung des Rückenmarks. Der klinische Befund bei spinalen Läsionen kann je nach betroffenem Areal ganz unterschiedlich ausfallen. Das klinische Leitsymptom ist eine **querschnittsförmige** Sensibilitätsstörung **(„sensibles Niveau"),** häufig in Kombination mit entsprechenden Paresen und Blasen-/Mastdarmfunktionsstörungen. Es gibt einige typische spinale Syndrome, die im Folgenden kurz dargestellt werden. Machen Sie sich zunächst aber Folgendes bewusst:

> **MERKE**
> **Befundkonstellation bei spinalen Syndromen**
> Bei einer spinalen Läsion (z. B. Stichverletzung) bestehen die resultierenden Symptome häufig aus zwei Komponenten:
> - Symptome auf der Höhe des geschädigten Segments durch Läsionen der Wurzelein- oder austrittszonen oder der grauen Substanz;
> - Symptome weiter distal (beinwärts) des geschädigten Segments aufgrund einer Läsion der langen Bahnen (weiße Substanz).

> **PLUS**
> **Prüfen des Analsphinkters und des Analhautreflexes**
> Vergessen Sie in der Untersuchungssituation nicht auch darauf hinzuweisen, dass Sie den **Tonus des Analsphinkters** digital untersuchen und einen Analhautreflex auslösen müssten. Aufgrund der Gesamtsituation in der Prüfung dürften die Prüfer allenfalls wohlwollend nicken und Sie bitten, diese sehr intime Untersuchung zu überspringen!

Beachten Sie für die Vorhersage der Symptome einer Rückenmarkschädigung folgende Regeln:
- Wenn auf Höhe der Schädigung die motorischen Wurzeln (ventral) oder Vorderhornzellen betrof-

fen sind (= 2. Motoneuron), kommt es in den jeweiligen Kennmuskeln **(Myotom)** zu schlaffen Paresen, Atrophien und verminderten/ausgefallenen Muskeleigenreflexen.
- Wenn auf Höhe der Schädigung die sensiblen Wurzeln (dorsal) betroffen sind, kommt es zu Schmerzen und einer kompletten Sensibilitätsstörung in dem betreffenden **Dermatom.**
- Eine Schädigung der Pyramidenbahn führt distal zu einer gleichseitigen spastischen Parese (mit Pyramidenbahnzeichen, Kreuzung bereits im Hirnstamm).
- Eine Schädigung des Vorderseitenstrangs führt distal zu einer kontralateralen Störung von Schmerz und Temperatur (Kreuzung bereits auf Segmenthöhe).
- Eine Schädigung der Hinterstränge führt distal ipsilateral zu einer Störung von Berührungsempfinden, Vibrationsempfinden und Lagesinn (Kreuzung erst im Hirnstamm).
- Läsionen, die nahe an das Zentrum des Rückenmarks heranreichen, führen häufig zu Blasen- und Mastdarmfunktions- sowie Erektionsstörungen.
- Wenn die verschiedenen Sensibilitätsqualitäten (Temperatur/Schmerz vs. Berührung/Vibration/Lagesinn) in Bezug auf die Körperhälften links/rechts unterschiedlich betroffen sind, spricht man von einer **dissoziierten Empfindungsstörung,** die bei halbseitiger Rückenmarkläsion auftritt **(Brown-Séquard-Syndrom,** ➤ Abb. 2.27).

2.8.2 Differenzialdiagnose

Komplettes Querschnittssyndrom

Distal der Läsion bestehen:
- Spastische Plegie mit Pyramidenbahnzeichen (Tetraplegie oder Paraplegie ➤ Kap. 3.14) – wenn die Arme nicht betroffen sind, muss die Läsion kaudal von C8 sein.
- Anästhesie für alle sensiblen Qualitäten.
- Autonome Störungen (Stuhl- und Harnverhalt, erektile Dysfunktion).

Häufige Ursachen sind:
- Spinales Trauma
- Spinale Tumoren

2.8 Spinale Syndrome

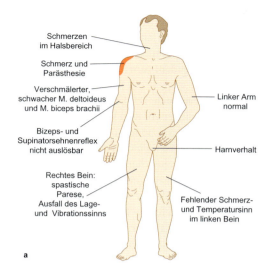

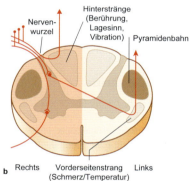

Abb. 2.27 Brown-Séquard-Syndrom. **a** Durch die halbseitige (hier rechts im Halsmarkbereich) Rückenmarkschädigung resultiert ein Mischbild **b** aus Zeichen des 1. und 2. Motoneurons sowie eine dissoziierte Empfindungsstörung. [L231]

- Spinale Blutungen
- Myelitis (➤ Kap. 3.8)

Halbseitige Rückenmarkschädigung (Brown-Séquard-Syndrom)

Bei einer halbseitigen Rückenmarkschädigung kommt es zu folgendem Schädigungsmuster (➤ Abb. 2.27):
- Ipsilateral:
  - Spastische Parese/Plegie mit Pyramidenbahnzeichen
  - Störung von Berührungsempfinden, Vibration und Lagesinn
  - Auf der Höhe der Läsion evtl. schlaffe Parese im entsprechenden Myotom (2. Motoneuron) und kompletter Sensibilitätsausfall im entsprechenden Dermatom
- Kontralateral: Störung von Schmerz- und Temperaturempfinden

Häufige Ursachen sind:
- Ischämien/spinale Blutungen (auch bei Gefäßmissbildungen)
- Myelitis
- Spinale Tumoren

A.-spinalis-anterior-Syndrom

Ischämischer spinaler Infarkt durch Verschluss der A. spinalis anterior, oft im Thorakalbereich. Da oft unpaarig angelegt, sind häufig beide Myelonhälften anterior im Bereich der Pyramidenbahn und Vorderseitenstränge betroffen (➤ Kap. 3.14). Es resultieren:
- Akute starke Rückenschmerzen
- Eine spastische Paraparese oder Paraplegie
- Störung von Schmerz- und Temperaturempfinden distal der Läsion
- Autonome Funktionsstörungen (arterielle Hypotonie, Blasen-/Mastdarmfunktionsstörung)

Hinterstrangsyndrom

Ipsilaterale Störungen von Feinberührung, Vibrationsempfinden und Lagesinn. Paresen sind nicht Bestandteil des Störungsbildes. Ursachen können sein:
- Spinale Tumoren
- Spinale epidurale/subdurale Blutungen
- Vitamin-B_{12}-Mangel (**funikuläre Myelose**)

Konus-Kauda-Syndrom

Paresen mit verminderten/ausgefallenen Muskeleigenreflexen und Sensibilitätsstörungen im **Reithosenareal** (Oberschenkelinnenseiten), Blasen-/Mastdarmstörungen, Erektionsstörungen (➤ Kap. 3.14). Ursachen sind:
- Tumoren
- Lumbale Spinalkanalstenose
- Trauma

2.9 Koordination, Gang, posturale Kontrolle

Störungen von Koordination, Gang (➤ Kap. 2.9.2 u. ➤ Kap. 3.5) und posturaler Kontrolle können verschiedene Ursachen haben. Auf Ebene des Gehirns handelt es sich häufig um Kleinhirnfunktionsstörungen, im Bereich des Rückenmarks um Störungen der afferenten sensiblen Bahnen und auf Ebene des peripheren Nervensystems um eine Polyneuropathie mit gestörtem Lagesinn und Berührungsempfinden.

2.9.1 Zerebelläre Koordinationsstörung

Das Kleinhirn koordiniert ipsilateral die präzise Ausführung von Bewegungen. Bei zerebellären Funktionsstörungen kommt es daher zu:
- Stand-, Gang- und Zeigeataxie (wackelnde, unsichere Bewegungsabläufe);
- Intentionstremor;
- Dysmetrie: überschießende (hypermetrische) oder unzureichende (hypometrische) Bewegungen;
- gestörten (**Dysdiadochokinese**) und/oder verlangsamten (**Bradydiadochokinese**) raschen Wechselbewegungen (Diadochokinese);
- Augenbewegungsstörungen: dysmetrische Sakkaden, Blickrichtungsnystagmus;
- zerebellärer Dysarthrie: skandierende Sprache (wie Erstklässler beim Vorlesen).
- Bei einer Kleinhirnstörung kann das Gangbild breitbasig, wie betrunken wirken.

MERKE
Zerebelläre Symptomtrias
Die typische Trias zerebellärer Symptome ist: Intentionstremor, Dysarthrie, Nystagmus.

Klinische Untersuchung

- **Finger-Nase-Versuch:** Mit geschlossenen Augen in einem weiten Bogen mit ausgestrecktem Arm den Zeigefinger auf die Nasenspitze bringen lassen. Auf zerebellären **Intentionstremor** oder Zeigeataxie achten (➤ Abb. 2.28).
- **Knie-Hacke-Versuch:** Mit der Ferse am gegenseitigen Schienbein langsam (!) rauf- und runterstreichen. Auf Schlangenlinien achten. Dieser Test ist das Pendant zum Finger-Nase-Versuch am Bein.
- **Fingerfolgeversuch:** Der Untersucher bewegt seinen Zeigefinger vor dem Patienten in unterschiedliche Lokalisationen; der Patient soll so schnell wie möglich mit dem eigenen Zeigefinger den des Untersuchers berühren.
- **Schnelle Wechselbewegungen: Diadochokinese** beim schnellen „Glühbirnen einschrauben" testen; pathologisch sind Brady- und Dysdiadochokinese.
- **Feinmotorik der Finger:** virtuell Klavierspielen lassen oder nacheinander mit den Fingerkuppen DII–DV die Daumenkuppe berühren lassen.
- Bei V. a. **Dysarthrie** schwierige Sätze nachsprechen lassen: z. B. „*Liebe Lilli Lehmann*" oder „*Dritte reitende Artilleriebrigade*".

PLUS
Zerebelläre vs. sensible Ataxie
Eine sensible Ataxie, z. B. bei Hinterstrangläsion, Polyneuropathie oder bilateraler Vestibulopathie, ist teilweise durch optische Kontrolle ausgleichbar und wird bei Augenschluss daher deutlich schlechter. Eine zerebelläre Ataxie verschlechtert sich dabei hingegen kaum.

Differenzialdiagnose

Die häufigste Ursache einer zerebellären Funktionsstörung ist akuter oder chronischer Alkoholabusus!
Weitere Ursachen sind:
- Kleinhirninfarkte, Kleinhirnblutungen
- Kleinhirninfektionen und -entzündungen (Cerebellitis, multiple Sklerose)

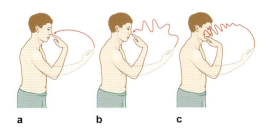

Abb. 2.28 Finger-Nase-Versuch: **a** = Normalfall; **b** = Ataxie; **c** = Intentionstremor. [L126]

- Tumoren der hinteren Schädelgrube (z. B. Meningeom)
- Degenerative Kleinhirnerkrankungen (z. B. Multisystematrophie, MSA-C, hereditäre Ataxien)
- Vitamin B_1-Mangel („**Wernicke-Enzephalopathie**"; ➤ Kap. 3.9)

2.9.2 Gangstörungen

Klinische Untersuchung

Lassen Sie den Patienten auf dem Gang auf und ab gehen und dabei auch auf Zehenspitzen und Hacken laufen (Kraftprüfung der Unterschenkelmuskulatur durch Eigengewicht), auf einer Linie balancieren und mit geschlossenen Augen gehen. Wenn möglich sollte der Patient auch versuchen, auf einem Bein zu stehen und zu hüpfen.

Differenzialdiagnose

Wernicke-Mann-Gangbild

Dieser auffällige Gang wird durch eine größere Läsion einer Hemisphäre verursacht, meistens durch einen Schlaganfall. Kontralateral zur geschädigten Hirnhälfte besteht durch die Pyramidenbahnläsion (1. Motoneuron) eine spastische Hemiparese oder -plegie. Dabei dominiert die Spastik in den Muskelgruppen, die die größte Arbeit zu verrichten haben: an den Armen in den Beugern (gebeugte Arme, Hände und Finger) und an den Beinen in den Streckern (Hüfte, Knie und Fußgelenk gestreckt). Dadurch muss beim Gehen (meistens nur mit Gehhilfe möglich) das betroffene Bein, das durch die Streckung in allen Gelenken funktionell länger ist als das auf der gesunden Seite, in einem Halbkreis seitlich mit Schwung nach vorn gebracht werden (**Zirkumduktion**). Bei spastischer Paraparese mit einer Beteiligung beider Beine, ist der Gang entsprechend beidseits verändert (➤ Kap. 3.5).

Eine weitere Besonderheit beim hemiparetischen Gangbild ist das Absinken der gesunden Hüfte beim Stand auf dem kranken Bein (**Trendelenburg-Zeichen**). Dies kommt durch die Parese der Hüftabduktoren (M. gluteus) zustande, die das Becken nicht in der Waagrechten halten können. Wenn der Patient dann zum Ausgleich seinen Oberkörper auf die Seite der Parese hin neigt, hat man das Vollbild des **Duchenne-Hinkens**.

Ataktisches Gangbild

Bei einem ataktischen Gang passiert das Gleiche wie bei einer Zeigeataxie beim Finger-Nase-Versuch. Die Schritte sind unsicher, der Gang daher zum Ausgleich relativ breit. Die Schrittlänge ist mal länger, mal kürzer (➤ Kap. 3.5).

Hypokinetisch-rigides Gangbild

Das typische Gangbild bei einem hypokinetisch-rigiden Parkinson-Syndrom ist geprägt von kleinen Schritten bzw. Schrittchen, einem fehlenden Mitschwingen der Arme, einer Starthemmung beim Loslaufen, Problemen beim Umdrehen, einem nach vorn gebeugten Oberkörper und einer Haltungsinstabilität mit der Gefahr, zu stürzen (sehr gutes Videobeispiel: www.youtube.com/watch?v=sf1N0Zf5IqA; ➤ Kap. 3.5).

2.10 Vegetative (autonome) Funktionen

2.10.1 Blasenfunktion

Klinische Untersuchung

Für eine normale Blasenfunktion sind sowohl Steuerungszentren im Gehirn und Rückenmark als auch die peripheren Nerven zwischen Rückenmark und Blasenmuskulatur erforderlich (➤ Abb. 2.29). Beachten Sie, dass es einen willkürlichen (externen) und einen unwillkürlichen (internen) Blasensphinkter gibt.

> **MERKE**
> **Steuerung der Blasenfunktion**
> Der Parasympathikus verändert diese Komponenten in Richtung Miktion, der Sympathikus in Richtung Unterbindung der Miktion.

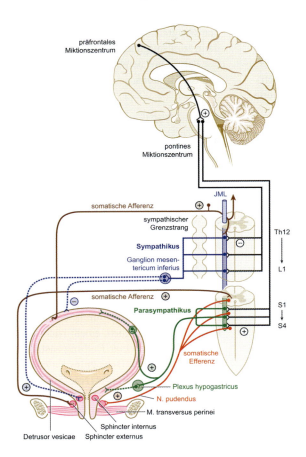

Abb. 2.29 Neuronale Steuerung der Harnblasenfunktion. [L126, M593]

Folgende Schädigungsmuster sind für die Prüfung relevant:
- **Kortikale Schädigung:** Der spontane Miktionsreiz kann nicht unterdrückt werden (Inkontinenz).
- Schädigung zwischen Hirnstamm und Sakralmark: **Reflexblase** (Detrusor-Sphinkter-Dyssynergie mit Restharn = spastische Blasenstörung).
- Schädigung des Sakralmarks: **autonome Blase** mit schlaffer Lähmung.

Differenzialdiagnose

Neurogene Blasenfunktionsstörungen sind sehr häufig und können bei allen Läsionen auftreten, die die Kontrollzentren im Frontalhirnbereich oder Hirnstamm beeinträchtigen (z. B. Schlaganfälle, Tumoren, multiple Sklerose), die langen Bahnen im Rückenmark (z. B. traumatische Rückenmarkschädigung) oder die peripheren Nerven (z. B. Polyneuropathie, Tumor im Becken).

Als Teil der typischen und sehr prüfungsrelevanten Trias aus Blasenfunktionsstörungen, kognitiven Defiziten und einer Gangstörung weisen sie insbesondere auch auf einen **Normaldruckhydrozephalus** hin (➤ Kap. 3.5, ➤ Kap. 3.17).

Bei der neurodegenerativen Erkrankung **Multisystematrophie** gehören autonome Funktionsstörungen inkl. Blasenfunktionsstörungen zum typischen Schädigungsbild (➤ Kap. 3.2).

2.10.2 Schweißsekretion

Klinische Untersuchung

Die Schweißsekretion wird zentral durch das Thermoregulationszentrum im Hypothalamus gesteuert und über den Sympathikus vermittelt, allerdings mit dem Neurotransmitter Acetylcholin.

Tests für Schweißsekretion:
- Schwitzen durch Wärmelampen oder Pilocarpin s. c. provozieren (direktes Parasympathomimetikum).
- **Ninhydrintest** nach Moberg: Hautareal auf Papier mit Ninhydrin + Azeton + Essigsäure drücken und trocknen, Reaktion mit Aminosäuren im Schweiß färbt Papier dunkel.
- **Jod-Stärke-Methode:** Areale mit Jodlösung bestreichen und mit Stärkepulver bestäuben. Reaktion mit Schweiß färbt dunkelblau.

Differenzialdiagnose

Vermehrtes Schwitzen ist ein häufiges Symptom und kann sowohl als Folge einer medikamentösen/toxischen **cholinergen Überstimulation** (z. B. durch Pyridostigmin, E605) als auch einer **sympathomimetischen Wirkung** (z. B. Amphetamine, Kokain) oder **Sympathikusaktivierung** (z. B. Stress, körperliche Aktivität, Delir) entstehen.

2.11 Neuropsychologie

Neuropsychologische Störungen sind ein sehr komplexes Themengebiet. Im Kontext der normalen neurologischen Untersuchung und auch Prüfungssituation werden jenseits aller Details aber häufig vor allem Aphasie, Apraxie, und Neglect sowie Verhaltensstörungen im Rahmen eines Frontalhirnsyndroms im Mittelpunkt stehen (➤ Tab. 2.20). Es ist wichtig, bei der neurologischen Untersuchung die Aspekte der Neuropsychologie nicht zu vergessen. Selbstverständlich gehört auch die Orientierungsprüfung in den Bereich der Neuropsychologie sowie eine orientierende **psychopathologische Befundung** (formale oder inhaltliche Denkstörungen, Psychomotorik, Affekt).

Aphasie, Apraxie, visuokonstruktive Störungen und gestörtes logisches Denken werden auch als **Hirnwerkzeugstörungen** bezeichnet und sind charakteristisch für die **kortikalen Demenzen,** wie z. B. die Demenz vom Alzheimer-Typ.

Tab. 2.20 Wichtige neuropsychologische Störungen und Syndrome

Störung	Bedeutung
Aphasie	Erworbene Störung der Sprache (= Sprachstörung ≠ Sprechstörung = Dysarthrie); vorwiegend bei linkshemisphärischer Schädigung
Apraxie	Trotz ausreichender motorischer Fähigkeiten können einzelne motorische Teilschritte nicht zu der geforderten Handlung zusammengesetzt werden. Teilweise können Handlungen auch nicht nachgeahmt oder nicht ohne den entsprechenden Gegenstand mimisch dargestellt werden. Oft ursächlich linksseitige Großhirnläsionen. Auch Sprech- und Schluckapraxien sind häufig.
Neglect	Vernachlässigung (Aufmerksamkeitsstörung) der kontralateralen Körperhälfte und der kontralateralen Umgebung aufgrund eines (meistens rechts-)hemisphärischen Syndroms bei prinzipiell erhaltener Wahrnehmung (keine Blindheit oder Hemianästhesie)
Dysexekutives Syndrom	Störungen des problembezogenen Denkens, der Planung, Durchführung und Kontrolle von Handlungen; oft bei **Frontalhirnschädigung** (dabei auch zusätzlich enthemmtes, distanzgemindertes, hyperorales Verhalten)
Gedächtnisstörungen	Störungen des Neu-, Alt- und/oder Kurzzeitgedächtnisses; nach zeitlichem Bezug auch unterteilt in anterograde oder retrograde Amnesie
Orientierungsstörung	Unkenntnis einer oder mehrerer Lebensdaten bzw. Fakten aus den Bereichen eigene Person, Zeit, Ort und Situation; bei Normalbefund: „Patient ist vierfach orientiert."
Visuokonstruktive räumliche Störung	Störungen in der Verarbeitung und im Verständnis von räumlichen Zusammenhängen; Fehler beim Nachzeichnen komplexer Figuren, Probleme bei der räumlichen Orientierung
Agnosie	Störungen des Erkennens von Gegenständen, Situationen oder Personen, obwohl das Sehen intakt ist. Als Prosopagnosie bezeichnet man ein fehlendes Gesichtererkennen, als die relativ häufige **Anosognosie** ein Nichterkennen der eigenen Krankheit.

2.11.1 Aphasie

Sprachstörung und Sprechstörung werden sehr oft verwechselt:
- **Sprachstörung:** Der Satzinhalt wird in den Sprachzentren nicht richtig zusammengesetzt oder nicht richtig verstanden = Aphasie.
- **Sprechstörungen** bzw. Artikulationsstörungen (Dysarthrien) sind hingegen Probleme mit dem muskulären Werkzeug des Aussprechens (Sprechapparat), sie gehören also eigentlich nicht in das Gebiet der Neuropsychologie. Die konzeptionelle Sprache ist nicht beeinträchtigt. Alle Sätze werden richtig verstanden oder gebildet, hören sich aber aufgrund mechanischer Effekte nicht normal an. Dysarthrien entstehen häufig durch Hirnnervenlähmungen oder Kleinhirnstörungen. Wenn zugleich die Tonbildung (Phonation, Klang der Stimme) betroffen ist, spricht man von einer **Dysarthrophonie.**

Klinische Untersuchung

MERKE
Untersuchung von Aphasien
Bei allen Aphasien ist die Einteilung nach fünf Kategorien entscheidend wichtiger als das „Namensetikett", z. B. „Broca":
- Spontansprache (flüssig/nichtflüssig)
- Nachsprechen
- Benennen
- Sprachverständnis (einfache Aufforderungen befolgen)
- Lesen und Schreiben

Oft zeigen sich die „Klassiker" wie **Broca-Aphasie** oder **Wernicke-Aphasie** erst nach einiger Zeit im Verlauf. Unmittelbar nach der Hirnschädigung teilt man die Spontansprache in **flüssige** und **nichtflüssige Aphasien** ein.
  Bei Rechtshändern sind die Sprachareale meist links (**cave:** Patient als Kind umgeschult? Sprachzentren ändern dabei nicht die Seite); bei Links- oder Beidhändigen können die Areale zufällig rechts, links oder sogar beidseits verteilt liegen. Symptome bei Sprachstörungen sind in ➤ Tab. 2.21 zusammengestellt.

Tab. 2.21 Verschiedene Aspekte von Sprachstörungen

Begriff	Erklärung
Agrammatismus	Satzbaufehler bis zu „Telegrammstil"
Neologismus	Erfinden neuer Wörter bei Wortfindungsstörung, entweder phonematisch (durch Lautveränderung) oder semantisch („Mundbesen" statt Zahnbürste)
Paraphasie	Fehlerhafte Wörter, z. B. „Kisch" statt „Tisch"

Broca-Aphasie

Die Sprache ist nichtflüssig, im „**Telegrammstil**", oft mit Agrammatismus. Sie wird auch als **motorische Aphasie** bezeichnet. Die Patienten leiden oft darunter, dass die Worte, die ihnen ja durchaus einfallen, nicht herauskommen wollen. Häufig wird nur mit Automatismen geantwortet. Meistens bestehen auch bei dieser Aphasieform Sprachverständnisstörungen. Läsionsort ist typischerweise die Pars opercularis des Frontallappens (Broca-Areal).

TIPP
Überprüfung des Sprachverständnisses
Wie überprüft man bei einem Patienten, der wegen einer Broca-Aphasie nicht spricht, ob das Sprachverständnis intakt ist? Bitten Sie den Patienten, motorische Aufgaben zu erfüllen, die nicht so sehr automatisiert und häufig sind, z. B. „Zeigen Sie mit der linken Hand die Zahl 3" oder „Berühren Sie mit dem linken Kleinfinger das rechte Ohrläppchen".

Wernicke-Aphasie

Spontan flüssige Sprache mit vielen, nicht verbesserten phonematischen oder semantischen **Paraphasien** und Neologismen bis zu unverständlichem „**Jargon**" (DD: „verwirrter" Patient). Diese Aphasieform wird auch als **sensorische Aphasie** bezeichnet. Läsionsort ist am Ende der sylvischen Fissur der Gyrus supramarginalis.

2.11.2 Apraxie

Bei einer Apraxie können Patienten meistens aufgrund einer linkshemisphärischen Störung motorische Handlungssequenzen nicht ausführen, obwohl sie sowohl motorisch als auch hinsichtlich des Instruktionsverständnisses dazu in der Lage wären.

Klinische Untersuchung

Man bittet den Patienten etwas pantomimisch vorzumachen, z. B. eine Flasche Wasser aufschrauben, mit einem Hammer einen Nagel einschlagen oder die Haare mit einem Kamm kämmen.

Differenzialdiagnose

Apraxien sind typisch für eine linkshemisphärische Störung und treten häufig in Kombination mit einer Aphasie auf. Dementsprechend werden sie von Läsionen in diesem Bereich hervorgerufen, z. B. Schlaganfällen, Hirntumoren, epi- oder subduralen Blutungen. Weiterhin sind sie eine wichtige Form einer Hirnwerkzeugstörung bei kortikalen Demenzen, wie z. B. der Alzheimer-Demenz.

2.11.3 Neglect

Klinische Untersuchung

Testen Sie zunächst die primäre Sinneswahrnehmung im Seitenvergleich nacheinander. Berühren Sie zunächst den rechten, dann den linken Arm und fragen jeweils, ob der Patient das gespürt hat (mutmaßlich in beiden Fällen „ja"). Bitten Sie dann den Patienten, die Augen zu schließen und berühren Sie beide Arme gleichzeitig; fragen Sie erneut, wo Sie ihn nun berühren. Bei einem Neglect der linken Körperhälfte (z. B. bei Mediainfarkt rechts) wird er sagen „rechts". Es gibt auch einen **visuellen Neglect,** den Sie im Rahmen der fingerperimetrischen Gesichtsfeldprüfung überprüfen können. Stellen Sie sich dem Patienten gegenüber und halten Sie Ihre Arme seitlich ausgestreckt vor den Patienten. Wackeln Sie dann isoliert zunächst mit den Fingern der linken, dann der rechten Hand und dann simultan. Wenn der Patient das isolierte Fingerwackeln jeweils erkennt, bei der simultanen Bewegung aber nur eine Seite (meistens die rechte) wahrnimmt, liegt ein visueller Neglect vor.

Differenzialdiagnose

Ein Neglect tritt häufiger nach rechts- als nach linkshemisphärischen Läsionen auf, z. B. bei einem Mediainfarkt rechts, einer ICB rechts, nach Kontusionen im Rahmen eines SHT.

2.11.4 Visuokonstruktive Störung

Klinische Untersuchung

Visuokonstruktive Störungen lassen sich durch einfache Papier-und-Bleistift-Tests diagnostizieren. Ein sehr einfacher Screeningtest ist der **Uhrentest.** Sie können Patienten aber auch bitten, auf einem leeren Blatt Papier z. B. einen dreidimensionalen Würfel zu zeichnen.

> **TIPP**
> **Uhrentest**
> Geben Sie dem Patienten ein Blatt Papier, auf dem ein Kreis eingezeichnet ist. Bitten Sie den Patienten zunächst die Ziffern der Uhr und dann mit den Zeigern die Uhrzeit 11:10 Uhr einzuzeichnen (➤ Abb. 2.30).

Differenzialdiagnose

Visuokonstruktive Störungen können häufig bei kortikalen Demenzen vom Alzheimer-Typ auftreten. Sie können aber auch bei Läsionen insbesondere im Bereich der rechten Hemisphäre auftreten.

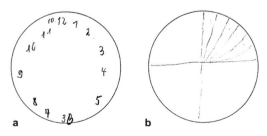

Abb. 2.30 Uhrentest zur Diagnostik einer visuokonstruktiven Störung. Gezeigt sind typische pathologische Befunde bei Alzheimer-Patienten im Anfangsstadium **a** und in einem fortgeschrittenen Stadium **b**. [M481]

2.11.5 Konzentration, Merkfähigkeit und Gedächtnis

Klinische Untersuchung

Der **Mini-Mental-Status-Test (MMST)**, der häufig als Screeningtest für kognitive Defizite verwendet wird, enthält viele Elemente, die der Überprüfung von Merkfähigkeit, Gedächtnis und Aufmerksamkeit dienen. Einzelne Beispiele daraus, die auch im Rahmen der neurologischen Standarduntersuchung verwendet werden können sind:
- 3 Begriffe wiederholen und merken lassen (z. B. Auto, Apfel, Katze), nach 3 Minuten wieder nach Begriffen fragen
- Wörter rückwärts buchstabieren lassen (z. B. Radio)
- Von 100 7 abziehen und vom Ergebnis immer wieder 7 abziehen (z. B. von 100 bis 58)

Differenzialdiagnose

Konzentrations- und Gedächtnisstörungen sind völlig unspezifisch und regelhaft Bestandteil sehr vieler akuter neurologischer Erkrankungen mit Beteiligung des ZNS (z. B Schlaganfall, Delir, Meningitis; ➤ Kap. 3.17). Jenseits akuter Erkrankungen sind sie wesentlicher Bestandteil von neurodegenerativen Erkrankungen und natürlich insbesondere von Demenzen, bei denen Gedächtnisstörungen obligat zur Definition gehören (und zusätzlich eine weitere kognitive Störung sowie eine Beeinträchtigung des Alltags). Die **schlechte Fassade** bei Patienten mit einer **subkortikalen vaskulären Demenz** wird zudem wesentlich durch Konzentrations- und Aufmerksamkeitsstörungen bedingt.

2.11.6 Typische neuropsychologische Syndrome

Frontalhirnläsionen

- Aufmerksamkeits- und Konzentrationsstörungen
- Dysexekutives Syndrom mit gestörter Handlungsplanung
- Verhaltensauffälligkeiten (Enthemmung, Apathie)
- Wesensänderungen
- Aphasien

Läsion der linken Hemisphäre

- Aphasie, Alexie, Agrafie (Schreibstörung)
- Apraxie

Läsion der rechten Hemisphäre

- Visuokonstruktive Störung
- Räumliche Orientierungsstörung
- Neglect

Demenzielles Syndrom

- Gedächtnis- und Merkfähigkeitsstörung (obligat!)
- Apraxie
- Aphasie, Alexie, Akalkulie
- Visuokonstruktive Störung
- Konzentrations- und Aufmerksamkeitsstörung

2.12 Der neurologische Normalbefund

Eine Beispielformulierung eines neurologischen Normalbefundes könnte wie folgt aussehen:

> **PLUS**
> **Der neurologische Normalbefund**
> „Patient ist wach, voll orientiert und ohne Hinweis auf neuropsychologische Defizite. Kein Meningismus. Pupillen sind mittelweit, isokor, rund und reagibel auf Licht und Akkommodation. Keine Doppelbilder. Sensibilität und Motorik im Hirnnervenbereich normal. Auch die übrigen Hirnnerven sind ohne pathologischen Befund. Es bestehen keine latenten oder manifesten Paresen, der Tonus ist regelrecht. Die Muskeleigenreflexe sind seitengleich mittellebhaft auslösbar bei normalen Reflexzonen. Keine pathologischen Reflexe, Babinski-Reflex negativ. Sensibilität in allen Qualitäten intakt. Koordination und Gangprobe altersentsprechend unauffällig. Im psychopathologischen Befund normaler Affekt mit guter Schwingungsfähigkeit, normale Psychomotorik, kein Hinweis auf inhaltliche oder formale Denkstörungen."
> Selbstverständlich sollten Sie bei Auffälligkeiten im Befund in dem betroffenen Funktionsbereich detailliert weiter untersuchen und entsprechend dokumentieren.

Die Untersuchung des Bewusstlosen folgt einem sehr reduzierten Untersuchungsprogramm, da die Mitwirkung des Patienten ja für viele Untersuchungsschritte notwendig ist:
- Reaktion auf Schmerzreiz (zentral und peripher)
- Meningismus
- Pupillenreaktion und VOR
- Kornealreflex
- Würgereflex
- MER (inkl. Klonus) und Tonus
- Pathologische Pyramidenbahnzeichen (z. B. Babinski-Reflex)

PLUS
Die Untersuchung von bewusstlosen Patienten

Vergessen Sie bei der Untersuchung eines Patienten mit Bewusstseinsstörung (z. B. im Rahmen der Staatsexamensprüfung auf einer Intensivstation) nicht den Befund im Sinne der GCS zusammenzufassen (Graduierung der Komatiefe). Achten Sie dabei außerdem auf die Perfusoren des Patienten und kommentieren Sie gegenüber dem Prüfer eventuell verabreichte Analgosedativa (häufig: Propofol, Midazolam, Fentanyl, Sufentanil) als eigentliche Ursache für die Bewusstlosigkeit.
Häufige Gründe für eine Bewusstlosigkeit selbst bei nichtneurologischen Intensivpatienten (z. B. Anästhesie als Wahlfach und Prüfungsort dort) sind:
- Septische Enzephalopathie
- Hepatische oder renale Enzephalopathie

2.13 Technische Zusatzuntersuchungen

2.13.1 Liquordiagnostik

Es kann durchaus sein, dass Ihnen Ihr Prüfer einen Liquorbefund zur Interpretation vorlegt. Prägen Sie sich daher die verschiedenen Befundkonstellationen aus ➤ Tab. 2.22 gut ein.

Der Liquor wird als Ultrafiltrat des Blutes in den **Plexus chorodieus** der Seitenventrikel (kann man auf einem CT häufig durch hyperdense Kalkeinlagerungen erkennen) produziert und im Subarachnoidalraum (**Pacchioni-Granulationen**) wieder resorbiert. Der Liquor zirkuliert im Normalfall frei in den Ventrikeln des Gehirns sowie im zerebralen und spinalen Subarachnoidalraum. Produktion und Resorption müssen sich ungefähr die Waage halten, da es ansonsten bei gestörter Resorption zu einem **Hydrozephalus** kommt.

Liquorpunktion (LP)

Häufige Indikationen für eine Liquorpunktion sind:
- Nachweis eines entzündlichen Liquorsyndroms und Erregerdiagnostik bei V. a. Meningoenzephalitis oder autoimmune ZNS-Erkrankungen (z. B. multiple Sklerose)
- Nachweis von malignen Zellen bei Meningeosis carcinomatosa oder leucaemica
- Bestimmung des Liquoreröffnungsdrucks sowie Therapie durch Liquorablass bei V. a. Pseudotumor cerebri
- Liquorablassversuch zur Überprüfung der Indikation für einen VP-Shunt bei Hydrozephalus
- Ausschluss einer SAB bei suspekter Anamnese, aber fehlendem Blutnachweis im CT
- Differenzialdiagnostik neurodegenerativer Ekrankungen, v. a. Demenzen (Bestimmung von Tau, Phospho-Tau, Aβ1–40, Aβ1–42, Protein 14-3-3)

Vor einer Liquorpunktion muss zwingend eine Hirndruckerhöhung ausgeschlossen werden, da ansonsten die Gefahr einer **Einklemmung** droht.

MERKE
Was bedeutet Einklemmung

Was bedeutet eigentlich der Begriff „Einklemmung" im Kontext mit einer Liquorpunktion? Wenn im Gehirn ein erhöhter Druck vorliegt, z. B. durch ein diffuses Hirnödem bei Meningitis, dann fällt der lumbale Druck durch eine Liquorpunktion rapide ab. Dadurch fehlt der Gegenspieler des Hirndrucks und das Gehirn bewegt sich nach unten – dorthin wo gerade Druck abgelassen wurde. Das Problem daran ist, dass die Öffnung des knöchernen Schädels nach unten, das **Foramen magnum,** eben deutlich zu klein für das Gehirn ist. Der erste Hirnabschnitt, der am Rand des Foramen magnums *einklemmt,* ist der Hirnstamm. Dadurch kann es zu einer lebensbedrohlichen Störung des Kreislaufregulationszentrums sowie zu einem Atemstillstand kommen.

PLUS
Wie erkenne ich eine Hirndruckerhöhung

Eine der klassischsten Fragen im neurologischen Staatsexamen ist, wie man vor einer Liquorpunktion Hirndruck ausschließt.
- Die *offensichtliche Falle* hierbei ist, dass eine Spiegelung des Augenhintergrunds zum Ausschluss einer Stauungspapille hierfür nicht ausreicht. Obwohl zwar eine chronische Hirndruckerhöhung zu einer Stauungspapille führt, werden aber akute Hirndruckerhöhungen durch die Funduskopie nicht erkannt. Notwendig ist ein CT oder ein MRT des Gehirns.

Daran schließt sich dann häufig die Frage an, ob man dann als Konsequenz vor jeder LP ein CT machen muss?
- Die Antwort ist „nein". Eine Hirndruckerhöhung, die zu einer Einklemmung bei einer LP führen würde, führt zwingend immer zu einer Bewusstseinsänderung, entweder in Form eines Verwirrtheitssyndroms oder einer Vigilanzminderung. Ein voll orientierter Patient mit einem GCS von 15 Punkten hat sicher keine kritische Hirndruckerhöhung. Weitere klinische Anzeichen einer Hirndruckerhöhung sind Übelkeit, Erbrechen (in den Prüfungen oft mit dem Attribut „schwallartig" beschrieben) und im sehr weit fortgeschrittenen Stadium natürlich eine Störung der Pupillomotorik (Anisokorie).

Weitere Dinge, die man vor einer Liquorpunktion beachten muss sind:
- Einverständnis vorhanden (Ausnahme: vital bedrohliche Notfallsituation)?
- Gerinnung (PTT, INR/Quick, Thrombozyten) nicht signifikant eingeschränkt bzw. keine Einnahme oraler Antikoagulanzien, z. B. NOAK (die alleinige Einnahme von ASS stellt i. d. R. keine Kontraindikation dar)?

Die eigentliche Punktion erfolgt unter sterilen Bedingungen entweder im Sitzen (**Katzenbuckel** nach vorn gebeugt) oder in Seitlage auf Höhe LWK 3/4 oder 4/5 (das Myelon endet bereits bei LWK 1/2). Diese Höhe findet man klinisch durch Tasten der Beckenkammschaufeln. Es wird in mehreren Röhrchen eine Menge von ca. 20 Tropfen abgenommen (Liquor tropft von selbst in die Röhrchen). Man beachtet dabei sowohl die Fließgeschwindigkeit (hängt maßgeblich vom Liquordruck ab, den man auch mit einem Manometer messen kann) als auch die Farbe. Wichtig ist nach der Abnahme, dass der Liquor für die Bestimmung der Zellzahl sehr rasch ins Labor transportiert und untersucht wird, da die Zellen sonst kaputtgehen.

Die häufigste Nebenwirkung einer LP ist ein **postpunktionelles Liquorunterdrucksyndrom**. Dieses entsteht mutmaßlich dadurch, dass im Bereich des Punktionslochs eine geringe Leckage besteht und zu viel Liquor entweicht. Das Leitsymptom ist ein lageabhängiger, pochender Kopfschmerz, der im Liegen besser und beim Aufrichten schlimmer wird. Therapie der Wahl sind zunächst Einnahme von Koffein und ausreichend Flüssigkeit, bei prolongiertem Verlauf wird Blut des Patienten in den Epiduralraum gespritzt (**„Blutpatch"**). Man sollte die Patienten vorher über diese häufige Nebenwirkung der Punktion, aber auch über ihren gutartigen Charakter aufklären.

TIPP
Durchdrungene Strukturen nach Liquorpunktion

Eine beliebte Frage in der mündlichen Prüfung ist es, den Ablauf einer Liquorpunktion erklären bzw. die Strukturen aufzählen zu lassen, die durch die Punktionsnadel penetriert werden: Haut, Unterhaut, Lig. supraspinale, Lig. interspinale, Lig. flavum, Dura mater und Arachnoidea bis in den Subarachnoidalraum. Da es sich bei der Liquorpunktion um eine Punktion des Subarachnoidalraums handelt, wird auch verständlich, dass hier nach einer SAB Blut nachgewiesen werden kann.

Analyse des Liquors

Der Liquor wird zunächst makroskopisch beurteilt, typische Befunde sind:
- Normaler Liquordruck < 15–20 cm H_2O
- Wasserklar (normal)
- Trüb (z. B. bei Meningitis)
- Blutig (z. B. bei SAB, aber auch artifiziell durch die Punktion)
- **Xanthochrom** (gelblich, durch Abbauprodukte von Hämoglobin, aber auch durch sehr hohes Eiweiß und Hyperbilirubinämie)

PLUS
Wie erkennt man, ob Blut im Liquor ein Artefakt ist?

Für die Differenzierung zwischen „echt" (z. B. bei SAB) und artifiziell (durch die LP) blutigem Liquor dient die **Dreigläserprobe**. Dabei vergleicht man die Farbe des ersten abgenommenen Röhrchens mit der des letzten. Bei echter Blutung sind alle drei Gläser gleich blutig, bei artifizieller nimmt die Blutbeimengung von Röhrchen zu Röhrchen sichtbar ab. Auch wenn dieser Test gerne in

2.13 Technische Zusatzuntersuchungen

Prüfungssituationen abgefragt wird, so ist seine Aussagefähigkeit im echten Neurologenleben durch eine niedrige Sensitivität und Spezifität eingeschränkt.
Hilfreich bei der Beantwortung dieser Frage ist auch die Abklärung, ob der Liquor bereits xanthochrom ist und Hämoglobinabbauprodukte (Bilirubin) enthält. Bevor Erythrozyten im subarachnoidalen Liquorraum lysieren und ihn gelb färben, vergehen mindestens zwei Stunden. Ein xanthochromer Liquor spricht also gegen eine artifizielle Blutung, da dieses Blut noch nicht die Zeit gehabt hätte, Hämoglobinabbauprodukte freizusetzen.

Normwerte und typische pathologische Befunde der Liquoranalytik sind in > Tab. 2.22 zusammengestellt. Eine pathologische Erhöhung der Zellzahl nennt man **Pleozytose**.

Die mikrobiologische Erregerdiagnostik erfolgt über Färbungen, immunologische Tests und PCR-Verfahren (> Tab. 2.23).

Der Eiweißgehalt ist von der Funktion der Blut-Hirn-Schranke abhängig. Wenn diese gestört ist, können größere Moleküle vom Blut in den Liquor gelangen. Das Verhältnis zwischen Albuminkonzentration im Serum und Liquor (Liquor/Serum-Albumin-Quotient) wird als Maß für die Schrankenfunktion genutzt.

Mithilfe des **Reiber-Diagramms** (> Abb. 2.31) lässt sich im klinischen Alltag die Ursache einer Eiweißerhöhung im Liquor bestimmen:
- Sind im Liquor die Immunglobuline stark erhöht, aber Albumin relativ normal (also keine Schran-

Tab. 2.22 Typische Liquorbefunde

	Normal	Akute bakterielle Meningitis	Akute virale Meningitis	Multiple Sklerose	Guillain-Barré-Syndrom (GBS)
Zellzahl/μl	< 5	> 1.000	100–1.000	< 50	< 10 (max. 50)
Zellbild	Wie im Diff-BB	Granulozyten > Lymphozyten	Lymphozyten > Granulozyten	Lymphozyten/ Monozyten	Lymphozyten
Gesamteiweiß mg/dl	< 45	> 100–1.000	45–100	< 100	>> 45 (oft mehrere Hundert)
Glukose Quotient Liquor/Serum	> 0,5	< 0,5	> 0,5	> 0,5	> 0,5
Laktat mmol/l	< 2,1	> 2,1	< 2,1	< 2,1	< 2,1
Sonstiges	Druck 6–20 cm/H$_2$O (liegend)	Gram-Präparat, Antigen-Schnelltests	PCR-Nachweis viraler DNA/RNA	Oligoklonale Banden (intrathekale IgG-Synthese)	**Zytoalbuminäre Dissoziation** (Eiweiß massiv, Zellen mäßig erhöht)

Tab. 2.23 Mikrobiologische Diagnostik aus dem Liquor und dem Blut

Erreger	Färbung (Liquor)	Immunologie (Liquor/Serum)	PCR-Diagnostik (Liquor)	Kultur
Pneumokokken (Streptococcus p.)	Grampositive Diplokokken	Pneumokokken-Antigen-Schnelltest (S)	Ja	Ja
Meningokokken (Neisseria m.)	Gramnegative Diplokokken	Meningokokken-Antigen-Schnelltest (S)	Ja	Ja
Listerien (Listeria monocytogenes)	Grampositive Stäbchen	Nein	Ja (eingeschränkt verfügbar)	Ja
Mycobacterium tuberculosis	**Ziehl-Neelsen-Färbung**	Immunologische Tests verfügbar/in Entwicklung	Ja	Ja (wochenlange Beobachtung!)
Herpes-simplex-Virus	Nein	IgG- und IgM-AK in L und S	Ja	Nein
Borrelien (Borrelia burgdorferi)	Nein	IgG- und IgM-AK in L und S	Wenig hilfreich	Wenig hilfreich

2 Klinische Untersuchung, diagnostische Methoden und Differenzialdiagnose

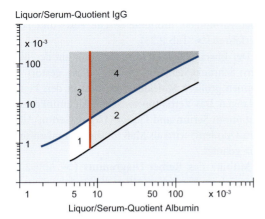

Abb. 2.31 Reiber-Schema-Diagramm in der Liquordiagnostik: Der Liquor-Serum-Quotient von Immunglobulinen (IgG, IgA, IgM) wird gegen den von Albumin aufgetragen. Dies erlaubt Rückschlüsse auf eine erhöhte Durchlässigkeit der Blut-Hirn-Schranke oder eine intrathekale Immunglobulinsynthese. Die rot markierte Senkrechte entspricht dem Normwert für den Liquor/Serum-Albumin-Quotienten. Die blaue Gerade markiert den normalen Liquor-Serum-Quotienten für Immunglobuline – dieser steigt mit zunehmendem Albumin. Alle Werte, die rechts der roten Linie liegen, zeigen eine Störung der Blut-Hirn-Schranke an, alle Werte oberhalb der blauen Linie weisen auf eine intrathekale IgG-Synthese hin. Dementsprechend gilt: 1 = Normbefund, 2 = reine Schrankenstörung (z. B. Tumoren), 3 = reine intrathekale IgG-Synthese (z. B. multiple Sklerose), 4 = kombinierte Schrankenstörung und intrathekale IgG-Synthese (z. B. akute Entzündung). Es handelt sich hier um eine vereinfachte Darstellung des Reiber-Schemas. [L231]

kenstörung), so handelt es sich um einen lokalen Immunprozess im zentralen Nervensystem (autochthon = **intrathekal**). Diese intrathekale Immunreaktion zeigt sich z. T. auch in den **oligoklonalen Banden (OKB)** im Liquor (typisch für MS). Diese können aber nur pathologisch gewertet werden, wenn sie liquorspezifisch sind und sich nicht in gleicher Weise im Serum finden.
- Sind Albumin und Immunglobuline zu gleichen Teilen erhöht, besteht eine Schrankenstörung.

Prüfen Sie, ob Sie diesen Zusammenhang verstanden haben, indem Sie die Legende von ➤ Abb. 2.31 abdecken und sich überlegen, was es bedeutet, wenn der im Reiber-Schema ermittelte Wert im Quadranten Nummer 3 liegt (Erklärung siehe Legende).

2.14 Neuroradiologische Untersuchungen

Im Staatsexamen sind für den Neurologieprüfer CT- und MRT-Bilder das, was dem Internisten das EKG ist. Sie werden mit sehr hoher Wahrscheinlichkeit ein CT oder MRT zur Befundung bzw. Beurteilung erhalten!

PLUS
Gehen Sie strukturiert vor

Beurteilen Sie CT-/MRT-Aufnahmen strukturiert und stürzen Sie sich nicht gleich auf den augenscheinlichen Befund mit Angabe einer Diagnose. Der ideale Einstieg in die Beantwortung einer CT-/MRT-Befundungsfrage ist das Abarbeiten von formalen Aspekten:
1. Handelt es sich um ein CT (um das Gehirn dicker, intensiv weißer Knochen) oder um ein MRT?
2. Wie ist die Schnittführung (axial = transversal, koronar oder sagittal; ➤ Abb. 2.32)?
3. Ist die Aufnahme nativ oder mit Kontrastmittel (steht unten auf dem Bild)?
4. Welche Sequenz (Gewichtung) hat das MRT (z. B. T1, T2 oder Diffusion)?

Wenn Sie eine Auffälligkeit sehen, beschreiben Sie sie. Sagen Sie z. B. nicht „Da rechts ist eine hypertensive Blutung!", sondern „Ich sehe eine rundliche hyperdense (im CT), raumfordernde Struktur im Bereich der Basalganglien der rechten Hemisphäre".
Bedenken Sie, dass im CT von Hyper- und Hypo*densität* gesprochen wird, im MRT von Hypo- und Hyper*intensität*. Prüfer mögen es, wenn Sie die richtigen Begriffe verwenden!

MERKE
Rechts = links und links = rechts

Laut Konvention befinden sich auf CT- und MRT-Bildern die rechte Gehirnhälfte links im Bild und die linke Gehirnhälfte rechts im Bild. Die Perspektive entspricht also der des auf dem Rücken liegenden Patienten.

2.14.1 Computertomografie (CT)

MERKE
Wie erkenne ich ein Schädel-CT

Im Unterschied zum MRT ist beim zerebralen CT (cCT) der Schädelknochen immer durch eine ca. 1 cm dicke, massiv hyperdense (gesättigtes, homogenes Weiß auf

2.14 Neuroradiologische Untersuchungen

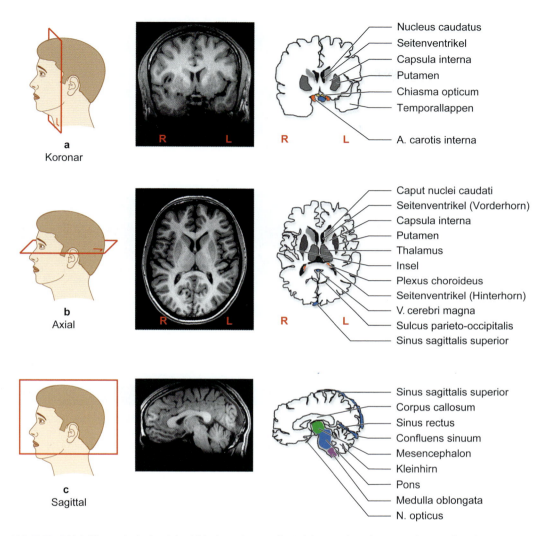

Abb. 2.32 Schichtführung in der kranialen Bildgebung. Dargestellt sind die typischen Ebenen mit den jeweils wichtigsten anatomischen Leitstrukturen zur Orientierung im Bild. **a** = koronare Ebene; **b** = axiale Ebene, **c** = sagittale Ebene. [L231, M457/T420, M458]

dem Bild) Erscheinung gekennzeichnet. Der Liquor in den Ventrikeln ist normalerweise schwarz (= maximal hypodens). Die Anzahl der dargestellten Graustufen im Hirngewebe ist deutlich niedriger als im MRT (➤ Abb. 2.33).

Einige typische **CT-Charakteristika** sind:
- Bei Aufnahmen des Gehirns (cCT) gibt es normalerweise immer eine Ausspielung als Parenchymfenster (Beurteilung des Gehirns) und ein **Knochenfenster** (Beurteilung der knöchernen Strukturen, inkl. Nasennebenhöhlen).
- Blutungen sind sofort nach ihrem Auftreten als massiv hyperdense (weiße) Strukturen zu erkennen.
- Der Hirnstammbereich ist im CT nur sehr eingeschränkt beurteilbar, da es hier durch den Knochen der Schädelbasis zu Artefakten kommt (MRT viel besser geeignet).
- Besondere Untersuchungsverfahren im Rahmen sog. **Stroke-CTs** sind die **CT-Angiografie** (erfordern jodhaltiges KM) sowie die **CT-Perfusion** (Nachweis der Gewebedurchblutung).

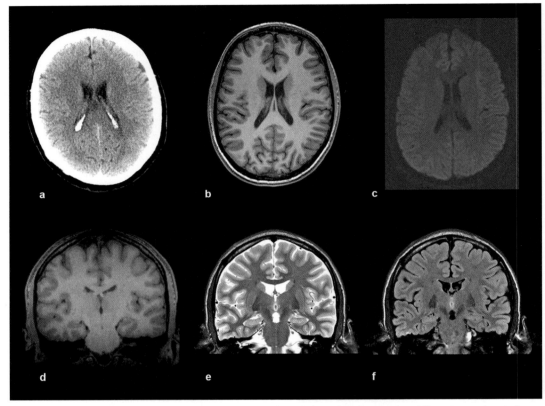

Abb. 2.33 CT und MRT. Das CT-Bild **(a)** kann von der MRT **(b–f)** durch den sehr hellen Knochen differenziert werden. Außerdem ist in T2-Sequenzen **(e)** der Liquor hell, in der T2 FLAIR wieder dunkel **(f)**. Abbildungen **b** und **d** zeigen eine T1. Die Diffusion **(c)** stellt die Anatomie nicht gut dar, ist aber sehr sensitiv für Ischämien (in diesem Beispiel unauffällig). [M457/T420]

- Die Bilder werden spiralförmig angefertigt und im Normalfall als axiales Bild dargestellt. Bei modernen Anlagen können sie ggf. im Nachhinein in anderen Ebenen oder dreidimensional rekonstruiert werden.

Vorteile der CT-Technik sind die breite Verfügbarkeit, die kurze Untersuchungsdauer (führt zu weniger Artefakten bei unruhigen Patienten als im MRT) sowie die eindeutige Identifikation frischer Blutungen. Nachteile gegenüber der MRT-Untersuchung sind die erhebliche Strahlenbelastung, die eingeschränkte Beurteilbarkeit des Hirnstamms sowie die geringere Auflösung und Differenzierbarkeit von Binnenstrukturen des Gehirns.

Häufige CT-Indikationen in der Neurologie sind (keine abschließende Liste):
- Differenzierung zwischen ICB und ischämischem Hirninfarkt im Rahmen der Schlaganfallnotfalldiagnostik (inkl. SAB)
- Ausschluss eines erhöhten Hirndrucks bei Patienten mit Vigilanzminderung
- Primäre Notfalldiagnostik bei Patienten mit akut neu aufgetretenem Psychosyndrom oder Vigilanzminderung
- Nachweis von Frakturen im Bereich des Schädels, Gesichtsschädels oder der Wirbelkörper („spinales CT")
- HNO-Fokussuche bei Patienten mit V. a. bakterielle Meningitis
- Nachweis einer Liquorzirkulationsstörung, z. B. bei V. a. Normaldruckhydrozephalus
- Nachweis eines Aneurysma im Rahmen der CT-Angiografie

2.14.2 Magnetresonanztomografie (MRT)

MERKE
MRT-Untersuchung

Das MRT ist in der Neurologie sowohl für die Untersuchung des Gehirns, des Rückenmarks als auch der Muskulatur geeignet und kommt im Gegensatz zum CT ohne Röntgenstrahlung aus. Beschreibt man Signalveränderungen im MRT, spricht man daher auch nicht von Hyper- oder Hypodensitäten sondern von **Hyper-** oder **Hypointensitäten**.

Es gibt mittlerweile sehr viele unterschiedliche MRT-Sequenzen, wobei insbesondere die folgenden Sequenzen („**Gewichtungen**") prüfungsrelevant sind:
- T1 (Liquor dunkel = hypointens)
- T2 (Liquor hell = hyperintens)
- Diffusion (frische Durchblutungsstörungen sind grell hyperintens)

Wenn kontrastmittelverstärkte Aufnahmen angefertigt werden, dienen die T1-Bilder als Vergleichsbasis.

Häufige MRT-Indikationen und die jeweils wegweisenden Sequenzen sind in ➤ Tab. 2.24 zusammengestellt.

Tab. 2.24 MRT-Indikationen in der Neurologie (zusätzlich zu den CT-Indikationen)

Indikation	Wegweisende Sequenzen und Charakteristika
Multiple Sklerose: Erstdiagnose und Verlaufsbeurteilung der Krankheitsaktivität	T1 ohne und mit KM (KM zeigt frische Läsionen), T2
Frischer ischämischer Hirninfarkt	Diffusion (Ischämie intensiv hyperintens)
V. a. Hirnstammläsionen (ischämisch, entzündlich, infektiös, metabolisch)	Je nach Fragestellung
Differenzialdiagnose von Demenzerkrankungen	Typische Atrophiemuster? Vaskuläre Enzephalopathie (T2)?
Bandscheibenvorfälle oder V. a. Schädigung des Rückenmarks (z. B. Myelitis)	Je nach Fragestellung; häufig: sagittale und axiale T2
Sinus-/Hirnvenenthrombose, Gefäßmalformation, Aneurysma	MR-Angiografie

PLUS
Besondere Sequenzen für Spezialisten

Wie bereits beschrieben, gibt es vielfältige Spezialsequenzen. Einige Prüfungsrelevante für Einserkandidaten sind:
- T2* oder Gradientenecho oder SWI: Sensitiver Blutungsnachweis (Blut als hypointense = schwarze Löcher)
- FLAIR (Fluid Attenuated Inversion Recovery): basiert auf einer T2, allerdings ist Liquor hypointens, guter Kontrast daher gute Sequenz zum Nachweis jedweder Hirnsubstanzschädigung
- STIR: Veränderungen der Muskulatur (z. B. Myositis)
- Funktionelles MRT (fMRT): Nachweis von Hirnaktivität (auf Durchblutungsbasis), z. B. während Aufforderungen befolgt werden
- MR-Spektroskopie: Messen von chemischen Hirnsubstraten (z. B. im Rahmen der Tumordiagnostik)

Mit dem MRT können MR-Angiografien übrigens sowohl mit als auch ohne Kontrastmittel durchgeführt werden.

Die multiple Sklerose ist das Krankheitsbild in der Neurologie, das sich für Prüfungsfragen bezüglich MRT-Befunden besonders eignet, da allein durch das MRT bereits die für die MS-Diagnose unabdingbaren Kriterien der zeitlichen und räumlichen Dissemination der entzündlichen Herde erfüllt sein können.

PLUS
MRT-Befund bei multipler Sklerose

Die entzündlichen Läsionen bei der MS sind typischerweise an folgenden Stellen lokalisiert:
- Um die Seitenventrikel (periventrikulär)
- Direkt unterhalb des Kortex (juxtacortical)
- Im Balken
- In den Kleinhirnstielen
- Im Hirnstamm
- Im Rückenmark

Frische Läsionen sind im T1-Bild mit KM hyperintens KM-aufnehmend, im T1-Bild ohne KM nicht. Alte Läsionen sind im T1-Bild mit und ohne KM hypointens („**Black Holes**"). Läsionen jeden Alters (alte und neue) sind im T2-Bild (oder der FLAIR) hyperintens. Das gleichzeitige Vorkommen von frischen und älteren Läsionen beweist die Mehrzeitigkeit ihrer Entstehung und erfüllt dadurch das Diagnosekriterium der **zeitlichen Dissemination**.

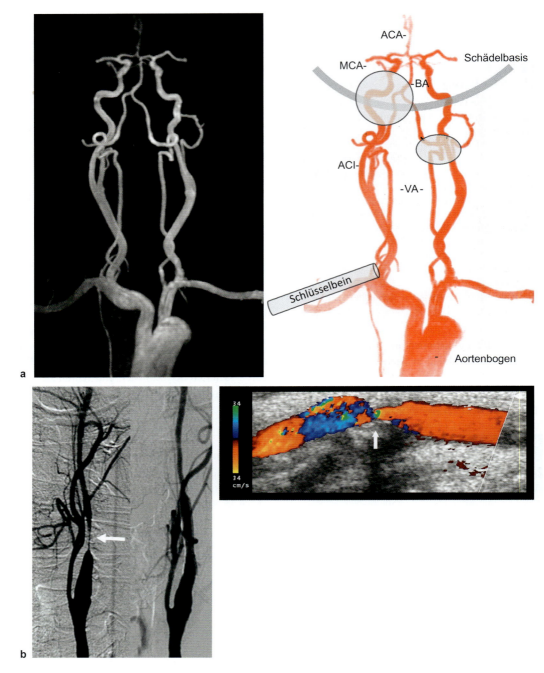

Abb. 2.34 Darstellung der hirnversorgenden extrakraniellen Arterien am Hals. Gerade hier ist es für die Prüfung wichtig, in Angiografien bestimmte Muster zu erkennen, um ein Bild einem Gefäß zuordnen zu können. **a** Sowohl die A. carotis interna (ACI) als auch die A. vertebralis (VA) beschreiben in ihrem Verlauf einen Bogen, die ACI im Bereich des Sinus cavernosus, die VA im Bereich des Atlas („**Atlasbogen-Schleife**"; Kreise im Bild). Das linke Bild ist eine MR-Angiografie des Halses, das rechte eine daraus abgeleitete Schemazeichnung. ACA = A. cerebri anterior, MCA = A. cerebri media, BA = A. basilaris. In **b** ist eine typische proximale Abgangsstenose der ACI dargestellt (Pfeil). Linkes Bild: digitale Subtraktionsangiografie (DSA); rechtes Bild: duplexsonografische Darstellung der Stenose der ACI. [M457/T420; R261]

2.14.3 Angiografie

In der Prüfungssituation werden Sie gegebenenfalls mit drei unterschiedlichen Formen von Angiografie-Aufnahmen konfrontiert:
1. Konventionelle **digitale Subtraktionsangiografie (DSA):** Punktion meistens der Leistengefäße (je nach Fragestellung venös oder arteriell) und dann Durchleuchtung und digitale Bildbearbeitung unter Verwendung von KM. Immer wichtiger wird die Behandlung von Gefäßpathologien im Rahmen der **interventionellen Neuroradiologie.** Hauptindikationen sind:
   a. Mechanische Thrombektomie bei akutem Hirninfarkt mit Verschluss proximaler hirnversorgender Arterien (z. B. ACI)
   b. Angioplastie und Stentversorgung bei Gefäßstenosen
   c. **Coiling** (Einbringen von Platinspiralen) zum Verschluss eines Aneurysmas (evtl. mit Stenting und Gefäß-**Remodelling**)
   d. Behandlung von Gefäßmalformationen oder Fisteln (z. B. durch Verkleben)
   e. Zur Befundklärung nach CT- oder MR-Angiografie
   f. V. a. zerebrale Vaskulitis (DSA ist sensitiver als CT-A oder MR-A)
   g. V. a. Sinus-/Hirnvenenthrombose (ggf. lokale Lysetherapie)
2. CT-Angiografie (CT-A): erfordert jodhaltiges KM; raschestes Untersuchungsverfahren
3. MR-Angiografie (MR-A): kann je nach Fragestellung ohne oder mit KM durchgeführt werden

Wichtiger als die exakte Kenntnis der technischen Details der verschiedenen Angiografien ist jedoch, dass Sie auf Angiografie-Aufnahmen, die Ihnen in der Prüfung vorgelegt werden, die Pathologie finden und die Hauptgefäße benennen können (➤ Abb. 2.34).

PLUS
Ein Angiografie-Bild in der Prüfung – was nun?

Da Sie nicht in der Facharztprüfung sind, wird Ihnen ein Prüfer mit größter Wahrscheinlichkeit im Falle einer Angiografie entweder ein **Aneurysma** vorlegen (suchen Sie nach der kugeligen Aussackung im Bereich von Gefäßaufzweigungen), oder eine **Gefäßstenose** (meistens im Bereich der A. carotis interna; suchen Sie nach einer lokalen Verengung mit weiterem Gefäßdurchmesser vor und nach der Stenose; meistens im Bereich des ACI-Abganges aus der A. carotis communis).

2.15 Ultraschalluntersuchungen

Es ist sehr unwahrscheinlich, dass Sie in der Prüfung einen ausgedruckten Doppler- oder Duplexbefund interpretieren müssen, daher seien an dieser Stelle nur kurz die essenziellen Grundlagen erwähnt.

MERKE
Terminologie bei Ultraschall

Seien Sie sich über die unterschiedliche Bedeutung der folgenden Begriffe im Ultraschallkontext im Klaren:
- **Doppler:** Damit misst man Flussgeschwindigkeiten in einem Gefäß, es erscheint kein anatomisches Bild sondern nur die Kurve des Doppler-Frequenzspektrums, aus dem systolische Maximalgeschwindigkeit und diastolische Flussgeschwindigkeit bestimmt werden können. Im Pulsed-Wave-Modus **(PW-Doppler)** kann man die Messtiefe des Ultraschallsignals bestimmen, im Continous-Wave-Modus **(CW-Doppler)** werden alle Gefäße im Bereich des Doppler-Schallkegels gleichzeitig dargestellt.
- **Duplex:** ein anatomisches Bild, in dem der Blutfluss in einem Gefäß farbcodiert dargestellt wird. Wenn man die exakte Flussgeschwindigkeit haben will, muss man in das Duplex-Bild die Dopplermessung integrieren.
- **B-Bild (B-Mode):** ein anatomisches Bild ohne Flussinformationen.

Beide Techniken kann man sowohl für die *extrakraniellen* hirnversorgenden Gefäße (A. carotis interna, A. carotis communis, A. vertebralis, A. basilaris) als auch für die *intrakraniellen* Gefäße (A. cerebri media, A. cerebri anterior, A. cerebri posterior, A. basilaris) verwenden.
Für besondere Fragestellungen kann zusätzlich für die Untersuchung auch Ultraschallkontrastmittel injiziert werden. Wichtig für transkranielle Untersuchungen ist, dass der Ultraschall durch die Schädelkalotte dringen können muss, was nicht immer möglich ist („fehlendes Knochenfenster").

Typische Indikationen und Befunde von neurologischen Ultraschalluntersuchungen werden in ➤ Tab. 2.25 dargestellt.

Tab. 2.25 Wichtige Indikationen und Befunde der neurologischen Ultraschalluntersuchungen

Technik	Indikation	Befund
Doppler/Duplex	Nachweis und Graduierung von Stenosen der hirnversorgenden Arterien	Höhere Geschwindigkeiten ≙ höherem Stenosegrad
	Nachweis von Dissektionen der hirnversorgenden Gefäße	Darstellung einer Dissektionsmembran und ggf. Stenose
	Nachweis und Graduierung eines Vasospasmus der intrakraniellen Gefäße, z. B. bei SAB (in den ersten 2–3 Wochen oft tägliche Kontrollen notwendig!)	Höhere Geschwindigkeiten ≙ ausgeprägterem Vasospasmus
	Nachweis von Emboliesignalen bei V. a. offenes Foramen ovale (oft mit Ultraschall-KM)	Störsignale durch Miniembolien z. B. in ACI oder A. cerebri media
B-Mode-Bild	V. a. Morbus Parkinson	Transkranieller Nachweis einer Hyperechogenität der Substantia nigra
	Beurteilung von Muskeln und peripheren Nerven	Veränderungen der Muskelbinnenstruktur (z. B. bei bindegewebigem Umbau) oder Nachweis einer z. B. traumatischen Nervendurchtrennung

2.15.1 Nuklearmedizin

Die Nuklearmedizin nutzt radioaktive Isotope, sogenannte **Tracer** oder **Liganden,** für Diagnostik und Therapie. Die Tracer werden so gewählt, dass sie sich in spezifischen Strukturen anreichern und diese dadurch quantifizierbar machen. Wichtige Beispiele für nuklearmedizinische Indikationen in der Neurologie sind in ➤ Tab. 2.26 zusammengestellt.

2.16 Elektrophysiologische Untersuchungen

2.16.1 Elektroenzephalografie (EEG)

Mit der Elektroenzephalografie wird die bioelektrische Aktivität des Gehirns (genauer: die Potenzialschwankungen der elektrischen Aktivität des Ge-

Tab. 2.26 Nuklearmedizinische Indikationen in der Neurologie

Nuklearmedizinische Methode	Indikationen	Bemerkung
FDG-PET (ggf. in Kombination mit CT als PET-CT)	Neurodegenerative Erkrankungen, z. B. Demenzen (typische Hypometabolismusmuster im Gehirn)	Glukose als Tracer zum Nachweis von Stoffwechselaktivität, entweder ↑ bei Tumoren oder regional ↓ bei neurodegenerativen Erkrankungen
PIB-PET	Nachweis von Amyloid bei V. a. Morbus Alzheimer	↑ Tracersignal im Gehirn von Alzheimer-Patienten (aber auch bei 30 % der älteren Normalbevölkerung)
Aminosäure-PET (z. B. [^{11}C]MET)	Nachweis, Ausdehnung und Therapiekontrolle von Hirntumoren	Höhere Sensitivität und Spezifität bei Hirntumoren als FDG-PET
Jod^{123}-Ioflupane-SPECT („DaT-Scan")	V. a. Morbus Parkinson	Dopamintransporter (DaT) in den Basalganglien ↓

hirns) aufgenommen. Hierzu werden i. d. R. ca. 20 Elektroden nach einem international standardisierten Schema an genau definierten Stellen auf der Kopfhaut verteilt (sog. **10–20-System**). Die Ableitung wird für 20 Minuten mit geschlossenen Augen durchgeführt. Dadurch wird der okzipitale **Grundrhythmus** sichtbar. Durch Aktivierungsmethoden wird die diagnostische Aussagekraft von regionalen Hirnfunktionsstörungen und epilepsietypischen Potenzialen erhöht. Solche Aktivierungsmethoden beinhalten **Hyperventilation, Fotostimulation** mit Lichtblitzen unterschiedlicher Frequenz und ein Schlaf-EEG nach **Schlafentzug**.

MERKE
Bedeutung des EEG

Das EEG ist für die Diagnostik, Therapieplanung und -steuerung von Epilepsien unverzichtbar und besitzt hier die größte Aussagekraft. Es ist in diesem Zusammenhang auch sehr hilfreich für die Differenzialdiagnose von Bewusstseinsstörungen: Ist ein Patient komatös wegen eines **nichtkonvulsiven Status epilepticus** oder wegen einer Enzephalopathie?
Bei allen anderen Indikationen und Erkrankungen des Gehirns, ist das EEG hingegen meistens nicht spezifisch: Es zeigen sich zwar vielfältige Auffälligkeiten, wie z. B. generalisierte oder regionale Verlangsamungen. Diese sind allerdings nicht krankheitsspezifisch und daher im Zeitalter der modernen Bildgebung oft eher von geringerer diagnostischer Bedeutung.

PLUS
Das EEG in der Prüfungssituation

Betrachten Sie sich vor der mündlichen Prüfung das Spezialgebiet des neurologischen Prüfers. Normalerweise wird von Studenten nicht die Interpretation von EEG-Ausdrucken erwartet. Das ist eher Teil der Facharztprüfung. Ausnahmen davon könnte es bei Prüfern geben, die ausgewiesene Epilepsiespezialisten sind und möglicherweise ein wenig den Blick fürs Große und Ganze verloren haben.

Die Frequenz der Hirnaktivität (angegeben in Hertz = Wellen pro Sekunde) wird in sogenannten Bändern angegeben. Im Delta-Band (0,5–3 Hz) ist die Aktivität am langsamsten und beschleunigt sich dann über das Theta-Band bis zum bei normalen wachen Patienten vorherrschenden Alpha-Band (8–13 Hz). Ein noch schnelleres Beta-EEG findet man häufig bei Patienten mit Benzodiazepin-Einnahme. Im Normalbefund haben die Patienten einen bei geschlossenen Augen in den okzipitalen Ableitungen besonders gut ausgeprägten **Alpha-Grundrhythmus,** der bei Augenöffnen physiologischerweise unterdrückt wird.

Wichtige Indikationen und Befunde des EEG sind in ➤ Tab. 2.27 zusammengestellt.

Tab. 2.27 EEG: Indikationen und Befunde

Indikation	Typische Befunde
V. a. Epilepsie	Nachweis **epilepsietypischer Potenziale** (z. B. Spike-Wave-Komplexe) im Intervall zwischen epileptischen Anfällen **(interiktal),** seltener direkte Aufzeichnung von epileptischen Anfällen; als Sonderindikation kontinuierliches Video-EEG-Monitoring auf einer Spezialeinheit; hierbei auch invasives Monitoring mit neurochirurgisch implantierten Elektroden möglich – oft als Teil der Diagnostik vor **epilepsiechirurgischen Eingriffen**
V. a. nichtkonvulsiven Status epilepticus	Insbesondere bei älteren Patienten können eine Vigilanzminderung oder ein Psychosyndrom auch durch eine kontinuierliche epileptische Aktivität, aber ohne die typischen motorischen Zeichen (z. B. Kloni) hervorgerufen werden; Diagnose ist nur über das EEG möglich
Patienten mit Bewusstseinsstörungen (qualitativ/quantitativ) zum Nachweis einer Enzephalopathie	Verlangsamungen der Hirnaktivität (z. B. bei urämischer, hepatischer oder septischer Enzephalopathie) oder besondere Wellenkonfigurationen (z. B. triphasische Wellen)
V. a. regionale Hirnfunktionsstörungen (z. B. bei Herpesenzephalitis)	Lokalisierte Verlangsamungen in umgrenzten Hirnregionen sprechen für eine funktionelle oder strukturelle Störung in dem entsprechenden Bereich

Tab. 2.27 EEG: Indikationen und Befunde *(Forts.)*

Indikation	Typische Befunde
Nachweis des Hirntodes	Nachweis eines isoelektrischen EEG bzw. eines irreversiblen Ausfalls der bioelektrischen Hirnaktivität nach speziellen verbindlichen Vorgaben der Bundesärztekammer
V. a. Schlafstörungen	Im Rahmen des „Schlaflabors" werden die unterschiedlichen **Schlafstadien** (1–4 sowie REM-Schlaf) quantifiziert und in Kombination mit zusätzlichen Parametern (z. B. EMG, Sauerstoffsättigung) analysiert

2.16.2 Elektromyografie (EMG)

Auch für das EMG gilt: Normalerweise müssen Sie in der Prüfung keine EMG-Ausdrucke oder -Detailfragen interpretieren bzw. beantworten. Das ist Facharztniveau! Dennoch sollten Sie verstehen, wann ein EMG nützlich ist.

Die Hauptindikation für das EMG besteht darin, eine muskuläre von einer neuropathischen Schädigung zu unterscheiden. Man spricht auch von **myopathischen** oder **neurogenen Mustern**. Hierzu wird der Muskel mittels Nadelelektroden an mehreren Stellen punktiert und die elektrische Muskelaktivität in Ruhe und bei Muskelanspannung abgeleitet. Die Information wird dann sowohl akustisch als auch grafisch in Form von Potenzialen und Wellen auf dem EMG-Monitor dargestellt. Mit dem EMG kann das motorische System ab dem 2. Motoneuron (α-Motoneuron im Rückenmark) bis zum Muskel untersucht werden.

> **PLUS**
> **EMG-Wissen für den Einser-Kandidaten**
>
> Bei einer **neurogenen Schädigung** sind die EMG-Potenziale ausgedünnt („gelichtet") und von hoher Amplitude. Stellen Sie sich das so vor, dass sich die Muskelfasern an die wenigen überlebenden Nervenfasern anschließen, sodass deren Muskelantwortpotenziale größer als normal sind. Dafür gibt es aber weniger solcher Potenziale.
> Bei einer **myopathischen Schädigung** sind die Potenziale hingegen zwar dicht, dafür aber deutlich kleiner als normal. Schließlich ist ja die Muskulatur geschädigt und kann nicht mehr so große Potenziale produzieren.

Die Hauptindikationen des EMG sind in ➤ Tab. 2.28 zusammengefasst.

Tab. 2.28 EMG: Hauptindikationen und Befunde

Indikation	Befund/Bemerkung
V. a. Myopathie (z. B. genetisch, entzündlich oder toxisch) mit generalisiertem Muskelschmerz, ggf. Atrophien und Paresen	Myopathisches Schädigungsmuster im klinisch betroffenen Bereich
V. a. Erkrankung der motorischen Endplatte (= Myasthenie oder Lambert-Eaton-Syndrom, LEMS)	Serienstimulation mit Nachweis eines **Dekrements** (Muskelantworten werden im Verlauf der Stimulation kleiner; bei Myasthenie) oder **Inkrements** (Muskelantworten werden im Verlauf der Stimulation größer; bei LEMS)
Differenzierung zwischen einer Schädigung eines peripheren Nervs (z. B. N. medianus), eines Plexus oder einer Nervenwurzel (z. B. C6)	Nachweis einer neurogenen Schädigung in den jeweiligen Kennmuskeln
V. a. Myotonie (z. B. Morbus Curschmann-Steinert)	Nachweis von myotonen Salven bereits beim Einstich der Nadel in den Muskel
Nachweis einer Beteiligung des peripheren motorischen Nervensystems bei V. a. ALS	Pathologische Spontanaktivität und Zeichen der neurogenen Schädigung

TIPP

Kontraindikation des EMG

Falls ein Prüfer Sie fragt, worauf man bei einer EMG-Untersuchung achten muss, will er meistens darauf hinaus, dass diese Untersuchung bei einer **Antikoagulation** des Patienten kontraindiziert ist (Thrombozytenfunktionshemmer, z. B. ASS sind allerdings kein Hindernis). Es droht die Gefahr größerer Einblutungen oder sogar eines **Kompartment-Syndroms**.

2.16.3 Neurografie

Bei der Neurografie wird die Leitfähigkeit von peripheren Nerven durch Stimulation mit Strom untersucht. Die Ableitung erfolgt normalerweise mit Oberflächenelektroden, sodass die Untersuchung wegen des Stroms von Patienten zwar als unangenehm empfunden wird, aber dennoch nichtinvasiv ist.

Beurteilt werden insbesondere die **Nervenleitgeschwindigkeit** (NLG) und die Amplitude des Antwortpotenzials (Muskelsummenaktionspotenzial, MSAP). Hierdurch gelingt häufig die wichtige Differenzierung zwischen einer **demyelinisierenden** und einer **axonalen Schädigung** (oder einer Mischung aus beiden Varianten). Es können sowohl die motorischen als auch die sensiblen Fasern mit unterschiedlichen Ableitungstechniken untersucht werden.

PLUS

Neurografie-Wissen für den Einserkandidaten

Stellen Sie sich einen Nerv als ein Kupferkabel (≙ Axon) mit einer Gummi-Isolationsschicht (≙ Myelin-Ummantelung) vor. Das Kupferkabel ist notwendig, um die gesamte Informationsmenge weiterzuleiten (ergibt eine normale Amplitude des Antwortpotenzials), die Isolierschicht ermöglicht die rasche Informationsweiterleitung (ergibt eine normale NLG, ➤ Abb. 2.35).
- Bei einer Schädigung des Kupfers (= des Axons) ist die NLG normal, die Amplitude aber vermindert (z. B. bei alkoholbedingter axonaler Polyneuropathie, PNP).
- Bei einer Schädigung der Isolation (= der Myelinisierung) ist die NLG vermindert, die Amplitude aber normal (z. B. bei diabetischer demyelinisierender PNP).

Prüfungsrelevante Indikationen und Befunde der Neurografie sind in ➤ Tab. 2.29 zusammengefasst.

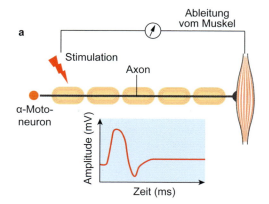
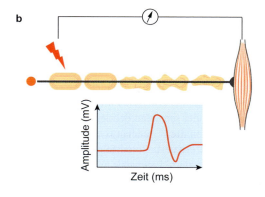
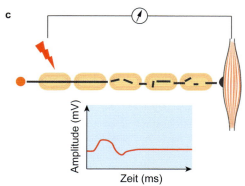

Abb. 2.35 Schematische Darstellung neurografischer Befunde. **a** In der Normalsituation wird der Nerv elektrisch stimuliert und das Antwortpotenzial von einem zugehörigen Muskel abgeleitet. Amplitude und Nervenleitgeschwindigkeit (NLG) sind normal. **b** Bei einer demyelinisierenden Schädigung kommt die ganze Informationsmenge zwar durch das Axon durch (normale Amplitude), die NLG ist aber durch die gestörte Myelinschicht verlangsamt. **c** Bei einer axonalen Schädigung kommt zu wenig Information am Muskel an (Amplitude vermindert), allerdings mit normaler Geschwindigkeit, da die Isolationsschicht ja ungestört ist. In der Realität gibt es häufig auch Mischbefunde zwischen demyelinisierender und axonaler Schädigung. [L231]

Tab. 2.29 Neurografie: Indikationen und Befunde

Indikation	Befund/Bemerkung
V. a. Polyneuropathie	Differenzierung zwischen axonaler und demyelinisierender Schädigung
V. a. auf Polyradikulitis (Guillain-Barré-Syndrom, GBS)	**Verzögerte F-Wellen-Latenzen** (der elektrische Impuls wird vom Nerv in Richtung Rückenmark geschickt und kommt von dort wieder zurück – quasi ein EDV-Ping in der Neurologie; bei einer Schädigung der Nervenwurzeln ist diese Reaktion gestört)
Nachweis einer Nervenschädigung, z. B bei Engpasssyndromen wie dem Karpaltunnelsyndrom	Nachweis der gestörten Erregungsleitung des Nervs im Bereich der Schädigung

2.16.4 Evozierte Potenziale (EP)

Die evozierten Potenziale sind quasi die Neurografie des zentralen Nervensystems. Hierzu werden die verschiedenen sensorischen Systeme stimuliert und die Antwort des Gehirns auf diese Reize abgeleitet und analysiert. Man unterscheidet:
- Somatosensibel evozierte Potenziale (SSEP): Beurteilung der sensiblen Bahnen, meistens durch Stimulation des N. medianus oder N. tibialis
- Akustisch evozierte Potenziale (AEP)
- Visuell evozierte Potenziale (VEP)
- Motorisch evozierte Potenziale (MEP; hierbei erfolgt die Stimulation des motorischen Kortex durch eine Magnetspule; die Leitfähigkeit des motorischen Systems wird bis hin zum Muskel untersucht)

Jede dieser Untersuchungsformen führt beim Gesunden zu typischen Potenzialen im Gehirn (bzw. bei den MEP im Verlauf der Pyramidenbahn bis zum Muskel). In der Analyse werden sowohl die zeitliche Verzögerung (Latenz) bis zum Auftreten dieser Potenziale als auch ihre Form und Amplitude beurteilt (➤ Tab. 2.30).

Tab. 2.30 Evozierte Potenziale: Typen, Indikationen, Befunde und Charakteristika

Typ	Indikationen	Befunde/Charakteristika
SSEP	• V. a. demyelinisierende Schädigung, z. B. bei MS • Prognosebeurteilung bei schwerer hypoxischer Hirnschädigung nach Reanimation • Beurteilung von Schädigungen des Rückenmarks (z. B. traumatisch oder entzündlich)	• Latenzverlängerung der kortikalen Reizantworten • Ausfall der kortikalen Reizantworten prognostisch sehr ungünstig • Nachweis durchgängiger Leitungsbahnen als prognostisch günstiger Marker
AEP	Beurteilung von Hörbahn und Hirnstammfunktion, z. B. bei bewusstlosen Patienten	Latenz und Auftreten von fünf typischen Potenzialen entlang der zentralen Hörbahn im Hirnstamm; stimuliert wird durch Töne über Kopfhörer
VEP	Beurteilung der visuellen Bahn, z. B zum Nachweis einer demyelinisierenden Schädigung bei MS	Verzögerung und Deformierung der sog. *P100-Welle* bei Ableitung vom okzipitalen Kortex; stimuliert wird mit Lichtblitzen oder einem wechselnden Schachbrettmuster
MEP	Nachweis einer Beeinträchtigung des 1. oder 2. Motorneurons, z. B. bei ALS oder als prognostischer Marker bei traumatischer Schädigung	Nach transkranieller Magnetstimulation des motorischen Kortex Ableitung der Antwortpotenziale auf spinaler Ebene (beurteilt Funktion des 1. Motorneurons) und auf peripherer Ebene am Muskel (2. Motorneuron)

KAPITEL 3

Andreas Bender

Leitsymptome und Differenzialdiagnosen

3.1 Benutzerhinweise

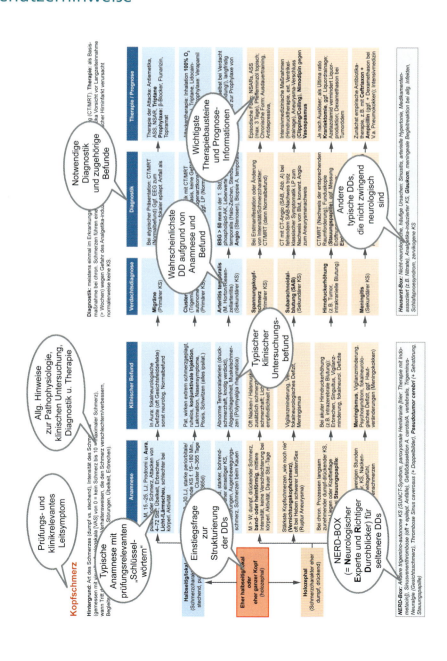

3.2 Ataxie

Hintergrund: Als Ataxie bezeichnet man Koordinationsstörungen bei Bewegungsabläufen. Sie ist das **Leitsymptom der Kleinhirnschädigung**. Klinisch untersucht man Ataxien durch den Finger-Nase- und Knie-Hacken-Versuch (bei Ataxie dysmetrisch, verwackelt), schnelle Drehbewegungen (bei Ataxie Dys- oder Bradydiadochokinese) oder den Finger-Folge-Versuch (dysmetrisch). Auch Sensibilitätsstörungen (z.B. bei Polyneuropathie, spinalem Hinterstrangsyndrom) führen zu unsicheren Bewegungen, die man als „sensible Ataxien" bezeichnet.

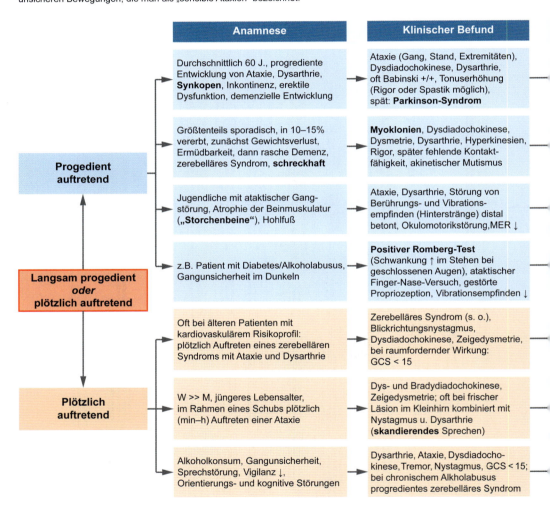

	Anamnese	Klinischer Befund
Progedient auftretend	Durchschnittlich 60 J., progrediente Entwicklung von Ataxie, Dysarthrie, **Synkopen**, Inkontinenz, erektile Dysfunktion, demenzielle Entwicklung	Ataxie (Gang, Stand, Extremitäten), Dysdiadochokinese, Dysarthrie, oft Babinski +/+, Tonuserhöhung (Rigor oder Spastik möglich), spät: **Parkinson-Syndrom**
	Größtenteils sporadisch, in 10–15% vererbt, zunächst Gewichtsverlust, Ermüdbarkeit, dann rasche Demenz, zerebelläres Syndrom, **schreckhaft**	**Myoklonien**, Dysdiadochokinese, Dysmetrie, Dysarthrie, Hyperkinesien, Rigor, später fehlende Kontaktfähigkeit, akinetischer Mutismus
	Jugendliche mit ataktischer Gangstörung, Atrophie der Beinmuskulatur („**Storchenbeine**"), Hohlfuß	Ataxie, Dysarthrie, Störung von Berührungs- und Vibrationsempfinden (Hinterstränge) distal betont, Okulomotorikstörung, MER ↓
Langsam progedient oder plötzlich auftretend	z.B. Patient mit Diabetes/Alkoholabusus, Gangunsicherheit im Dunkeln	**Positiver Romberg-Test** (Schwankung ↑ im Stehen bei geschlossenen Augen), ataktischer Finger-Nase-Versuch, gestörte Propriozeption, Vibrationsempfinden ↓
	Oft bei älteren Patienten mit kardiovaskulärem Risikoprofil: plötzlich Auftreten eines zerebellären Syndroms mit Ataxie und Dysarthrie	Zerebelläres Syndrom (s. o.), Blickrichtungsnystagmus, Dysdiadochokinese, Zeigedysmetrie, bei raumfordernder Wirkung: GCS < 15
Plötzlich auftretend	W >> M, jüngeres Lebensalter, im Rahmen eines Schubs plötzlich (min–h) Auftreten einer Ataxie	Dys- und Bradydiadochokinese, Zeigedysmetrie; oft bei frischer Läsion im Kleinhirn kombiniert mit Nystagmus u. Dysarthrie (**skandierendes** Sprechen)
	Alkoholkonsum, Gangunsicherheit, Sprechstörung, Vigilanz ↓, Orientierungs- und kognitive Störungen	Dysarthrie, Ataxie, Dysdiadochokinese, Tremor, Nystagmus, GCS < 15; bei chronischem Alkoholabusus progredientes zerebelläres Syndrom

NERD-Box: Ataxia teleangiectatica, paraneoplastische Syndrome mit Kleinhirnfunktionsstörung, Vitamin-B_{12}-Mangel mit funikulärer Myelose, episodische Ataxie (Störung von Ionenkanälen), spinozerebelläre Ataxien (SCA), autosomal-dominante zerebelläre Ataxien (ADCA), Neurolues (Tabes dorsales)

Ataxie

Diagnostik: In den meisten Fällen ist eine Bildgebung des Kleinhirns notwendig (CT/MRT). Bei chronisch-progredienten Verläufen ist häufig eine ausführliche genetische Untersuchung notwendig (z.B. spinozerebelläre Ataxien, SCA).

Verdachtsdiagnose	Diagnostik	Therapie/Prognose
Multisystematrophie – zerebellärer Typ (MSA-C)	MRT (T2w: Hyperintensität im Pons, Putamen hypointens), **autonome Funktionsprüfung** (Synkopen), SPECT/PET	Behandlungsversuch mit L-Dopa, wenn zusätzliche Parkinson-Symptomatik, ansonsten symptomatische Therapie (z.B. bei Blasenstörungen)
Creutzfeld-Jakob-Erkrankung (CJD)	MRT (symmetrische Signalsteigerung in Basalganglien, Kortex), LP (**Protein 14-3-3**, Tau ↑), Genetik, EEG (**triphasische Wellen**)	Nur symptomatisch-supportiv; verläuft rasch progredient bis zum Tod (innerhalb 6–12 Mon.)
Friedreich-Ataxie (als Bsp. für die zahlreichen genetischen Ataxien)	Genetik (**GAA-Repeats**), Neurografie (axonale Schädigung), SEP (Amplitude ↓), MRT (Kleinhirnatrophie), kardiale Diagnostik	Symptomatische Behandlung der kardialen Komponente (z.B. Implantation Defi/Schrittmacher), Physiotherapie
Polyneuropathie (PNP) („sensible Ataxie")	EMG (Nachweis der neurogenen Schädigung), Neurographie (NLG ↓ u./o. Amplituden ↓), Diagnostik zur Ätiologieklärung (Labor, Genetik, Biopsie)	Optimierung Grundkrankheit (z.B. Alkoholabstinenz, Diabetes-Einstellung), evtl. α-Liponsäure
Kleinhirninfarkt	MRT + MR-Angio (in Diffusion hyperintense Läsion im Kleinhirn, evtl. Nachweis einer Stenose der A. vertebralis/basilaris)	Wenn ausgeprägte Symptomatik u. **Zeitfenster < 4,5 h: systemische Lysetherapie** +/– lokale Rekanalisation; Stroke-Unit, adäquate Sekundärprophylaxe
Multiple Sklerose (MS)	MRT +/– KM (Nachweis einer **demyelinisierenden** entzündlichen Läsion); LP (↑ Zellen, **OKB+**), SEP/VEP (Latenzverlängerung)	**Schubtherapie** mit Steroiden o. Plasmapherese, Prophylaxe mit **immunmodulatorischer Therapie** (z.B. Interferone)
Alkoholintoxikation	Anamnese, wenn Vigilanzminderung, ggf. CT (Ausschluss einer Blutung), bei chron. Konsum: CT/MRT (Kleinhirnatrophie)	Überwachung Vitalparameter, Ausgleich Elektrolytstörungen, Gabe **Vitamin B$_1$**, bei chron. Substanzmissbrauch: Entzugsbehandlung

Hausarzt-Box: Natürlich ist die Erwähnung von Alkohol als Auslöser eines zerebellären Syndroms trivial, andererseits wollen die Prüfer oft gerade sehen, dass Studenten nicht nur die exotischen Kolibris, sondern auch die alltäglichen Ursachen kennen! Medikamentös (z.B. Phenytoin, Lithium)

3.3 Plötzlicher Bewusstseinsverlust

Hintergrund: Aus neurologischer Sicht handelt es sich bei einem plötzlichen Bewusstseinsverlust häufig um die Abgrenzung zwischen epileptischen Anfällen und Synkopen. Wichtig für die Differenzierung ist die Frage der Dauer des Bewusstseinsverlusts (Synkopen eher nur einige Sekunden) und der nachfolgenden Reorientierungsphase (Synkope: Sekunden–wenige Minuten, epileptischer Anfall: viele min–h). **Cave:** Weder Zungenbiss, Kloni noch Einnässen differenzieren sicher zwischen epileptisch und nichtepileptisch.

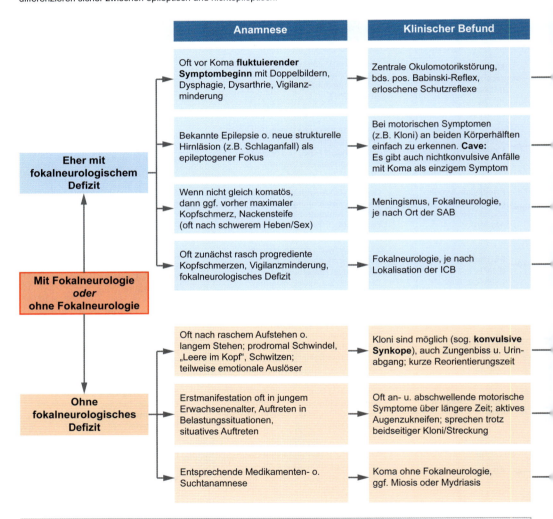

NERD-Box: septische Enzephalopathie, renale oder hepatische Enzephalopathie, serotonerges oder anticholinerges Syndrom (Medikamenten-NW; auf Hauttemperatur und Pupillen achten!), Sinusvenenthrombose, jede Hirndruckerhöhung (z.B. akuter Hydrozephalus, Meningitis mit diffusem Hirnödem)

3.3 Plötzlicher Bewusstseinsverlust

Diagnostik: Graduierung der Bewusstlosigkeit anhand GCS (3–15 Punkte; tiefe Bewusstlosigkeit/Koma bei < 9 Punkte); bei anhaltendem Bewusstseinsverlust Notfall-BGA (inkl. Blutzucker!) und bei fehlender Erklärung sofortige CT-Diagnostik.
Therapie: Unabhängig von Ursache auf ausreichende Schutzreflexe (Aspirationsgefahr!) achten und ggf. Schutzintubation.

Verdachtsdiagnose	Diagnostik	Therapie/Prognose
Basilaristhrombose (ggf. auch als kurzzeitige TIA)	CT mit CT-Angiografie zum Nachweis von Stenose/Verschluss der A. basilaris; ggf. Duplex/TCD Im Verlauf: TEE, LZ-EKG (Ursachensuche für Embolie)	**Möglichst schnelle intraarterielle, mechan. Rekanalisierungstherapie;** ggf. bis dahin überbrückend i.v. Lysetherapie („Bridging")
Epileptischer Anfall	Zusätzlich zur Basisdiagnostik noch EEG (wenn EEG nicht gleich verfügbar, ggf. auf Verdacht antikonvulsiv behandeln)	Rasch wirksame antikonvulsive Therapie (z.B. Benzodiazepine, Phenytoin, Levetiracetam, Valproat, ggf. Narkose)
Subarachnoidal-blutung (SAB)	CT mit **CT-Angiografie** (eine SAB, die zum Koma führt, ist immer im CT zu erkennen, theroretisch sonst noch LP mgl.), **TCD (Vasospasmus?)**	Intensivmedizinische Maßnahmen, Hirndrucktherapie, frühes Ausschalten eines Aneurysmas, Vasospasmusprophylaxe (Nimodipin)
Intrazerebrale Blutung (ICB)	CT mit CT-Angiografie; ggf. im Verlauf bei atypischer Konstellation noch Angiografie u. Histologie (von OP-Präparat)	Intensivmedizinische Maßnahmen, Hirndrucktherapie, ggf. bei oberflächlicher ICB neurochirurgische OP
Synkope	Sehr rasch selbstlimitierend; im Intervall: EKG, **Schellong-Test**, Kipptisch-Untersuchung, Duplex Halsgefäße, EEG, ggf. Event-Rekorder	Je nach Ätiologie; symptomatisch ggf. Sympathomimetika, Mineralokortikoide; Verhaltensanpassung
Psychogen	EEG, Video-EEG, psychiatrisches Konsil	Aufklärung, Psychotherapie
Intoxikation	Toxikologisches Screening, bei bekannter Substanz Spiegelbestimmung, ggf. Veränderungen im EKG, ausführliches Labor (Leberschädigung?)	Evtl. Magenspülung, Aktivkohle, spezfische Antidota (z.B. **Flumazenil, Naloxon**), Kontakt zu **Giftinformationszentren**

Hausarzt-Box: Hypoglykämie (vor jeder aufwendigen Diagnostik kurzer BZ-Test!), Hypothyreose, Elektrolytstörung, Herz-Kreislauf-Stillstand (Maximalvariante einer Synkope; oft bei KHK mit Myokardinfarkt o. Kammerflimmern)

3.4 Doppelbilder

Hintergrund: Doppelbilder entstehen meistens durch Schädigung des N. oculomotorius (HN III), N. trochlearis (HN IV) oder N. abducens (HN VI). Die Doppelbilder nehmen beim Blick in Richtung der eigentlichen Funktion des gelähmten Hirnnervs zu und sind entweder vertikal schräg oder horizontal versetzt. Zentrale Störungen, die zu einer Funktionsbeeinträchtigung der konjugierten Augensteuerung führen, werden „zentrale Okulomotorikstörungen" (ZOMST) genannt,

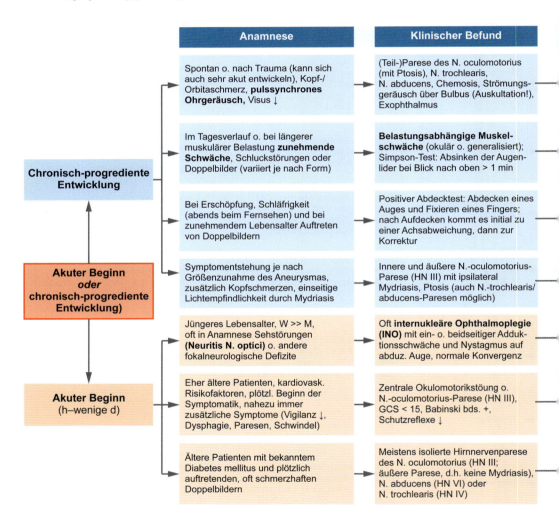

	Anamnese	Klinischer Befund
	Spontan o. nach Trauma (kann sich auch sehr akut entwickeln), Kopf-/Orbitaschmerz, **pulssynchrones Ohrgeräusch,** Visus ↓	(Teil-)Parese des N. oculomotorius (mit Ptosis), N. trochlearis, N. abducens, Chemosis, Strömungsgeräusch über Bulbus (Auskultation!), Exophthalmus
Chronisch-progrediente Entwicklung	Im Tagesverlauf o. bei längerer muskulärer Belastung **zunehmende Schwäche,** Schluckstörungen oder Doppelbilder (variiert je nach Form)	**Belastungsabhängige Muskelschwäche** (okulär o. generalisiert); Simpson-Test: Absinken der Augenlider bei Blick nach oben > 1 min
	Bei Erschöpfung, Schläfrigkeit (abends beim Fernsehen) und bei zunehmendem Lebensalter Auftreten von Doppelbildern	Positiver Abdecktest: Abdecken eines Auges und Fixieren eines Fingers; nach Aufdecken kommt es initial zu einer Achsabweichung, dann zur Korrektur
Akuter Beginn oder chronisch-progrediente Entwicklung)	Symptomentstehung je nach Größenzunahme des Aneurysmas, zusätzlich Kopfschmerzen, einseitige Lichtempfindlichkeit durch Mydriasis	Innere und äußere N.-oculomotorius-Parese (HN III) mit ipsilateral Mydriasis, Ptosis (auch N.-trochlearis/abducens-Paresen möglich)
	Jüngeres Lebensalter, W >> M, oft in Anamnese Sehstörungen **(Neuritis N. optici)** o. andere fokalneurologische Defizite	Oft **internukleäre Ophthalmoplegie (INO)** mit ein- o. beidseitiger Adduktionsschwäche und Nystagmus auf abduz. Auge, normale Konvergenz
Akuter Beginn (h–wenige d)	Eher ältere Patienten, kardiovask. Risikofaktoren, plötzl. Beginn der Symptomatik, nahezu immer zusätzliche Symptome (Vigilanz ↓, Dysphagie, Paresen, Schwindel)	Zentrale Okulomotorikstöung o. N.-oculomotorius-Parese (HN III), GCS < 15, Babinski bds. +, Schutzreflexe ↓
	Ältere Patienten mit bekanntem Diabetes mellitus und plötzlich auftretenden, oft schmerzhaften Doppelbildern	Meistens isolierte Hirnnervenparese des N. oculomotorius (HN III; äußere Parese, d.h. keine Mydriasis), N. abducens (HN VI) oder N. trochlearis (HN IV)

NERD-Box: Lambert-Eaton myasthenes Syndrom (LEMS, meistens als paraneoplast. Syndrom, im EMG: Inkrement; AK gegen präsynapt. Kalziumkanäle), Tolosa-Hunt-Syndrom, okuläre Myositis, Miller-Fisher-Syndrom, Guillain-Barré-Syndrom (GBS), Moebius-Syndrom (Aplasie der Abducens- und Fazialiskerne), Herpes zoster, Migräne (Aurasymptome)

wobei insbesondere die **internukleäre Ophthalmoplegie (INO)** zu Doppelbildern führt und sehr prüfungsrelevant ist. Bei der N.-oculomotorius-Parese wird die komplette von der inneren (nur außen liegende parasympathische Fasern betroffen – Mydriasis) und äußeren (Ptosis und Abweichung des Bulbus nach außen unten) Parese unterschieden.

Verdachtsdiagnose	Diagnostik	Therapie/Prognose
Sinus-Cavernosus-Fistel (arteriovenöser Shunt)	CT/MRT mit Angiografie (erweiterte venöse Gefäße im Sinus cavernosus), konventionelle Angiografie	Verschluss der Fistel (angiografisch durch **Embolisation**, neurochirurgisch o. durch stereotaktische Bestrahlung)
Myasthenia gravis	Klinische Provokationstests, EMG mit **repetitiver Stimulation** (**Dekrement** in Muskelantwort), Labor (**Acetylcholin-Rez-AK**, MUSK-AK), CT-Thorax (**Thymom**)	Symptomatisch: Pyridostigmin, intensivmed. Maßnahmen; kausal: Immunsuppression (z.B. Steroide, Azathioprin), Thymektomie
Latenter Strabismus	Klinische Untersuchung (Abdecktests!)	Aufklärung, ggf. Brillenanpassung
Aneurysma (A. basilaris/ A. carotis int./ A. comm. posterior)	CT/MRT mit Angiografie (Nachweis des Aneurysmas)	Verschluss des Aneurysmas (endovaskulär durch **Coiling** o. neurochirurgisch durch **Clipping**)
Multiple Sklerose	MRT (Nachweis einer demyelinisierenden Läsion, bei einer INO im Bereich des **medialen Längsbündels (MLF)**)	**Schubtherapie** mit Steroidstoß o. Plasmapherese, langfristige **Schubprophylaxe** mit Immunmodulatoren (z.B. **Interferone, Natalizumab**)
Hirnstamminfarkt	MRT (frische Diffusionsstörung; CT zur Beurteilung des Hirnstammbereichs oft ungeeignet), Doppler/Duplex (Verschluss/**Stenose A. basilaris**)	Wenn noch kein Infarkt demarkiert, **Rekanalisationsversuch** (system. Lyse +/– lokale Thrombektomie), adäquate Sekundärprophylaxe, Rehabilitation
Diabetes mellitus	Nachweis der diabetischen Stoffwechsellage, CT/MRT (Normalbefund), LP (Normalbefund)	Optimierung der BZ-Einstellung; ggf. Augenklappe gegen Doppelbilder, **Prismenbrille**; ggf. Korrektur-OP

Hausarzt-Box: Tumor im Bereich der Orbita, Orbitafraktur, endokrine Ophthalmopathie (oft Morbus Basedow mit Hyperthyreose und Exopthalmus), traumatische Läsion der Hirnnerven

3.5 Gangstörung

Hintergrund: Gangstörungen sind oft multifaktoriell und können Folge von Störungen in ganz unterschiedlichen neurologischen Systemen sein (z.B. auch bei Schwindel). Natürlich gehen auch viele Schlaganfälle mit einer Gangstörung einher (z.B. Wernicke-Mann-Gangbild), die hier aber nicht besprochen werden. Eine Verschlimmerung der Gangstörung in Dunkelheit bzw. bei geschlossenen Augen spricht dafür, dass der sensible/sensorische Input eine wesentliche Rolle bei der Gangstörung spielt (z.B. bei PNP).

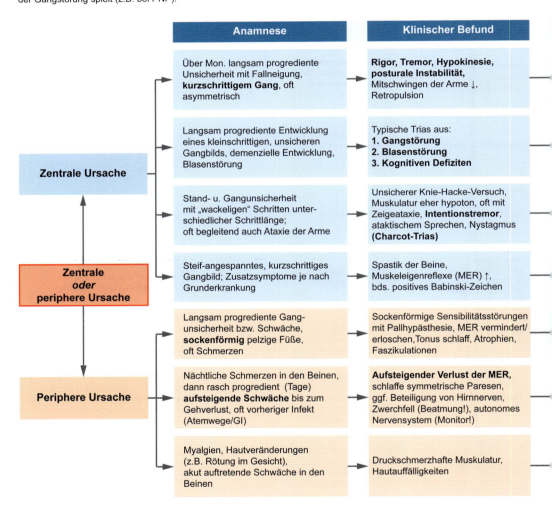

NERD-Box: *progressive supranukleäre Blickparese (PSP), Vitamin-B_{12}-Mangel (funikuläre Myelose), Lues (Tabes dorsales), Neuromyelitis optica (Gangstörung mit Neuritis Nn. optici, Aquaporin-AK+), chronisch-inflammatorische, demyelinisierende Polyneuropathie (CIDP), psychogene Gangstörung (oft mit grotesk anmutendem Bewegungsablauf), Chorea Huntington, Drop Attacks (zerebrale Perfusionsstörung); zervikale Myelopathie, lumbale Spinalkanalstenose*

Gangstörung

Diagnostik: Basis ist die ausführliche Anamnese und klinisch-neurologische Untersuchung mit entsprechender apparativer Vertiefung je nach Verdachtsdiagnose. **Therapie:** In Abhängigkeit von der Ätiologie.

Verdachtsdiagnose	Diagnostik	Therapie/Prognose
Morbus Parkinson	CT/MRT (Normalbefund), nuklearmedizinische Untersuchung (FDG-PET; DaT-Scan: dopaminerges Defizit in den Basalganglien)	**Levodopa**, Dopaminagonisten, ggf. tiefe Hirnstimulation (tHS)
Normaldruckhydrozephalus (NPH)	CT/MRT (erweiterte innere Liquorräume, „Polkappen" mit Liquorübertritt ins Hirnparenchym)	**Liquorablassversuch** durch LP; wenn dieser pos., dann ggf. Anlage eines Shuntsystems
Zerebelläre Ataxie (z.B. Alkoholintox.)	CT/MRT (Kleinhirnatrophie oder -läsionen), umfangreiches Labor (Vitaminmangel?), genetische Testung (hereditäre Ataxien)	Je nach Ursache: Alkoholabstinenz, Vitaminsubstitution, Physiotherapie
Paraspastik (z.B. bei multipler Sklerose, [MS])	MRT spinal (demyelinisierender Plaque), Tibialis-SEP (Latenzverlängerung), Liquordiagnostik (bei MS Zellen leicht erhöht)	Bei MS: **Schubtherapie** mit Kortisonstoß, zur **Prophylaxe** immunmodulatorische Therapie; bei chron.-progredienter Form ggf. **Mitoxantron**
Polyneuropathie	Labor (BZ, HbA1c, Vitamine), LP, Neurografie (verminderte Amplituden/reduzierte Nervenleitgeschwindigkeit), ggf. Genetik (z.B. Friedreich-Ataxie)	Je nach Ursache: Alkoholabstinenz, BZ-Einstellung bei Diabetes mell., ggf. **α-Liponsäure**, Schmerztherapie (z.B. Pregabalin)
Akute Polyradikulitis (Guillain-Barré-Syndrom, GBS)	LP („**zytoalbuminäre Dissoziation**" mit Eiweiß ↑, Zellen normal), Neurografie (F-Wellen-Latenzen ↑), Labor (Campylobacter-Serologie +)	**Intravenöse Immunglobuline (IvIg)** o. alternativ Plasmapherese; intensivmedizin. Überwachung (evtl. Schrittmacherimplantation, Beatmung)
Dermatomyositis (DD Polymyositis, Einschlusskörpermyositis)	Labor (CK ↑, spezifische Antikörper, z.B. Mi-2; unspezifische AK, z.B. ANA, RF); EMG (myopath. Muster), MRT (Muskelödem). Muskelbiopsie	Prednison oder IvIg in Akutphase, dann zusätzliche Immunsuppression zum Einsparen von Kortison (z.B. Azathioprin, MTX)

Hausarzt-Box: Schwindel, höheres Lebensalter, Sehstörungen (z.B. Katarakt), Nebenwirkungen von Medikamenten (z.B. Betablocker mit Schwindel)

3.6 Kopfschmerz

Hintergrund: Art des Schmerzes (dumpf vs. stechend), Intensität des Schmerzes (gemessen mit visueller Analogskala [VAS] von 0 = kein Schmerz bis 10 = maximaler Schmerz), wann tritt der Schmerz auf, gibt es Verhaltensweisen, die den Schmerz verschlechtern/verbessern, Begleitsymptome (z.B. Aura, autonome Störungen, Übelkeit, Erbrechen).

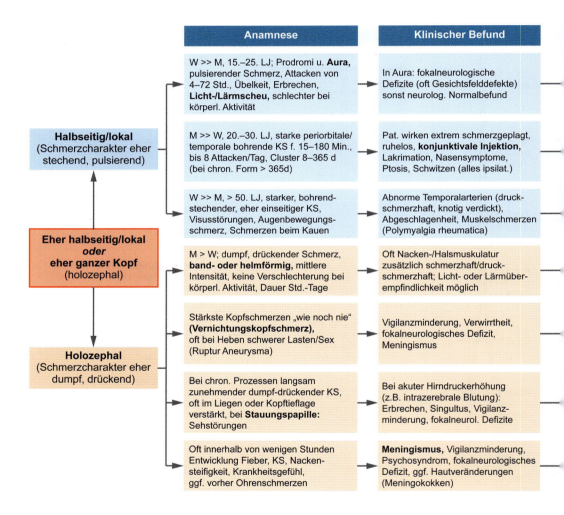

Anamnese	Klinischer Befund
W >> M, 15.–25. LJ; Prodromi u. **Aura**, pulsierender Schmerz, Attacken von 4–72 Std., Übelkeit, Erbrechen, **Licht-/Lärmscheu**, schlechter bei körperl. Aktivität	In Aura: fokalneurologische Defizite (oft Gesichtsfelddefekte) sonst neurolog. Normalbefund
M >> W, 20.–30. LJ, starke periorbitale/temporale bohrende KS f. 15–180 Min., bis 8 Attacken/Tag, Cluster 8–365 d (bei chron. Form > 365d)	Pat. wirken extrem schmerzgeplagt, ruhelos, **konjunktivale Injektion**, Lakrimation, Nasensymptome, Ptosis, Schwitzen (alles ipsilat.)
W >> M, > 50. LJ, starker, bohrend-stechender, eher einseitiger KS, Visusstörungen, Augenbewegungsschmerz, Schmerzen beim Kauen	Abnorme Temporalarterien (druckschmerzhaft, knotig verdickt), Abgeschlagenheit, Muskelschmerzen (Polymyalgia rheumatica)
M > W; dumpf, drückender Schmerz, **band- oder helmförmig**, mittlere Intensität, keine Verschlechterung bei körperl. Aktivität, Dauer Std.-Tage	Oft Nacken-/Halsmuskulatur zusätzlich schmerzhaft/druckschmerzhaft; Licht- oder Lärmüberempfindlichkeit möglich
Stärkste Kopfschmerzen „wie noch nie" **(Vernichtungskopfschmerz)**, oft bei Heben schwerer Lasten/Sex (Ruptur Aneurysma)	Vigilanzminderung, Verwirrtheit, fokalneurologisches Defizit, Meningismus
Bei chron. Prozessen langsam zunehmender dumpf-drückender KS, oft im Liegen oder Kopftieflage verstärkt, bei **Stauungspapille**: Sehstörungen	Bei akuter Hirndruckerhöhung (z.B. intrazerebrale Blutung): Erbrechen, Singultus, Vigilanzminderung, fokalneurol. Defizite
Oft innerhalb von wenigen Stunden Entwicklung Fieber, KS, Nackensteifigkeit, Krankheitsgefühl, ggf. vorher Ohrenschmerzen	**Meningismus**, Vigilanzminderung, Psychosyndrom, fokalneurologisches Defizit, ggf. Hautveränderungen (Meningokokken)

Halbseitig/lokal (Schmerzcharakter eher stechend, pulsierend)

Eher halbseitig/lokal oder eher ganzer Kopf (holozephal)

Holozephal (Schmerzcharakter eher dumpf, drückend)

NERD-Box: Andere trigemino-autonome KS (SUNCT-Syndrom, paroxysmale Hemikranie [hier: Therapie mit Indometacin]), Sinusvenenthrombose (oft + epilept. Anfälle), Gefäßdissektion A. carotis/A. vertebralis, Trigeminus-Neuralgie (Gesichtsschmerz), Thrombose Sinus caverosus (+ Doppelbilder), **Pseudotumor cerebri** (+ Sehstörung, Stauungspapille)

Kopfschmerz

Diagnostik: meistens einmal im Erkrankungsverlauf zerebrale Bildgebung notwendig (CT/MRT). **Therapie:** als Basismaßnahme bei chron. Schmerzen führen eines Kopfschmerztagebuchs; bei Analgetika Vorsicht vor Langzeiteinnahme (> Wochen) wegen Gefahr des Analgetika-induzierten KS. Ein „normaler" ischämischer Hirninfarkt verursacht normalerweise keine KS.

Verdachtsdiagnose	Diagnostik	Therapie/Prognose
Migräne (Primärer KS)	Bei atypischer Präsentation: CT/MRT (Normalbefund), ggf. EEG zum Ausschluss fokaler epilept. Anfall als Aura-Ursache	Therapie der Attacke: Antiemetika, ASS, NSAR, **Triptane** Prophylaxe: β-Blocker, Flunarizin, Topiramat; wenn erfolglos, monoklonale AK gegen CGRP
Cluster-Kopfschmerz (Trigeminoautonome KS) (Primärer KS)	Ausschlussdiagnostik mit CT/MRT (normale Schädelbasis, keine Gefäßauffälligkeiten), Augenarztkonsil wg. DD Glaukom, ggf. LP (Normalbefund)	Attackentherapie: Inhalation **100% O_2** (7–15L/min.), Triptane, Lidocain-Nasentropfen Prophylaxe: Verapamil (hohe Dosis)
Arteriitis temporalis (M. Horton/Riesenzellarteriitis) (Sekundärer KS)	**BSG > 50 mm** in der 1. Std; Antiphospholipid-AK, Leberwerte ↑, Duplex A. temporalis (Halo-Zeichen, Stenosen), **MR-Angio** (Stenosen), Biopsie A. temporalis	**Glukokortikoide** selbst bei Verdacht (Gefahr der Erblindung!), langfristig MTX, ggf. ASS zur Prophylaxe von Ischämien
Spannungskopfschmerz (Primärer KS)	Bei Erstmanifestation oder Änderung von Intensität/Schmerzcharakter: CT/MRT (dann Normalbefund)	Episodische Form: NSARs, ASS (max. 3 Tage), Pfefferminzöl topisch; Chronische Form: Ausdauertraining, Antidepressiva,
Subarachnoidalblutung (SAB) (Sekundärer KS)	CT mit CT-Angio (SAB) bei fehlendem SAB-Nachweis trotz klassischer Symptomatik LP zum Nachweis von Blut, konvent. Angio zum Aneurysmanachweis	Intensivmedizinische Maßnahmen (Hirndrucktherapie, ext. Ventrikeldrainage), Aneurysma-Verschluss **(Clipping/Coiling), Nimodipin** gegen **Vasospasmus**
Hirndruckerhöhung (z.B. Tumor, intrakranielle Blutung)	CT/MRT (Nachweis der entsprechenden Raumforderung), Funduskopie **(Stauungspapille)**, ggf. Messung Eröffnungsdruck bei LP (cave: **Einklemmung**)	Je nach Auslöser; als Ultima Ratio **Kraniektomie**, ggf. Liquordrainage; Azetazolamid vermindert Liquorproduktion; Dexamethason bei Tumorödem
Bakterielle Meningitis (Sekundärer KS)	LP (Nachweis entzündlicher Liquor, Erregernachweis, z.B. AG-Schnelltests) CAVE: vorher Ausschluss signif. Hirndruckerhöhung (Herniation!)	Zunächst empirische Antibiotikatherapie, z.B. mit **Ceftriaxon + Ampicillin** (ggf. + Dexamethason bei V.a. Pneumokokken); Intensivmedizin

Hausarzt-Box: Nichtneurologische, häufige Ursachen: Sinusitis, arterielle Hypertonie, Medikamenten-assoziiert (z.B. Nitrate), Analgetika-induzierter KS, **Glaukom**, meningeale Begleitreaktion bei allg. Infekten, Schlafapnoesyndrom, zervikogene KS

3.7 Faziale Parese („Fazialisparese")

Hintergrund: Die Unterscheidung zwischen zentraler fazialer Parese (Stirnrunzeln möglich) und peripherer Fazialisparese (Stirnrunzeln nicht möglich) gehört sicher zu den am häufigsten gestellten Prüfungsfragen. Bei einer zentralen Parese spricht man besser von einer „fazialen Parese" und nicht von einer „Fazialisparese", da streng genommen dabei der Nerv ja nicht betroffen ist (sondern die Verbindungen vom motorischen Kortex zu diesem Nervenkerngebiet im Hirnstamm). Selbstverständlich häufig auch traumatische Genese bei SHT mit Felsenbeinfraktur. Frage nach prädisponierenden Faktoren, z.B. Immunsuppression oder Diabetes mellitus.

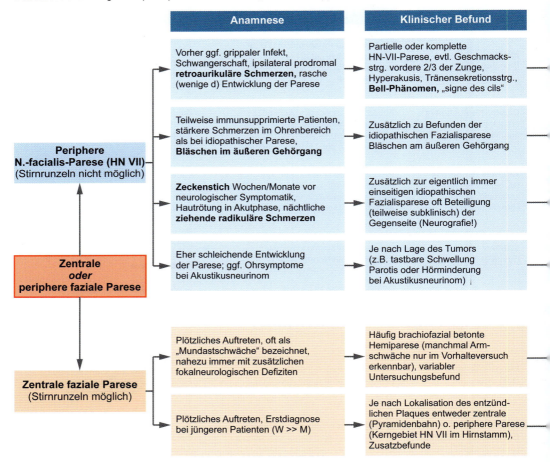

NERD-Box: besondere Verlaufsform des Guillain-Barré-Syndroms (GBS), Miller-Fisher-Syndrom, Melkersson-Rosenthal-Syndrom, medikamentös-toxisch (z.B. Ciclosporin A), Meningeosis carcinomatose/leucaemica

3.7 Faziale Parese ("Fazialisparese")

Diagnostik: klinische Untersuchung und bei V.a. zentrale Ursache Bildgebung, bei peripherer Parese ggf. LP. Bei zentralen Ursachen finden sich fast immer zusätzliche neurologische Symptome, da es unwahrscheinlich ist, dass selektiv nur Verbindungen zum N.-facialis-Kerngebiet betroffen sind. Eine genaue Kenntnis der verschiedenen physiologischen N.-facialis-Funktionen bzw. Reihenfolge des Abgangs der Äste beeindruckt die Prüfer! **Therapie:** Basis sind spezielle N.-facialis-Physiotherapie-Übungen, weiter dann je nach Ursache.

Verdachtsdiagnose	Diagnostik	Therapie/Prognose
Idiopathische Fazialisparese (Bell-Parese)	Geschmacks- und Hörprüfung, Inspektion des äußeren Gehörgangs (Herpes zoster?), Fazialisneurografie (Untererregbarkeit), Borrelienserologie, ggf. LP	**Prednison** 2 × 25 mg p.o. für 10 d; Schutz des Auges vor Austrocknen (Hornhaut!) bei inkomplettem Lidschluss; günstige Prognose
Zoster oticus	LP (lymphozytäre Pleozytose, Eiweiß ↑), Varizella-zoster-Virus-PCR i. Liquor pos.; ggf. Suche nach Immunsuppression (z.B. Tumorscreening)	**Aciclovir** (p.o./i.v.) o. alternativ Famciclovir; wenn keine zugrunde liegende Immunsuppression, zusätzlich Prednison
Neuroborreliose	LP (entzündl. Liquorsyndrom, pos. IgG- und IgM-AK-Indices mit ↑ Werten im Liquor). Eine Neuroborreliose kann ohne pos. LP-Befund nicht diagnostiziert werden!	**Ceftriaxon** (i.v.) für 14–21 d, alternativ Doxycyclin (p.o.); günstige Prognose
Tumoren (insbesondere im Kleinhirnbrückenwinkel)	CT/MRT (+/– KM), AEP, Audiometrie; bei V.a. Meningeosis carcinomatosa zusätzlich LP (maligne Zellen)	Je nach Tumor; chirurgisches oder radiochirurgisches Vorgehen
Schlaganfall	**"Stroke-CT"** (oft mit CT-Angio und CT-Perfusion) o. MRT (mit Diffusionswichtung); im Verlauf zusätzliche Schlaganfalldiagnostik	Wenn im **Zeitfenster** (< 4,5 h) systemische **Lysetherapie** und ggf. **mechanische Rekanalisation**; dann Aufnahme **Stroke-Unit**, adäquate Sekundärprophylaxe
Multiple Sklerose (MS)	MRT (+/– KM mit entzündlichem Plaque), evozierte Potenziale (AEP, SEP, VEP mit Latenzverlängerung), LP (entzündliches Liquorsyndrom, OKB)	Schubtherapie mit Steroiden ("Kortisonstoß") oder Plasmapherese/Immunadsorption), **Langzeittherapie** mit Immunmodulation (z.B. Interferon)

Hausarzt-Box: Diabetes mellitus, Parotitis, Otitis

3.8 (Teil-)Parese eines Beins oder Arms

Hintergrund: Wichtig ist die Geschwindigkeit der Symptomentwicklung und das Erfassen von Zusatzfaktoren (z.B. Diabetes mell.). Schlaganfälle sind hier nicht dargestellt, da sie nahezu immer zu einer Hemiparese führen und nicht etwa zu einer **Monoparese** einer Extremität.

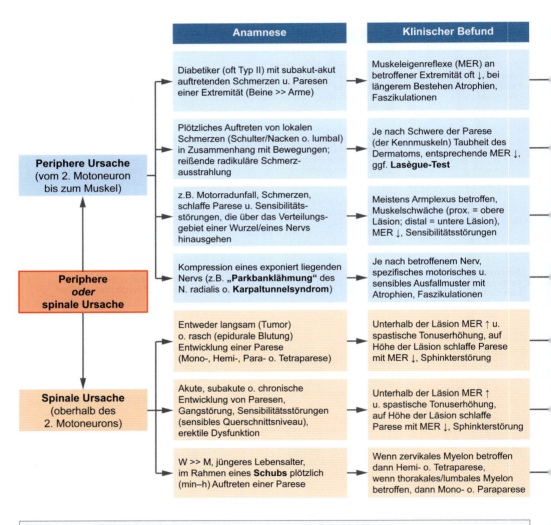

NERD-Box: Borreliose, neuralgische Amyotrophie (Armplexusneuritis), Polio-Myelitis

3.8 (Teil-)Parese eines Beins oder Arms

Diagnostik: Entscheidend für die klinische Diagnose ist die Differenzierung zwischen Schädigung des 1. Motoneurons (z.B. im Rückenmark mit MER ↑, Spastik) und des 2. Motoneurons (= peripherer Nerv mit MER ↓, Atrophien, Faszikulationen). Die apparative Diagnostik basiert einerseits auf Darstellung der Schädigung (MRT, CT, Sono), andererseits auf der Überprüfung der Funktion (SEP, MEP, Neurografie, EMG). **Therapie:** je nach Ursache; Physiotherapie und Rehabilitation als Basis.

Verdachtsdiagnose	Diagnostik	Therapie/Prognose
Diabetische asymmetrische Neuropathie („Multiplex-Typ")	Labor mit BZ-Tagesprofil u. **HbA1c** (↑), Neurografie **(axonale Schädigung)**, EMG (neuropathisches Muster)	Optimierung der BZ-Einstellung, ggf. **α-Liponsäure**, symptomatische Schmerzbehandlung (z.B. mit Pregabalin); gute Prognose mit Rückbildung in Wo.–Mon.
Bandscheibenprolaps mit Radikulopathie	CT (knöcherne Veränderungen im Wurzelbereich), MRT (Darstellung des BS-Prolaps), Myelografie, EMG	**Konservative Therapie:** Physiotherapie, Antiphlogistika **Operative Therapie:** v. a. bei unerträglichen Schmerzen, progredienter Parese, Blasen-/Mastdarmstörung
Traumatische Plexusschädigung	CT/MRT (Nachweis der Schädigung), ausführliche Neurografie u. EMG (Lokalisation der Schädigung)	Bei ausbleibender spontaner Remission (Mon.), ggf. Operation (Neurolyse, Nerventransplantation), Ersatzoperation (Verlagerung Muskelansätze)
Nervenkompressionssyndrome	Neurografie (Nervenleitgeschwindigkeit u. Amplitude ↓), EMG (neuropathisches Muster), Nerven-Sono, MRT	Bei ausbleibender Spontanremission (Mon.) ggf. Neurolyse-OP o. Versuch der Nervennaht
Spinale Raumforderung (Tumor, Blutung)	CT/MRT (Nachweis von Tumor o. Blutung), SEP, MEP (jeweils Latenz ↑)	Häufig operatives Vorgehen mit Entfernung der Raumforderung (bei Tumor ggf. zusätzlich Radiatio u. Chemotherapie)
Myelitis	MRT (Nachweis einer Signaländerung im Myelon), LP mit entzündlichem Liquorsyndrom. Erregerdiagnostik, SEP, MEP	Je nach Ursache Therapie gegen Erreger o. Immunsuppression bei autoimmuner Genese
Multiple Sklerose (MS)	Spinales MRT (Nachweis einer demyelinisierenden entzündlichen Läsion); LP (Zellen ↑, **OKB** +), SEP (Latenz ↑)	**Schubtherapie** mit Steroiden o. Plasmapherese, **Prophylaxe** mit immunmodulatorischer Therapie (z.B. **Interferone**)

Hausarzt-Box: Störungen im gesamten Verlauf des motorischen Systems können zu Paresen führen: 1. Motoneuron (Motorkortex), Pyramidenbahn, 2. Motoneuron, Nervenwurzel, Plexus, peripherer Nerv, motorische Endplatte, Muskel.

3.9 Psychosyndrom

Hintergrund: Akute Verwirrtheits- bzw. Psychosyndrome können viele Ursachen haben und sind oft eine diagnostische Herausforderung. Tritt ein Verwirrtheitssyndrom als Folge einer akuten Hirnschädigung auf (z.B. SHT, Schlaganfall), spricht man von einem organischen Psychosyndrom. Das klinische Bild umfasst Orientierungsstörungen, Halluzinationen, Verhaltensstörungen, psychomotorische Unruhe und kognitive Defizite.

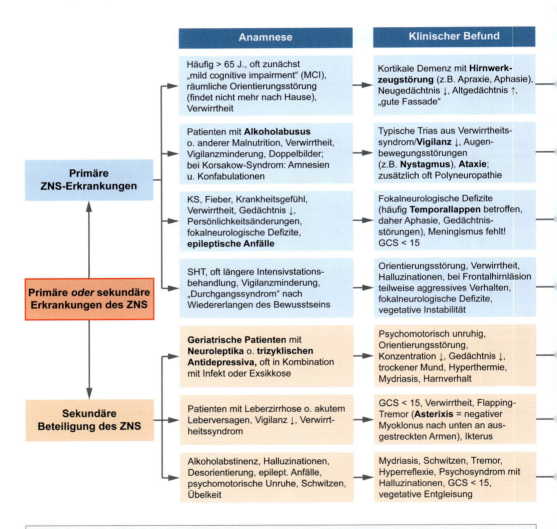

NERD-Box: septische Enzephalopathie, nichtkonvulsiver Status epilepticus (Verwirrtheitssyndrom oder Vigilanzminderung bis zum Koma ohne motorische Symptome, Diagnose nur durch das EEG möglich), hypoxisch-ischämische Enzephalopathie (Z.n. Herz-Kreislauf-Stillstand)

Diagnostik: Neben den Schnittbildverfahren ist das EEG der wichtigste neurologische Diagnostikbaustein, da es die Beurteilung der Hirnfunktion erlaubt. Auch an „einfache Ursachen" denken (z.B. Hyponatriämie).
Therapie: je nach Ursache.

Verdachtsdiagnose	Diagnostik	Therapie/Prognose
Morbus Alzheimer	MRT (temporale Atrophie), LP (**Aβ42 ↓, Phospho-Tau ↑**), FDG-PET (temporal Metabolismus ↓), Amyloid-PET (Amyloid ↑)	**Cholinesterase-Inhibitoren** (Donepezil, Rivastigmin, Galantamin), Memantin (NMDA-Rez-Antagonist)
Wernicke-Enzephalopathie	MRT (bilaterale Läsionen **Corpora mamillaria**, Thalamus), EEG (Ausschluss nichtkonvulsiver Status epilepticus)	Bei Verdacht o. auch prophylaktisch (vor Glukoseinfusionen!) bei Risikopatienten (Alkoholiker) **Vitamin-B₁-Gabe**
Herpesenzephalitis	MRT (Temporallappenläsion ein- oder beidseitig), LP (Zellen ↑, Eiweiß ↑, Glukose normal, HSV-PCR +), EEG (oft epilepsietypische Potenziale)	**Aciclovir** i.v., Antiepileptika bei Anfällen, intensivmedizinische Überwachung; Prognose unbehandelt sehr schlecht
Organische Psychose bei SHT	MRT (Folgen des SHT, Kontusionsherde, **diffuse axonale Schädigung**), EEG (Ausschluss nichtkonvulsiver Status epilepticus), Labor (z.B. Hyponatriämie)	Neuroleptika, Sedativa (so wenig wie möglich!), Clonidin (gegen vegetative Instabilität), Fixierung
Medikamentös (z.B. Anticholinergika)	Ausschlussdiagnostik: MRT (kein Schlaganfall), EEG (kein Status epilepticus), Labor (keine Hyponatriämie)	Reduktion/Absetzen der auslösenden Medikamente; bei starker Symptomatik (Intoxikation) ggf. Physostigmin i.v.
Hepatische Enzephalopathie	EEG (Verlangsamung, triphasische Wellen), Labor (**Ammoniak ↑**, Probe gekühlt lagern!)	**Proteinarme Diät**, Lactulose (Ammoniaksynthese u. -Resorption ↓), nichtresorbierbare Antibiotika, Flumazenil, Lebertransplantation
Alkoholentzugsdelir	CT/MRT (keine Akutpathologie, aber evtl. Atrophiezeichen), EEG (gesteigerte Erregbarkeit), Labor (z.B. Elektrolytstörung, v.a. Na ↓)	Intensivmedizinische Überwachung u. Therapie, **Clomethiazol**, Benzodiazepine, Haloperidol, **Vitamin-B₁-Gabe**

Hausarzt-Box: Exsikkose, Schilddrüsenüberfunktion, Intoxikation (Alkohol), Medikamentennebenwirkungen (z.B. Levetiracetam), postoperatives Delir, Elektrolytstörungen (Hyponatriämie!), Hypo- oder Hyperglykämie

3.10 Ptosis

Hintergrund: Eine Ptosis entsteht entweder durch Läsionen des N. oculomotorius (M. levator palpebrae), des Sympathikus (M. tarsalis) oder der Augenmuskulatur im Rahmen einer Myopathie. Bei Hirnstammläsionen oder Druckschädigung des N. oculomotorius ist die Ptosis nie das einzige Symptom, sondern es bestehen oft erhebliche weitere Funktionsausfälle und schwere Bewusstseinsstörungen. Eine (oft beidseitige, wenn auch asymmetrisch ausgeprägte) Ptosis als nahezu isoliertes Symptom ist typisch für eine Myasthenie oder eine milde Myopathie.

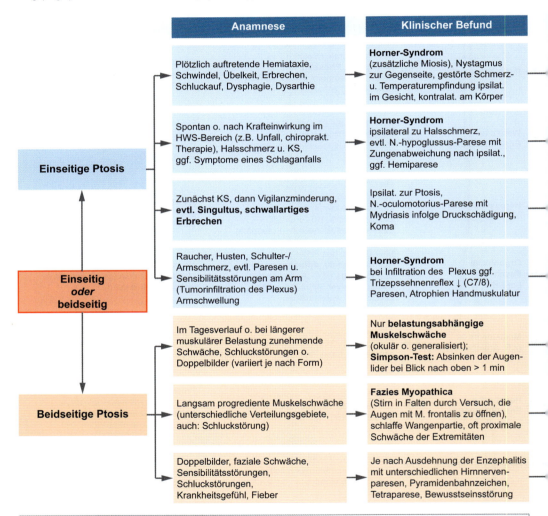

NERD-Box: Lambert-Eaton myasthenes Syndrom (LEMS; oft paraneoplatisch; Antikörper gegen Kalziumkanäle), Migräne, trigemino-autonome Kopfschmerzen (z.B. Cluster-Kopfschmerzen), Sinus-Cavernosus-Prozesse (z.B. Fistel, Entzündung).

Therapie: erfolgt primär in Abhängigkeit von der Ätiologie; bei Ptosis durch N.-oculomotorius-Schädigung häufig spontane Erholung; symptomatisch: spezielle Brille mit Bügel zum Hochschieben des Oberlids oder Lid-Raffungs-OP.

Verdachtsdiagnose	Diagnostik	Therapie/Prognose
Wallenberg-Syndrom (Hirnstamminfarkt)	MRT mit MR-Angio (Diffusionsstörung in der **dorsolateralen Medulla oblongata**), Verschluss/Stenose A. vertebralis/PICA	Je nach Zeitfenster u. Symptomausprägung ggf. Rekanalisationstherapie (Lyse), Sekundärprophylaxe
Dissektion der A. carotis interna (ACI)	MRT mit MR-Angiografie (Nachweis eines **Wandhämatoms** im Bereich der ACI, ggf. ACI-Stenose), ACI-Duplex (Stenose)	Wenn Symptome eines Schlaganfalls, dann ggf. Rekanalisationstherapie, bei Dissektion ohne Schlaganfall, Sekundärprophlaxe (ASS o. Antikoagulation)
Hirndruck (als Beispiel für eine HN-III-Parese)	Absolute Notfallsituation! **Sofortiges CT** (Nachweis einer akuten Raumforderung, z.B. intrazerebrale Blutung)	Je nach Ursache: externe Ventrikeldrainage, Ausräumung Blutung, dekompressive Kraniektomie, konservative Hirndrucktherapie (z.B. **Mannitol,** Narkose)
Pancoast-Tumor	CT-Thorax (Nachweis eines Tumors im Bereich **Lungenspitze/Pleurakuppe**), Neurografie/EMG (Beteiligung Plexus), Biopsie	Je nach Histologie des Tumors u. Staging; oft Radiochemotherapie u. später Operation
Myasthenie	Klinische Provokationstests, EMG mit **repetitiver Stimulation** (**Dekrement** in Muskelantwort), Labor (**Acetylcholin-Rez-AK**, MUSK-AK), CT-Thorax (**Thymom**)	Symptomatisch: **Pyridostigmin,** intensivmed. Maßnahmen; kausal: Immunsuppression (z.B. Steroide, Azathioprin), Thymektomie
Myopathie (z.B. mitochondriale Myopathie)	Labor (**CK** ↑), Genetik (Mutationsnachweis), Muskel-Sono u. Muskel-MRT (Strukturveränderungen), Muskelbiopsie (z.B. **ragged red fibers**)	Abhängig von Ursache; meist keine spezifische Therapie, in seltenen Fällen Enzymersatztherapie (z.B. Morbus Pompe), teilw. symptomatisch Steroide
Hirnstammenzephalitis	MRT (entzündliche Läsionen im Hirnstamm), LP (**Pleozytose**, Eiweiß ↑), je nach Ätiologie Antikörper (GQ1b) oder Erregernachweis (**Listerien**)	Je nach Ätiologie; bei autoimmuner Genese z.B. Plasmapherese, IvIg; antivirale Therapie (z.B. Aciclovir), Antibiose (z.B. **Ampicillin**)

Hausarzt-Box: Familiäre Ptosis (ohne Krankheitswert), angeborene physiologische Asymmetrie der Lidspalte (im Zweifelsfall Vergleich mit alten Fotos)

3.11 Schwindel

Hintergrund: Drehschwindel mit Übelkeit spricht für eine Schädigung des Innenohrs/HN VIII. Schwindel als alleiniges TIA-Symptom ist selten, kommt aber vor. **Epidemiologie:** BPPV und phobischer Schwankschwindel sind am häufigsten.

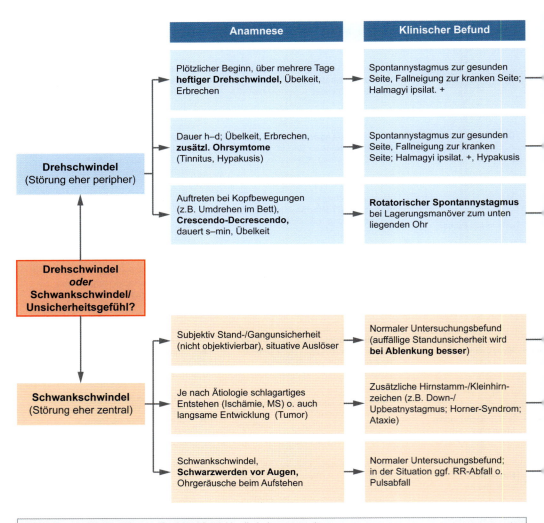

NERD-Box: vestibuläre Migräne, Perilymphfistel, Vestibularisparoxysmie, TIA im A.-vertebralis-/A.-basilaris-Versorgungsgebiet, bilaterale Vestibulopathie, Tumor Kleinhirnbrückenwinkel, episodische Ataxie

Schwindel

Diagnostik: Elektronystagmogramm (ENG), kalorische Testung (**Merke:** physiologisch bei Warmspülung Nystagmus nach ipsilateral, bei Kaltspülung nach kontralateral), ggf. LP, CT/MRT zur Läsionssuche bei untypischer Präsentation bzw. zusätzlichen klinisch-neurologischen Auffälligkeiten. Spontannystagmus typisch hin zum gesunden Ohr.

Verdachtsdiagnose	Diagnostik	Therapie/Prognose
Neuritis vestibularis (= akute unilaterale periphere Vestibulopathie, AUPVP)	ENG (Spontannystagmus zur gesunden Seite), kalorische Testung (betroffenes Ohr untererregbar)	Steroide oral mit Ausschleichschema; symptomatisch: Dimenhydrinat, spezielle Physiotherapie
Morbus Menière	Audiometie (Hörminderung), Kalorik (verminderte Erregbarkeit)	Symptomat. Dimenhydrinat, **Betahistin** in hoher Dosierung; chron.-progredient, Hörverlust
Gutartiger Lagerungsschwindel (BPPV)	Klin. Untersuchung inkl. Lagerungsmanöver mit **Frenzel-Brille**	**Lagerungstraining** (mehrfach täglich!); oft rasche Besserung und gutartiger Verlauf
Phobischer Schwankschwindel	Klin. Untersuchung, ggf. ENG (normal), kalorische Testung (normal), MRT (normal)	Psychoedukation, Verhaltenstherapie
Zentrale Läsion (z.B. Hirnstamm/Kleinhirn)	Klin. Untersuchung, cMRT (mit Diffusion, z.B. Schlaganfall Kleinhirn), Liquor, evozierte Potenziale	Je nach Ätiologie
Orthostatischer Schwindel	**Schellong-Test** + (Abfall > 20 mmHg im Stehen) EKG zur Differenzialdiagnose (z.B. Bradykardie)	Erhöhung intravasales Volumen (z.B. salzreiche Kost), langsames Aufstehen, Sympathomimetika, Mineralokortikoide

Hausarzt-Box: Medikamentennebenwirkung (z.B. Betablocker, Antiepileptika, Antidepressiva, Neuroleptika), Anämie, Intoxikation (z.B. Alkohol)

3.12 Sprach- und Sprechstörungen

Hintergrund: Eine Dysarthrie (Spr**e**chstörung) entsteht v.a. durch motorische Probleme des Aussprechens, meistens bei infratentoriellen/peripher-neurologischen Problemen. Eine Aphasie (Spr**a**chstörung) ist eine Störung der Großhirnfunktion (meistens links) mit konzeptionell gestörter Sprachproduktion bzw. Sprachverständnisstörung.
Bei Aphasien v.a. Unterscheidung in flüssige (eher **Wernicke-Aphasie**) und nicht flüssige (eher **Broca-Aphasie**) Aphasien.

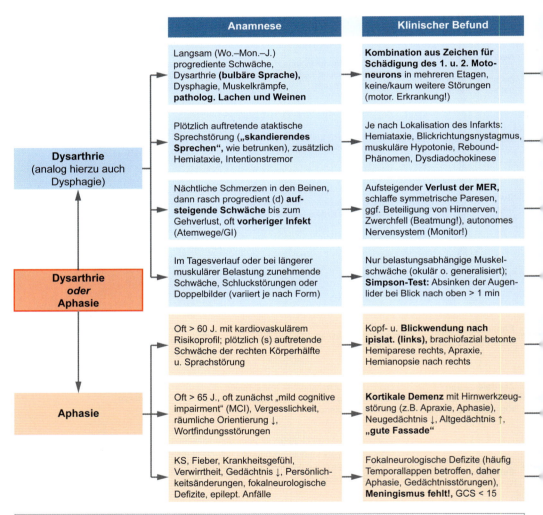

NERD-Box: Lambert-Eaton myasthenes Syndrom (LEMS, oft paraneoplastisch, Antikörper gegen präsynaptische Kalziumkanäle), primär progressive Aphasie (Demenzerkrankung mit Atrophie insbesondere links frontotemporal mit Sitz der Sprachzentren), Sinusvenenthrombose, limbische Enzephalitis, Morbus Parkinson, Dystonie („spasmodische Dysphonie")

3.12 Sprach- und Sprechstörungen

Diagnostik: am Krankenbett benennen lassen (durchaus detailliert fragen, z.B. die Feder eines Kulis), nachsprechen („Liebe Lilli Lehmann"), Verständnisprüfung („Berühren Sie mit dem linken Kleinfinger das linke Ohrläppchen").
Therapie: Logopädie und Sprachtherapie können bei ausreichender Intensität (für eine bestimmte Zeit täglich!) auch in chronischen Krankheitsphasen zu einer deutlichen Besserung führen. Ansonsten Therapie der Grunderkrankung.

Verdachtsdiagnose	Diagnostik	Therapie/Prognose
Amyotrophe Lateralsklerose (ALS)	Ausschlussdiagnostik! MRT (zerebral + HWS), LP (evtl. NfL erhöht), Neurografie (keine Leitungsblöcke!); EMG (frische und chron.-neurogene Schädigung)	Symptomatische/supportive Therapie (z.B. PEG bei Schluckstörung, CPAP-Maske bei Dyspnoe); **Riluzol** kann Progression kurzzeitig (Wo.–Mon.) bremsen
Kleinhirninfarkt	CT/MRT (Infarkt im Kleinhirn), weitere Untersuchungen zur Klärung der Ätiologie (z.B. Duplex, Herzecho, LZ-EKG, Labor)	Je nach Schwere der Symptomatik u. Zeitfenster, ggf. systemische Lysetherapie, Behandlung auf einer Stroke-Unit, adäquate Sekundärprophylaxe
Guillain-Barré-Syndrom (GBS) (akute Polyradikulitis)	LP („zytoalbuminäre Dissoziation" mit Eiweiß ↑, Zellen normal), Neurografie (**F-Wellen-Latenzen** ↑), Labor (**Campylobacter**-Serologie +)	**IvIg** o. alternativ Plasmapherese; Intensivmedizin; Überwachung (evtl. Schrittmacherimplantation, Beatmung)
Myasthenie	Klinische Provokationstests, EMG mit **repetitiver Stimulation** (**Dekrement** in Muskelantwort), Labor (**Acetylcholin-Rez-AK**, MUSK-AK), CT-Thorax (**Thymom**)	*Symptomatisch:* **Pyridostigmin**, intensivmed. Maßnahmen; *kausal:* Immunsuppression (z.B. Steroide, Azathioprin), Thymektomie
Mediainfarkt links	CT/MRT (**extrem eilig;** im CT Ausschluss Blutung vor Lysetherapie), Duplex (hat mehr Zeit; Stenosen?), weitere Diagnostik zur Ätiologieklärung	Wenn im **Zeitfenster (< 4,5 h)**, systemische **Lysetherapie** u. ggf. **Thrombektomie;** dann Aufnahme **Stroke-Unit,** adäquate Sekundärprophylaxe
Morbus Alzheimer	MRT (temporale Atrophie), LP (**Aβ42** ↓, **Phospho-Tau** ↑), FDG-PET (temporal Metabolismus ↓), Amyloid-PET (Amyloid ↑)	**Cholinesterase-Inhibitoren** (Donepezil, Rivastigmin, Galantamin), Memantine (NMDA-Rezeptorantagonist)
Herpesenzephalitis (Herpes-simplex-Virus)	MRT (**Temporallappenläsion** ein- oder beidseitig), LP (Zellen ↑, Eiweiß ↑, Glukose normal, **HSV-PCR** +), EEG (oft epilepsietypische Potenziale)	**Aciclovir** i.v., Antiepileptika bei Anfällen, intensivmedizinische Überwachung, Prognose unbehandelt sehr schlecht

Hausarzt-Box: Differenzialdiagnostisch wegweisend ist die klare Unterscheidung zwischen Dysarthrie (Sprechstörung = motorisches Problem der Aussprache) und Aphasie (Sprachstörung = konzeptionelles Problem der Sprachproduktion bzw. des Sprachverständnisses). Häufig: Intoxikationen (Alkohol!)

3.13 Linkshemisphärisches Syndrom

Hintergrund: Hintergrund: Die häufigste Ursache eines akuten linkshemisphärischen Syndroms ist der Schlaganfall. Typische Symptome sind brachiofazial betonte Hemiparese rechts, Hemihypästhesie rechts, Aphasie, Apraxie, Hemianopsie nach rechts. Bei Schlaganfall Kopfwendung nach ipsilateral, bei Epilepsie, Kopfwendung nach kontralateral.

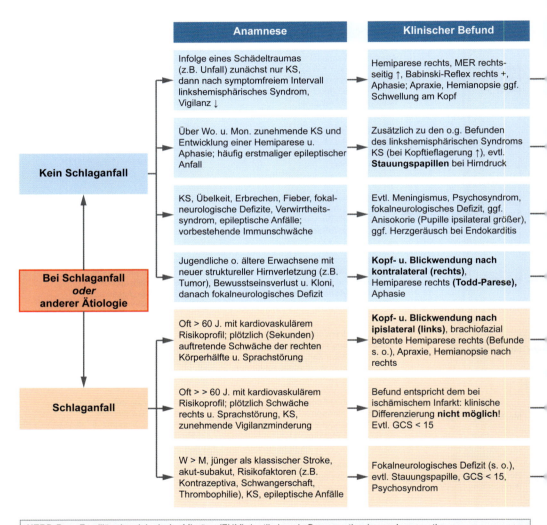

NERD-Box: Familiäre hemiplegische Migräne (FHM), kortikobasale Degeneration (neurodegenerative Erkrankung, oft mit Parkinson-Syndrom einhergehend), Schädel-Hirn-Trauma, psychogene Ursache

3.13 Linkshemisphärisches Syndrom

Diagnostik: Da Zeit der kritische Faktor ist, muss die Diagnostik bei entsprechender Anamnese umgehend (z.B. innerhalb von 20 min nach Betreten des Krankenhauses) meist mittels CT erfolgen (gilt nicht für Entwicklung über Tage und viele Wochen).

Verdachtsdiagnose	Diagnostik	Therapie/Prognose
Epidurales Hämatom	CT mit Knochenfenster (Fraktur des Schädelknochens, darunter bikonvexes Hämatom mit raumfordernder Wirkung links parietal)	Konservatives Vorgehen bei kleinem Blutvolumen und klinischer Besserung; in den meisten Fällen operative Entlastung; intensive Überwachung
Glioblastom (DD: andere Hirntumoren, ZNS-Metastasen)	CT/MRT ± KM (Raumforderung, z.B. Basalganglien links mit girlandenförmiger KM-Aufnahme); Biopsie (mit Tumorgenetik, z.B. **MGMT-Promoter-Methylierungs-Status!**)	OP (möglichst vollständige Resektion ohne zusätzliche neurologische Schädigung), Strahlentherapie, **Temozolomid**-Chemotherapie (je nach MGMT-Status)
Hirnabszess	CT/MRT ± KM (Raumforderung mit **ringförmiger KM-Aufnahme**), LP (Zellen, Eiweiß ↑); Blutkultur, Fokussuche, stereotaktische Punktion, Erregerdiagnostik	Wenn zugänglich: stereotaktische Punktion/Drainage, alternativ offene Abszessresektion, Antibiotika; bei größerem Ödem: Dexamethason
Z.n. epileptischem Anfall	Bei erstmaligem Anfall CT/MRT, Labor (Elektrolyte, Entzündungszeichen), ggf. LP (entzündliches Liquorsyndrom?)	Besserung im Verlauf von min–h, wenn eine Todd-Parese nach einem Anfall die Ursache ist; Antikonvulsiva
Ischämischer Hirninfarkt (z.B. A. cerebri media)	CT/MRT (extrem eilig!; im CT Ausschluss Blutung vor Lysetherapie), Duplex (hat mehr Zeit; Stenosen?), weitere Diagnostik zur Ätiologieklärung	Wenn im **Zeitfenster (< 4,5 h)**, systemische **Lysetherapie** u. ggf. **Thrombektomie**; dann Aufnahme **Stroke-Unit**, adäquate Sekundärprophylaxe
Intrazerebrale **Blutung** (ICB) (DD: SAB)	CT (Blutung; bei Hypertonie als Ursache in den Basalganglien, bei **Amyloidangiopathie** eher oberflächlich)	Je nach Lage der Blutung u. Ausmaß der Raumforderung: konservativ, OP mit Blutungsausräumung, dekompressive Kraniektomie; Intensivstation!
Sinus-/ Hirnvenenthrombose	CT/MRT mit venöser Angiografie (verschlossene Sinusvene, Ödem, Blutung), ggf. Angio., transkran. Duplex, Labor (z.B. D-Dimer, CRP), HNO-Konsil (Fokus?)	**Vollheparinisierung (auch bei Blutung!)**, Hirndrucktherapie, neurologische Intensivstation; bei septischer Thrombose: Antibiotika und OP; Sanierung des Fokus

Hausarzt-Box: Wichtig ist die Interpretation einer evtl. bestehenden Kopf- und Blickwendung: Wenn eine strukturelle Läsion (z.B. ICB) die Ursache der Symptomatik ist, dann Kopf- und Blickwendung nach ipsilateral (Läsion links – Blick nach links); bei epileptischem Anfall (oder in der Zeit danach) Blick zur Gegenseite

3.14 Tetra- oder Paraparese

Hintergrund: Als Paraparese wird eine Lähmung beider Beine bezeichnet, als Tetraparese eine Lähmung aller Extremitäten. Sie kann entweder zentrale (z.B. Myelonläsion) oder periphere (z.B. Polyradikulitis) Ursachen haben. Wichtig in der Anamnese ist die Frage, ob Zusatzsymptome bestehen (z.B. Blasenfunktionsstörung, sensibles Niveau) und wie schnell sich die Symptomatik entwickelt hat.

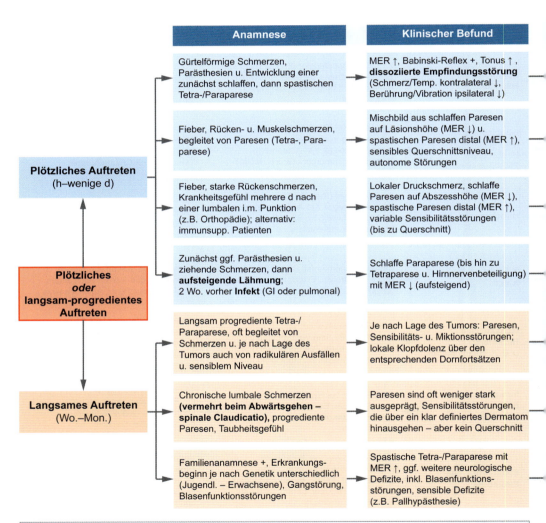

NERD-Box: Neuromyelitis optica (NMO), multiple Sklerose, spinale Raumforderung (epidurale Blutung), Syringomyelie, spinales Trauma mit Querschnittslähmung, Polio (fast nur motorische Symptome), bilaterale A.-cerebri-anterior-Infarkte (sog. Mantelkantensyndrom), spinale Gefäßmissbildung (spinale durale AV-Fistel), zentrale pontine Myelinolyse (bei raschem Natriumanstieg)

Diagnostik: Bei zentralen Läsionen ist eine spinale MRT-Untersuchung zwingend indiziert. Zur Funktionsbeurteilung der langen Bahnen im Rückenmark sowie der peripheren Nerven dienen SEP, motorisch evozierte Potenziale (MEP) und Neurografie. Mit dem EMG können **neurogene** von **myopathischen** Ursachen differenziert werden.
Therapie: als Basis generell Physiotherapie.

Verdachtsdiagnose	Diagnostik	Therapie/Prognose
Spinalis-anterior-Syndrom	Spinales MRT (Signalveränderung im Infarktgebiet), CT-Angiografie (dissezierendes Aortenaneurysma als Ursache?), SEP, MEP	Keine spezifische Therapie, ggf. Versuch, Rheologie/Perfusion zu verbessern (hier probatorisch auch lumbale Liquordrainage)
Myelitis (kann sowohl akut als auch chronisch auftreten)	Spinales MRT (Signalsteigerung in T2w), SEP, MEP (Latenzverlängerung), LP (Erregerdiagnostik, entzündl. Liquor)	Hängt von der Ursache ab: erregerbedingt (Antibiotika, Virustatika, Antimykotika); autoimmun (Steroide, Immunsupp.)
Spinaler Abszess	Spinales CT und MRT (+/– KM) (Nachweis des Abszesses), ggf. LP (Erregerdiagnostik, entzündl. Liquor), Blutkulturen	i.d.R. operative Abszesssanierung, begleitet von antibiotischer Therapie (staphylokokkenwirksam!)
Guillain-Barré-Syndrom (GBS)	LP (**zytoalbuminäre Dissoziation** mit Eiweiß ↑, Zellen normal), Neurografie (**F-Wellen-Latenzen** ↑, Demyelinisierung), **Campylobacter**-Serologie	IvIg – ggf. mehrere Zyklen o. Plasmapherese; Intensivüberwachung/-behandlung (Herz/Lunge)
Spinaler Tumor (z.B. Meningeom)	Spinales MRT (+/– KM; Nachweis des Tumors, z.B. Meningeom mit KM-Aufnahme), bei Metastasen: Primärtumorsuche; Biopsie!	Je nach Tumor u. Gesamtkonstellation (z.B. Lebenserwartung bei metastasiertem Primärtumor) operative Entfernung, ggf. Strahlen-/Chemotherapie
Lumbale Spinalkanalstenose	Spinales MRT (Nachweis der spinalen Enge), ggf. SEP, MEP, Neurografie, EMG (Nachweis der Schädigung des 2. Motoneurons in > 1 Myotom)	Zunächst konservativer Therapieversuch (Physiotherapie, NSAR); bei progredienter Symptomatik evtl. OP (bei Blasenfunktionsstörungen früher!)
Hereditäre spastische Spinalparalyse (HSP)	Genetische Untersuchung, spinales MRT im Rahmen der Ausschlussdiagnostik (Normalbefund)	Nur symptomatisch (z.B. Baclofen gegen Spastik)

Hausarzt-Box: Wichtig ist die Differenzierung zwischen zentraler (MER ↑, Spastik) und peripherer Ursache der Paraparese

3.15 Tonuserhöhung

Hintergrund: Abgesehen von neurologischen Akutereignissen (Schlaganfälle, Traumata) entwickeln sich Rigor und Spastik häufig langsam chronisch-progredient. In Prüfungssituationen muss die Kombination aus Rigor, (Ruhe)-Tremor und Hypokinesie/posturaler Instabilität an ein Parkinson-Syndrom (PS) denken lassen (**cave:** Nicht jedes PS ist ein Morbus Parkinson – viele sekundäre Ursachen, z.B. Neuroleptika).

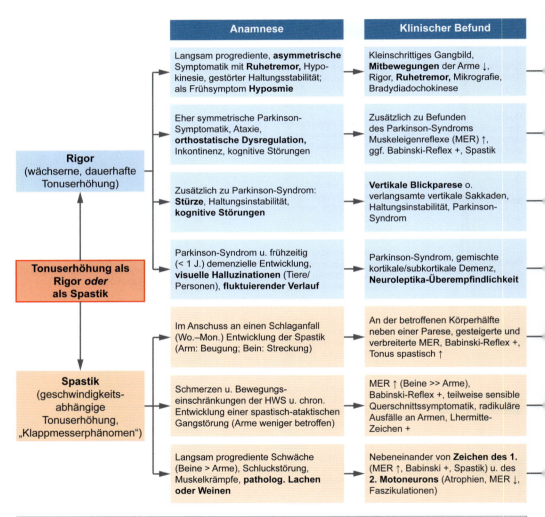

NERD-Box: *Rigor:* Stiff-Person-Syndrom (paraneoplastische Erkrankung), genetische Parkinson-Syndrome (z.B. Mutationen im Alpha-Synuclein-Gen), kortikobasale Degeneration, Morbus Fahr (bilaterale Verkalkungen der Basalganglien); **Spastik:** multiple Sklerose, spinales Trauma, hereditäre spastische Spinalparalyse, Myelitis, spinale epidurale Blutung, spinale AV-Malformation, Syringomyelie

Diagnostik: Die klinische Untersuchung ist entscheidend. Eine Spastik kann man nur erkennen, wenn die Extremität schnell/ruckartig bewegt wird (dann sprunghafter Tonusanstieg, der bei langsamer Bewegung ausbleiben kann, **Taschenmesserphänomen**). Einen Rigor kann man unabhängig von der Untersuchungsgeschwindigkeit erkennen. Einen Rigor mit zugrunde liegendem Tremor spürt der Untersucher als „Zahnradphänomen". **Therapie:** symptomatisch bei Rigor Dopaminergika, bei Spastik Baclofen, Tolperison, Tizanidin und lokal Botulinum-Neurotoxin (BoNT).

Verdachtsdiagnose	Diagnostik	Therapie/Prognose
Morbus Parkinson (idiopathisches Parkinson-Syndrom)	CT/MRT (Normalbefunde), FDG-PET (Glukosemetabolismus Basalganglien ↓), DaT-Scan (Bindung an Dopamintransporter ↓), Sono (echoarme Basalganglien)	**L-Dopa**, Dopaminagonisten, **tiefe Hirnstimulation (tHS);** selten wegen Nebenwirkungen: Anticholinergika gegen Tremor
Multisystematrophie (MSA vom Parkinson-Typ)	MRT („**Hot-Cross-Bun-Sign**", Atrophie), PET/SPECT, neurovegetative Diagnostik (Beteiligung des autonomen NS)	Therapieversuch mit Levodopa (kürzer u. geringer wirksam als beim Morbus Parkinson – diagnostisch verwertbar)
Progressive supranukleäre Blickparese (PSP)	MRT (Atrophie im Mittelhirn mit „**Mickey-Mouse-Zeichen**"), PET/SPECT	Therapieversuch mit Levodopa o. Dopaminagonisten (schlechter wirksam als bei Morbus Parkinson)
Demenz mit Lewy-Körperchen (DLK)	CT/MRT (Normalbefund), SPECT/PET (Perfusionsminderung/Hypometabolismus okzipital)	Therapieversuch mit Levodopa (**cave:** hohes Risiko von Halluzinationen; **cave** vor Gebrauch von Neuroleptika)
Schlaganfall	CT/MRT (Nachweis der entsprechenden Läsion); klinische Skala für Schwere der Spastik: **Ashworth-Skala**	Tonussenkende Medikamente: Baclofen, Tolperison, Tizanidin; ggf. lokale Botulinumtoxin-Injektion (i.m); intrathekale Baclofen-Pumpe
Zervikale Myelopathie	MRT HWS (spinale Enge mit Signalveränderungen im Myelon), SEP, transkranielle Magnetstimulation (TMS/MEP), EMG, Restharn-Sono (bei Sphinkterstörung ↑)	Konservativ: Ruhigstellung mit Schanz-Krawatte, Antiphlogistika, Physiotherapie; operativ: Entfernung von Bandscheibe, Wirbelkörper/-bogen; Stabilisierung
Amyotrophe Lateralsklerose (ALS)	Ausschlussdiagnostik: cMRT, MRT HWS (Normalbefunde) Neurografie (axonale Schädigung), EMG (patholog. Spontanaktivität), TMS/MEP (Latenzen ↑)	**Riluzol** (um wenige Monate verzögerte Progredienz), symptomatische Therapie (inkl. ggf. PEG-Anlage, Beatmung)

Hausarzt-Box: Eine relativ häufige Nebenwirkung von Neuroleptika ist die Entwicklung extrapyramidalmotorischer Störungen mit einem Rigor: Die Patienten geben das Gefühl einer verstärkten Muskelspannung und verminderten Beweglichkeit an (Therapieversuch mit Biperiden)

3.16 Tremor

Hintergrund: Tremor ist die häufigste Bewegungsstörung. In Prüfungssituationen sind v.a. der Ruhetremor vom Parkinson-Typ (zu beobachten bei entspannt auf den Oberschenkeln liegenden Armen/Händen) sowie der Intentionstremor bei Kleinhirnstörungen relevant. Wichtig ist die Frage, ob zusätzliche neurologische Symptome vorliegen (z.B. Hypokinesie, Rigor bzw. Ataxie). Neben dem physiologischen kommt der essenzielle Tremor am häufigsten vor.

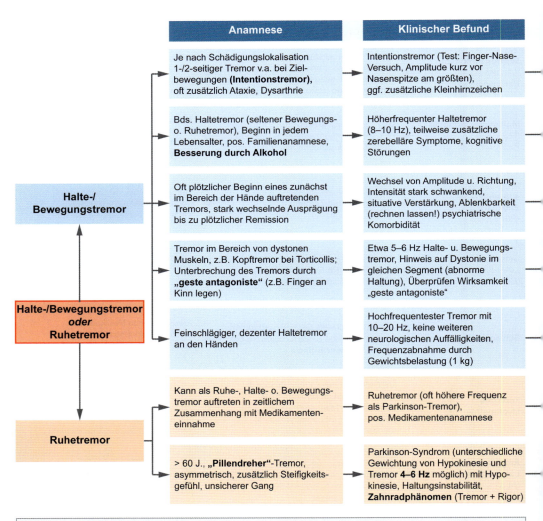

NERD-Box: Holmes-Tremor (Mischform aus Ruhe-, Halte- und Bewegungstremor bei Hirnstamm-/Thalamusläsion), Morbus Wilson (Kupferablagerungen u.a. im Gehirn; freies Kupfer ↑, Coeruloplasmin ↓)

Diagnostik: wenn nicht ganz typische Symptomatik, dann MRT zur Beurteilung der Hirnregionen, die einen Tremor auslösen können (Basalganglien und Hirnstamm/Kleinhirn). **Therapie:** Symptomatisch helfen bei vielen Tremorformen Betablocker (z.B. Propanolol), allerdings nicht beim Parkinson-Syndrom.

Verdachtsdiagnose	Diagnostik	Therapie/Prognose
Zerebellärer Tremor (z.B. multiple Sklerose)	CT/MRT (z.B. entzündliche Läsion bei MS; DD: Tumor, Infarkt, Blutung), ggf. Genetik (spinozerebelläre Ataxie), LP (entzündliches Liquorsyndrom)	Je nach Ätiologie, z.B. Steroidstoß bei MS, Lysetherapie bei Schlaganfall, OP bei Tumor
Essenzieller Tremor	Ausschlussdiagnostik! Labor (normal, v.a. Schilddrüsenwerte), bei atypischer Präsentation MRT (Normalbefund)	Nur symptomatische Therapie! Propanolol (Mittel der 1. Wahl), Primidon, Gabapentin, Topiramat; bei schweren Formen: tHS erwägen
Psychogener Tremor	Klinische Diagnose, ggf. EMG-Tremoranalyse	Psychotherapie, Physiotherapie
Dystoner Tremor (z.B. bei Torticollis)	Klinische Diagnose! EMG mit Tremoranalyse (keine Aktivierung antagonistischer Muskeln); ggf. Genetik (Dystoniemutationen)	Lokale Injektionsbehandlung mit **Botulinumtoxin** in die dystonen Muskeln, Clonazepam, Propanolol, Trihexyphenidyl; ggf. bei schweren Fällen **tHS**
Physiologischer Tremor	Klinisches Bild, Tremoranalyse im EMG (keine Synchronisation), Labor (Normalbefund, v.a. Schilddrüsenwerte)	Keine; wenn verstärker/belastender physiologischer Tremor, ggf. je nach Verträglichkeit Propanolol
Medikamentöser Tremor	Typische Medikamente: Neuroleptika, SSRI, Lithium, Valproat, Metoclopramid; Drogen: Alkohol, Kokain, Ecstasy	Nach Möglichkeit Absetzen/Wechsel des Medikaments; symptomatisch Propanolol, wenn Neuroleptika-induziert: **Biperiden**
Tremor bei Parkinson-Syndrom	MRT (Normalbefund), FDG-PET (Glukosemetabolismus ↓ in Basalganglien), Dopamintransporter (DaT) SPECT (DaT präsynaptisch ↓)	**L-Dopa,** Dopaminagonisten (z.B. Sifrol, Rotigotin), Amantadin, MAO-Hemmer; gegen Tremor ggf. Anticholinergika (Nebenwirkungen!); tHS

Hausarzt-Box: feinschlägiges Zittern bei Hyperthyreose, verstärker physiologischer Tremor

3.17 Progrediente Vergesslichkeit (kognitive Störungen)

Hintergrund: Definition Demenz: progrediente Gedächtnisstörung (obligat!) + mind. 1 weitere höhere Hirnleistung + Alltagsbeeinträchtigung. Unterschieden werden **kortikale Demenzen** mit Hirnwerkzeugstörungen (z.B. Aphasie, Apraxie) und **subkortikale Demenzen** mit dysexekutivem Syndrom, Konzentrationsstörungen und Verlangsamung.
Ein Delir (z.B. Alkoholentzug) schließt die Diagnose einer Demenz aus.

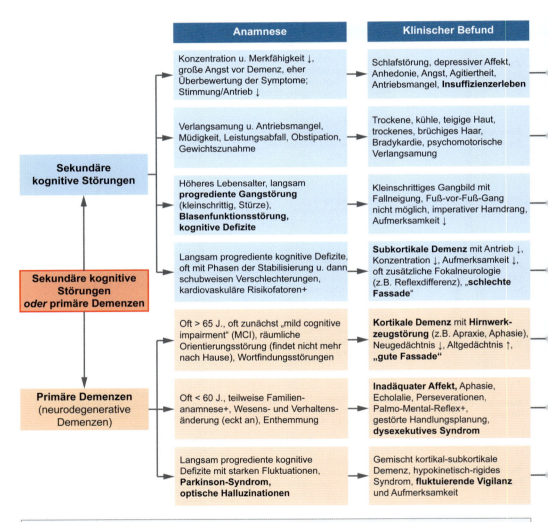

NERD-Box: CADASIL (cerebral autosomal-dominant arteriopathy with subcortical infarcts and leukoencephalopathy), zerebrale Amyloidangiopathie, ZNS-Vaskulitis, MELAS (mitochondriale Enzephalopathie mit Laktatazidose und stroke-like episodes), Chorea Huntington, Demenz bei Morbus Parkinson, Lues, AIDS, Creutzfeldt-Jakob-Erkrankung

3.17 Progrediente Vergesslichkeit (kognitive Störungen)

Diagnostik: Basis ist eine ausführliche neuropsychologische Testung, inkl. Demenztests (z.B. Mini-Mental-Status-Test [MMST] Montreal Cognitive Assessment [MoCA]), zum Screening: Uhrentest (10 nach 11 einzeichnen). **Therapie:** Acetylcholinesterase-Inhibitoren für leichte-mittelschwere Demenz zugelassen, Therapieeffekte eher gering.

Verdachtsdiagnose	Diagnostik	Therapie/Prognose
Pseudodemenz bei Depression	Psychopathologischer Befund, ggf. MRT (Ausschluss Atrophie), FDG-PET (normaler Glukosemetabolismus), LP (Normalbefund)	Psychotherapie, Antidepressiva
Hypothyreose	Labor (fT4 ↓, TSH ↑, ggf. TPO-AK ↑), Schilddrüsensonografie, Szintigramm	Substitution mit L-Thyroxin (LT4) bis zur Normalisierung TSH
Normaldruckhydrozephalus (NPH)	CT/MRT (Nachweis erweiterter innerer Liquorräume im Vergleich zu äußeren Liquorräumen), **diagnostischer Liquorablassversuch**	Bei positivem Liquorablassversuch: Implantation eines **Liquorshunt-Systems** (meist ventrikuloperitoneal)
Vaskuläre Demenz (subkortikale arteriosklerot. Enzephalopathie, SAE)	CT/MRT (multiple lakunäre Infarkte, **konfluierende Marklagerläsionen**), LP (Normalbefund)	Optimierung kardiovaskulärer Risikofaktoren, Off-label-Versuch mit Cholinesterase-Inhibitoren, Sekundärprophylaxe (ASS)
Morbus Alzheimer	MRT (temporale Atrophie), LP (**Aβ42 ↓, Phospho-Tau ↑**), FDG-PET (temporal Metabolismus ↓), **Amyloid-PET** (Amyloid ↑)	**Cholinesterase-Inhibitoren** (Donepezil, Rivastigmin, Galantamin), Memantin (NMDA-Rez-Antagonist)
Frontotemporale Demenz	Labor (Genetik, z.B. TDP-43-Mutation), MRT (frontotemporale Atrophie), FDG-PET (frontotemporal Metabolismus ↓)	Symptomatische Therapie der psychiatrischen Komorbiditäten (z.B. SSRI gegen Depression, Neuroleptika gegen Unruhe)
Demenz mit Lewy-Körperchen	CT/MRT (unspezifisch), FDG-PET (okzipitaler Metabolismus ↓), LP (unspezifisch)	Acetylcholinesterase-Inhibitoren, L-Dopa (gegen Parkinson-Syndrom), Neuroleptika vermeiden

Hausarzt-Box: Zum schnellen Screening sind der Uhrentest oder der MMST/MoCA geeignet. Bei V.a. Demenz sollte eine ausführliche Diagnostik inkl. Bildgebung und Liquor erfolgen. Der Unterschied zwischen „normaler" altersbedingter Vergesslichkeit und einer Demenz liegt in der Beeinträchtigung des Alltagslebens.

KAPITEL 4

Andreas Bender, Konstantin Dimitriadis, Christian Henke, Simone van de Loo, Jan Rémi, Johannes Rieger und Martin Voß

Die wichtigsten Fälle der Neurologie

4.1 Proximale Paresen und Myalgien
Martin Voß

Anamnese

In Ihrer Praxis stellt sich eine 52-jährige Patientin mit einer Schwäche der Beine vor. Die Patientin berichtet, dass sie in den letzten Wochen eine zunehmende Schwäche beim Treppensteigen bemerkt habe. Sie wohne im vierten Stock und habe die Strecke immer problemlos gehen können. In der letzten Zeit müsse sie aber immer wieder Pausen machen. Sie beschreibt eine Schwäche und Schmerzen der Beckenmuskulatur ohne begleitende Symptome wie Atemnot oder thorakales Engegefühl. Zeitgleich hat sich ein fliederfarbenes Erythem des Gesichts entwickelt. Dies würde nicht jucken oder schmerzen und auch sonst nicht stören. Sie benutze jetzt eine stärker deckende Tagescreme.

Untersuchungsbefund

52-jährige Patientin, 168 cm groß, 64 kg schwer. Periorbitales lilafarbenes Erythem. Der Hirnnervenstatus ist regelrecht. Im Bereich der Extremitätenmuskulatur zeigt sich eine proximale Kraftgrad-4-Parese der Oberschenkelmuskulatur. Der M. quadriceps ist bds. druckschmerzhaft. Die Oberflächensensibilität wird als intakt angegeben. Die Muskeleigenreflexe sind mittellebhaft auslösbar. Der Babinski-Reflex ist beidseits negativ.

Fragen und Antworten

Welche Differenzialdiagnosen sollten bedacht werden?

Leitsymptom der Patientin ist eine proximale Muskelschwäche der Beinmuskulatur mit provozierbarem Druckschmerz. Zudem besteht ein Erythem des Gesichts ohne Juckreiz. Für die Muskelschwäche kommen diverse Differenzialdiagnosen infrage:

- Bei Glykogenspeicherkrankheiten (z. B. McArdle-Syndrom) kann es zu Muskelschwäche und Myalgien kommen. Sehr untypisch wäre in diesem Fall die sehr späte Manifestation. Nachgewiesen wird die Glykogenspeicherkrankheit mittel PAS-Färbung des Muskelbiopsats.
- Leitsymptom der Myasthenia gravis und des Lambert-Eaton-Syndroms ist eine belastungsabhängige Schwäche der Muskulatur. Das Verteilungsmuster des beschriebenen Falls ist nicht typisch und die Parese der Myasthenie ist schmerzlos. Mittels EMG kann die Myasthenie diagnostiziert werden.
- Endokrine Myopathien können bei einer Reihe internistischer Erkrankungen auftreten. Exemplarisch seien hier der Morbus Addison, die Hypokaliämie sowie die Hypothyreose genannt. Die Diagnostik erfolgt über die Serumparameter.
- Wichtig ist eine ausführliche Medikamentenanamnese. Unter anderem können Statine und Glukokortikoide als häufig in der Neurologie eingesetzte Medikamente eine proximale Myopathie verursachen.
- Rheumatoide Erkrankungen können neben Arthralgien begleitend eine Myositis bedingen. Der Nachweis erfolgt über die klinischen Diagnosekriterien und die entsprechende Serologie.
- Differenzialdiagnostisch kommt eine amyotrophe Lateralsklerose in Betracht (➤ Kap. 4.14). Hierfür fehlen jedoch in der Anamnese und Untersuchung die Faszikulationen. Schmerzen bestehen bei der ALS nicht.

In der Kombination von Muskelschwäche und Exanthem ist eine Dermatomyositis die wahrscheinlichste Differenzialdiagnose.

Welche Formen der autoimmunen Variante gibt es?

Autoimmune Myositis ist ein Überbegriff für eine heterogene Gruppe von Muskelerkrankungen, die mit einer progredienten Muskelschwäche einhergehen. Vermutet werden eine genetische Disposition sowie eine autoimmune Genese der Erkrankung. Eingeteilt werden die Syndrome nach der Klinik sowie der Histopathologie:

- Polymyositis (PM): Die Erkrankung betrifft häufiger Frauen als Männer und kann in jedem Lebensalter nach der Adoleszenz auftreten. Leitsymptom ist eine meist symmetrische und proximal betonte Muskelschwäche. In der Immunhistologie der Muskelbiopsie können typischerweise $CD8^+$-Lymphozyten nachgewiesen werden. Im Verlauf der Erkrankung können kardiopulmonale Manifestationen mit einer Lungenfibrose oder kardialen Myopathie auftreten. Häufig assoziiert ist ein Raynaud-Syndrom.
- Dermatomyositis (DM): Auch die DM betrifft häufiger Frauen als Männer. Die Erkrankung kann in jedem Lebensalter auftreten. Es scheint jedoch einen Erkrankungsgipfel in der Kindheit/Adoleszenz und im Alter zwischen 40 und 60 Jahren zu geben. In Bezug auf die Muskelsymptome unterscheiden sich PM und DM nicht. Klinisch wird die DM durch ein Erythem mit Betonung der sonnenexponierten Haut abgegrenzt. Immunhistochemisch bestimmen $CD4^+$-Lymphozyten die Entzündungsreaktion. Die DM tritt im Gegensatz zur PM häufiger als paraneoplastisches Syndrom auf.
- Einschlusskörperchen-Myositis (IBM): Die IBM ist eine Erkrankung des höheren Lebensalters und stellt dort den größten Anteil der Myositiden. Männer sind häufiger als Frauen betroffen. Die Myositis ist im Unterschied zur PM/DM asymmetrisch mit Betonung der Unterarmmuskeln verteilt. Die Histologie zeigt die namensgebenden Vakuolen.
- Overlap-Syndrom: Myositiden können im Rahmen einer anderen Autoimmunerkrankung auftreten. Dies ist bei Vaskulitiden, Kollagenosen und rheumatoiden Erkrankungen der Fall.

Welche Diagnostik wird bei der Erkrankung verwendet?

Grundlage der Diagnosestellung ist die Anamnese und der klinische Befund. Hier wird das Syndrom mit Verteilungsmuster der Muskelschwäche und der Atrophien (symmetrisch/asymmetrisch), Schmerzen, begleitenden Symptomen (Fieber, Erytheme, Arthralgien) sowie Hinweisen auf ein Malignom beschrieben.

- In der Serumanalyse kann mit Bestimmung der Kreatinkinase (CK), Aldolase und Transaminasen das Ausmaß der Muskelschädigung quantifiziert werden. Die genannten Enzyme sind dabei unspezifisch für die Ätiologie, d. h. sie sind bei jeder Art der Schädigung von Muskelzellen erhöht und weisen keine Myositis nach.
- Myositisassoziierte Antikörper: Für die Myositiden sind Assoziationen zu Autoantikörpern beschrieben, z. B. gegen Antihistidinyl-tRNA-Synthetase.
- Elektrophysiologische Untersuchungen: Mithilfe der Neurografie kann eine neurogene Muskelschwäche ausgeschlossen werden. In der EMG lässt sich bei den Myositiden typischerweise in Ruhe eine pathologische Spontanaktivität nachweisen. Bei Willküraktivität zeigen sich verkürzte, polyphasische Potenziale mit Amplitudenminderung.
- MRT: Das MRT kann ein Muskelödem sowie Zeichen einer Atrophie mit Nachweis einer fettigen Muskeltransformation zeigen. Die Befunde sind auch hier nicht spezifisch für eine Myositis, können jedoch helfen, eine geeignete Biopsiestelle zu identifizieren.
- Muskelbiopsie: Zum Nachweis einer klinisch vermuteten Myositis und zum Ausschluss anderer neuromuskulärer Erkrankungen muss eine Muskelbiopsie angestrebt werden. Die Biopsie erfolgt in Lokalnarkose aus einem klinisch betroffenen Muskel.

Die weitere Diagnostik richtet sich nach den klinischen Symptomen. Wenn z. B. Hinweise auf eine Herzbeteiligung bestehen, muss unbedingt eine kardiologische Diagnostik erfolgen. Bei einem vermuteten Overlap-Syndrom erfolgt die weitere Diagnostik zum Nachweis einer Kollagenose/Vaskulitis. Im Zweifelsfall sollte eine Malignomsuche durchgeführt werden.

Welche erregerbedingten Varianten kennen Sie?

- Virale Myositis: Das klinische Symptom einer Myalgie tritt häufig im Rahmen einer viralen Infektion auf. Die akute Infektion des Muskels ist möglich durch Coxsackieviren Typ B, Influenzaviren, Parainfluenzaviren, Herpesviridae, Adenoviren und ECHO-Viren. Akute Virusinfektionen können den Muskel bis zum Bild der Rhabdomyolyse schädigen. Chronische Infektionen sind z. B. bei HIV, ECHO-Viren und Epstein-Barr-Virus möglich. Bei HIV kann die Unterscheidung zwischen einer erregerbedingten Myositis und einer toxischen Myopathie durch die Therapeutika schwierig sein.

- Bakterielle Myositis: Bakterielle Myositiden sind im europäischen Raum selten, weltweit jedoch die häufigste Form der Myositis. Hauptsächlich treten Wundinfektionen oder Abszedierungen bei Septikopyämie mit Staphylokokken oder Streptokokken auf. Weitere Erreger von Myositiden sind Leptospiren (Morbus Weil), Borrelien, Mykobakterien (Tuberkulose, Lepra), Treponemen (Syphilis) und Clostridien (Tetanus, Gasbrand).
- Parasitäre Myositis: Bei Auslandsaufenthalten muss bei Muskelschmerzen eine Parasiteninfektion bedacht werden. Möglich ist eine parasitäre Myositis als Schistosomiasis, Zystizerkose oder Trichinose.

Was ist eine Rhabdomyolyse?

Die Rhabdomyolyse beschreibt einen raschen und ausgeprägten Muskelzerfall. Ausgelöst werden kann der Zerfall durch Medikamente (z. B. Neuroleptika, Barbiturate), Drogen (z. B. Kokain, Heroin, Ecstasy), Toxine (z. B. Schlangengift), eine Ischämie (z. B. im Rahmen einer Sichelzellanämiekrise), Entzündungen (viral, bakteriell, autoimmun), mechanische Belastungen (Trauma, Status epilepticus) oder durch Störungen des Muskelstoffwechsels (Glykogenosen, Mitochondriopathien). Durch den Muskelzerfall kommt es zu einem Anstieg des Kaliums, der Kreatinkinase und des Myoglobins im Serum. Als sichtbares Zeichen der Myoglobinurie kann es zu einer bräunlichen Urinverfärbung kommen. Nachfolgend entwickelt sich durch die Azidose und den Myoglobinanstieg eine Niereninsuffizienz mit weiterem Anstieg der harnpflichtigen Metaboliten. Als Komplikation kann es zu lebensbedrohlichen Herzrhythmusstörungen kommen.

Die Therapie besteht in der Beseitigung des auslösenden Faktors. Die Patienten müssen auf der Intensivstation überwacht werden. Die weitere Therapie besteht in der Volumensubstitution, Alkalisierung des Urins sowie der Forcierung der Diurese. Bei Fortschreiten der Niereninsuffizienz wird eine Dialyse durchgeführt.

Erklären Sie die Einteilung der manifesten Paresen.

Die Kraftminderung eines Muskels wird als Parese bezeichnet, die komplette Lähmung ist eine Plegie (Kraftgrad 0). Der Kraftgrad 5 beschreibt eine altersentsprechende normale Kraft.
- 0: keine Bewegung, keine Muskelkontraktion
- 1: keine Bewegung, sichtbare oder palpable Muskelkontraktion
- 2: Bewegung bei Ausschaltung der Schwerkraft möglich
- 3: Bewegung gegen die Schwerkraft möglich, aber nicht gegen Widerstand
- 4: Bewegung gegen leichten Widerstand möglich, aber nicht gegen starken Widerstand
- 5: normale Kraft

ZUSAMMENFASSUNG

Die **autoimmunen Myositiden** werden in die **Polymyositis, Dermatomyositis** und **Einschlusskörperchen-Myositis** unterteilt. Eine Koinzidenz als Overlap-Syndrom mit Vaskulitiden, Kollagenosen und rheumatoiden Erkrankungen ist möglich. Bei unklarer Genese einer Myositis ist eine paraneoplastische Ätiologie auszuschließen. Die Diagnose wird mittels Biopsie gesichert. Viren, Bakterien und Parasiten können eine erregerbedingte Myositis verursachen. Häufig ist eine Myalgie bei viralen Infekten als Begleitsymptom ohne direkte Infektion. Durch Verletzungen oder eine Septikopyämie können bakterielle Myositiden mit Staphylokokken und Streptokokken entstehen. Bei Auslandsaufenthalten müssen parasitäre Myositiden bedacht werden.
Der rasche und ausgeprägte Muskelzerfall wird als Rhabdomyolyse bezeichnet. Folge ist eine Schädigung der Nieren bis zur dialysepflichtigen Niereninsuffizienz.

4.2 Akute Hemiparese und Dysarthrie

Christian Henke, Andreas Bender

Anamnese

Der Notarzt bringt einen 68-jährigen Patienten, der nach dem Mittagessen von der Ehefrau im Sessel zusammengesunken aufgefunden worden ist, nachdem diese kurz den Tisch abgeräumt hat. Sie berichtet, bei Wiederbetreten des Raums habe sie ihn über die linke Sessellehne hängend mit schiefem Mundwinkel vorgefunden. Er redete „wie betrunken" und habe sie nicht angeschaut. Ähnliche Symptome seien zuvor niemals vorgekommen.

Vorerkrankungen: arterieller Hypertonus, Adipositas; Medikation: Ramipril, Torasemid.

Der Patient trifft 45 Minuten nach dem Beginn der Symptome in der stationären Notaufnahme ein. Es wird sofort eine CT-Bildgebung durchgeführt (➤ Abb. 4.1).

Untersuchungsbefund

RR 200/100 mmHg, Puls unregelmäßig, 102/Min. Patient wach, keine Aphasie. Überwindbare Kopfwendung zur rechten Seite.

Hirnnerven: Pupillen isokor, lichtreagibel, Hypästhesie linke Gesichtshälfte und faziale Mundastschwäche links, ausgeprägte Dysarthrie.

Motorik: distal betonte Parese der linken oberen Extremität KG 1–2, KG-4-Parese der linken unteren Extremität, MER (Muskeleigenreflexe) links gesteigert, PBZ links positiv.

Sensibilität: keine Reaktion auf Schmerzreize der linken Seite.

Koordination: deutliche Stand- und Gangataxie.

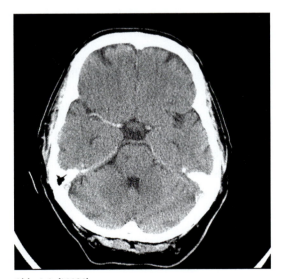

Abb. 4.1 [M464]

Fragen und Antworten

Beschreiben Sie das cCT. Welcher pathologische Befund ist zu sehen und was bedeutet dies für die Diagnose?

Im nativen Schädel-CT (➤ Abb. 4.1) findet sich kein Hinweis auf eine intrazerebrale Blutung, sodass diese ausgeschlossen werden kann. Es zeigt sich eine hyperdense proximale A. cerebri media (ACM) auf der rechten Seite („Dense Artery Sign") als Hinweis auf einen im Gefäß steckenden Thrombus. Im Versorgungsgebiet der rechten A. cerebri media lassen sich darüber hinaus Großhirnrinde und -mark nicht sicher differenzieren als Hinweis auf ein beginnendes Ödem. In einer CT-Angiografie (CT-A) lässt sich der Abbruch der proximalen ACM besser rekonstruieren, in der CT-Perfusion käme ggf. ein Perfusionsdefizit des betroffenen Hirngebietes zur Darstellung. Häufig werden CT mit CT-A und CT-Perfusion im Rahmen sog. „Stroke-CT" durchgeführt.

Was ist die Verdachtsdiagnose? Wohin kann die Schädigung anhand des klinischen Ausfallmusters lokalisiert werden?

Das apoplektiforme Auftreten der Symptome ist charakteristisch für eine vaskuläre Ursache, sodass der V. a. auf einen **akuten Schlaganfall** geäußert werden muss. Aufgrund des bildgebenden Ausschlusses einer intrazerebralen Blutung besteht folglich der V. a. eine akute zerebrale Ischämie.

Bei einer linksseitigen Hemiparese lässt sich der Ort der Schädigung in die rechte Gehirnhälfte lokalisieren. Da die linksseitige Hemiparese eine brachiofaziale Betonung zeigt, ist ein kortikaler bzw. kortexnaher Infarkt im Versorgungsgebiet der A. cerebri media rechts gemäß der Repräsentation des Homunculus im Gyrus praecentralis zu erwarten. Eine Beinbetonung spräche hingegen mehr für einen Infarkt im Versorgungsgebiet der A. cerebri anterior.

Analog zur Dysarthrie und Hemiparese links findet sich im cCT ein Dense Media Sign in der rechten proximalen A. cerebri media (M1-Segment).

Zur Bemessung des Schweregrads wird der NIHSS benutzt, eine Schlaganfall-Skala, in der Punkte für die Ausfälle (z. B. Sprache, Paresen, Dysarthrie, Ataxie u. v. m.) vergeben werden. Je höher die Punktzahl ist, desto schwerwiegender ist der Schlaganfall einzustufen. Bei minimalen Defiziten (Werte zwischen 0 und 3) ist sogar der Nutzen einer Akuttherapie gegenüber ihrem Risiko zu diskutieren. Bei dem hier vorgestellten Patienten wäre ein NIHSS-Wert von ca. 17 Punkten zu vergeben, was einem hochgradigen Defizit entspricht.

Welche Akuttherapie führen Sie durch? Welche Kontraindikationen und Risiken kennen Sie?

Als Akuttherapie des ischämischen Schlaganfalls steht die sogenannte **Lysetherapie** zur Verfügung. Diese wird i. d. R. als systemische intravenöse Therapie gewichtsadaptiert mit 0,9 mg/kg KG rt-PA durchgeführt. Das Ziel der Lysetherapie ist, den Embolus aufzulösen und somit das minderperfundierte Hirngewebe, das noch nicht diffusionsgestört ist (Penumbra) zu retten. Da mit zunehmender Dauer des Gefäßverschlusses auch die Größe des Infarkts zunimmt und damit die Größe der Penumbra geringer wird, gibt es ein Zeitfenster, innerhalb dessen die Therapie gestartet werden sollte. Dieses Zeitfenster liegt aktuell bei 4,5 Stunden (Ausnahme: Basilaristhrombose mit längerem Zeitfenster). Innerhalb dieses Zeitrahmens spricht die Nutzen-Risiko-Abwägung trotz der erhöhten Einblutungsgefahr noch für die Lysetherapie. Es gilt aber, dass die Lyse so schnell wie möglich durchgeführt werden sollte, da die Effektivität mit zunehmender Zeit abnimmt.

Das Risiko der Lysetherapie ist die erhöhte Einblutungsgefahr, sodass es **Kontraindikationen** gegen diese Therapie gibt. Dazu gehören alle Zustände mit relevantem Einblutungsrisiko (aktive gastrointestinale Ulzera, Neoplasien, Metastasen, kurz zurückliegende Operationen), jedoch auch Gerinnungsstörungen (INR > 1,5), schwere Leberfunktionsstörungen und dekompensierte Nieren- und Herzinsuffizienz sowie Schwangerschaft. Weitere Kontraindikationen: Demarkierung des Infarktareals in der initialen cCT, Zeitpunkt des Symptombeginns nicht bekannt, Blutzucker > 400 mg/dl, Status epilepticus bei Aufnahme.

Diese Erkrankungen und Zustände müssen vor Beginn einer Lysetherapie evaluiert werden, sodass es wichtig ist, parallel zur zerebralen Bildgebung auch eine detaillierte Eigen- oder Fremdanamnese zu erheben.

Bei proximalen Gefäßverschlüssen ist eine mechanische Rekanalisationstherapie durch interventionelle Neuroradiologen (Thrombektomie) in Kombination mit einer systemischen Lysetherapie der alleinigen Lysetherapie überlegen. Durch spezielle CT- oder MRT-Untersuchungen mit Nachweis von bedrohtem, aber noch zu rettendem Hirngewebe („Mismatch"-Konzept) können Lyse/Thrombektomie im Einzelfall auch bei längerem oder unklarem Zeitfenster durchgeführt werden.

Was wissen Sie über die sogenannte Sekundärprophylaxe?

Die Sekundärpophylaxe nach ischämischem Hirninfarkt sollte möglichst früh begonnen werden, um weitere Ischämien zu vermeiden. Die Sekundärprophylaxe hängt wesentlich von der Schlaganfallätiologie ab. Natürlich spielen aber auch individuelle Faktoren eine zusätzliche Rolle (z. B. Compliance, weitere Erkrankungen, wie z. B. eine paVK oder rezidivierende Magenulzera). ➤ Tab. 4.1 gibt einen Überblick über die derzeit gültigen Empfehlungen.

Welches sind die wichtigsten akuten Komplikationen, welches sekundäre Folgen?

Akute Komplikationen des Schlaganfalls treten in den ersten Tagen auf. Die wichtigsten sind:
- **Ödembildung** mit Gefahr der transtentoriellen oder Hirnstamm-Einklemmung: konservative Hirndrucktherapie (z. B. Oberkörperhochlagerung, Mannitol-Gabe), ggf. Hemikraniektomie (Entnahme des Knochendeckels und spätere Reimplantation).
- **Aspirationspneumonie** durch Dysphagie (sowohl bei rechts- und linkshemisphärischen Mediainfarkten, als auch bei Hirnstamminfarkten vorkommend); ein sofortiges Dysphagie-Screening ist Pflicht auf jeder Stroke Unit.
- Ein koinzidenter **Myokardinfarkt** oder eine **Lungenembolie** kann unter den Schlaganfall-Symptomen gerne übersehen werden.

Weitere Folgeerkrankungen entstehen aus den primären Komplikationen oder den Folgen der neurologischen Ausfälle:
- Rezidivierende **Aspirationspneumonien** bei fortbestehender Dysphagie: ggf. Tracheotomie, PEG-Anlage.
- **Thrombosen** und Lungenembolien bei Immobilität.
- **Einblutung in das vorbestehende Infarktareal:** Das Risiko nimmt mit der Größe des Infarkts zu.

Tab. 4.1 Empfehlungen zur Sekundärprophylaxe nach ischämischem Hirninfarkt

Ätiologie	Sekundärprophylaxe
Kardioembolisch (z. B. Vorhofflimmern)	Antikoagulation (Marcumar, Rivaroxaban, Apixaban, Edoxaban, Dabigatran) *und* Statintherapie
Mikro-/makroangiopathisch oder bei unklarer Ätiologie	Thrombozytenfunktionshemmung (ASS 100 mg *oder* Clopidogrel) und Statintherapie; bei TIA/kleinem Hirninfarkt evtl. für 3 Wochen ASS+Clopidogrel
Bei hochgradiger (> 70 %) symptomatischer Stenose der A. carotis interna	Gefäßchirurgische (TEA) oder endovaskuläre (PTCA + Stent) Behandlung der Stenose; Thrombozytenfunktionshemmung und Statine zusätzlich

Ein schlecht eingestellter Hypertonus und eine starke antikoagulatorische oder antiaggregatorische Behandlung gelten als Haupt-Risikofaktoren.
- **Reinfarkt:** Bei fehlender oder unzureichender sekundärprophylaktischer Behandlung steigt das Risiko eines erneuten Hirninfarkts.

MERKE

Das Erkennen und die konsequente Behandlung der Akutkomplikationen sind der Hauptgrund für die Einweisung eines akuten Schlaganfalls in eine Stroke Unit. Hierdurch kann die Mortalität um ca. 20 % gesenkt werden!

Welche ätiologische Einteilung kennen Sie? Welches sind die entsprechenden Risikofaktoren?

Die gängige ätiologische Einteilung (TOAST-Klassifikation) unterscheidet:
- **Makroangiopathie:** Atherosklerose der extrakraniellen hirnversorgenden Gefäße (Aorta, A. carotis interna, A. vertebralis); arterio-arteriell-embolische Genese oder hämodynamische Infarkte.
- **Mikroangiopathie:** Atherosklerose der kleinen, das Hirngewebe perforierenden Äste (Perforans-Arterien).
- **Kardioembolie:** Vorhofflimmern, persistierendes Foramen ovale (mit Vorhofseptumaneurysma), Klappenvitien, Endokarditis (sog. septische Embolien).
- **Andere Ursachen:** Vaskulitis, Dissektion, Gerinnungsstörungen (v. a. Antiphospholipid-Syndrom), Vasospasmen.
- **Unklare Ätiologie:** In diese Gruppe fallen auch die Schlaganfälle, die mutmaßlich embolisch sind, bei denen aber (bisher) keine Emboliequelle gefunden werden konnte (Embolic Stroke of Undetermined Source, ESUS).

Risikofaktoren für eine Atherosklerose kann man in zwei Gruppen unterteilen:
- **Nicht Behandelbare:**
  - Höheres Alter
  - Männliches Geschlecht
  - Positive Eigen- oder Familienanamnese
- **Behandelbare:**
  - Metabolisches Syndrom (Adipositas, Hypertonus, Hyperlipidämie, Diabetes mellitus)
  - Nikotinabusus
  - Alkoholabusus

Zur Differenzierung der verschiedenen Ätiologien sollten also entsprechend kardiale Untersuchungen (ggf. wiederholte Langzeit-EKG oder sogar Event-Recorder, TTE oder TEE) und angiologische Untersuchungen (sonografische Darstellung der extra- und intrakraniellen Gefäße; ggf. CT-Angiografie oder sogar konventionelle intraarterielle Angiografie) sowie allgemein-internistische Untersuchungen (Diabetes-Screening, Langzeitblutdruckmessung, Blutfette) durchgeführt werden, um das individuelle Risikoprofil des einzelnen Patienten festzulegen. Nur auf diesem Wege ist eine individuelle Risikominimierung möglich.

Wie sehen Inzidenz und Prognose des Krankheitsbilds aus?

Der erstmalige Schlaganfall hat eine Inzidenz von 150–300 pro 100.000 pro Jahr und gehört somit zu den häufigsten neurologischen Erkrankungen.

Je nach Lokalisation und Infarktgröße unterscheiden sich die Überlebensraten deutlich. Während der Hirnstamminfarkt aufgrund der vegetativ relevanten Zentren (Atemzentrum, Kreislaufzentrum, Brechzentrum) mit einer wesentlich höheren Letalität vergesellschaftet ist, liegt die Letalität bei den kortikalen Infarkten niedriger. Etwa 15 % der Schlaganfallpatienten sterben innerhalb der ersten drei Monate nach dem Ereignis entweder an den akuten Folgen (Hirndruck, Einklemmung) oder an Komplikationen (Pneumonie, Lungenembolie, Einblutungen in den Infarkt). Je nach Studie beträgt der

Anteil an Patienten, der wieder vollständig restituiert, ca. 25–40 %.

Viele Schlaganfall-Patienten erleiden bleibende Schäden, sodass es kein anderes akutes vaskuläres Krankheitsbild gibt, bei dem so viele Patienten mit einer bleibenden Behinderung herausgehen. Es wird bzgl. der funktionellen Relevanz zwischen Minor und Major Stroke unterschieden. Beim Major Stroke behält der Patient einen funktionell relevanten Schaden (z. B. Paresen, Aphasie), während beim Minor Stroke lediglich Sensibilitätsstörungen oder leichtgradige Sehstörungen als Residuum bestehen. Letztlich lässt sich die individuelle Prognose erst im Verlauf der nachfolgenden Rehabilitationsbehandlung genauer einschätzen.

ZUSAMMENFASSUNG

Beim akuten Schlaganfall handelt es sich um ein häufiges Ereignis, das potenziell lebensbedrohlich ist. Im Falle der akuten Ischämie wird angestrebt, im 4,5-h-Zeitfenster eine Lysetherapie und ggf. Thrombektomie mit dem Ziel der Gefäßrekanalisation durchzuführen, um somit minderperfundiertes, jedoch noch nicht irreversibel geschädigtes Hirngewebe zu retten. Nach der Akutbehandlung ist die Ursachenabklärung die vordringlichste Aufgabe, da nur hierdurch das individuelle Risiko benannt und der Patient entsprechend sekundärprophylaktisch behandelt werden kann.

4.3 Periorbitaler Schmerz und Horner-Syndrom

Christian Henke

Anamnese

Ein 25-jähriger Patient kommt um 3 Uhr nachts per RTW mit stärksten Schmerzen des rechten Auges in die Notaufnahme. Er habe das Gefühl, als steche ihm jemand mit einem Messer in das Auge. Er ist nicht in der Lage, ruhig zu sitzen oder zu liegen und berichtet, dass er vor einer halben Stunde mit den Schmerzen aufgewacht sei. Beim Blick in den Spiegel sei ihm ein gerötetes rechtes Auge mit hängendem Augenlid aufgefallen. Vor einer Woche habe er schon einmal ein gleichartiges Ereignis gehabt, das jedoch weniger schmerzhaft gewesen sei und das sein Zahnarzt auf eine Zahnwurzel-Entzündung im rechten Oberkiefer zurückgeführt habe. Keine Vorerkrankungen. Keine Medikation.

Untersuchungsbefund

RR 130/80 mmHg, Patient wach, psychomotorisch sehr unruhig. Keine Sprachstörung.

Hirnnerven: Horner-Syndrom rechts, direkte und konsensuelle Lichtreaktion normal, Lakrimation, konjunktivale Injektion und Rhinorrhö rechts, Trigeminus und Fazialis intakt, keine Dysarthrie.

Motorik: keine Paresen, keine Spastik, MER seitengleich mittellebhaft, PBZ bds. negativ.

Sensibilität: regelrecht für Ästhesie, Pallästhesie, Algesie und Thermästhesie.

Koordination: Zeigeversuche regelrecht, Stand und Gang unauffällig.

Fragen und Antworten

Welche Differenzialdiagnosen sind die wichtigsten?

Die klinische Symptomatik mit nächtlich aus dem Schlaf heraus auftretenden, stärksten, unilateralen periorbitalen Kopfschmerzen, die den Patienten nicht still sitzen lassen in Verbindung mit vegetativen Begleitsymptomen des betroffenen Auges lenken den V. a. einen Kopfschmerz aus der Gruppe der trigemino-autonomen Kopfschmerzen. Die häufigste Form, die i. d. R. junge Männer betrifft und mit einer ausgeprägten vegetativen Symptomatik einhergeht, ist der **Cluster-Kopfschmerz.** Hierfür pathognomonisch ist die psychomotorische Unruhe des Patienten („Pacing around"), um die Schmerzen auszuhalten, in Assoziation mit den periorbitalen Schmerzen und den vegetativen Augensymptomen (Horner-Syndrom, Lakrimation, Rhinorrhö).

Weitere Differenzialdiagnosen sind:
- **Trigeminusneuralgie:** kurze nadelstichartige Schmerzen im Gesichtsbereich, keine vegetative Begleitsymptomatik, Triggerung durch Kauen und Berührung (➤ Kap. 4.21).
- **Migräne-Attacke:** halbseitiger Kopfschmerz mit Übelkeit, Erbrechen, Foto- und Phonophobie sowie Verschlechterung unter Bewegung (➤ Kap. 4.15).

- **Glaukom-Anfall:** verhärteter Bulbus; Visusminderung, Pupillenstarre; kein Horner-Syndrom.
- **Post-Zoster-Neuralgie:** brennende Schmerzen nach Zoster-Manifestation; persistierende Hyperästhesie und Allodynie der Haut.
- **Arteriitis temporalis:** verhärtet tastbare A. temporalis, Sehstörungen, BSG > 50 mm, typischerweise bei Patienten > 50 Jahre (➤ Kap. 4.23).

Benennen Sie die Definitionskriterien (der IHS) für dieses Krankheitsbild.

Die International Headache Society (IHS) definiert das Krankheitsbild wie in ➤ Tab. 4.2 beschrieben.

Daneben unterscheidet man zwei zeitliche Varianten:
- **Episodischer Cluster-Kopfschmerz:** Kriterien entsprechend ➤ Tab. 4.2 und mindestens zwei Cluster-Episoden mit einer Dauer von 7–365 Tagen, die durch Remissionsphasen von mehr als einem Monat Dauer voneinander getrennt sind.
- **Chronischer Cluster-Kopfschmerz:** Kriterien entsprechend ➤ Tab. 4.2 und Cluster-Attacken, die länger als ein Jahr auftreten, ohne dass sie von Remissionen unterbrochen sind bzw. die Remissionsphasen dauern weniger als einen Monat an.

In welchen Fällen sollte eine apparative Zusatzdiagnostik erfolgen und welche?

Neben einer fundierten Kopfschmerzanamnese und der neurologischen Untersuchung mit Fokus auf das Trigeminus-Versorgungsgebiet bietet sich bei jeder Erstmanifestation eine apparative Basisuntersuchung an:

- **Blinkreflex;** bei pathologischem Befund weitere Diagnostik notwendig.
- **Ophthalmologische Untersuchung** zum Glaukom-Ausschluss.
- Ggf. kraniales **MRT** mit Frage nach Hirnstamm-Affektion und Pathologien im kraniozervikalen Übergang.

Bei auffälliger neurologischer Untersuchung, atypischer klinischer Symptomatik, Erstmanifestation jenseits des 60. Lebensjahres oder plötzlicher Symptomveränderung sollten weitere Untersuchungen durchgeführt werden, um einen symptomatischen Cluster-Kopfschmerz nachzuweisen:
- **Schädelbasis-CT:** Ausschluss knöcherner Prozesse mit Affektion der Trigeminus-Wurzel.
- **Liquordiagnostik:** Frage nach entzündlicher Genese.
- **Trigeminus-SEP** und ggf. weitere evozierte Potenziale.

Wie therapieren Sie die Attacke? Welche prophylaktische Therapie steht zur Verfügung?

Auch beim Cluster-Kopfschmerz unterscheidet man zwischen einer Akuttherapie und einer prophylaktischen Behandlung. Maßnahmen in der akuten Cluster-Attacke sind:
- **Sauerstoffinhalation:** 7–15 l 100 % O_2 über Gesichtsmaske führt bei ca. 70 % der Patienten innerhalb von 10 Minuten zu einem vollständigen Sistieren der Attacke. Aufgrund der geringen Nebenwirkungsrate und des hohen Ansprechens ist dies als Methode der ersten Wahl anzusehen.
- **Sumatriptan:** 6 mg s. c. führt in ca. 75 % der Fälle zum Sistieren innerhalb von 5–20 Minuten. Nasenspray ist deutlich weniger wirksam!
- **Zolmitriptan:** 5–10 mg intranasal; langsamer Wirkungseintritt, dafür längere Wirkdauer.
- **Lidocain-Spray:** 2–4 Hübe ins ipsilaterale Nasenloch bei Reklination des Kopfs; Ansprechrate nur ca. 30 %, jedoch wenig Nebenwirkungen.

Eine Prophylaxe sollte immer dann in Erwägung gezogen werden, wenn während einer Cluster-Episode eine hohe Attackenfrequenz (> 3/Tag) auftritt. Die Therapie sollte über das Ende der Cluster-Episode hinaus eingenommen werden, um einem Rebound entgegenzuwirken. Eine generelle Maßnahme ist die Vermeidung clusterauslösender Substanzen (Nitroglyzerin, Alkohol).

Tab. 4.2 Definitionskriterien des Cluster-Kopfschmerzes nach der IHS

A	Wenigstens 5 Attacken, die die Kriterien B–D erfüllen
B	Starke oder sehr starke, unilaterale orbital, supraorbital und/oder temporal lokalisierte Schmerzen, die unbehandelt 15–180 Minuten andauern
C	Begleitend wenigstens eines der folgenden ipsilateralen Symptome: konjunktivale Injektion oder Lakrimation, nasale Kongestion oder Rhinorrhö, Lidödem, Schwitzen im Bereich des Gesichts, Miosis und/oder Ptosis sowie körperliche Agitiertheit
D	Attackenfrequenz zwischen einer Attacke jeden 2. Tag und 8 Attacken pro Tag

Tab. 4.3 Differenzialdiagnose der trigemino-autonomen Kopfschmerzsyndrome

	Cluster-Kopfschmerz	Paroxysmale Hemikranie	SUNCT-Syndrom
Geschlecht (m : w)	3–4 : 1	1 : 3	4 : 1
Attackendauer	15–180 min.	2–30 min.	5–240 s
Attackenfrequenz	1–8/Tag	5–40/Tag	3–200/Tag
Autonome Symptome	++	++	+

- **Verapamil:** Medikament der 1. Wahl; nach Rücksprache mit Kardiologen hoch dosierte Gabe; Wirkungseintritt erst nach mehreren Wochen; Reduktion der Attackenstärke bei ca. 75 % der Patienten; Toleranzentwicklung möglich.
- **Prednison/Prednisolon:** auch Medikament der 1. Wahl; Beginn mit 100 mg/Tag und Reduktion alle 3–4 Tage um 10 mg bis zum Erreichen einer individuellen Schwellendosis. Reduktion der Attackenstärke bei ca. 80 % der Patienten.

Weitere Medikamente, die untersucht, jedoch weniger wirksam oder nebenwirkungsreicher sind:
- Lithium: **cave** Toxizität; regelmäßige Spiegelkontrollen notwendig.
- Topiramat, Gabapentin, Valproat, Ergotamin.

Zusätzlich zur medikamentösen Prophylaxe kann beim episodischen Cluster-Kopfschmerz die nicht-invasive Vagusnervstimulation (am Hals) zu einer Reduktion der Attacken führen. Bei Versagen einer medikamentösen Therapie und besonders schweren Verläufen besteht grundsätzlich die Option einer operativen Therapie, die jedoch bislang nicht an großen Patientenkollektiven getestet wurde.

- **Elektrische Stimulation des N. occipitalis major:** Implantation uni- oder bilateraler Elektroden an den N. occipitalis major führt in > 50 % der medikamentös nicht ausreichend therapierbaren Patienten zur Reduktion von Frequenz und Schwere der Attacken.
- **Tiefe Hirnstimulation** des posterioren, inferioren Hypothalamus: Implantation von Elektroden in den Hypothalamus führt ebenfalls in > 50 % zur Reduktion von Frequenz und Schwere der Attacken; nebenwirkungsreicher, da intrakranielle Operation.

MERKE
Aufgrund der langen Dauer bis zum Wirkeintritt bei der Therapie mit Verapamil empfiehlt sich dessen Gabe erst bei Cluster-Episoden, die länger als zwei Monate anhalten. Bei bekanntermaßen kürzeren Cluster-Episoden sollten primär Steroide eingenommen werden, wohingegen bei längeren Episoden Steroide als Überbrückung bis zum Wirkungseintritt von Verapamil gegeben werden können. Erst wenn die Therapie mit diesen Substanzen unwirksam ist, sollte auf eine der anderen Substanzgruppen umgestellt werden.

Welche anderen Formen dieser Erkrankung kennen Sie und wie unterscheiden sie sich?

Insgesamt unterscheidet man drei Gruppen von trigemino-autonomen Kopfschmerzen, die sich insbesondere in ihrer Attackenfrequenz, ihrer Attackendauer und dem Vorhandensein autonomer Symptome des Auges unterscheiden (> Tab. 4.3). Während der Cluster-Kopfschmerz mit einer Prävalenz von 0,2 % gelegentlich auftritt, hat die paroxysmale Hemikranie eine Häufigkeit von 0,02 % und das Krankheitsbild des SUNCT-Syndroms („short-lasting, unilateral neuralgiform headache attacks with conjunctival injection and tearing") ist noch wesentlich seltener. Gemeinsam haben alle drei Erkrankungen das Auftreten zwischen dem 20. und 40. Lebensjahr sowie den stechenden, periorbital bis temporal gelegenen Kopfschmerz.

Während Verapamil und Steroide beim Cluster-Kopfschmerz gegeben werden sollten, ist das Mittel der Wahl bei der episodischen paroxysmalen Hemikranie **Indometacin** (eindosieren bis zur Maximaldosis von 300 mg/Tag). Dieses wiederum ist beim SUNCT-Syndrom nicht wirksam. Aufgrund der Seltenheit dieser Erkrankung liegen keine soliden Therapiedaten hierzu vor.

ZUSAMMENFASSUNG
Der **Cluster-Kopfschmerz** ist eine primäre Kopfschmerzerkrankung, die gehäuft bei jungen Männern auftritt und sich in Form v. a. nächtlich auftretender stechender periorbitaler Kopfschmerzen mit autonomen Begleitsymptomen des ipsilateralen Auges manifestiert.

> Diagnostisch sollten im Falle einer auffälligen neurologischen Untersuchung sowohl eine strukturelle Bildgebung als auch elektrophysiologische Untersuchungen erfolgen, um symptomatische Formen nicht zu übersehen. Die akute Cluster-Attacke kann erfolgreich durch Gabe 100-prozentigen Sauerstoffs über eine Gesichtsmaske oder durch Triptane therapiert werden. Als Prophylaxetherapie hochfrequenter Cluster-Episoden sind die Medikamente der ersten Wahl Steroide oder Verapamil.

4.4 Subakute Hypästhesie des Arms

Martin Voß, Andreas Bender

Anamnese

In der Ambulanz stellt sich eine 24 Jahre alte Patientin mit Gefühlsstörungen des linken Arms vor. Sie habe am Morgen beim Duschen bemerkt, dass sie das Wasser auf dem linken Arm im Seitenvergleich anders spüre. Wenn sie über den Arm streiche, fühle sich dieser leicht taub an. Sie beschreibt das Gefühl wie „nach der Spritze beim Zahnarzt". Sonst habe sie keine Veränderung am Körper bemerkt. Als einziges neurologisches Defizit in der Vorgeschichte berichtet die Patientin über eine Sehstörung des linken Auges vor 2 Jahren, welche sich nach wenigen Tagen spontan zurückgebildet hatte.

Untersuchungsbefund

24-jährige Patientin, 165 cm, 52 kg. Visus rechts 100 %, links 80 %. Der sonstige Hirnnervenstatus ist regelrecht. Es besteht kein Meningismus. Im Bereich der Extremitätenmuskulatur zeigt sich eine normotone Muskulatur ohne umschriebene Atrophien oder Paresen. Die Oberflächensensibilität wird bis auf die in der Anamnese geschilderten Symptome als intakt angegeben. Die Muskeleigenreflexe sind lebhaft auslösbar. Die Bauchhautreflexe sind nicht auslösbar. Der Babinski-Reflex ist beidseits negativ. Die Patientin verneint Blasen- und Mastdarmstörungen.

Fragen und Antworten

Wie lautet die Verdachtsdiagnose? Welche Kriterien müssen zur Diagnose der Krankheit erfüllt sein?

Das junge Erkrankungsalter der Patientin zusammen mit der Vorgeschichte einer Visusminderung, welche an eine Retrobulbärneuritis denken lässt, spricht für die Diagnose einer multiplen Sklerose.

Grundlage der Diagnose der **multiplen Sklerose** (synonym: MS, Encephalomyelitis disseminata) ist der Nachweis einer **zeitlichen und räumlichen Dissemination** von demyelinisierenden Läsionen. D. h., der klinische Nachweis von zwei Erkrankungsschüben, welche zeitlich deutlich getrennt sind und sich in der Lokalisation unterscheiden, ist ausreichend zur Diagnosestellung. Ein neuer Schub ist dabei definiert als eine Episode neurologischer Symptome, die mindestens 24 Stunden anhält, mindestens 30 Tage nach einem vorherigen Schub auftritt, nicht durch Fieber erklärt ist und deren Ursache wahrscheinlich eine entzündliche Demyelinisierung ist. Handelt es sich um die erste klinische Manifestation einer multiplen Sklerose, können die Kriterien der räumlichen und zeitlichen Dissemination über die Befunde der apparativen Zusatzdiagnostik erfüllt werden. Über eine **MRT** (➤ Abb. 4.2) kann z. B. der Nachweis der räumlichen (Nachweis multipler Läsionen) und zeitlichen (Nachweis neuer Läsionen in der Verlaufskontrolle) Dissemination erbracht werden. Die diagnostischen Kriterien der multiplen Sklerose sind in den McDonald-Kriterien zusammengefasst.

Weitere Diagnostik unterstützt die Diagnose und dient gleichzeitig dem Ausschluss von Differenzialdiagnosen. Die **Liquoranalyse** kann eine leichtgradige Pleozytose mit intrathekaler IgG-Synthese aufweisen. Der Nachweis von liquorspezifischen **oligoklonalen Banden** in der isoelektrischen Fokussierung liefert einen weiteren Anhalt für eine intrathekale Immunreaktion. Die elektrophysiologische Diagnostik kann klinische Befunde über den Nachweis einer Latenzverlängerung objektivieren und klinisch stumme Läsionen aufdecken. Verwendet werden visuell, somatosensorisch, akustisch und transkortikal motorisch **evozierte Potenziale**. Die visuell evozierten Potenziale (VEP) weisen dabei die höchste Sensitivität auf.

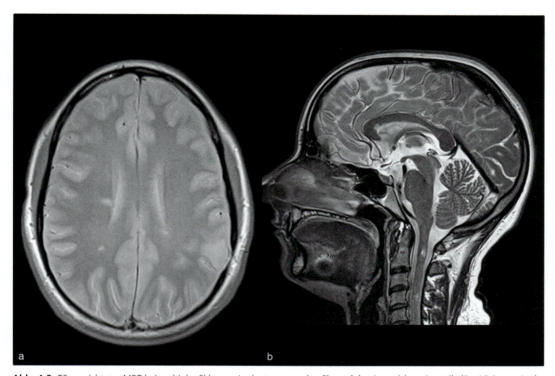

Abb. 4.2 T2-gewichtetes MRT bei multipler Sklerose: In der transversalen Ebene **(a)** zeigen sich periventrikuläre Läsionen. In der sagittalen Ebene **(b)** findet sich eine Läsion des Pons sowie zwei Läsionen des Myelons. [M464]

Benennen Sie mögliche Differenzialdiagnosen.

Differenzialdiagnostisch kommen andere **autoimmune Erkrankungen** sowie **erregerbedingte Entzündungen** in Betracht. Die weitere Diagnostik richtet sich nach der klinischen Manifestation sowie dem Verteilungsmuster im MRT. Bei typischer Manifestation kommen vor allem die **Sarkoidose**, der **Morbus Behçet**, das **Sjörgen-Syndrom** sowie der **Lupus erythematodes** in Betracht. Der Ausschluss beinhaltet eine weitere Serumanalyse auf Antikörper, bildgebende Verfahren sowie den klinischen Untersuchungsbefund. Erfahrungsgemäß schwieriger ist der Ausschluss einer zerebralen **Vaskulitis**. Bei begründetem Verdacht besteht die Indikation für eine Angiografie, welche pathologische Kaliberschwankungen der kleinen, peripheren Arterien nachweisen kann, die im MRT nicht abgebildet sind. Im Zweifelsfall sollte vor Beginn einer dauerhaften immunsuppressiven Therapie eine Biopsie erfolgen.

Die Liquorpunktion weist bei einer erregerbedingten Infektion eine deutlichere Pleozytose auf als bei einer autoimmunen Erkrankung. Bewährt hat sich die zusätzliche Bestimmung der Antikörpertiter im Serum und Liquor für die **Borreliose** sowie die **Syphilis**.

Bei atypischer Manifestation muss die Diagnostik erweitert werden, so können z. B. differenzialdiagnostisch ein zerebrales Lymphom oder bei zervikaler Lokalisation eine Syringomyelie in Betracht kommen.

Bei ausschließlich spinalen Entmarkungsherden in Kombination mit rezidivierenden Optikusneuritiden muss zu dem an die **Neuromyelitis optica** (Devic-Syndrom) gedacht werden, bei fulminanten klinischen Verläufen im Anschluss an eine Impfung oder Infektion auch an eine **akute disseminierte Enzephalomyelitis** (ADEM).

Was sind die typischen Symptome im Verlauf der Erkrankung und wie werden diese klassifiziert?

Bei der multiplen Sklerose handelt es sich um eine Erkrankung, welche das gesamte zentrale Nervensystem betreffen kann. Daher gibt es sehr unterschiedliche Krankheitsmuster und Verläufe der Erkrankung. Die häufigste Verlaufsform stellt der schubförmig remittierende Verlauf dar. Die Patienten haben Krankheitsaktivitäten mit neurologischen Ausfällen, die sich innerhalb weniger Wochen wieder zurückbilden. Der schubförmige Verlauf kann in einen sekundär chronisch-progredienten Verlauf mit schleichend zunehmenden Ausfällen übergehen. Selten ist der primär chronisch-progrediente Verlauf. Die MS kann sich durch Sensibilitätsstörungen, Paresen, spastische Muskeltonuserhöhung, Ataxien, Sehstörungen, Reduktion der Mnestik, psychiatrische Symptome, Schmerzen und vegetative Symptome mit Blasen-Mastdarm-Störungen äußern. Die gebräuchlichste Einteilung der Symptome in der Verlaufskontrolle im klinischen Alltag und im Rahmen von Studien ist die **Expanded Disability Status Scale** (EDSS) nach Kurtzke, die in die Untersuchung von **funktionellen Systemen** gegliedert ist und den Behinderungsgrad des Patienten wiedergibt. Die freie Gehstrecke stellt einen der wichtigsten Verlaufsparameter dar und ist auch ein entscheidender Faktor bei der Bestimmung des EDSS.

Wie wird der akute Schub behandelt?

Ein neues neurologisches Defizit bei einer multiplen Sklerose ist ein Schub, wenn die Symptome mindestens für 24 Stunden anhalten. Ausgeschlossen werden muss eine paroxysmale Verschlechterung anderer Genese. Diese tritt z. B. bei Infekten oder bei Erhöhung der Körpertemperatur auf (**Uhthoff-Phänomen**). Schübe werden mit **Glukokortikoiden** behandelt. Etabliertes Behandlungskonzept ist die intravenöse Therapie mit 1.000 mg Methylprednisolon über 3–5 Tage unter Magenschutz und Thromboseprophylaxe sowie Kontrolle der Elektrolyte und des Blutzuckers. Wenn sich in der Kontrolle nach 2 Wochen keine zufriedenstellende Reduktion der Symptomatik zeigt, kann eine Eskalation der Dosis mit Behandlung über 5 Tage mit 2 g Methylprednisolon erfolgen. Bei anhaltender, schwerer Schubsymptomatik kommen Immunglobuline oder eine **Plasmaseparation** zum Einsatz.

Wie erfolgt die Prophylaxetherapie?

Mittels einer dauerhaften immunmodulatorischen Therapie kann die Schubfrequenz gesenkt werden und der Progress der Behinderung verzögert werden. Ziel ist die Schubfreiheit. Für die Schubprophylaxe stehen verschiedene Präparate mit zum Teil langjähriger klinischer Erfahrung zur Verfügung. Generell unterscheidet man Basistherapeutika und Eskalationstherapeutika (➤ Tab. 4.4). Erstere sind für Patienten mit geringer bis mittlerer Krankheitsaktivität geeignet, Letztere für Patienten mit hochaktiver Verlaufsform. Sowohl die klinischen Schübe als auch die Progression im MRT fließen in die Beur-

Tab. 4.4 Verlaufsmodifizierende immunmodulatorische Therapie der schubförmigen MS (nur Medikamente der 1. Wahl aufgeführt)

Indikation	Präparate	Bemerkung
Milde/moderate Verlaufsform (**„Basistherapie"**)	Interferon (β1a, β1b) i. m./s. c.	Langjährige Erfahrung; NW: grippeähnlich; Entwicklung von Antikörpern
	Glatirameracetat s. c.	Tägliche Gabe notwendig, gut verträglich
	Dimethylfumarat p. o.	Orales Medikament, NW: Flush-Symptomatik, Lymphopenie
	Teriflunomid p. o.	NW: Leberwerte ↑, Lymphopenie, Haarausfall; bleibt viele Monate im Kreislauf
Hochaktive Verlaufsform (**„Eskalationstherapie"**)	Alemtuzumab i. v. (mehrtägige Zyklen/Jahr)	NW: Gefahr der PML, kann sekundäre Autoimmunerkrankungen auslösen
	Fingolimod p. o.	Einzige orale Eskalationstherapie; NW: PML-Risiko, Herzrhythmusstörungen (1. Gabe unter EKG!)
	Natalizumab i. v. (1 ×/Monat)	NW: PML-Risiko, allerg. Reaktionen; evtl. JC-Virus-AK-Bestimmung zur Risikostratifizierung
	Cladribin	Zunächst 2 Zyklen pro Jahr; NW: Infektionen, Alopezie, Malignome
	Ocrelizumab	I. v.-Gabe erste Dosis aufgeteilt (2× in 2 Wochen), dann halbjährlich; auch zugelassen für primär progrediente MS; NW: Infektionen, Ig-Mangel, Malignome

teilung der Krankheitsaktivität ein. Die Eskalationstherapeutika sind zwar wirksamer, gehen aber auch mit höheren und bedrohlicheren Nebenwirkungen einher, insbesondere mit der Gefahr einer **progressiven multifokalen Leukenzephalopathie** (PML; ausgelöst durch JC-Virus).

Als letzte Eskalationsstufe der Therapie wird auf klassische Chemotherapeutika zurückgegriffen. Bei **Mitoxantron** handelt es sich um einen Topoisomerase-2-Hemmer, welcher als Zytostatikum verwendet wird. Alternativ kann **Azathioprin** eingesetzt werden. Mitoxantron ist auch für die Therapie der progredienten MS zugelassen.

Welche Möglichkeiten bestehen für eine symptomatische Therapie?

Häufigstes Symptom im Krankheitsverlauf ist eine **spastische Muskeltonuserhöhung** als Zeichen der Pyramidenbahnschädigung. Die Spastik kann dabei das Leitsymptom der Erkrankung darstellen und die Gehstrecke deutlich einschränken. Therapie der ersten Wahl ist Baclofen. Hierbei ist zu beachten, dass eine Spastik auch eine Parese ausgleichen und die Therapie der Spastik die Gehfähigkeit einschränken kann. Die Dosis muss für jeden Patienten individuell ermittelt werden. Neben der medikamentösen Therapie sollten die Patienten intensive Krankengymnastik erhalten.

Ein weiteres häufiges Symptom sind **Schmerzen**. Klassischerweise handelt es sich um einen zentralen oder neuropathischen Schmerz, z. B. als symptomatische Trigeminusneuralgie. Erfahrungsgemäß am wirkungsvollsten sind Antikonvulsiva wie Carbamazepin, Gabapentin und Pregabalin.

Im späten Verlauf der Erkrankung tritt oftmals eine quälende **Fatigue**-Symptomatik auf. Hier kann neben körperlicher Aktivität eine Therapie mit Amantadin oder Modafinil versucht werden.

Eine **Störung der Miktion** wird interdisziplinär behandelt. Grundlage ist die Unterscheidung mittels Urodynamik (Harnblasendruckmessung, Beckenboden-EMG), ob es sich um einen überreaktiven Detrusor vesicae mit Urge-Symptomatik oder eine Blasenentleerungsstörung handelt. Bei anhaltend großem Restharnvolumen trotz medikamentöser Therapie sollten die Patienten zur Selbstkatheterisierung angeleitet werden.

> **ZUSAMMENFASSUNG**
>
> Die Diagnose der multiplen Sklerose kann gestellt werden, wenn eine räumliche und zeitliche Dissemination von demyelinisierenden Läsionen im ZNS nachgewiesen wurde. Die Diagnostik umfasst die Anamnese, die klinische Untersuchung, eine MRT, die Liquoranalyse und elektrophysiologische Untersuchungen. Der akute Erkrankungsschub wird mit Kortison behandelt. Für die Schubprophylaxe stehen je nach Krankheitsaktivität (niedrig vs. hoch) Basis- oder Eskalationstherapeutika zur Verfügung. Die gefürchtetste Nebenwirkung der Eskalationstherapie ist die Entwicklung einer PML.

4.5 Bewusstseinsverlust mit Zuckungen

Martin Voß, Jan Rémi

Anamnese

In Ihrer Ambulanz wird eine 22 Jahre alte Studentin durch den Rettungsdienst vorgestellt. Die Patientin hatte während einer Prüfung plötzlich das Bewusstsein verloren und war zu Boden gestürzt. Die Kommilitonen berichteten den Rettungsassistenten, dass sie mit allen Extremitäten „gezuckt" und nicht auf Ansprache reagiert habe. Nach ungefähr einer Minute habe sie still dagelegen, habe aber immer noch nicht auf Schmerzreize oder Ansprache reagiert. Der Rettungsdienst fand bei seinem Eintreffen eine somnolente, nicht orientierte Patientin vor und veranlasste die Einweisung zu Ihnen.

In der Anamnese ist die Patientin zu allen Qualitäten unscharf orientiert und sehr müde. An den Transport in die Klinik kann sie sich nicht erinnern. Sie berichtet, dass sie in den letzten Tagen viel für die Prüfung gelernt und wenig geschlafen habe. In der Vorgeschichte war es noch nie zu Anfällen gekommen. Außer einer Kontrazeption werden keine Medikamente eingenommen. Es bestehen keine relevanten Grunderkrankungen.

Untersuchungsbefund

In der klinischen Untersuchung zeigt sich ein lateraler Zungenbiss. Es besteht kein fokal-neurologisches Defizit.

Fragen und Antworten

Wie ist das therapeutische Vorgehen während eines generalisierten Krampfanfalls?

Die Lebenszeitprävalenz von epileptischen Anfällen beträgt zwischen 5 und 10 %. Bei manchen Patienten können Schlafmangel, Alkoholkonsum, Drogenkonsum oder -entzug, fieberhafte Infekte oder Flackerlicht Anfälle fördern.

Während eines Anfalls sollte der Betroffene **vor Verletzungen geschützt werden.** Gegenstände, an denen sich der Patient verletzen kann, sollten entfernt werden. Der Patient sollte während eines Anfalls nicht festgehalten werden, da der Helfer oder der Patient verletzt werden kann. Ebenfalls obsolet ist die Verwendung eines Beißkeils. Der Einsatz kommt meist zu spät, zusätzlich besteht auch hier ein Verletzungsrisiko für Patient und Helfer.

Epileptische Anfälle sind zumeist **selbstlimitiert** und dauern zwischen wenigen Sekunden bis zwei Minuten, sodass keine medikamentöse Therapie erforderlich ist. Sollte es sich um einen längeren Anfall handeln, so werden Benzodiazepine verwendet. Diese sind bei einem Anfall außerhalb der Klinik selten verfügbar. Viele Patienten mit einem bekannten epileptischen Anfallsleiden besitzen jedoch **Benzodiazepine** für den Notfall und tragen diese bei sich. Übliche Präparate sind Lorazepam und Diazepam. Lorazepam steht als Schmelztablette zur Verfügung. Unter Beachtung des Eigenschutzes kann diese in den Mund oder die Wangentasche des Patienten gegeben werden. Diazepam wird üblicherweise als Rektiole mitgeführt und rektal verabreicht. Die Pharmakokinetik des Diazepams bedingt eine rasche Rückverteilung aus dem ZNS heraus, daher ist Lorazepam zu bevorzugen. In öffentlichen Verkehrsmitteln (Flugzeug, Zug) werden z. T. Notfallmedikamente bereitgehalten. Hier sollte das Personal angesprochen werden.

Die Patienten sind nach einem epileptischen Anfall (postiktal) oft bewusstseinsgemindert. Hier gelten die allgemeinen Empfehlungen zur Ersten Hilfe bei Bewusstlosigkeit. Nach **Überprüfung von Atmung und Kreislauf** sowie Inspektion des Mundraums nach Fremdkörpern, wird der Patient in die **stabile Seitenlage** gelegt. Wenn vorhanden, kann ein Guedel-Tubus verwendet werden.

Der epileptische Anfall stellt einen Notfall da. Der Patient wird zur Überwachung und Diagnostik in die **Klinik** gebracht. Wenn es sich um eine bekannte Epilepsie handelt und der Patient nach dem Anfall rasch wieder orientiert ist, so kann auf Wunsch des geschäftsfähigen Patienten auf die Klinikeinweisung verzichtet werden.

Welche Diagnostik wird nach einem erstmaligen epileptischen Anfall durchgeführt?

- Grundlegender Schritt der Diagnostik ist die ausführliche **Anamnese.** Diese kann entscheidende Hinweise zum Ausschluss von Differenzialdiagnosen wie der Synkope und dem dissoziativen (früher: psychogenen) Anfall sowie mittels der Anfallssemiologie auf den epileptischen Fokus geben.
- Bei Aufnahme wird eine **Serumanalyse** zur Identifizierung behandelbarer Ursachen durchgeführt. Diese sollte die Bestimmung der Infektparameter, Nierenparameter, Leberenzyme und des **Blutzuckers** beinhalten. Wenn antikonvulsive Medikamente eingenommen werden, so kann der Spiegel bestimmt werden, wenn die Therapieadhärenz infrage steht. Durch den Anfall mit motorischer Entäußerung findet sich eine Erhöhung der **Kreatinkinase** (CK). Diese kann helfen, zwischen einem epileptischen Anfall und einem psychogenen Anfall zu unterscheiden.
- Nach einem ersten epileptischen Anfall muss eine zerebrale Bildgebung durchgeführt werden. Die **Magnetresonanztomografie** (MRT) ist der CT im Nachweis von epileptogenen Foki deutlich überlegen.
- Die **Elektroenzephalografie** (EEG) kann mit dem Nachweis von epilepsietypischen Potenzialen oder einer regionalen Verlangsamung Hinweise auf ein Epilepsiesyndrom oder einen epileptogenen Fokus geben. Hierbei ist zu beachten, dass das EEG interiktal gänzlich unauffällig sein kann. Die Sensitivität kann durch Aktivierung mittels Fotostimulation, Hyperventilation oder Schlafentzung gesteigert werden. Zur Unterscheidung zwischen dissoziativen Anfällen, Myoklonien oder Tremor in Abgrenzung zu einer Epilepsie hat sich die gleichzeitige Videodokumentation bewährt.
- Bei Hinweisen auf eine Meningoenzephalitis wird eine **Liquoranalyse** mit bakteriologischer und virologischer Untersuchung durchgeführt.

- Nach einem Anfall darf die Suche nach möglichen Traumata nicht übersehen werden. Durch den Sturz kann es zu Frakturen kommen, sodass bei klinischen Symptomen eine entsprechende bildgebende Diagnostik ergänzt werden sollte. Dies gilt vor allem bei einem Schädel-Hirn-Trauma.

Erklären Sie die unterschiedlichen Anfallstypen.

Entsprechend dem Vorschlag der Internationalen Liga gegen Epilepsie (ILAE) werden die Anfälle nach der Semiologie in die fokalen und generalisierten Anfälle unterteilt. Diese Unterscheidung ist wichtig für die Wahl der Therapie.

- **Einfach fokale Anfälle:** Je nach Lokalisation kann es zu unterschiedlichen neurologischen Symptomen kommen. Typisches Beispiel ist der sensible Jackson-Anfall, oder die motorische Entäußerung einer Extremität. Das Bewusstsein ist definitionsgemäß nicht gestört.
- **Komplex fokale Anfälle:** Wie bei den einfach fokalen Krampfanfällen ist die Krampfaktivität auf ein Hirnareal begrenzt. Durch die Lokalisation kommt es jedoch zu einer Bewusstseinsminderung. Ein Beispiel sind die komplex-fokalen Anfälle bei Temporallappenepilepsie.
- **Sekundär generalisierte Anfälle:** Nach fokalem Beginn kommt es zu einer Ausbreitung der Krampfaktivität mit dem klinischen Bild eines generalisierten Krampfanfalls. Jackson-Anfälle haben die Eigenschaft, sich über die betroffene Körperhälfte auszubreiten (March of convulsion) und in einen sekundär generalisierten Krampfanfall überzugehen. Aufgrund des fokalen Beginns handelt es sich jedoch um einen fokalen Anfall!
- **Primär generalisierte Anfälle:** Diese Form eines epileptischen Anfalls erfasst bereits zu Beginn beide Hirnhemisphären und äußert sich in einem generalisierten Krampfanfall mit Bewusstseinsverlust. Beispiele sind die Absence und der tonisch-klonische Anfall (➤ Kap. 5.5).

Welche Formen der Grunderkrankung gibt es?

Eine Epilepsie liegt vor, wenn es zu wiederholten spontanen epileptischen Anfällen gekommen ist. Ursächlich ist entweder eine zelluläre Störung mit paroxysmalen Depolarisationen der Membran durch eine Funktionsstörung der Ionenkanäle oder eine umschriebene strukturelle Hirnläsion. Die Einteilung der Epilepsie erfolgt zunächst in die generalisierten und die fokalen Epilepsien und dann nach der Ätiologie.

- **Strukturelle Ätiologie:** Bei dieser Form der Epilepsie liegt eine diagnostizierbare, strukturelle Hirnläsion vor. Als Ätiologie kommen z. B. Hirntumoren, Schädel-Hirn-Traumata oder intrakranielle Blutungen in Betracht.
- **Unbekannte Ätiologie:** Diese Beschreibung der Ätiologie wird oft zu Beginn der Epilepsie angenommen werden, wenn noch kein Nachweis einer anderen Ätiologie erfolgt ist. Klinisch liegt bei diesem Anfallsleiden eine fokale Ursache nahe, die Läsion kann jedoch im Unterschied zur symptomatischen Epilepsie nicht identifiziert werden.
- **Genetische Ätiologie:** Eine genetische Ätiologie wird angenommen, wenn entweder tatsächlich Gen-Veränderungen nachgewiesen wurden oder wenn Art und Erbgang einer Epilepsie eine genetische Hauptkomponente annehmen lassen, z. B. bei der Absence-Epilepsie.
- **Infektiöse Ätiologie:** Wird postuliert, wenn die Epilepsie direkte Folge einer Infektion des ZNS ist (Abszesse, Meningitis, Zystizerkose). Die Zystizerkose ist der weltweit häufigste Grund für Epilepsie.
- **Metabolische Ätiologie:** Die Epilepsie wird durch eine metabolische Erkrankung (z. B. Porphyrie, Aminosäurestoffwechselstörungen) verursacht.
- **Immune Ätiologie:** Diese Epilepsien werden durch autoimmune Prozesse verursacht, die häufigsten Vertreter sind die Autoimmunenzephalitiden (z. B. Anti-NMDA-Rezeptor-Enzephalitis).

Wann ist eine anfallsprophylaktische Dauerbehandlung indiziert?

Die Indikation für eine dauerhafte antikonvulsive Therapie ist eine individuelle Entscheidung. Prinzipiell kann nach einem ersten Anfall und sollte nach rezidivierenden Anfällen eine Therapie begonnen werden. Eine Therapieindikation besteht, wenn **trotz geänderter Lebensführung** des Patienten mit Meidung von Provokationsfaktoren **weiterhin Anfälle** auftreten. Ziel der Therapie ist eine andauernde Anfallsfreiheit ohne inakzeptable Nebenwirkungen im täglichen Leben des Patienten. Im Beratungsgespräch zeigt sich häufig eine sehr unterschiedliche Einstellung gegenüber einer dauerhaften Therapie. Vor allem Patienten mit wenig belastenden Anfällen, z. B. sensible selbstlimitierende einfach fokale Anfälle ohne sekundäre Generalisation, bevorzugen eher, regelmäßig „ihren" Anfall zu haben, als dauerhaft Medikamente einzunehmen. Vielen Patienten widerstrebt es, dauerhaft Medikamente einzunehmen, die den Hirnstoffwechsel beeinflussen. Auf der anderen Seite des Spektrums stehen Patienten, die auf eine Behandlung drängen, weil sie entweder den ersten Anfall als beängstigend erlebt haben oder aufgrund ihrer sozialen Situation keinen weiteren Anfall erleiden wollen.

Gründe, bei denen zu einer frühzeitigen Therapie geraten werden sollte, sind z. B. ein hohes Rezidivrisiko, Anfälle mit Bewusstseinsstörung oder eine symptomatische Epilepsie. Gegen eine Therapie können lange Intervalle zwischen den epileptischen Anfällen sprechen.

Wann gilt ein Patient mit dieser Erkrankung als fahrtauglich?

Wer epileptische Anfälle erleidet, darf nach deutschem Recht kein Kraftfahrzeug führen, solange ein **wesentliches Rezidivrisiko** besteht. Nach einer empirischen Beobachtungszeit wird das Risiko als dem der Normalbevölkerung ähnlich angesehen und die Fahrtauglichkeit gilt als wieder gegeben. Beispielhaft sind die geforderten anfallsfreien Zeiten für die Gruppe 1 (Führerschein A, B, B + E) aufgeführt.
- Unprovozierter Anfall ohne Anzeichen einer Epilepsie: 6 Monate.
- Provozierter Gelegenheitsanfall ohne Anzeichen einer Epilepsie: 3 Monate.
- Anfall bei Epilepsie: 12 Monate.
- Beendigung einer antikonvulsiven Therapie: während der Reduktion, sowie 3 Monate nach dem Absetzen.

Der Patient muss über das Fahrverbot aufgeklärt werden und dies sollte mit Unterschrift des Patienten dokumentiert sein. Wenn sich der Patient klar uneinsichtig zeigt, kann bei Gefahr im Verzug die Meldung an die Führerscheinstelle erfolgen.

ZUSAMMENFASSUNG

Der erstmalige Anfall stellt wegen einer möglichen Bewusstseinsminderung und einer bis zum Beweis des Gegenteils angenommenen Hirnschädigung einen Notfall dar und ist immer eine Indikation für eine Klinikeinweisung mit weiterer Diagnostik. Unterschieden werden die epileptischen Anfälle nach der Anfallssemiologie in fokale und generalisierte Anfälle sowie nach der Ätiologie z. B. in die strukturellen, genetischen oder Epilepsien unbekannter Ätiologie. Die Indikation für eine dauerhafte antikonvulsive Therapie wird individuell gestellt. Nach einem Anfall muss über ein Fahrverbot aufgeklärt werden.

4.6 Akuter Vernichtungskopfschmerz

Christian Henke, Andreas Bender

Anamnese

Ein 49-jähriger Patient kommt per Notarzt in die Notaufnahme, nachdem er mit stärksten Kopfschmerzen aus dem Mittagsschlaf erwacht war. Er berichtet, den ganzen Morgen lang im Badezimmer neue Waschbecken installiert zu haben. Nach dem Aufwachen habe er neben den starken (VAS 9/10), holozephalen Kopfschmerzen und mehrmaligem Erbrechen auch Übelkeit verspürt sowie eine Fotophobie bemerkt. Eine Migräne sei nicht bekannt, an Vorerkrankungen bestehe lediglich ein Z. n. Bandscheibenvorfall und eine Hyperurikämie.
Regelmäßige Medikamente: Allopurinol, Voltaren.
Er mache sich starke Sorgen, weil sein Vater mit 52 Jahren an einer Hirnblutung verstorben sei.

Untersuchungsbefund

RR 180/90 mmHg, Patient wach. Keine Sprachstörung. Meningismus. Kein Fieber.

Hirnnerven: Pupillen isokor, direkte und konsensuelle Lichtreaktion, Trigeminus und Fazialis intakt, keine Dysarthrie.

Motorik: keine Paresen, keine Spastik, MER seitengleich mittellebhaft, PBZ bds. negativ.

Sensibilität: regelrecht für Ästhesie, Pallästhesie, Algesie und Thermästhesie.

Koordination: Zeigeversuche regelrecht, keine Stand- oder Gangataxie.

Fragen und Antworten

Wie lautet die Verdachtsdiagnose? Welche Differenzialdiagnosen kommen infrage?

Die Befunde lassen sich gut vereinbaren mit einer frischen Subarachnoidalblutung (SAB) bei apoplektiformen stärksten Kopfschmerzen und Meningismus. Die Subarachnoidalblutung gehört neben der intrazerebralen Blutung (ICB) aufgrund ihres akuten Beginns zu den Schlaganfall-Syndromen (im Gegensatz zu Epi- und Subduralhämatomen).

Weitere Differenzialdiagnosen bei akuter Kopfschmerz-Symptomatik:
- **Intrazerebralblutung (ICB):** unwahrscheinlich bei fehlenden fokal-neurologischen Ausfällen.
- **Migräne:** halbseitige Kopfschmerzen, vegetative Begleitsymptome, positive Migräne-Anamnese (meist jüngere Patienten).
- **Dissektion:** Halsschmerzen, Horner-Syndrom, kein Meningismus.
- **Meningitis:** Fieber, stärkerer Meningismus, subakuter Verlauf über Stunden bis Tage.
- **Sinusthrombose:** holozephaler Kopfschmerz, Schwangerschaft, Kontrazeptiva oder Nikotinabusus als Risikofaktoren; kann sekundär zu einer SAB führen.
- **Spontaner Dura-Einriss:** meist traumatische Genese; Einriss der Dura mit Liquorleck und Gefahr des Liquorunterdrucksyndroms.
- **Primärer Thunderclap-Headache:** Ausschlussdiagnose, unklare Entität.

Beschreiben Sie den CT-Befund (Bild)! Was wären im Falle eines negativen CTs die weiteren diagnostischen Schritte?

Bei V. a. eine frische Subarachnoidalblutung (SAB) wurde eine CT-Bildgebung durchgeführt (➤ Abb. 4.3).

Es zeigen sich hyperdense Flüssigkeitsansammlungen in den basalen Zisternen als Ausdruck frischen Blutes. Betont ist das Blut im Bereich des frontalen Interhemisphärenspalts und des Sulcus lateralis (Fissura Sylvii). Zusätzlich erkennt man ein diffuses Hirnödem, da weder Gyri noch Sulci nachweisbar sind.

Um die Hirngefäße genauer darzustellen, wurde eine CT-Angiografie (➤ Abb. 4.4) durchgeführt, in der sich Aneurysmen mit hoher Sensitivität darstellen lassen. Hier findet sich ein teilthrombosiertes Aneurysma der A. communicans anterior von 4 × 5 cm Größe.

Sollte sich im CT keine Blutung zeigen, so schließt dies eine Subarachnoidalblutung keinesfalls aus, da nach wenigen Tagen die Sensitivität des cCTs lediglich bei 40–50 % liegt. Aufgrund der subarachnoidalen Lage des Liquors bietet sich jedoch eine Liquorpunktion an, mit deren Hilfe sich Blut nachweisen lässt. Hierbei ist wichtig, den Liquor nach Zentrifugation zu beurteilen, da nach ca. 6–12 Stunden die

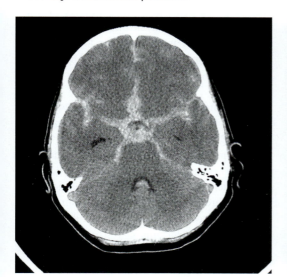

Abb. 4.3 CT des Schädels (transversal), V. a. frische Subarachnoidalblutung. [M464]

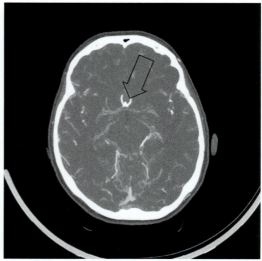

Abb. 4.4 CT-Angiografie: Aneurysma der A. communicans anterior (Pfeil). [M464]

ersten Hämoglobin-Abbauprodukte nachweisbar sind (Bilirubin und Biliverdin), die dem Liquor dann die klassische gelbe Farbe (**Xanthochromie**) verleihen. Daneben lassen sich zytologisch möglicherweise Erythrophagen oder eine erhöhte Ferritin-Konzentration nachweisen.

Welche Ursachen kennen Sie? Was wissen Sie über deren Lokalisation?

Man unterscheidet grundsätzlich **traumatische** von **nichttraumatischen** Subarachnoidalblutungen (SAB). Bei der traumatischen muss ein entsprechend schweres Trauma (häufig Polytrauma, zumindest aber schwerer Sturz auf den Kopf) vorangegangen sein, das Prellmarken hinterlassen hat. Wenn das Ereignis unbeobachtet ist, lässt sich häufig nicht sagen, welches Ereignis vorausgegangen ist, die Blutung oder der Sturz.

Von den nichttraumatischen Blutungen entstehen 80–85 % auf dem Boden einer **Aneurysma-Ruptur**, sodass die Suche nach einem Aneurysma die vordringlichste Aufgabe ist. Man unterteilt die Lage der Aneurysmen in vordere (aus der A. carotis interna, ACI, kommend) und hintere (aus der A. vertebralis) Zirkulation, wobei 90 % der Aneurysmen an den Gefäßen der vorderen Zirkulation lokalisiert sind. Die dabei am häufigsten betroffenen Gefäße sind die A. communicans anterior (30 %), die distale A. carotis interna (30 %) sowie die A. cerebri anterior und die A. cerebri media (zusammen ca. 30 %). In der hinteren Zirkulation ist die häufigste Lokalisation die des Basilariskopfes.

In ca. 15 % der SABs lässt sich kein Aneurysma nachweisen. Bei Betonung der basalen Zisternen und der Zisternen um den Hirnstamm bezeichnet man die Blutung auch als **perimesenzephale SAB** (oder auch präpontine SAB), für die eine venöse Blutungsquelle diskutiert wird, jedoch ohne sicheren Hinweis hierauf. Der Spontanverlauf ist milder und weniger komplikativ als der der Aneurysma-Blutungen.

> **MERKE**
> Es gibt eine familiäre Neigung zu Aneurysmen, sodass ca. 10–20 % der Patienten eine positive Familienanamnese aufweisen. In diesen Fällen kommen gehäuft auch multiple Aneurysmen vor, sodass eine konventionelle Angiografie durchgeführt werden sollte, um auch kleinere Aneurysmen nachzuweisen.

Welche therapeutischen Möglichkeiten der klassischen Ursache kennen Sie?

Ziel ist es, das Aneurysma möglichst schnell (< 3 Tage) auszuschalten, damit es nicht zu einer Re-Ruptur kommt. Hierzu stehen zwei grundsätzlich verschiedene Methoden zur Auswahl, die gegeneinander abgewogen werden müssen:
- Neurochirurgisches **Clipping:** Von außen wird ein Metall-Clip auf das Aneurysma gesetzt; abhängig von operativer Zugänglichkeit, erschwerte Zugänglichkeit bei Aneurysmen im petrösen ACI-Abschnitt und erhöhtes Risiko in der hinteren Schädelgrube.
- Endovaskuläres **Coiling:** Per Katheter wird über die A. femoralis das Aneurysma mit Platinspiralen (Coils) ausgestopft und kann somit nicht rupturieren. Abhängig von der Konfiguration des Aneurysmas (benötigt einen Hals, damit Coils halten), von der endovaskulären Zugänglichkeit (proximale Lage) sowie vom peripheren Gefäßstatus (erschwert bei schwerer pAVK). Mittlerweile können Aneurysmen ggf. auch durch weitere endovaskuläre Verfahren in ihrer Form und Zugänglichkeit so optimiert werden, dass sie für das Coiling geeignet sind („Remodelling").

Meist wird zunächst eine intraarterielle Angiografie durchgeführt zur dreidimensionalen Darstellung des Aneurysmas mit anschließender interdisziplinärer Diskussion des optimalen therapeutischen Prozederes (s. o.). Sollte eine endovaskuläre Therapie gewählt werden, so kann sie direkt im gleichen Setting durchgeführt werden. Die endovaskuläre Behandlung (Coiling) setzt sich insgesamt immer mehr als Behandlungsstandard durch.

Welches sind die häufigsten Komplikationen und wann im Verlauf der Erkrankung treten Sie jeweils auf?

- **Re-Ruptur:** bei unbehandeltem Aneurysma innerhalb der ersten 2 Wochen ca. 20–25 %, innerhalb der ersten 6 Monate 50 %; durch das vermehrte perivaskuläre Blut steigt auch das Risiko für Vasospasmen deutlich an. Das Re-Ruptur-Risiko sinkt, je früher das Aneurysma ausgeschaltet wird.
- **Vasospasmen:** (30–40 %), induziert durch perivaskuläres Blut; Beginn frühestens Tag 3 nach SAB, Maximum bei Tag 8–10 und Dauer meist 21–28 Tage; in dieser Phase tägliche Doppler-Kontrollen

(ACM), bei Auftreten neurologischer Ausfälle i. a. Angiografie (ggf. mit Intervention als Ultima Ratio) und Nimodipin-Gabe, hämodynamisches Management (Hypervolämie und hypertensive Blutdruckwerte zur Perfusionsverbesserung); als Prophylaxe möglich: Nimodipin p. o. 6 × 60 mg; bei Therapieversagen entsteht ein **ischämischer Schlaganfall**.
- **Hydrozephalus:** (10 %), durch Koagulation von Blut in den Liquorräumen und dadurch bedingter Abflussstörung (in den Ventrikeln) oder Resorptionsstörung (externer Subarachnoidalraum); Nachweis im CT, Therapie: externe Ventrikeldrainage (EVD), Lumbaldrainage.
- **Elektrolytstörung:** SIADH (Syndrom der inadäquaten ADH-Ausschüttung) mit Hyponatriämien.
- **Epileptische Anfälle.**
- **Erhöhter Hirndruck:** bis zu 50 % der Pat. betroffen; Basismaßnahmen wie Oberkörperhochlagerung bis hin zur medikamentösen Hirndrucktherapie mit Mannitol.

Wie sieht die Prognose der Krankheit aus? Welche Konsequenz hat das zufällige Auffinden eines Aneurysmas?

Die Letalität der akuten Subarachnoidalblutung ist hoch. Es wird geschätzt, dass ca. 20 % der Patienten noch vor Erreichen der Klinik versterben. Insgesamt beträgt die Letalität der ersten Blutung ca. 30 % innerhalb des ersten Monats, jeder weiteren Nachblutung ca. 30 %.

Insgesamt gibt es viele Faktoren, die das Risiko eines letalen Ausgangs erhöhen. Hierzu gehören:
- Hohes Alter (> 60 Jahre): 40–50 %.
- Hunt und Hess IV oder V (Sopor oder Koma): 45 bzw. 70 %.
- Aneurysma-Größe > 24 mm: 40 %.

Bei Überlebenden finden sich nach einem Jahr noch ca. 50 % neuropsychologische Defizite, eine vermehrte Kopfschmerzneigung bei 75 %.

Neben rupturierten Aneurysmen gibt es noch **inzidentelle Aneurysmen**, die Zufallsbefunde bei MRT-Untersuchungen aus anderer Indikation darstellen, sowie **additionale Aneurysmen**, d. h. zusätzliche unrupturierte Aneurysmen bei Patienten mit aneurysmatischer SAB. Das individuelle Rupturrisiko kann mit Hilfe des **PHASES-Scores** eingeschätzt werden. Dabei sind z. B. die Größe des Aneurysmas (> 7 mm Maximaldurchmesser), höheres Lebensalter, Hypertonus und die Lokalisation (z. B. vertebrobasilär) Risikofaktoren für ein höheres Rupturrisiko. In der günstigsten Risikokonstellation beträgt das 5-Jahres-Rupturrisiko 0,4 %, in der höchsten 17,8 %.

ZUSAMMENFASSUNG

Die **Subarachnoidalblutung** (SAB) ist eine lebensbedrohliche Erkrankung, die in 85 % der Fälle durch eine **Aneurysma-Ruptur** bedingt ist. Der Nachweis gelingt i. d. R. mit einer Schädel-CT. Im Falle eines fehlenden Blutnachweises kann mittels Liquorpunktion nach wenigen Stunden ebenfalls eine SAB nachgewiesen werden. Mittels Angiografie muss die Blutungsquelle gesucht und ausgeschaltet werden. Hierzu stehen zwei Verfahren zur Verfügung, die relativ gleichwertig sind – das Clipping und das Coiling. Hierdurch kann sowohl das Re-Ruptur-Risiko, als auch das Risiko für das Auftreten von Vasospasmen deutlich reduziert werden. Insgesamt hat die SAB eine hohe Komplikationsrate und muss intensivmedizinisch in einem spezialisierten Zentrum überwacht werden.

4.7 Kopfschmerzen, Fieber, Meningismus

Simone van de Loo, Andreas Bender

Anamnese

Eine 20-jährige Patientin wird Ihnen über den Rettungsdienst vorgestellt. Über die Gasteltern wird berichtet, sie komme ursprünglich aus Neuseeland und sei als Au-pair in Deutschland tätig. Sie versorge seit zwei Monaten vier kleine Kinder. Aktuell leide sie seit dem Vortag unter starker Übelkeit, Abgeschlagenheit, Erbrechen sowie Kopfschmerzen. Die Patientin ist somnolent. Sie hat Fieber bis 39 °C. Ferner ist zu eruieren, dass sie bereits seit mehreren Wochen unter einer Otitis media leidet. Sonst habe sie keine chronischen Erkrankungen. Aufgrund der Otitis media sei Clindamycin verabreicht worden, die genaue Dosierung ist jedoch nicht bekannt.

Untersuchungsbefund

Somnolente Patientin, delirant, nichtorientiert. Ausgeprägter Meningismus. Im Bereich der Hirnnerven durchweg unauffälliger Befund. Keine manifesten oder latenten Paresen. Muskeleigenreflexe seitengleich mittellebhaft erhältlich. Keine Pyramidenbahnzeichen. Sensibilität intakt. Aufgrund des schlechten Allgemeinzustands sind Stand und Gang nicht untersuchbar, ebenso ist die Koordinationsprüfung nicht durchführbar.

Fragen und Antworten

Wie lautet die Verdachtsdiagnose?

Hier handelt es sich um einen akuten Notfall! Die beschriebene Symptomatik mit Fieber, Übelkeit, Erbrechen, Kopfschmerzen und Bewusstseinsstörung deutet auf eine **Meningoenzephalitis** hin. Aufgrund des bestehenden hohen Fiebers und der schweren klinischen Symptomatik kann der V. a. eine **bakterielle** Meningoenzephalitis geäußert werden. Die in der Anamnese angegebene, seit Wochen bestehende Otitis media kann als infektiöser Herd vermutet werden, über den sich die Bakterien **per continuitatem** ausgebreitet haben.

Auch, wenn Pneumokokken aufgrund des HNO-Fokus wahrscheinlicher sind, muss die Patientin bis zum Ausschluss einer Meningokokken-Meningitis isoliert werden.

> **MERKE**
> Wichtige Nervendehnungszeichen sind:
> - **Kernig-Zeichen:** passive Streckung des in Knie und Hüfte gebeugten Beins zur Dehnung des N. ischiadicus. Bei Wurzelirritation bzw. meningealer Reizung Aufbau eines Widerstands durch den Patienten.
> - **Brudzinski-Zeichen:** reflektorische Beugung der Beine in den Knie- und Hüftgelenken bei passivem Vorbeugen des Kopfes als Zeichen einer meningealen Reizung.
> - **Lasègue-Test:** Dehnung des N. ischiadicus durch passives Anheben des gestreckten Beins bei Wurzelirritation L5/S1 bzw. meningealer Reizung.
> - **Umgekehrter Lasègue:** passive Beugung im Kniegelenk bei auf dem Bauch liegenden Patienten bei Wurzelirritation L4/L5.

Welche Untersuchungen führen Sie schnellstmöglich durch?

Um schnellstmöglich eine antibiotische Therapie beginnen zu können, sollte sofort Blut fürs Labor und für die Blutkultur abgenommen werden. Da die Pa-

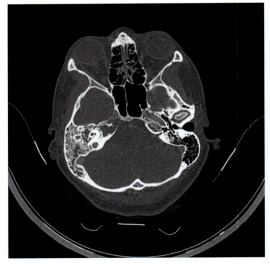

Abb. 4.5 cCT: Otitis media rechts mit Destruktion des Felsenbeins und zusätzlicher Mastoiditis mit vollständiger Verlegung der Mastoidzellen. [M464]

tientin somnolent ist, muss vor einer LP mittels eines CT zunächst ein relevanter Hirndruck ausgeschlossen werden. Um keine Zeit zu verlieren, wird noch vor dem CT mit der empirischen Antibiotikatherapie sowie der Gabe von 10 mg Dexamethason i. v. begonnen. Im CT findet sich kein Hinweis auf eine Hirndruckerhöhung, aber es kann die Otitis media rechts mit Destruktion des Felsenbeins und zusätzlicher Mastoiditis mit vollständiger Verlegung der Mastoidzellen (➤ Abb. 4.5) bestätigt werden. Nachdem im Notfalllabor normale Gerinnungswerte bestehen, kann die Liquorpunktion durchgeführt werden. Es zeigt sich ein gelblich-trüber Liquor, der zur weiteren Analyse und zur Erregerbestimmung ins Labor gegeben wird. Aufgrund der berichteten Otitis media sowie des bildgebenden Befunds sollte eine operative Sanierung des Mastoids von den HNO-Ärzten durchgeführt werden. Laborchemisch findet sich eine Infektkonstellation mit erhöhtem CRP sowie einer Leukozytose, weiterhin ließen sich im Liquor 42.000 Zellen/μl, Glukose 0 mg/dl, Laktat 24,9 mmol/l und Eiweiß 5.940 mg/l nachweisen. Der erste Befund aus dem mikrobiologischen Labor, welcher noch am selben Tag eintrifft, liefert im Direktpräparat den Nachweis bekapselter grampositiver Diplokokken, welche im Antigenschnelltest als Streptococcus pneumoniae identifiziert werden. Eine Infektion mit Neisseria meningitidis kann somit ausgeschlossen werden.

4.7 Kopfschmerzen, Fieber, Meningismus

Tab. 4.5 Erregerwahrscheinlichkeit anhand des Alters des Patienten sowie entsprechende kalkulierte antibiotische Therapie

Alter	Typische Erreger	Empfohlene Antibiotika zur kalkulierten Therapie
Frühgeborene, Neugeborene, Säuglinge < 6 Wochen	Gramnegative Enterobakterien (E. coli, Klebsiellen, Enterobacter, Proteus), β-hämolysierende Streptokokken der Gruppe B, Listerien	Cefuroxim + Ampicillin
Säuglinge > 6 Wochen, Kinder	Neisseria meningitidis, Streptococcus pneumoniae, Haemophilus influenzae (bei nicht geimpften Kindern)	Ceftriaxon
Erwachsene (ambulant erworben)	Streptococcus pneumoniae, Neisseria meningitidis, Listeria monocytogenes	Ceftriaxon + Ampicillin
Bei posttraumatischer/postoperativer oder Shunt-Meningitis	Staphylococcus aureus, Staphylococcus epidermidis, gramnegative Stäbchen inkl. Pseudomonas aeruginosa	Vancomycin + Meropenem oder Vancomycin + Ceftazidim

Welche Therapie schlagen Sie vor?

Bei unbekanntem Erreger wird die Antibiose anhand der Erregerwahrscheinlichkeit bezüglich des Alters des Patienten durchgeführt (kalkulierte [= empirische] antibiotische Therapie) (➤ Tab. 4.5). In diesem Fall hat das mikrobiologische Labor vorbildlich gearbeitet und liefert mit dem Befund das zugehörige Antibiogramm, sodass sofort mit der zielgerichteten Antibiotikatherapie begonnen werden kann. Diese richtet sich nach dem Antibiogramm (bei Pneumokokken-Meningitis, z. B. Penicillin G). Zur Vermeidung von typischen Komplikationen der bakteriellen Meningitis wird zusätzlich gleichzeitig mit der ersten Antibiotikagabe mit i. v. Dexamethason (10 mg) behandelt.

Was ist das Reiber-Schema?

Es handelt sich um Quotientendiagramme zwischen Liquor und Serum, welche jeweils für IgG, IgM, IgA sowie Albumin erstellt werden. Anhand der Lokalisation des ermittelten Werts im Reiber-Schema lässt sich ablesen, ob es sich um eine intrathekale Ig-Synthese, eine Schrankenstörung oder eine Kombination von beiden handelt. Der Immunglobulinquotient wird hierbei auf der y-Achse und der Albuminquotient auf der x-Achse aufgetragen. Weiterhin gibt es zwei Linien, welche die Normalverteilung markieren. Werte, die sich innerhalb des Schemas links oben befinden, beschreiben einen erhöhten Immunglobulin-Index und somit eine intrathekale Ig-Synthese. Dagegen stellen Werte, die sich rechts der Normalverteilung befinden, eine Schrankenstörung dar. Werte rechts oberhalb der Normalverteilung zeigen eine Kombination aus Schrankenstörung sowie intrathekaler Ig-Synthese an (➤ Abb. 4.6).

Beschreiben Sie die typischen Liquorbefunde bei Meningitis/Enzephalitis.

➤ Tab. 4.6 zeigt typische Liquorbefunde bei Meningitis/Enzephalitis.

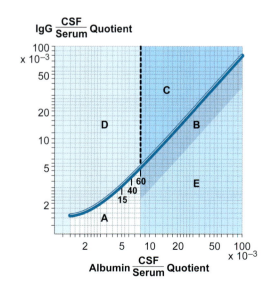

Abb. 4.6 Reiber-Schema: A = Normalbefund, B = Schrankenstörung, C = kombinierte Schrankenstörung + intrathekale IgG-Synthese, D = intrathekale IgG-Synthese, E = unplausibel. [R367]

Tab. 4.6 Typische Liquorbefunde bei Meningitis/Enzephalitis

	Bakteriell	Viral	Tuberkulös	Neuroborreliose	Normalbefund
Aussehen	Trüb	Klar	Leicht trüb, spinnengewebsartig	Klar	Klar
Zellzahl (/µl)	1.000 bis > 10.000	50–500	50–1.000	50–500	< 5
Zellbild	Neutrophile Granulozyten	Mononukleär, Lymphozyten	Granulozyten/mononukleär	Mononukleär	Entsprechend Blut
Eiweiß (mg/dl)	> 100	Normal bis leicht erhöht	> 100 (teilweise > 1.000)	> 100	< 45
Glukose	Stark erniedrigt	Normal	Leicht erniedrigt	Normal	> 50 % Serumglukose
Laktat	Erhöht	Normal	Leicht erhöht	Normal	< 2,1 mmol/l

Was ist die Endocarditis lenta?

Die Endocarditis lenta beschreibt eine schleichend verlaufende subakute Endokarditis. Es handelt sich um eine erregerbedingte Endokarditis, welche durch Streptokokken (45–60 %), Staphylokokken (30–40 %) sowie Enterokokken und gramnegative Bakterien (10 %) hervorgerufen werden kann. Pathogenetisch kommt es im Bereich von Endokardläsionen zur Ansiedlung von Bakterien (mechanische Herzklappen), die somit einen bakteriämischen Herd darstellen. Es handelt sich um ein schweres Krankheitsbild, das unbehandelt tödlich verlaufen kann. Um eine Endokarditis auszuschließen, muss v. a. eine transösophageale Echokardiografie (TEE) durchgeführt werden. Zur Klassifizierung werden die Duke-Kriterien herangezogen. Die antibiotische Therapie erfolgt bis zum Erregernachweis kalkuliert, dieser wird eine antibiogrammgerechte antibiotische Therapie angeschlossen. Weitere Orientierungsrichtlinien zur Wahl der empirischen Therapie sind der Krankheitsverlauf sowie der Klappenstatus.

> **ZUSAMMENFASSUNG**
>
> Die **akute bakterielle Meningitis** gehört zu den neurologischen Notfällen und erfordert ein rasches und sicheres Handeln. Im Vordergrund steht die Erregerisolierung, um so rasch wie möglich eine antibiotische Therapie beginnen zu können. Neben einer ausführlichen neurologischen Untersuchung, der Blutentnahme sowie Blutkulturen müssen eine zerebrale Bildgebung (CT) sowie eine Liquorpunktion durchgeführt werden. Noch bevor man den Erregernachweis erhält, sollte man abhängig vom Alter des Patienten eine kalkulierte Antibiotikatherapie durchführen, welche dann alsbald antibio-

grammgerecht angepasst werden muss. Im weiteren diagnostischen Prozedere ist die Klärung des Infektionsweges erforderlich – sei es hämatogen, per continuitatem (Sinusitis, Mastoiditis, Otitis) oder durch offene Liquorfisteln nach Schädel-Hirn-Trauma oder chirurgischen Eingriffen. An eine begleitende immunsupprimierende Erkrankung, wie z. B. HIV, sollte zudem bei ansonsten gesunden Patienten gedacht werden.

4.8 Unilateraler Tremor und Bradykinese

Simone van de Loo, Andreas Bender

Anamnese

Ein 63-jähriger Patient berichtet, dass ihm seit etwa einem Jahr ein Tremor der rechten Hand auffalle. Weiterhin könne er seinem Hobby, dem Skifahren, nicht mehr nachgehen, da er die Bewegungen „nicht richtig" ausführen könne. Seine Schrift sei unleserlich geworden. Er sei insgesamt langsamer geworden. Er sei sonst gesund und noch nie krank gewesen. In der Familie seien keine neurologischen Erkrankungen bekannt.

Untersuchungsbefund

Wacher, allseits orientierter Patient. Keine Dysarthrie. Keine Aphasie. Hypomimie. Im Bereich der Hirnnerven unauffälliger Befund. Diskreter rechtsseitiger Ruhetremor der oberen Extremität, kein Halte- oder Intentionstremor. Leichtgradiger Rigor. Keine manifesten oder latenten Paresen. Seitengleiche lebhafte Muskeleigenreflexe. Keine Pyramidenbahnzeichen. Zeigeversuche regelrecht. Brady- und Dysdiadochokinese rechtsbetont. Oberflächensensibilität intakt. Stand sicher. Im Pulltest zwei Ausfallschritte. Gangbild mit nach vorn geneigtem Oberkörper und reduziertem Mitschwingen des rechten Arms. Erhöhte Wendeschrittzahl. Erschwerte Gangprüfung unauffällig.

Fragen und Antworten

Wie lautet die Verdachtsdiagnose? Warum?

Das hier beschriebene hypokinetisch-rigide Syndrom lenkt den V. a. ein Parkinson-Syndrom. Die Leitsymptome sind Tremor, Rigor und Akinese bzw. Bradykinese sowie posturale Instabilität. Aufgrund des einseitigen Beginns mit Betonung der oberen Extremitäten und dem klinischen Mischbild aus Tremor, Rigor und Akinese in etwa gleicher Ausprägung kann hier ein **idiopathisches Parkinson-Syndrom** (IPS = Morbus Parkinson) vom Äquivalenztyp vermutet werden. Für das Vorliegen eines IPS sprechen ein einseitiger Beginn von Ruhetremor/Rigor/Akinese, die auch im Verlauf persistierende unilaterale Betonung der progredienten Erkrankung sowie ein gutes Ansprechen auf L-Dopa über mindestens 5 Jahre. Ebenfalls die im Verlauf auftretenden teils schweren durch L-Dopa induzierten Dyskinesien unterstützen den Verdacht. Anamnestisch früh auftretende Stürze, ein symmetrischer Beginn, zerebelläre Zeichen, Pyramidenbahnzeichen sowie eine vertikale Blickparese sprechen ebenso wie eine frühe demenzielle Entwicklung, Sprech- oder Schluckstörungen oder ein ausgeprägter Antecollis und das fehlende Ansprechen auf L-Dopa gegen das Vorliegen eines idiopathischen Parkinson-Syndroms, sondern viel eher für ein atypisches Parkinson-Syndrom.

Klinisch unterscheidet man drei verschiedene Typen des IPS: Äquivalenz-Typ, akinetisch-rigider Typ, Tremordominanz-Typ.

Es handelt sich um eine klinische Diagnose, weshalb die ausführliche neurologische Untersuchung und genaue Beobachtung erforderlich ist.

Typische Symptome des idiopathischen Parkinson-Syndroms sind:
- **Akinese:** Hypomimie, Dysarthrophonie, Dysphagie. vermindertes Mitschwingen der Arme, Dys- und Bradydiadochokinese, Mikrografie (Schriftprobe), kleinschrittiger, „schlurfender" Gang, im Verlauf eine Start- und Wendehemmung, Freezing und Festination (beschreibt eine Propulsion und Retropulsion mit plötzlich beschleunigten Schrittfolgen und zunehmend kürzeren Schritten: Sturzgefahr!). Im Verlauf: axiale Akinese.
- **Tremor:** distal betonter Ruhetremor („Pillen-Dreher") in einer Frequenz von 4–6 Hz; ein Mischbild mit Ruhe-, Halte- und Bewegungstremor spricht prinzipiell nicht gegen ein idiopathisches Parkinson-Syndrom; Zunahme unter emotionaler Belastung oder mentaler Anspannung (Kopfrechnen).
- **Rigor:** bei passiver Bewegung der distalen Extremitäten (Hand- oder Ellenbogengelenk) als gleichförmig zäher Widerstand (z. B. Zahnradphänomenen) wahrnehmbar; kontralaterale Aktivierung (Bahnung) kann einen Rigor verstärken.
- **Haltungsinstabilität:** Verlust der Haltungsreflexe mit Fallneigung bei passiver Auslenkung („Pull-Test": Untersucher zieht den Patienten unangekündigt ruckartig an beiden Schultern, Achtung: Sturzgefahr!).
- **Fakultative Symptome:** Stürze, dystone Bewegungs- oder Haltungsstörungen, Kamptokormie (zunehmende Vorbeugung des Rumpfs, bei gleichzeitiger Seitneigung als „Pisa-Syndrom" bezeichnet), fehlende Habituation des Glabella-Reflexes, Okulomotorikstörungen (z. B. sakkadierte Blickfolge).
- **Typische Frühsymptome:** Verminderter Geruchssinn, REM-Schlaf-Verhaltensstörungen (um sich schlagen im Schlaf).

Wie gehen Sie weiter vor?

Zum Ausschluss einer symptomatischen Genese (z. B. NPH [> Kap. 4.25], zerebrale Mikroangiopathie) wird eine CT oder MRT durchgeführt. Weiterhin wird das Ansprechen auf L-Dopa mittels des L-Dopa-Tests überprüft (orale Gabe von 200 mg schnellwirksamem L-Dopa nach Vorbehandlung mit 3 × 20 mg Domperidon über 2–3 Tage mit vorheriger sowie ca. 30 Min nach Gabe von L-Dopa

Durchführung der Unified Parkinson Disease Rating Scale, UPDRS). Der Test wird als positiv bewertet, wenn es zu einer Besserung der Symptomatik von mindestens 30 % kommt. Alternativ steht der Apomorphin-Test zur Verfügung, ähnliche Vorbereitung und Durchführung, statt L-Dopa wird jedoch in ansteigenden Dosen (2, 4, 6 mg) Apomorphin s. c. appliziert. Neben dem Routinelabor, welches unauffällige Werte liefert, muss vor allem bei jungen Patienten ein Morbus Wilson ausgeschlossen werden. Die Hirnparenchym-Sonografie kann bereits in frühen Stadien der Erkrankung eine Hyperechogenität der kontralateralen Substantia nigra sowohl beim idiopathischen Parkinson-Syndrom als auch bei der kortikobasalen Degeneration (nicht jedoch bei Multisystematrophie, MSA, und progressiver supranukleärer Blickparese, PSP) nachweisen. Eine Tremoranalyse sowie neurophysiologische Untersuchung (sympathische Hautantwort, Kipptisch) sind ebenfalls möglich. Zur Abgrenzung eines essenziellen Tremors oder atypischen Bewegungsstörungen sowie nur geringem Ansprechen auf L-Dopa, kann die FDG-PET (Fluordesoxyglukose-PET) zur Beurteilung des nigrostriatalen Systems hilfreich sein. Zur Testung des präsynaptischen Dopaminstoffwechsels kann ein DaTSCAN™ durchgeführt werden, in dem sich bei Morbus Parkinson eine verminderte Tracer-Aufnahme im Bereich der Basalganglien zeigt. Bei atypischen Parkinson-Syndromen ist der DaTSCAN™ unauffällig.

Welche Therapie ist erforderlich?

Der Beginn einer oralen medikamentösen Therapie richtet sich nach Ausprägung der klinischen Schwere sowie dem subjektiven Leidensdruck des Patienten. Ziele der Therapie sind die Optimierung von Lebensqualität und Teilhabe sowie die Reduktion von Behinderungen. L-Dopa ist Hauptsäule der medikamentösen Therapie. Die Sorge, dass der frühe Beginn einer L-Dopa-Therapie zu vermehrten motorischen Langzeitkomplikationen führt, hat sich in aktuellen Studien nicht bestätigt. L-Dopa kann daher das Medikament der 1. Wahl für alle Altersgruppen sein. Weitere Therapieoptionen sind in ➤ Tab. 4.7 zusammengefasst. Anticholinergika haben eine etwas bessere Wirkung gegen den Tremor, sollten aber wegen des Nebenwirkungsspektrums nur noch sehr zurückhaltend gegeben werden.

MERKE
Bei der Dosierung von L-Dopa gilt der Grundsatz: So wenig wie möglich, aber so viel wie nötig!

Welche Komplikationen bringt die medikamentöse Therapie mit sich?

Im Verlauf der medikamentösen Therapie des idiopathischen Parkinson-Syndroms kommt es aufgrund der nachlassenden Wirksamkeit von L-Dopa (Ende der „Honeymoon-Periode") zu folgenden Komplikationen:
- **Wirkungsfluktuationen** treten zumeist nach etwa 7–10 Jahren auf. Man unterscheidet: **Wearing Off/End-of-Dose-Akinesia/On-Off-Fluktuationen** – Nachlassen der Wirkung von L-Dopa vor der nächsten Medikamenteneinnahme, welche mit einer Zunahme der Parkinson-Symptomatik einhergeht („Off"). In der Anflutungsphase/Plateauphase spricht man auch vom „On". Maßnahmen: Verkürzen der Dosisintervalle, Einsatz von MAO-B- oder COMT-Hemmern, Dopaminagonisten, Duodopa-Pumpen, Apomorphinpumpen, tiefe Hirnstimulation (Implantation von Stimulationselektroden in den Nucleus subthalamicus).
- **L-Dopa-induzierte Dyskinesien:** Hierzu gehören die sich klinisch als choreoathetotisch präsentierenden Bewegungsstörungen in der Plateauphase sog. **On-Dyskinesien bzw. Peak-Dose-Dyskinesien**. Maßnahmen: Reduktion der L-Dopa-Dosis zugunsten der Dopaminagonisten-Dosis, Fraktionierung der L-Dopa-Gaben, Monotherapie mit Dopaminagonisten, tiefe Hirnstimulation. Die Off-Dystonie oder „Early-Morning"-Dystonie beschreibt v. a. schmerzhafte Fußdystonien. Die Gabe von retardiertem L-Dopa zur Nacht oder lang wirksamen Dopaminagonisten führt zu einer Besserung der Symptomatik.

Erklären Sie die Hoehn- und Yahr-Stadien!

Die Stadieneinteilung nach Hoehn und Yahr (➤ Tab. 4.8) dient der Bestimmung des Schweregrads der Erkrankung im Verlauf.

Welche Differenzialdiagnosen müssen Sie bedenken?

Differenzialdiagnostisch müssen bei einer akinetisch-rigiden Symptomatik v. a. **symptomatische Parkinson-Syndrome** ausgeschlossen werden. Hier-

Tab. 4.7 Therapiemöglichkeiten des Morbus Parkinson

Nichtinvasive medikamentöse Therapie	Substanzen	Bemerkungen
L-Dopa	L-Dopa mit Decarboxylasehemmern (Benserazid oder Carbidopa)	• Mittel der 1. Wahl in allen Altersstufen • höchste Effektivität bei geringsten NW • prophylaktische Gabe von Domperidon gegen Übelkeit • NW: Übelkeit, Erbrechen, Dyskinesien, Psychosen
Dopaminagonisten (Non-Ergot-Derivate)	z. B. Pramipexol, Rotigotin (transdermales Pflaster!), Piribedil	• weniger effektiv und mehr NW als L-Dopa • bessere Compliance weil längere Dosierungsintervalle • NW: Übelkeit, Müdigkeit, Halluzinationen, Psychosen, Ödeme, Dyskinesien, Impulskontrollstörungen(!)
COMT-Hemmer	z. B. Entacapon, Tolcapon, Opicapon	• kann Wirkungsfluktuationen von L-Dopa reduzieren • Add-on-Therapie zu L-Dopa • NW: wie alle Dopaminergika Übelkeit, Erbrechen; teilweise Lebertoxizität
MAO-B-Hemmer	Rasagilin, Selegilin, Safinamid (NMDA-Rezeptoren!)	• geringe Wirksamkeit • verlängern/verstärken die L-Dopa-Wirkung • mild antidepressiv • NW: Verwirrtheit, Schlafstörungen
NMDA-Rezeptor-Antagonist	Amantadin	• i. v. verfügbar bei akinetischen Krisen • ggf. frühe Therapieoption bei wenig betroffenen jungen Patienten • NW: Ödeme, Verwirrtheit, Schlafstörungen
Invasive Therapie	**Bemerkungen**	
Apomorphin-Pumpen	Starker Dopaminagonist, der über eine Pumpe s. c. appliziert wird; für Pat., die mit oraler Medikation keine stabile Symptomkontrolle haben	
Levodopa-Pumpen	Abgabe von Levodopa-Gel (Duodopa®) intrajejunal über eine PEG-Sonde mit jejunalem Schenkel	
Tiefe Hirnstimulation (tHS)	Implantation von Elektroden z. B. im Ncl. subthalamicus; sinnvoll bei jüngeren Pat. mit Wirkfluktuationen/motorischen Komplikationen oder Tremor	

zu gehören vor allem unerwünschte Medikamentenwirkungen (Neuroleptika, Valproat, Tetrabenazin), Intoxikationen (CO, Kohlenstoffdioxid, Methanol, Quecksilber), Entzündungen (Encephalitis lethargica). Weiterhin sind Traumata und vaskuläre Parkinson-Syndrome auszuschließen, wobei man akute Formen (Infarkte im Putamen oder der Substantia nigra) von chronisch-progredienten (SAE, auch Lower Body Parkinsonism) unterscheidet. Die atypischen Parkinson-Syndrome weisen klinisch begleitend zur akinetisch-rigiden Symptomatik weitere fokal-neurologische bzw. neuropsychiatrische Defizite auf. Die häufigsten sind: progressive supranukleäre Blickparese (PSP), Multisystematrophie, hier vor allem die parkinsonoide Form (MSAP), die Lewy-Körperchen-Krankheit (Demenz mit Lewy-Körperchen, DLK) und die kortikobasale Degeneration.

Tab. 4.8 Stadien nach Hoehn und Yahr

I	Einseitige Symptomatik ohne bzw. mit geringer Beeinträchtigung
II	Beidseitige Symptomatik, keine Haltungsinstabilität
III	Geringe bis mäßige Behinderung mit leichter Haltungsinstabilität, Arbeitsfähigkeit teilweise erhalten
IV	Vollbild mit starker Behinderung, Patient ohne Hilfe steh- und gehfähig
V	Patient an Rollstuhl oder Bett gebunden, Pflegefall

ZUSAMMENFASSUNG

Unter einem **Parkinson-Syndrom** fasst man die klinische Symptomatik mit den vier Leitsymptomen **Tremor, Rigor, Akinese** sowie **posturale Instabilität** zusammen. Es beschreibt eine hypokinetische Bewegungsstörung. Die am häufigsten auftretende Form ist das idiopathische Parkinson-Syndrom (oder Morbus Parkinson). Im Weiteren unterscheidet man symptomatische, atypische sowie familiäre Formen. Es handelt sich um eine extrapyramidale Erkrankung, welcher ein Untergang der dopaminergen Zellen der Substantia nigra zugrunde liegt. Der hieraus resultierende Dopaminmangel führt zu einer Dysfunktion der Basalganglien. Die Diagnose des idiopathischen Parkinson-Syndroms erfolgt anhand der klinischen Symptomatik. Die zur Verfügung stehende Zusatzdiagnostik (MRT, CT, L-Dopa-Test, neurophysiologische Testung, FDG-PET) dient der Unterstützung der Verdachtsdiagnose. Die medikamentöse Therapie hat das Ziel, den bestehenden Dopaminmangel auszugleichen: L-Dopa, Dopaminagonisten, MAO-B-Hemmer, COMT-Hemmer. Weiter stellt die tiefe Hirnstimulation vor allem im späten Verlauf der Erkrankung eine sehr effektive Behandlungsmethode der Wirkungsfluktuationen dar.

4.9 Attackenartiger Drehschwindel beim Erwachen

Christian Henke, Andreas Bender

Anamnese

Ein 45-jähriger Fahrradkurier stellt sich in der neurologischen Ambulanz vor, nachdem er am Morgen beim Aufwachen festgestellt hat, dass sich das Zimmer um ihn herum dreht. Weiter berichtet er über Übelkeit und dass er mehrmals bei dem Versuch, sich umzudrehen, erbrochen habe. Auf Ihre Nachfrage hin beschreibt er die Schwindelattacken als Drehschwindel, der für ca. 30–60 Sekunden bestehe und mit massiver Übelkeit einhergehe. Weitere Symptome wie Hörstörungen, Tinnitus, Ohrdruck, Seh- und Sprechstörungen werden von ihm verneint. Auf Nachfrage berichtet er über ein Sturzereignis vom Fahrrad vor wenigen Tagen, bei dem er auf den Kopf gefallen sei, aber keine weiteren Beschwerden bemerkt habe.

Weitere Vorerkrankungen sind ihm nicht bekannt.

Untersuchungsbefund

RR 130/90 mmHg, Patient wach, keine Sprachstörung, kein Meningismus.
Hirnnerven: Pupillen isokor, direkte und konsensuelle Lichtreaktion, Trigeminus und Fazialis intakt, kein Spontannystagmus, keine Dysarthrie.
Motorik: keine Paresen, keine Spastik, MER seitengleich mittellebhaft, PBZ bds. negativ.
Sensibilität: regelrecht für Ästhesie, Pallästhesie, Algesie und Thermästhesie.
Koordination: Zeigeversuche regelrecht, Stand und Gang regelrecht.

Fragen und Antworten

Wie lautet die Verdachtsdiagnose? Welche Differenzialdiagnosen kommen in Betracht?

Drehschwindelsymptome mit Übelkeit, die lediglich unter Bewegung auftreten und hierunter nur kurzzeitig anhalten, sind dringend verdächtig auf einen Lagerungsschwindel. Der benigne paroxysmale Lagerungsschwindel (BPPV), der durch eine Ablösung von Otolithen aus den Makulaorganen in die Bogengänge verursacht wird, ist mit 20 % das häufigste Schwindelsyndrom. In einigen Fällen können Traumata (hier Fahrradunfall) einem BPPV vorausgehen. Weitere Differenzialdiagnosen sind:
- **Zentraler Lageschwindel:** durch Läsionen im Bereich der Vestibulariskerne, in der dorsalen Medulla oblongata nahe des IV. Ventrikels oder im Bereich des Kleinhirns, z. B. MS-Plaques, kleine Ischämien, Blutungen.
- **Vestibuläre Migräne:** assoziiert mit Kopfschmerzen, Übelkeit, Erbrechen, Foto- und Phonophobie bei bekannter Migräne-Anamnese. Der Schwindel kann hierbei als Aura-Symptomatik und damit nur kurz auftreten, oder aber begleitend zur Kopfschmerzattacke über 2–3 Tage persistieren.
- **Vestibuläre Epilepsie:** seltenes Krankheitsbild mit Nachweisbarkeit von epilepsietypischen Potenzialen im EEG während der Attacken und ggf. zentralen Nystagmen (v. a. vertikal).

Welche speziellen neuroophthalmologischen Untersuchungen sind notwendig zum Nachweis der Verdachtsdiagnose?

In Anbetracht der klinischen Symptomatik mit bewegungsabhängigem Drehschwindel für wenige Sekunden ohne weitere Begleitsymptome lässt sich die Verdachtsdiagnose eines BPPV stellen. Entsprechend sollten die sogenannten Lagerungsmanöver für die Bogengänge des Vestibularorgans durchgeführt werden. Es gibt auf jeder Seite drei Bogengänge: einen posterioren, einen horizontalen (oder lateralen) und einen anterioren (oder superioren).

- **Dix-Hallpike-Manöver:** Dies ist ein einfacher klinischer Test, mit dem die posterioren Bogengänge beider Seiten getrennt voneinander beurteilt werden können: Der Patient bekommt eine Frenzel-Brille aufgesetzt und der Kopf wird um 45° zur Gegenseite gedreht. Dann legt man den Patienten schnell auf die betroffene Seite und sieht bei positivem Lagerungsmanöver einen mit wenigen Sekunden Latenz einsetzenden, maximal 60 s lang anhaltenden, nach unten schlagenden rotatorischen Nystagmus mit Crescendo-Decrescendo-Charakter, d. h. der Nystagmus schwillt zunächst an, um dann langsam zu sistieren. Formal sollte immer auch die Lagerung für den kontralateralen Bogengang durchgeführt werden, da es auch ein bilaterales Betroffensein der posterioren Bogengänge gibt.
- **Lagerungsmanöver für den horizontalen Bogengang:** Hierbei wird der Patient mit Frenzel-Brille gerade hingelegt und der Kopf zur rechten Seite (für den rechten horizontalen Bogengang) oder zur linken Seite (für den linken horizontalen Bogengang) gedreht. Bei positivem Lagerungsmanöver ist ein rein horizontaler Nystagmus zu sehen.

> **MERKE**
> Die Lagerungsmanöver für die Bogengänge mit den hierunter auftretenden Nystagmen und dem subjektiven Schwindelgefühl sind die einzig beweisende Untersuchung eines peripheren Lagerungsschwindels. Sie gehören zur Basisuntersuchung jedes Schwindelpatienten, da der BPPV gelegentlich andere Schwindelerkrankungen imitieren kann.

Welche apparative Zusatzdiagnostik wäre im weiteren Verlauf sinnvoll?

Sofern es Hinweise auf einen zentralen Lagerungsschwindel gibt, sollten weitere Untersuchungen zur genaueren Ursachenabklärung vorgenommen werden:
- **cMRT:** Ausschluss struktureller Läsionen im Bereich des Hirnstamms (z. B. entzündlicher Veränderungen [MS-Plaque], ischämischer Läsionen [Hirnstamminfarkt]) oder Raumforderungen im Bereich des N. vestibulocochlearis (Akustikusneurinom).
- **EEG:** Bei V. a. Schwindel im Rahmen einer Epilepsie auf epilepsietypische Potenziale achten.
- **Evozierte Potenziale** (visuell, akustisch, sensorisch und motorisch): Hinweis auf demyelinisierende Veränderungen im Rahmen einer multiplen Sklerose.
- **Elektronystagmografie (ENG):** Testung der vestibulären Funktion inkl. thermischer Spülung und Rotation.

Beschreiben Sie die Pathophysiologie der Erkrankung.

Ursache des BPPV ist eine Ablösung der **Otolithen** im Utrikulus, der für die Detektion horizontaler Bewegungen zuständig ist. Gelegentlich lässt sich ein Trauma in der näheren Vorgeschichte eruieren (wie in diesem Fall), gelegentlich geht dem BPPV eine Entzündung des Labyrinths (Neuritis vestibularis) voraus. Wenn sich die Otolithen ablösen, können sie in den angrenzenden posterioren Bogengang hineinrollen, wo sie bei Kopfbewegungen fehlerhaft als Beschleunigungsbewegung wahrgenommen werden und über den Gleichgewichtsnerv dem Gehirn eine Drehbewegung suggerieren. Nur wenn es zu einer Ablösung multipler Steine kommt, die sich im Bogengang zusammenklumpen, kann unter Bewegung mit der Schwerkraft eine Endolymph-Strömung erzeugt werden, die groß genug ist, um die Kinozilien der Makula-Organe zu erregen und somit eine nervale Reizung und einen daraus resultierenden Drehschwindel zu erzielen.

Wie therapieren Sie die Erkrankung?

Physiotherapeutisch: Zur Therapie des benignen paroxysmalen Lagerungsschwindels sind dem Patienten die sogenannten Befreiungsmanöver zu erklären, die er im Verlauf der folgenden 1–2 Wochen eigenständig durchführen sollte. Ziel der Befreiungsmanöver ist es, die Otolithen wieder aus dem Bogengangssystem in den Utrikulus zu befördern, wo sie keinerlei fehlerhafte Erregung auslösen können.
- Für den **posterioren** Bogengang gibt es die beiden Befreiungsmanöver nach Sémont und nach Epley, deren Wirksamkeit gut belegt ist und die sich in ihrer Wirksamkeit nicht unterscheiden (➤ Abb. 4.7).
- Für den **horizontalen** Bogengang sei als Beispiel das Gufoni-Manöver genannt, bei dem der Patient sich zunächst auf die Seite des betroffenen Bogengangs hinlegt, danach den Kopf um 90° dreht, so-

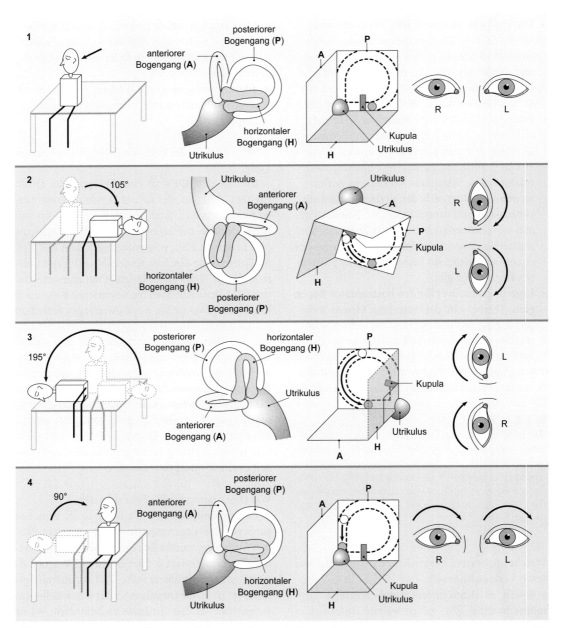

Abb. 4.7 Schematische Darstellung des Befreiungsmanövers nach Sémont für den benignen paroxysmalen Lagerungsschwindel des linken posterioren Bogengangs. A, P, H = anteriorer, posteriorer und horizontaler Bogengang. R = rechtes Auge, L = linkes Auge. [G289–001]

dass die Nase zum Boden zeigt und anschließend sich wieder mit einer schnellen Bewegung aufrichtet. Ebenso wirksam ist das Brandt-Daroff-Manöver, bei dem der Patient zunächst den Kopf zur nicht betroffenen Seite dreht und sich anschließend schnell zur betroffenen Seite fallen lässt. Anschließend richtet sich der Patient wieder zur Mitte auf, dreht den Kopf jetzt zur betroffenen Seite und lässt sich zur nicht betroffenen Seite fallen.

Medikamentös: Eine medikamentöse Therapie ist normalerweise nicht notwendig. Sollte es in den ersten Tagen zu einer ausgeprägten vegetativen Begleitsymptomatik mit Übelkeit und Erbrechen kommen, so ist eine antivertiginöse Therapie mit z. B. Dimenhydrinat (Vomex®) indiziert.

MERKE
Der benigne paroxysmale Lagerungsschwindel (BPPV) ist mit ca. 20 % die häufigste Schwindelform. Hierbei ist in ca. 90 % der Fälle einer der beiden posterioren Bogengänge betroffen, der horizontale Bogengang mit ca. 10 % deutlich seltener und das Vorkommen eines BPPV des anterioren Bogengangs wird insgesamt sehr kritisch betrachtet, da aufgrund der anatomischen Lage eine Inklination des Kopfs die Otolithen bereits wieder aus dem Bogengang hinausbefördern müsste.

Was wissen Sie über die Häufigkeit und die Prognose der Erkrankung?

Das Krankheitsbild ist mit den physiotherapeutischen Manövern sehr gut behandelbar. Beim posterioren Bogengang kommt es in über 90 % der Fälle zu einer kompletten Remission, beim horizontalen Bogengang in über 50 % der Fälle. Sollte es trotz der mehrmals täglich durchgeführten Befreiungsmanöver zu keiner zufriedenstellenden Besserung der Schwindelsymptomatik gekommen sein, so sollte die korrekte Durchführung der Manöver evaluiert werden.

Die beiden häufigsten **Fehler beim Sémont-Manöver** sind:
- Der Kopf wird nicht während des gesamten Manövers um 45° zur kontralateralen Seite gedreht.
- Die 180°-Wendung findet zu langsam statt, sodass die Otolithen nicht über den Kulminationspunkt hinüberrollen und somit im Bogengangssystem verbleiben.

In ca. 10–20 % der Fälle kommt es zu Rezidiven, insbesondere wenn zur Behandlung keine Befreiungsmanöver durchgeführt worden sind.

ZUSAMMENFASSUNG
Der **benigne paroxysmale Lagerungsschwindel** ist klinisch gekennzeichnet durch einen paroxysmalen, sekundenlang anhaltenden Drehschwindel, der gehäuft mit Übelkeit und Erbrechen auftritt.
Diagnostisch wegweisend sind die Lagerungsmanöver (Dix-Hallpike-Manöver), mit deren Hilfe ein lagerungsabhängiger Nystagmus nachgewiesen werden kann, der die Diagnose letztlich beweist. Zur Therapie sollten neben antivertiginösen Medikamenten die physiotherapeutischen Befreiungsmanöver eingesetzt werden (Sémont- und Epley-Manöver), wodurch die Symptomatik schneller abklingt und Rezidiven vorgebeugt werden kann.

4.10 Abgeschlagenheit und Doppelbilder
Johannes Rieger

Anamnese

Ein 72-jähriger Patient stellt sich bei Ihnen wegen einer allgemeinen Abgeschlagenheit vor. Diese bestehe schon seit einigen Monaten, er fühle sich immer so „erschöpft". Beispielsweise bereite ihm das Treppensteigen Probleme: auf dem Weg in seine Wohnung im 3. Stock müsse er sich jetzt bereits nach dem 1. Stockwerk ausruhen, bevor er wieder weiterlaufen könne. Darüber hinaus bemerke er seit wenigen Wochen vor allem abends ein unscharfes Sehen, gelegentlich sehe er dabei Dinge „doppelt". Anamnestisch besteht bei dem Patienten eine koronare Herzkrankheit mit Bypass-Operation vor 5 Jahren und ein arterieller Hypertonus.

Untersuchungsbefund

72-jähriger Patient, etwas adipöser Ernährungszustand, guter Allgemeinzustand, diskrete Beinödeme bds., ansonsten internistisch keine Auffälligkeiten. Klinisch-neurologisch: wacher, allseits orientierter Patient, Hirnnervenstatus unauffällig, keine umschriebenen Paresen, erschwerte Stand- und Gangproben etwas unsicher, ansonsten Koordination intakt, MER allseits lebhaft auslösbar, pathologische Reflexe bds. nicht auslösbar, Sensibilität intakt.

Fragen und Antworten

Welche Verdachtsdiagnose vermuten Sie bei dem Patienten?

Die von dem Patienten beschriebene vermehrte Ermüdbarkeit und Belastungsintoleranz ist ein unspezifisches Symptom und kann bei einer Vielzahl von internistischen Erkrankungen (Herzinsuffizienz, Infekten, Niereninsuffizienz, Tumorerkrankungen, rheumatischen Erkrankungen) auftreten. Auf eine neurologische Ursache der Beschwerden deutet die Angabe des „Doppeltsehens" als Hinweis auf eine Bulbusachsen-Abweichung hin.

Während „monokuläre Doppelbilder", d. h. selbst bei nur einem geöffneten Auge auftretende Doppelbildwahrnehmungen, auf eine Pathologie innerhalb des betroffenen Auges hindeuten, können die häufigeren „binokulären Doppelbilder" durch Erkrankungen an vielen Stellen des die Augenmotilität steuernden Systems auftreten:

- **Intraorbital:**
  - Erkrankungen der Augenmuskeln
  - Mechanische Behinderungen der freien Bulbusbeweglichkeit
- **Affektion der Hirnnerven** III, IV und VI
- **Läsionen im Bereich der zentralen Okulomotoriksteuerung:**
  - Mesenzephalon
  - Pons

Gemeinsames Organ der von dem Patienten beschriebenen Muskelschwäche und der Doppelbilder ist die Muskulatur. Die belastungsabhängige und abendliche Betonung der Beschwerden passt zu einem **myasthenen Syndrom**.

Häufigste Ursache dafür ist die **Myasthenia gravis**. Während die Symptomatik anfangs oft mit uncharakteristischer verstärkter Ermüdbarkeit beginnt, treten später spezifische belastungsabhängige Lähmungen hinzu. Diese betreffen bei der **okulären Myasthenie** nur die Augenmuskulatur, bei der **generalisierten Myasthenie** sind andere Anteile der quer gestreiften Muskulatur wie die Extremitätenmuskulatur, die Kaumuskulatur, die mimische Muskulatur und die Atemmuskulatur betroffen.

Erläutern Sie pathophysiologische Aspekte der Verdachtsdiagnose.

Bei der Myasthenia gravis handelt es sich um eine Autoimmunerkrankung, bei der es zur Bildung von **Antikörpern** gegen Proteine der Endplatte der quer gestreiften Muskulatur kommt. Am häufigsten sind diese Antikörper gegen den nikotinergen, postsynaptischen **Acetylcholinrezeptor** gerichtet. Eine wesentliche Rolle bei der Ausbildung dieser Autoantikörper spielt dabei der Thymus, der eine wichtige Funktion bei Reifungsvorgängen von Lymphozyten übernimmt. Vermutlich kommt es im Thymus von Patienten mit Myasthenia gravis zu einer Expression von Acetylcholinrezeptoren, die von Lymphozyten als Antigen erkannt werden, und die ihrerseits zur Bildung von Autoantikörpern gegen den Acetylcholinrezeptor führen. Aufgrund dieser Antikörper kommt es zu strukturellen Veränderungen der motorischen Endplatte und einer verminderten Anzahl der Acetylcholinrezeptoren. Eine weitere Rolle könnte eine Kompetition der Antikörper mit Acetylcholin um die Bindung an den Rezeptor spielen. Die verminderte Anzahl an Acetylcholinrezeptoren bzw. reduzierte Bindungsfähigkeit von Acetylcholin kann funktionell zunächst durch erhöhte Freisetzung von Acetylcholin aus der präsynaptischen Nerventerminale kompensiert werden. Bei wiederholter Belastung ist die Menge an freisetzbarem Acetylcholin präsynaptisch erschöpft, und es kommt zu einer verminderten Aktivierung der postsynaptischen Muskelzelle. Dadurch tritt die belastungsabhängige Schwäche der quer gestreiften Muskulatur in Erscheinung.

Welche klinischen Untersuchungen können die Verdachtsdiagnose untermauern?

Die erhöhte muskuläre Ermüdbarkeit bei Belastung ist mittels des **Simpson-Tests** nachweisbar. Dabei wird der Patient gebeten, 2 Minuten nach oben zu blicken. Bei okulärer Beteiligung der Myasthenie kommt es zu einer ein- oder beidseitigen Ptose. Mittels des **Besinger-Scores** wird die belastungsabhängige Muskelschwäche der verschiedenen Muskelgruppen quantifiziert (Armvorhalteversuch, Beinhalteversuch, Kopfhalteversuch, Vitalkapazität, Kau- und Schluckfunktion, faziale Muskulatur, Simpson-Test).

Beim **„Tensilon-Test"** wird intravenös der Acetylcholinesterase-Inhibitor Edrophonium gegeben: Bei einer Myasthenia gravis kommt es zu einer prompten, vorübergehenden Besserung der klinischen Symptomatik. Aufgrund möglicher bradykarder Nebenwirkungen sollte der Tensilon-Test unter Monitorüberwachung und Bereithaltung von Atropin erfolgen!

Welche Zusatzdiagnostik veranlassen Sie?

Im **EMG** ist bei der Myasthenia gravis durch repetitive 3-Hz-Stimulation ein Abfall der Muskelaktionspotenziale nachweisbar (Dekrement). Dieses ist Ausdruck der erhöhten muskulären Erschöpfbarkeit. (Beim Lambert-Eaton-Syndrom kommt es nach repetitiver Stimulation zunächst zu einem Inkrement.)

Weiterhin sollten **Acetylcholinrezeptor-Antikörper** bestimmt werden. Bei generalisierter Myasthenie können bei ca. 90 % der Patienten diese Antikörper nachgewiesen werden und beweisen die Myasthenia gravis. Bei isolierter okulärer Myasthenie können in etwa der Hälfte der Fälle jedoch keine Acetylcholinrezeptor-Antikörper detektiert werden.

Anstatt der Acetylcholinrezeptor-Antikörper können bei ca. 5 % der Patienten mit generalisierter Myasthenia gravis Antikörper gegen die muskelspezifische Tyrosinkinase nachgewiesen werden (**Anti-MuSK-Antikörper**).

In einer **Thorax-CT-Untersuchung** ist der Nachweis einer möglichen Thymusveränderung im Sinne einer Thymushyperplasie und eines Thymoms möglich.

Selten ist die myasthene Symptomatik durch ein paraneoplastisches **Lambert-Eaton-Syndrom** verursacht, bei dem spezifische Antikörper gegen präsynaptische Kalzium-Kanalproteine (Voltage-gated Calcium Channels, VGCC) nachgewiesen werden können.

Wie behandeln Sie die Erkrankung?

Die Therapie der Myasthenie beruht auf drei Komponenten:
- Mittels **Acetylcholinesterase-Inhibitoren** kommt es zur Erhöhung der synaptischen Acetylcholin-Konzentrationen und damit zu einer Zunahme der Muskelkraft. Zum Einsatz kommen vor allem Pyridostigmin und Neostigmin.
- Im Verlauf wird zusätzlich eine **immunsuppressive Behandlung** notwendig, um die Antikörperproduktion und die Zerstörung der muskulären Endplatte zu hemmen. Zunächst erfolgt die Behandlung mit einem Kortikosteroid wie Prednisolon, unter der es allerdings bei einigen Patienten anfangs zu einer vorübergehenden Zunahme der myasthenen Symptomatik kommt. Deshalb sollte die Eindosierung langsam und ggf. unter stationären Bedingungen erfolgen. Im Weiteren erfolgt die längerfristige kortikoidsparende Immunsuppression mit beispielsweise Azathioprin, sodass die Steroide langsam ausgeschlichen werden können. Alternativ zu Azathioprin können andere Immunsuppressiva wie Ciclosporin A oder Mycophenolat-Mofetil eingesetzt werden.
- Bei Patienten unter ca. 60 Jahren und Nachweis von Acetylcholinrezeptor-Antikörpern ist außerdem die **Thymektomie** indiziert. Dadurch kommt es längerfristig zu einer Verbesserung der klinischen Symptomatik. Die Thymektomie ist ein elektiver Eingriff und sollte erst erfolgen, sobald die Myasthenie medikamentös stabil eingestellt ist. Hingegen ist die Thymektomie bei antikörpernegativer Myasthenie vermutlich nicht wirksam. Bei bildgebendem Nachweis eines Thymoms sollte dieses immer operativ entfernt werden, da Thymome lokal infiltrierend und bei Entartung metastatisch wachsen können.

Spezielle Behandlungssituationen:
- **Myasthene Krise:** Diese ist Ausdruck einer akuten Krankheitsexazerbation, beispielsweise durch Absetzen der Medikation oder im Rahmen eines Infekts. Es besteht eine allgemeine Schwäche der gesamten quer gestreiften Muskulatur, die insbesondere aufgrund der respiratorischen Insuffizienz zu einem lebensbedrohlichen Zustand führen kann. Therapeutisch erfolgt zum einen die intravenöse Behandlung mit Acetylcholinesterase-Inhibitoren. Zusätzlich ist zur Krisenintervention neben intravenösen Glukokortikoiden die Plas-

Tab. 4.9 Beispiele für paraneoplastische neurologische Syndrome

Paraneoplastisches Syndrom	Assoziierte Antikörper	Zugrunde liegende Tumoren
Subakute sensomotorische Polyneuropathie	Anti-Hu, Anti-CV2	Mammakarzinom, Bronchialkarzinom
Paraneoplastische zerebelläre Degeneration	Anti-Hu, Anti-Yo, Anti-CV2	Mammakarzinom, Bronchialkarzinom, Ovarialkarzinom
Opsoklonus-Myoklonus-Syndrom	Anti-Hu, Anti-Yo, Anti-Ri	Bronchialkarzinom, Mammakarzinom, Ovarialkarzinom
Limbische Enzephalitis	Anti-Hu, Anti-CV2	Bronchialkarzinom, Ovarialkarzinom, Seminom
Lambert-Eaton-Syndrom	Anti-VGCC	Kleinzelliges Bronchialkarzinom

mapherese bzw. die intravenöse Gabe von Immunglobulinen effektiv.
- **Cholinerge Krise:** Diese ist demgegenüber durch Überdosierung der cholinergen Medikation verursacht. Ähnlich der myasthenen Krise besteht eine Schwäche der gesamten Muskulatur. Abgrenzbar ist sie von dieser durch die Symptome der cholinergen Medikation wie Miosis, Bradykardie und Hypersalivation. Die Unterscheidung ist aufgrund der gegensätzlichen Behandlung wichtig: Bei cholinerger Krise werden die cholinergen Medikamente pausiert, gegen die muskarinartige Symptomatik ist Atropin wirksam. Zusätzlich ist wie bei der myasthenen Krise die intensivmedizinische Überwachung der Patienten notwendig.

MERKE
Die myasthene Symptomatik kann durch manche Medikamente, wie beispielsweise Aminoglykoside, Muskelrelaxanzien und Betablocker, bis hin zu einer myasthenen Krise verstärkt werden. Diese Medikamente sollten deshalb nur mit Vorsicht eingesetzt werden.

Nennen Sie einige neurologische paraneoplastische Syndrome.

Paraneoplastische Syndrome (➤ Tab. 4.9) sind Symptomenkomplexe, die selten bei Tumorerkrankungen auftreten und definitionsgemäß nicht durch direkte Tumorwirkung oder Therapiefolgen hervorgerufen werden. Vermutlich werden diese Syndrome **immunvermittelt** verursacht. Dafür spricht unter anderem, dass dabei häufig spezifische Antikörper nachgewiesen werden können, die im Falle von neurologischen Syndromen gegen neuronale Antigene gerichtet sind.

ZUSAMMENFASSUNG
Die **Myasthenia gravis** ist durch die belastungsabhängige Schwäche der quer gestreiften Muskulatur gekennzeichnet. Charakteristisch ist das Vorhandensein von Antikörpern gegen Acetylcholinrezeptoren der motorischen Endplatte. Mittels EMG ist der Nachweis der erhöhten Ermüdbarkeit in Form eines Dekrements bei repetitiver Stimulation möglich. Therapeutisch werden Acetylcholinesterase-Inhibitoren, Immunsuppressiva und die Thymektomie eingesetzt. Bei krisenhafter Verschlechterung sind außerdem die Plasmapherese oder intravenös verabreichte Immunglobuline wirksam.

4.11 Nächtliches Kribbeln und Schmerzen der Hand
Martin Voß

Anamnese

In Ihrer Praxis stellt sich ein 31 Jahre alter Informatiker mit Gefühlsstörungen der Hand vor. Er berichtet über Gefühlsstörungen mit Betonung des Daumens und des Zeigefingers in Form von Kribbelparästhesien. Bevorzugt treten die Gefühlsstörungen in der Nacht und am Morgen auf, z. T. auch mit Schmerzen, die sich wie „Nadelstiche" anfühlen würden. Eine Massage der betroffenen Finger und ein „Ausschütteln" der Hand würden Linderung bringen. Zuletzt hätten die Gefühlsstörungen zugenommen und er habe jetzt auch tagsüber Probleme bei der Arbeit beim Tippen an der Tastatur. Es gibt keine relevanten Grunderkrankungen oder Operationen in der Vorgeschichte.

Untersuchungsbefund

31-jähriger Patient, 179 cm, 74 kg. Der Hirnnervenstatus ist regelrecht. Im Bereich der Extremitätenmuskulatur zeigt sich die rechte thenare Muskulatur im Vergleich zur Gegenseite leicht verschmächtigt. Sonst findet sich eine unauffällige Muskulatur. Die Oberflächensensibilität wird im Bereich der palmaren Seite der ersten drei Finger als reduziert angegeben. Sonst ist die Sensibilität intakt.

Fragen und Antworten

Welche klinischen Tests können die Verdachtsdiagnose stützen?

Bei dem Patienten liegt eine Gefühlsstörung der ersten drei Finger der rechten Hand an der palmaren Seite vor. Zusätzlich bestehen Schmerzen, die nachts und in den Morgenstunden betont sind. Zusammen mit der leichtgradigen Atrophie der Daumenmuskulatur ist ein **Karpaltunnelsyndrom** am wahrscheinlichsten. Die Schmerzen beim Karpaltunnelsyndrom sind dabei oft nicht auf das Versorgungsgebiet des N. medianus begrenzt. Sie können auch die ulnare Handseite betreffen oder über den Unterarm ziehen.

Die Gefühlsstörungen können durch Beanspruchung der Hand, wie z. B. Tippen auf der Tastatur, verstärkt werden. Die klinischen Tests basieren auf einer **Provokation von Gefühlsstörungen** durch Reizung des lädierten N. medianus.
- **Phalen-Test:** Die Handgelenke werden für mindestens eine Minute maximal gebeugt oder gestreckt. Der Patient kann auch die Hände im rechten Winkel aneinanderpressen. Der Test ist positiv, wenn sich die Symptome verstärken.
- **Hoffmann-Tinel-Zeichen:** Der Verlauf des N. medianus wird unter Hyperextension des Handgelenks im Bereich des Karpaltunnels beklopft. Der Test ist positiv, wenn es zu elektrisierenden Schmerzen im Versorgungsgebiet des N. medianus kommt.
- Eine Schwäche der medianusversorgten, thenaren Muskulatur kann durch Überprüfung der Daumenabduktion und -opposition getestet werden. Eine Schwurhand entsteht nicht, da die Nerven zur Innervation der Fingerbeugung bereits im Unterarmbereich vor dem Eintritt in den Karpaltunnel vom N. medianus abgehen.

Welche Diagnostik veranlassen Sie?

Die Diagnose eines Karpaltunnelsyndroms ergibt sich aus der Anamnese und dem klinischen Befund. Eine **Elektroneurografie** kann die Diagnose bestätigen und zur Verlaufsbeurteilung dienen. Besonders zuverlässig ist die Messung der **sensiblen Nervenleitungsgeschwindigkeit.** Es wird ein elektrischer Reiz im Versorgungsgebiet des N. medianus gesetzt und proximal und distal des Karpaltunnels abgeleitet. Bei Reizung am Finger (orthodrom) findet sich ein unauffälliges Signal im Bereich der Handfläche und eine herabgesetzte Nervenleitungsgeschwindigkeit am Handgelenk (> Abb. 4.8). Im Verlauf kann neben der klinischen Beurteilung mittels EMG der Thenarmuskulatur zwischen einer Neurapraxie (Leitungsstörung ohne Kontinuitätsunterbrechung) und einer Axonotmesis (Kontinuitätsunterbrechung der Axone) unterschieden werden.

Bildgebende Verfahren wie Röntgen oder die MRT werden bei V. a. eine Raumforderung durchgeführt.

Was sind die Ursachen des Syndroms?

Das Karpaltunnelsyndrom stellt das häufigste Nervenengpasssyndrom dar. Frauen sind 3- bis 4-mal häufiger betroffen als Männer. Der Erkrankungsgipfel liegt zwischen dem 40. und 60. Lebensjahr. Außerdem sind Schwangere und übergewichtige Personen bevorzugt betroffen.

Beim Karpaltunnelsyndrom wird der N. medianus zwischen der volaren Seite der Handwurzelknochen und dem Retinaculum flexorum im Karpaltunnel komprimiert. Der Nerv verläuft hier mit den Sehnen und Sehnenscheiden der langen Fingerbeuger. Als Genese kommen alle Erkrankungen in Betracht, die zu einer lokalen Verengung des Karpaltunnels oder zu einer generellen Schwellung führen. Lokal kann es sich um Dislokationen der Handwurzelknochen, Gichttophi, eine Arthrose des Handgelenks oder eine Sehnenscheidenentzündung handeln. Ebenso kommen Raumforderungen wie Osteophyten, Ganglien oder Lipome in Betracht. Als systemische Erkrankungen sind der Diabetes mellitus, die Amyloidose, die Niereninsuffizienz und die Hypothyreose mit Assoziation zum Karpaltunnelsyndrom zu nennen.

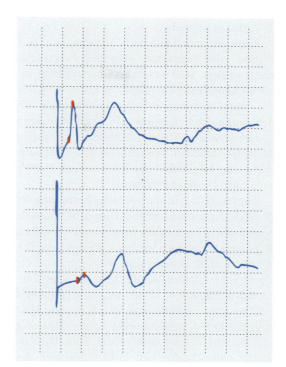

Abb. 4.8 Sensible Neurografie des distalen N. medianus. Die Ableitung auf der betroffenen Seite (unten) zeigt im Seitenvergleich eine Latenzverlängerung und Amplitudenminderung (rote Markierung). [P318]

Wie wird es behandelt?

Wenn keine behandelbare Ursache, wie eine Fraktur oder Dislokation eines Handwurzelknochens vorliegt, wird das Karpaltunnelsyndrom zunächst **konservativ** behandelt. Die Therapie besteht aus einer Schonung der Handgelenkbeuger mit **Schienung** des Handgelenks. In Einzelfällen kann bedarfsweise eine begleitende Therapie mit oralem **Methylprednisolon** versucht werden. Alternativ gibt es die Möglichkeit der Injektion von Methylprednisolon in den Karpaltunnel.

Eine Indikation für eine **operative Entlastung** des N. medianus besteht, wenn funktionell behindernde sensomotorische Ausfallserscheinungen bestehen, d. h. wenn Lähmungen vorliegen, die den Gebrauch der Hand stark einschränken. Weiterhin wird die Operation empfohlen, wenn es nach 8 Wochen konservativer Therapie zu keiner Besserung gekommen ist. Die operative Entlastung besteht in einer Spaltung des Retinaculum flexorum, welche offen oder endoskopisch durchgeführt werden kann. Die Verfahren unterscheiden sich nicht hinsichtlich der Komplikationsrate und Erfolgsquote. Die offene Operation ist bei schwierigen anatomischen Verhältnissen, Rezidivoperation oder bei V. a. eine Raumforderung zu bevorzugen. Die Endoskopie bietet den Vorteil kleinerer Narben und einer früheren Belastbarkeit der Hand.

Welche Engpasssyndrome der oberen Extremität kennen Sie?

Neben der Prädilektionsstelle des N. medianus unter dem Retinaculum flexorum gibt es weitere Engpässe der Nerven der oberen Extremität:
- **Thoracic-outlet-Syndrom:** Unter diesem Begriff werden drei Engstellen im Verlauf des Plexus brachialis zusammengefasst. Der Plexus zieht zwischen M. scalenus anterior und medius durch die Skalenuslücke, um dann unter der Klavikula und oberhalb der ersten Rippe zur Axilla zu ziehen. Vor der Axilla liegt eine weitere Engstelle zwischen dem Rand der Mm. pectorales und dem Proc. coracoideus. Der Druck an diesen Stellen kann durch eine Schädigung des unteren Plexusanteils zunächst zu Schmerzen und Gefühlsstörungen, bei anhaltender Schädigung später zu Paresen und Atrophien der Th1- und C8-versorgten Muskulatur führen.
- **Druckschädigung des N. thoracicus longus (Rucksacklähmung):** Genau betrachtet liegt bei diesem Syndrom keine anatomische Engstelle vor. Durch Kompression des N. thoracicus longus in seinem Verlauf gegen die Thoraxwand oder in der Axilla kommt es zu einer Parese des M. serratus anterior mit Scapula alata.
- **Sulcus-ulnaris-Syndrom:** Der N. ulnaris wird am Epicondylus medialis geschädigt. Es entstehen Schmerzen und Gefühlsstörungen im distalen Versorgungsgebiet des Nervs. Bei Persistenz der Schädigung kann sich eine Krallenhand ausbilden.
- **Supinatorlogensyndrom:** Es kommt zu einer Kompression des N. radialis in seinem Verlauf in der Supinatorloge. Klinisch bildet sich eine Fallhand aus. Sensible Symptome bestehen nicht, da sich der sensible Ramus superficialis weiter proximal abtrennt.

Was versteht man unter dem komplexen regionalen Schmerzsyndrom (CRPS)?

Das komplexe regionale Schmerzsyndrom (CRPS, Synonym Morbus Sudeck, Algodystrophie, Kausalgie) beschreibt ein **chronisches Schmerzsyndrom nach einem Trauma.** Nach einer variablen Zeit kommt es im Anschluss an eine Gewebeschädigung (z. B. Fraktur, Operation) zu regionalen Schmerzen, die nicht auf ein einzelnes Nervenversorgungsgebiet begrenzt sind und in **keinem Verhältnis zum auslösenden Trauma stehen.** Die Patienten berichten von einem Wandel des Schmerzcharakters vom Akutschmerz hin zu einem neuropathischen Muster mit diffus brennendem Schmerz. Die klassische Einteilung beschreibt eine Akutphase mit Hyperämie und eine chronische Phase mit Atrophien der regionalen Muskulatur. Die neue Klassifikation unterscheidet zwischen dem CRPS I ohne nachgewiesene Nervenläsion und dem CRPS II mit Nervenschaden. Die Diagnose ergibt sich aus dem klinischen Befund nach Ausschluss konkurrierender Diagnosen. Leitsymptom des CRPS sind Schmerzen mit Hyperalgesie und Allodynie. Motorische Einschränkungen bestehen durch reduzierte Beweglichkeit der betroffenen Gelenke sowie Dystonie und Tremor. Häufig finden sich autonome Störungen mit Ödemen, Temperaturdifferenz und Änderung des Hautkolorits sowie trophische Symptome mit Störung des Haar- und Nagelwachstums. In der apparativen Zusatzdiagnostik hat die Skelettszintigrafie einen besonderen

Stellenwert. Hier zeigen sich typischerweise bandförmige Mehranreicherungen im Bereich der Gelenke der betroffenen Extremität. Die Therapie erfolgt interdisziplinär mit Physiotherapie, Ergotherapie, medikamentöser Schmerztherapie und psychologischer Betreuung. Spezielle Therapien sind die Gabe von Bisphosphonaten bei CRPS nach Frakturen, Einsatz von Glukokortikoiden bei akut posttraumatischer Entzündung und die Stellatumblockade bei sympathisch unterhaltenem Schmerz.

ZUSAMMENFASSUNG

Das **Karpaltunnelsyndrom** ist das häufigste Nervenengpasssyndrom. Leitsymptom sind nächtlich betonte Schmerzen, welche über das medianusinnervierte Gebiet hinausgehen können. Fehlen funktionell behindernde Ausfallserscheinungen, so wird zunächst eine konservative Therapie mit Ruhigstellung des Handgelenks durchgeführt. Bei Versagen der Therapie kann eine operative Spaltung des Retinaculum flexorum erfolgen. Weitere Nervenkompressionssyndrome der oberen Extremität sind das Thoracic-outlet-Syndrom, das Sulcus-ulnaris-Syndrom sowie das Supinatorlogensyndrom.

4.12 Transiente Sehstörung, Horner-Syndrom und Halsschmerz
Christian Henke, Andreas Bender

Anamnese

Eine 35-jährige Geigerin stellt sich in der Ambulanz vor, nachdem sie am Vortag zweimalig für 5 Minuten auf dem linken Auge nichts gesehen habe (wie ein schwarzer Vorhang). Dabei habe sie auch das Gefühl gehabt, ihr seien Worte schlechter eingefallen. Begleitet sei dies durch einen Halsschmerz links lateral, der vor 6 Tagen plötzlich eingesetzt habe und bis in den Kopf ausstrahle. Ähnliche Ereignisse seien bislang nie aufgetreten und eine Migräne sei ebenfalls nicht bekannt, sodass sie sich große Sorgen mache. Sie habe keine relevanten Vorerkrankungen und nehme lediglich Kontrazeptiva. Auf Nachfrage berichtet sie, dass das Schmerzereignis aufgetreten sei, nachdem sie auf einem Stuhl eingenickt und der Kopf kurz heruntergefallen sei.

Untersuchungsbefund

Leptosome Patientin, 180 cm, 55 kg; RR 160/90 mmHg. Patientin wach, keine Sprachstörung.
Hirnnerven: Horner-Syndrom links, Trigeminus und Fazialis intakt, keine Dysarthrie.
Motorik: keine Paresen, keine Spastik, MER seitengleich mittellebhaft, PBZ bds. negativ.
Sensibilität: regelrecht für Ästhesie, Pallästhesie, Algesie und Thermästhesie.
Koordination: Zeigeversuche regelrecht, keine Stand- und Gangataxie.

Fragen und Antworten

Wie lautet die Verdachtsdiagnose? Welche Ursache ist wahrscheinlich?

Trotz des jungen Alters der Patientin muss bei plötzlich aufgetretenen Ausfallssymptomen immer an eine vaskuläre Genese gedacht werden. Da die Symptomatik sich innerhalb weniger als 24 Stunden wieder vollständig zurückgebildet hat, benennt man dieses Krankheitsbild als **transitorisch ischämische Attacke (TIA).** Die häufigste Ursache für Ischämien im jungen Alter ist eine **Dissektion,** also ein Einriss der Gefäßinnenwand. Die Sehstörung auf dem linken Auge entsprach am ehesten einer **Amaurosis fugax** als Ausdruck einer retinalen Ischämie.

Passend hierzu beschreibt die Patientin ein apoplektiformes Schmerzereignis im Halsbereich links in der Folge eines Bagatelltraumas (Herabfallen des Kopfs).

Als Differenzialdiagnose kommt insbesondere eine Migräne-Aura in Betracht, die die häufigste Fehldiagnose einer Dissektion darstellt. Gegen eine Migräne-Assoziation sprechen sowohl die Dauer der Kopfschmerzen (> 3 Tage), als auch der Charakter der Kopfschmerzen, das zweimalige getrennte Auftreten von Aurasymptomen bei bestehenden Kopfschmerzen und das persistierende Horner-Syndrom. Bis zum Beweis des Gegenteils sollte diese Patientin entsprechend unter dem V. a. eine TIA aufgenommen und abgeklärt werden.

> **MERKE**
> Schlaganfallkompatible Symptome, die mit starken Halsschmerzen (immer nachzufragen) assoziiert sind, sollten immer bis zum Beweis des Gegenteils als Schlaganfall bei möglicher Dissektion behandelt werden. Auch eine TIA ist ein Schlaganfall-Syndrom, das einen Prädiktor für einen größeren Schlaganfall darstellt.

> **MERKE**
> Es sollten unbedingt immer alle extrakraniellen hirnversorgenden Gefäße untersucht werden, da es in 10–15 % der spontanen Dissektionen (bei A. vertebralis sogar > 20 %) zu bilateralen Dissektionen kommt. Bei traumatischen Dissektionen ist das multiple Auftreten von Dissektionen sogar noch häufiger.

Welche weiteren Untersuchungen führen zum Nachweis der Gefäßpathologie?

Das **Horner-Syndrom** (Miosis, Ptosis, Enophthalmus) linksseitig kommt zustande durch die Mitbeteiligung der sympathischen Fasern, die sich auf dem Weg zum Schädel den großen Hirnarterien (A. carotis interna) anlegen und daher bei Pathologien der Gefäße druckgeschädigt werden können. Daneben treten gehäuft auch Hirnnervenausfälle auf (v. a. N. hypoglossus).

> **MERKE**
> Ein Horner-Syndrom kann bei einer Dissektion zwei Ursachen haben:
> 1. Bei ACI-Dissektion entsteht es durch Druckschädigung des Sympathikus im Bereich der ACI-Wand. Hierbei muss es nicht zu einer Ischämie/einem Schlaganfall gekommen sein!
> 2. Bei Dissektion der A. vertebralis kann ein Horner-Syndrom nur durch einen dorsolateralen Medulla-oblongata-Infarkt entstehen (Ischämie obligat!).

Weitere diagnostische Maßnahmen zum Nachweis der Dissektion beziehen sich in unserem Fall entsprechend v. a. auf die linke A. carotis interna (ACI).
- **Doppler-/Duplex-Sonografie:** Je nach Ausmaß der Einblutung in die Gefäßwand können bei ansonsten unauffälligen Gefäßen Stenosen oder gar Verschlüsse der Halsgefäße nachweisbar sein.
- **CT- oder MR-Angiografie:** zum Nachweis einer Stenose oder eines Verschlusses.
- **Hals-MRT:** Mit einer speziellen Sequenz (T1-gewichtet und fettsupprimiert) kann die Einblutung in die Gefäßwand sichtbar gemacht werden.
- **Intraarterielle Angiografie:** Pathologien in Form spitz zulaufender Gefäßverschlüsse.

Beschreiben Sie kurz die Pathophysiologie der zugrunde liegenden Erkrankung!

Es werden grundsätzlich spontane und traumatische Dissektionen unterschieden. Typische Auslöser traumatischer Dissektionen sind Torsionstraumata wie sie bei Hochrasanz-Unfällen oder **Sportunfällen** (z. B. Judo) vorkommen können. Besteht eine Prädisposition in Form einer Bindegewebserkrankung, reichen bereits Bagatelltraumata aus, um eine Dissektion hervorzurufen. Die Mehrzahl der Dissektionen tritt jedoch spontan ohne erkennbares Trauma auf.

Der exakte Pathomechanismus ist bislang nicht eindeutig geklärt. Früher ging man davon aus, dass es zu einem primären Einreißen der Intima mit konsekutivem Gefäßwandhämatom kommt. Heute geht man eher von einer primären intramuralen Einblutung aus einem Vas vasorum aus, das sekundär nach intraluminal rupturiert. In beiden Fällen kann es in Abhängigkeit der Größe des Wandhämatoms zu einer Stenose oder sogar einem Verschluss des betroffenen Gefäßes kommen. Von Dissektionen sind insbesondere jüngere Menschen betroffen (Erkrankungsgipfel: 40–50 Jahre).

Wie sollte eine optimale Therapie aussehen?

Falls es zu einer Ischämie gekommen ist, sollte die Behandlung den allgemeinen Empfehlungen zur Schlaganfalltherapie auf einer Stroke-Unit folgen. Bei durch die Dissektion eingeschränkter zerebraler Perfusion kann eine neuroradiologische Intervention zur Rekanalisierung diskutiert werden.

Das Risiko, dass es durch eine Dissektion zu einem (erneuten) ischämischen Hirninfarkt kommt, ist in den ersten Tagen und Wochen deutlich erhöht, sodass hier eine konsequente Sekundärprophylaxe notwendig ist. Diese kann sowohl mit Thrombozytenfunktionshemmern (= ASS) als auch mit Antikoagulanzien erfolgen. Es hat sich bisher keine Überlegenheit einer dieser beiden Strategien gezeigt, sodass eine individuelle Therapieentscheidung notwendig ist. Sind z. B. im Bereich der Dissektion noch

Thromben an der Gefäßwand anhaftend, würde die Entscheidung wohl eher auf eine orale Antikoagulation hinauslaufen. Prinzipiell ist die Langzeit-Prognose von Patienten mit Dissektionen günstig und das Langzeit-Re-Infarktrisiko ist eher gering.

Welche assoziierten Erkrankungen sollten noch überprüft werden? Wie sieht die Prognose aus?

Dissektionen treten gehäuft bei Patienten mit Kollagenosen und Bindegewebserkrankungen auf, sodass immer nach einer solchen geschaut werden muss. Am häufigsten sind hierbei die **fibromuskuläre Dysplasie** (FMD), das **Marfan-Syndrom** und das **Ehlers-Danlos-Syndrom** (EDS). Typische Stigmata sind Hochwuchs und Arachnodaktylie (Marfan-Syndrom), Überstreckbarkeit der Gelenke und fehlende Elastizität der Haut (EDS). Insbesondere bei Bagatell-Traumata wie in unserem Fall sollte nach einer Kollagenose gesucht werden.

Bei 85 % der Patienten rekanalisiert das Gefäß wieder vollständig innerhalb der ersten 3 Monate, im Verlauf nur noch bei wenigen Patienten. Das Rezidivrisiko beträgt ca. 25 % innerhalb der ersten Monate, wobei die Rezidive unter Therapie meist asymptomatisch bleiben. Symptomatische Rezidive treten wesentlich seltener auf (1–2 %).

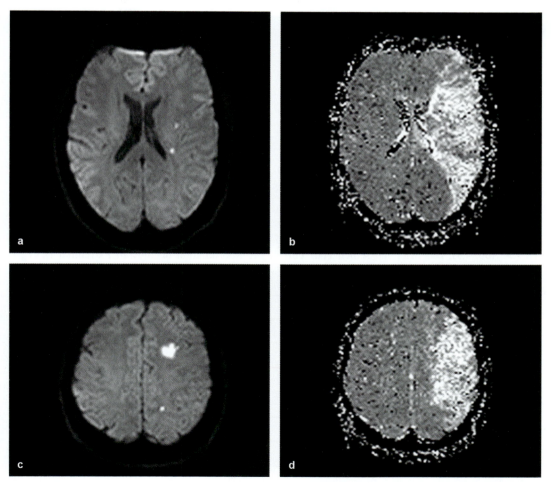

Abb. 4.9 Stroke-MRT mit diffusions- und perfusionsgewichteter Sequenz (DWI bzw. PWI) auf Höhe der Basalganglien (**a** = DWI; **b** = PWI) und auf Höhe des Centrum semiovale (**c** = DWI; **d** = PWI). Man sieht den Unterschied zwischen minderperfundiertem Areal (**b, d** = PWI) im ACM-Stromgebiet links und dem irreversibel geschädigten Areal (**a, c** = DWI). Hier zeigt sich ein deutliches Mismatch (mit Vorhandensein einer großen Penumbra) zwischen kleinen embolignen Infarkten und Perfusionsverzögerung im gesamten Stromgebiet der linken A. cerebri media. [M464]

Bei TIAs klassischer Genese (kardioembolisch, makro- oder mikroangiopathisch) beträgt das Risiko eines größeren ischämischen Schlaganfalls innerhalb der kommenden 12 Monate ca. 10 %, mit Schwerpunkt innerhalb der ersten 3 Monate. Daher sollte eine TIA niemals als harmlos herabgestuft werden, sondern wie eine definitive Ischämie sorgfältig abgeklärt werden, um den Patienten entsprechend seines individuellen Risikoprofils sekundärprophylaktisch zu behandeln.

Welche Vor- und Nachteile bieten CT und MRT in der Akutsituation dieser Erkrankung?

Als Akutbildgebung stehen sowohl das CT als auch das MRT zur Verfügung. Die klaren Vorteile des cCTs sind die Dauer der Durchführung von nur wenigen Minuten sowie die Verfügbarkeit in allen geografischen Regionen. Allerdings lassen sich häufig innerhalb der ersten 4,5 Stunden keine sicheren Infarktfrühzeichen nachweisen.

Im Gegensatz hierzu benötigt das MRT in Abhängigkeit der zu fahrenden Sequenzen ca. 15–30 Minuten. Allerdings sind durch spezielle Sequenzen (diffusions- und perfusionsgewichtete [DWI und PWI]) bereits in der Frühphase Areale erkennbar, die irreversibel geschädigt bzw. minderdurchblutet sind. Durch den Nachweis eines Ungleichgewichts (**Mismatch**) zwischen PWI und DWI lässt sich die **Penumbra** (das noch rettbare Gewebe) bildlich darstellen (➤ Abb. 4.9). Das MRT hat seinen Platz entsprechend bei V. a. Hirnstamminfarkt (höhere Auflösung) und bei unklaren Differenzialdiagnosen (z. B. prolongierte Migräne-Aura), wohingegen das cCT ggf. auch mit CT-Angiografie standardmäßig eingesetzt werden kann.

> **ZUSAMMENFASSUNG**
>
> Die **Dissektion** ist die häufigste Ursache eines ischämischen Schlaganfalls beim jüngeren Patienten. Klinisch manifestiert sie sich in Form apoplektiformer Hals- oder Nackenschmerzen, eines Horner-Syndroms oder kaudaler Hirnnervenausfälle. Man unterscheidet spontane und traumatische Formen, wobei als koinzidente Erkrankungen gehäuft Kollagenosen bestehen. Der Nachweis des Gefäßwandhämatoms gelingt mittels eines Hals-MRTs, wohingegen die Darstellung der Stenosen bereits sonografisch oder CT- oder MR-angiografisch gelingt. Die Sekundärprophylaxe kann mit Thrombozytenfunktionshemmern oder oraler Antikoagulation erfolgen. Die langfristige Prognose ist günstig.

4.13 Aufsteigende Lähmungen
Martin Voß, Andreas Bender

Anamnese

In Ihrer Ambulanz wird ein 35-jähriger Patient mit einer progredienten Parese der Beine vorgestellt. Der Patient berichtet, dass es im Verlauf einer Woche zu einer Lähmung der Beine gekommen sei. Am Anfang habe er nur eine Schwäche bemerkt und sei vermehrt gestolpert. Aktuell kann er die Beine nicht mehr von der Unterlage abheben. Er beschreibt, dass sich die Beine anders anfühlen und leicht kribbeln würden. In der Vorgeschichte habe er noch nie neurologische Ausfälle gehabt. Er nehme keine Medikamente ein. Vor ungefähr 3 Wochen habe er kurz unter Durchfall gelitten.

Untersuchungsbefund

35-jähriger Patient, 188 cm groß, 92 kg schwer. Der Hirnnervenstatus ist regelrecht. Es besteht kein Meningismus. Bei der Untersuchung zeigt sich eine Paraparese der Beine von Kraftgrad 2. Sonst bestehen keine manifesten Paresen. Der Armvorhalteversuch ist regelrecht. Die Muskeleigenreflexe sind nicht erhältlich. Der Babinski-Reflex ist beidseits negativ. Die Koordination der oberen Extremität ist regelrecht, die Stand- und Gangproben sind nicht durchführbar.

Fragen und Antworten

Welche Differenzialdiagnosen bedenken Sie?

Bei dem Patienten liegt eine subakut entstandene Paraparese vor. Hier müssen Erkrankungen des thorakalen und lumbalen Myelons und des peripheren Nervensystems bedacht werden. Die Areflexie macht eine peripher-nervöse Genese wahrscheinlicher.

Häufig sind **autoimmune Neuropathien** im Sinne eines **Guillain-Barré-Syndroms,** welches hier die wahrscheinlichste Differenzialdiagnose darstellt.

Im Bereich des Myelons kann es zu einer Funktionsstörung kommen, die zu einer Paraparese führt. Ätiologisch kann es sich um eine **Ischämie** oder eine

Kompression handeln. **Entzündungen des Myelons** können autoimmun oder erregerbedingt zum Funktionsverlust führen. Differenzialdiagnostisch kann auch eine **Meningeosis carcinomatosa** mit Affektion des Myelons oder der Cauda equina die Symptome erklären.

Das periphere Nervensystem kann akut durch **Intoxikationen** geschädigt werden. Dies kann z. B. bei Intoxikation mit Triarylphosphat oder Arsen auftreten.

Wichtige Differenzialdiagnosen sind die **entzündlichen Polyneuropathien.** Diese können in Form einer Polyradikulitis durch **Viren** (FSME, Echo- oder Coxsackieviren) oder **Bakterien** (z. B. Borreliose) entstehen. Ebenso können Exotoxine der Bakterien (Corynebacterium diphtheriae, Clostridium tetani, Clostridium botulinum) zu Neuropathien führen.

Letztlich kann die Parese durch eine Schädigung des Muskels bedingt sein. Hier kann es sich um lokale Störungen, z. B. eine **Myositis,** oder um eine generalisierte Schwäche handeln, die die Beine betont (z. B. Hypo- oder Hyperkaliämie, Porphyrie).

Welche Diagnostik sollte durchgeführt werden?

Die Diagnose des Guillain-Barré-Syndroms (GBS) ergibt sich aus dem klinischen Syndrom mit subakut aufsteigender Paraparese, Areflexie und fehlender ausgeprägter Sensibilitätsstörung. Die Zusatzdiagnostik untermauert die Verdachtsdiagnose und dient dem Ausschluss von Differenzialdiagnosen.

- Zum Ausschluss einer Myelopathie sollte eine Bildgebung angefertigt werden. Das CT kann Bandscheibenvorfälle und Frakturen darstellen. Das **MRT** sollte bevorzugt werden, da hier auch Ischämien und Myelitiden zur Darstellung kommen. Klinisch sind die Arme nicht betroffen, sodass zunächst die LWS und die BWS abgebildet werden sollten. Beim GBS findet sich ein Normalbefund.
- Die wichtigste Untersuchung stellt die **Liquorpunktion** dar. Hier können eine infektiöse Genese sowie atypische Zellen im Rahmen einer Meningeosis carcinomatosa ausgeschlossen werden. Charakteristischer Befund des GBS ist die zytoalbuminäre Dissoziation, d. h. eine deutliche Erhöhung des Liquorproteins bei allenfalls leichtgradiger Zellzahlerhöhung.
- Die **Neurografie** kann die klinische Diagnose einer Neuropathie bestätigen. Hier kann auch zwischen einem axonalen und einem demyelinisierenden Muster unterschieden werden. Beim GBS handelt es sich um eine demyelinisierende Erkrankung. Mittels der evozierten Potenziale (SEP, MEP) kann eine Höhenlokalisation (Myelon, peripher) gelingen.
- Wenn die Genese einer Polyneuropathie nicht aus dem klinischen Syndrom und den Befunden der apparativen Zusatzdiagnostik abgeleitet werden kann, kann eine **Nervenbiopsie** weitere Informationen liefern.

Wie wird die Krankheit behandelt?

Beim GBS handelt es sich um eine autoimmun vermittelte Neuropathie. Häufig ist ein leichter gastrointestinaler oder pulmonaler Infekt 1–3 Wochen vor Beginn der Neuropathie. Auch wenn in der Anamnese kein Infekt geschildert wird, findet sich oftmals eine akute humorale Reaktion gegen Campylobacter jejuni, Mycoplasma pneumoniae, Zytomegalie- oder Epstein-Barr-Virus. Als Zeichen der autoimmunen Aktivität können Gangliosid-Antikörper nachgewiesen werden (z. B. GM1, GM2, GQ1b, GT1a). Die Therapie basiert auf einer Immunmodulation. Im Unterschied zu den anderen autoimmun vermittelten Erkrankungen der Neurologie gelten **Kortikosteroide,** auch in Kombination mit anderen Therapien, als **wirkungslos.** Intravenöse Immunglobuline und Plasmapherese gelten als gleich wirksam in der Akuttherapie des GBS.

- **Intravenöse Immunglobuline** (IvIg): Die Therapie erfolgt mit 0,4 g/kg KG pro Tag über 5 Tage. Als Nebenwirkung der Therapie können Kopfschmerzen, Fieber, eine aseptische Meningitis und eine anaphylaktische Reaktion auftreten. Allergische Reaktionen treten gehäuft bei angeborenem IgA-Mangel auf, weshalb dieser vorher kontrolliert werden sollte.
- **Plasmapherese:** Es werden mindestens 5 Austauschbehandlungen innerhalb von 1–2 Wochen durchgeführt. Nebenwirkung der Therapie sind u. a. Dysästhesien und Muskelkrämpfe durch Elektrolytverschiebungen sowie Nebenwirkungen des zur Hemmung der Blutgerinnung eingesetzten Heparins.
- Patienten müssen zur Thrombose- und Pneumonieprophylaxe **Physiotherapie** erhalten. Meist ist

eine **Rehabilitation** im Anschluss an die Akuttherapie notwendig.

Welche lebensbedrohlichen Komplikationen müssen beachtet werden?

Beim GBS kann es zu lebensbedrohlichen Komplikationen kommen. Da das GBS sehr gut auf eine Therapie anspricht, muss maximal therapiert werden, um den Patienten in der akuten Krankheitsphase zu schützen. Auch bei schwer betroffenen Patienten gibt es keinen Grund, auf eine Therapieeskalation zu verzichten.

- **Dysphagie mit Aspiration:** Beim GBS kann es zu Ausfällen der Hirnnerven kommen. Bei Affektion z. B. des N. vagus oder N. glossopharyngeus kann es zu Schluckstörungen und zur Aspiration von Nahrung kommen. Bei Patienten mit GBS sollten daher regelmäßig **logopädische Verlaufskontrollen** erfolgen. Bei Vorliegen einer Dysphagie sollte eine nasogastrale oder bei schweren Verlaufsformen vorübergehend eine perkutane Magensonde (PEG) angelegt werden.
- Insbesondere bei Patienten mit rascher Progredienz der Lähmungen kann es zu einer **respiratorischen Insuffizienz** kommen. Bewährt hat sich die mindestens tägliche Bestimmung der **Vitalkapazität**. Bei respiratorischer Insuffizienz kann eine Intubation des Patienten notwendig werden.
- Durch eine Beteiligung des vegetativen Nervensystems kann es zu **Herzrhythmusstörungen** kommen. Bei schweren Verlaufsformen sollten daher EKG-Kontrollen durchgeführt oder der Patient zum Monitoring auf der Intensivstation betreut werden. Unter Umständen kann die Indikation für einen temporären Herzschrittmacher gegeben sein.
- Bei Immobilität muss auf eine **Thromboseprophylaxe** geachtet werden.
- Beim GBS kann es zu **Blasenentleerungsstörungen** kommen. Bei Restharnbildung sollte ein transurethraler oder suprapubischer Blasenkatheter angelegt werden.

Welche weiteren immunvermittelten Neuropathien gibt es?

Das GBS zeichnet sich durch progrediente Lähmungen der Extremitätenmuskulatur sowie leichtgradige Gefühlsstörungen aus. Definitionsgemäß sind die Symptome nicht länger als 4 Wochen progredient und bilden sich dann zurück. Neben dieser klassischen Verlaufsform werden weitere klinische Syndrome abgegrenzt:

- **Miller-Fisher-Syndrom:** Klinische Symptome bestehen als Ataxie, Areflexie und Ophthalmoplegie. Häufig mit positiven Gq1b-Antikörpern vergesellschaftet.
- **Landry-Paralyse:** sehr rasch verlaufende Form des GBS. Es kommt zu schnell progredienten Lähmungen. Häufig wird der Patient beatmungspflichtig.
- **Polyneuritis cranialis:** gekennzeichnet durch eine Polyradikuloneuritis der (kaudalen) Hirnnerven.
- Abgegrenzt werden ferner die Polyneuropathien, bei denen es zu einem Schädigungsmuster mit Betonung der Axone und nicht der Myelinscheiden kommt. Anhand der Klinik werden diese als **akute motorische** (AMAN) oder als akute **sensomotorische axonale Neuropathie** (AMSAN) bezeichnet.
- Wenn die Symptome länger als 4 Wochen progredient sind, spricht man von einer **chronisch-inflammatorischen demyelinisierenden Polyneuropathie** (CIDP).
- Bei der **multifokalen motorischen Neuropathie** (MMN) kommt es zu asymmetrischen Paresen. Diese sind meist distal und armbetont (➤ Kap. 4.14).
- Weiter kann es durch **Paraproteinämien** und im Rahmen von **Vaskulitiden** und **Kollagenosen** zu immunvermittelten Neuropathien kommen.

Erklären Sie die Wirkung und Nebenwirkungen der Glukokortikoide.

Die körpereigenen Glukokortikoide werden unter Regulation der Hypophyse in der Zona fasciculata der Nebennierenrinde gebildet. Die Produktion erfolgt in zirkadianen Rhythmen mit höchstem Serumspiegel in den frühen Morgenstunden. Synthetisches Kortison wird bei der Nebenniereninsuffizienz zur Substitution eingesetzt. In der Neurologie sind die Glukokortikoide das häufigste Medikament zur **Behandlung autoimmuner Erkrankungen**.

Glukokortikoide binden an zytosolische Rezeptoren und regulieren als **Glucocorticoid Response Element** (GRE) die Transkription. So stimulieren Glukokortikoide die Synthese von Lipocorticoin-1 und hemmen somit die **Mobilisierung der Arachidonsäure** zur Bildung von Prostaglandinen. Des Weiteren wird die Bildung von Interleukinen (1, 2, 3, 4, 6, 8, 12), des Tumornekrosefaktors-α und verschiedener Adhäsionsmoleküle von Immunzellen reguliert.

Nebenwirkungen entstehen in Form von mineralokortikoider Wirkung (Ödeme, Elektrolytverschiebung) und durch die Regulation des Stoffwechsels mit Steigerung der Glukoneogenese (Diabetes) und katabolem Proteinstoffwechsel (Stammfettsucht). Weitere Nebenwirkungen sind eine Myopathie, Magenulzera, Akne, Osteoporose, Hypertonie, Gewichtszunahme und Affektveränderung.

MERKE
Beim Guillain-Barré-Syndrom muss auf lebensbedrohliche Komplikationen geachtet werden. Ein Monitoring der Herzfrequenz, der Lungenfunktion sowie der Schluckfunktion sind notwendig. Bei rascher Progredienz der Symptome ist eine Überwachung auf der Intensivstation indiziert.

ZUSAMMENFASSUNG
Beim **Guillain-Barré-Syndrom** handelt es sich um eine akute autoimmunvermittelte demyelinisierende Polyneuropathie. Nach der Definition kommt es über bis zu 4 Wochen zu progredienten Lähmungen, die sich im Verlauf langsam zurückbilden. Ein asymmetrischer Befall ist z. B. als Miller-Fisher-Syndrom oder als Polyneuritis cranialis möglich. Die Therapie besteht aus einer Immunmodulation mittels Immunglobulinen oder Plasmapherese. Bei längerer Progredienz der Symptome spricht man von einer chronisch-inflammatorischen demyelinisierenden Polyneuropathie (CIDP).

4.14 Dysarthrie, Dysphagie und Faszikulationen
Simone van de Loo, Andreas Bender

Anamnese

Der 74-jährige männliche Patient stellt sich in Begleitung seiner Angehörigen vor. Eine direkte verbale Kommunikation mit ihm ist kaum möglich, er kommuniziert schriftlich. Die Angehörigen berichten, dass es seit etwa einem Jahr zu einer relativ rasch zunehmenden Verschlechterung des Sprechens sowie im Verlauf einer Schluckstörung gekommen sei. Bereits 2 Jahre zuvor seien Muskelzuckungen der Arme und Beine aufgefallen. Die Angehörigen berichten von Atemnotzuständen. Negative Familienanamnese.

Untersuchungsbefund

Wacher, allseits orientierter Patient. Kommunikation erfolgt schriftlich.
Hirnnerven: sakkadierte Blickfolge, schwere bulbäre Dysarthrie mit Anarthrie sowie Dysphagie.
Motorik: ausgeprägte Faszikulationen am gesamten Körper mit Betonung der unteren Extremitäten. Ubiquitäre Atrophien der Extremitäten sowie Paresen der Daumenbewegung, Fingerspreizung und -adduktion beidseits. Muskeleigenreflexe allseits gesteigert. Positives Babinski-Zeichen links.
Sensibilität: Die Sensibilität ist erhalten.
Koordination: Die Zeigeversuche sind sicher. Der Stand ist unsicher, mit Unterstützung ist der Patient jedoch gehfähig.

Fragen und Antworten

Wie lautet die Verdachtsdiagnose und womit begründen Sie diese? Wie gehen Sie weiter vor?

Die geschilderte Symptomatik mit schleichend progredienter Dysarthrie, Dysphagie sowie Faszikulationen lenkt den V. a. eine **Motoneuronerkrankung.** Gemeinsam mit dem klinischen Befund mit Nachweis peripherer Atrophien als Zeichen der Schädigung des 2. Motoneurons und parallel gesteigerten Muskeleigenreflexen als Zeichen der Schädigung des 1. Motoneurons liegt der V. a. eine Motoneuronerkrankung nahe. In diesem Kontext kommt es auch zu einer Pseudobulbärparalyse mit pathologischem Lachen und Weinen. Typisch sind die erhaltene Sensibilität, Okulomotorik sowie die zumindest annehmbare erhaltene Sphinkterfunktion bei fehlender Stuhlinkontinenz. Da der Patient bereits aufgrund der bestehenden Symptomatik in einem stationären Aufenthalt war, sollten vor Beginn der teilweise unangenehmen Zusatzdiagnostik zunächst alle Unterlagen sowie zur

Verfügung stehende Bildgebungen angefordert und auf Vollständigkeit überprüft werden.

Welche zusatzdiagnostischen Mittel sind erforderlich?

Bei der hier geschilderten Symptomatik handelt es sich um ein bereits weit fortgeschrittenes Stadium der Erkrankung, sodass die Diagnose schon fast allein anhand des klinischen Befunds gestellt werden kann. In den meisten Fällen ist dies jedoch nicht der Fall und eine ausführliche und umfassende Zusatzdiagnostik ist erforderlich, um mögliche Differenzialdiagnosen ausschließen zu können. Hierzu gehören daher die Durchführung kernspintomografischer Untersuchungen der Wirbelsäule und des Gehirns, labordiagnostische Untersuchungen und die sehr umfangreiche elektrophysiologische Diagnostik mittels Elektromyografie sowie Elektroneurografie der motorischen und sensiblen Nerven. Außerdem sollten noch die motorischen und sensiblen evozierten Potenziale durchgeführt werden. Ein Tumorscreening (CT des Abdomens und des Thorax, urologische bzw. gynäkologische Vorstellung) sollte ebenfalls erfolgen. Bei positiver Familienanamnese ist ebenfalls eine molekulargenetische Diagnostik (z. B. TDP-43- oder SOD-Mutationen) möglich. Selbstverständlich gehört auch eine Liquoruntersuchung im Rahmen der Differenzialdiagnose mit dazu. Zellzahl und Eiweiß im Liquor sind bei einer ALS meist normal. Der neue Marker NfL kann jedoch deutlich erhöht sein, ist aber relativ unspezifisch für neurodegenerative Erkrankungen.

Die Unterlagen des Patienten zeigen, dass bereits die meisten erforderlichen Untersuchungen ordentlich durchgeführt worden sind. In den vorliegenden kernspintomografischen Untersuchungen der Wirbelsäule konnten Affektionen des Myelons ausgeschlossen werden. Die MRT des Schädels ist ebenfalls unauffällig. Die umfassende elektrophysiologische Diagnostik mittels Elektromyografie (EMG) sowie Elektroneurografie (ENG) zeigt pathologische Spontanaktivität in allen untersuchten Regionen (bulbär, zervikal, thorakal, lumbosakral). Gleichzeitig konnten Leitungsblöcke in der motorischen Neurografie ausgeschlossen werden. Labordiagnostisch wurde bereits eine Infektion mit Lues bzw. Borrelien, eine Schilddrüsenerkrankung und eine HIV-Infektion ausgeschlossen. Der Liquorbefund war bis auf eine deutliche NfL-Erhöhung normal.

Welche Differenzialdiagnosen müssen Sie bedenken?

Bevor man die Diagnose einer **amyotrophen Lateralsklerose** (ALS) stellt, sollten alle möglichen Differenzialdiagnosen aufgrund der infausten Prognose der Erkrankung und der wenig erfolgreichen therapeutischen Mittel ausgeschlossen werden. Wie bereits erwähnt, bestimmt das klinische Bild weitere in Betracht zu ziehende Differenzialdiagnosen, allerdings werden hier die wichtigsten noch einmal aufgeführt.
- Schädigung des 1. und 2. Motoneurons: Durchführung einer Bildgebung der spinalen Achse zum Ausschluss einer Myelopathie, bakterielle Infektionen, wie zum Beispiel eine Borreliose oder Lues, Paraneoplasien; seltenere Differenzialdiagnosen: GM2-Gangliosidosen, Adrenoleukodystrophie.
- Schädigung des 2. Motoneurons: multifokale motorische Neuropathie (MMN), Polio, spinale Muskelatrophie (SMA).
- Schädigung des 1. Motoneurons: z. B. primäre Lateralsklerose, spastische Spinalparalyse, HTLV1-assoziierte Myelitis.

Was sind die El-Escorial-Kriterien?

Es handelt sich um ein von der WFNALS (engl.: World Federation of Neurology: Amyotrophic lateral Sclerosis) erstelltes Schema, anhand welchem die Diagnose einer ALS basierend auf dem klinischen Befund, Verlauf sowie dem Befund des EMGs gestellt werden kann. Die El-Escorial-Kriterien unterscheiden zwischen einer sicheren (definitiven), wahrscheinlichen, wahrscheinlichen laborunterstützten und einer möglichen ALS (➤ Tab. 4.10). Untersucht werden demnach immer alle vier Körperregionen mittels EMG (bulbär, zervikal, thorakal, lumbosakral). Die Kriterien sind insbesondere wissenschaftlich interessant, aber für die Diagnose des Einzelfalls nicht geeignet.

Welche therapeutischen Maßnahmen stehen zur Verfügung?

Bei insgesamt schlechter Prognose der Erkrankung mit einem tödlichen Krankheitsverlauf innerhalb zumeist 6 bzw. in 50 % der Fälle 3 Jahren, besteht das Ziel der Therapie in der Verbesserung der Lebensqualität sowie der Überlebenszeit. Hierzu steht als medikamentöse Therapie der Wahl **Riluzol**, ein Glutamat-Antagonist, zur Verfügung. Die Indi-

Tab. 4.10 El-Escorial-Kriterien zur Diagnosestellung der ALS

Sichere (definitive) ALS	Affektion des 1. und 2. Motoneurons (MN) in 3 von 4 Regionen
Wahrscheinliche ALS	Affektion des 1. und 2. MN in 2 von 4 Regionen, Schädigung des 1. MN muss rostral der des 2. MN liegen
Wahrscheinliche, laborunterstützte ALS	Affektion des 1. und 2. MN in 1 von 4 Regionen bzw. nur des 1. MN in einer Region, sowie Denervierungszeichen im EMG in mindestens 2 Extremitäten
Mögliche ALS	Affektion des 1. und 2. MN in 1 von 4 Regionen

kation ist auf die Diagnose einer eindeutigen oder wahrscheinlichen ALS vor allem im frühen Krankheitsverlauf beschränkt. Voraussetzungen sind eine weniger als 5 Jahre bestehende Symptomatik sowie eine gute Atemfunktion (Bestimmung der FVC [forcierte Vitalkapazität] erforderlich, > 60 %).

Häufige Nebenwirkungen sind Schwindel, Übelkeit, Erbrechen, Müdigkeit, Schwächegefühl sowie Transaminasenanstieg und Neutropenie. Eine regelmäßige (initial monatlich, dann alle 3 Monate) Blutbildkontrolle sowie Bestimmung der Transaminasen ist daher erforderlich.

Weiterhin ist die symptomatische Therapie der im Verlauf auftretenden Hypersalivation (Anticholinergika), Krämpfe (Magnesium) der psychiatrischen Auffälligkeiten v. a. einer Depression (SSRI) erforderlich. Schwer betroffene Patienten können zur Verbesserung der Lebensqualität und Unterstützung im Alltag mit einem Sprachcomputer ausgestattet werden, bei Atemnotattacken besteht die Möglichkeit einer nichtinvasiven Heimbeatmung sowie bei schwerer Dysphagie die Anlage einer PEG-Sonde, wobei bei Letzterer alle medizinethischen Aspekte berücksichtigt werden müssen und eine ausführliche Aufklärung der Patienten sowie deren Angehörigen erforderlich ist. Nicht nur für die Patienten sondern vielmehr auch für die Angehörigen sind Selbsthilfegruppen eine große Unterstützung im Alltag.

Was ist die multifokale motorische Neuropathie (MMN)?

Die **multifokale motorische Neuropathie (MMN)** ist eine wichtige Differenzialdiagnose bei V. a. eine Motoneuronerkrankung. Sie beschreibt eine asymmetrische motorische Neuropathie.

Klinisch finden sich meist über Jahre hinweg asymmetrische progrediente Paresen sowie teilweise Atrophien. Im Unterschied zur ALS sind die Muskeleigenreflexe ausgefallen oder zumindest abgeschwächt. Weiterhin kann eine Beteiligung der Hirnnerven vorliegen. Das 1. Motoneuron ist jedoch immer ausgespart. Der Nachweis erfolgt mittels Elektroneurografie der motorischen Nerven zum Nachweis der typischen Leitungsblöcke. Zu bedenken ist, dass in frühen Stadien die Leitungsblöcke fehlen können. Bei V. a. eine MMN und fehlenden Leitungsblöcken ist als ergänzende Labordiagnostik die Bestimmung der Gangliosid-GM1-Antikörper erforderlich. Diese sind bei den Betroffenen deutlich erhöht, eine nur geringe Erhöhung (< 30 %) ist unspezifisch und kann ebenfalls bei einer ALS oder anderen Neuropathien vorliegen. Im Liquor zeigt sich als einzige Auffälligkeit eine Eiweißerhöhung. Die MMN ist im Gegensatz zur ALS eine behandelbare Erkrankung, wenngleich die Therapie sehr teuer ist. Die Therapie spricht je nach Ausprägung der Symptomatik bereits in den ersten Wochen gut an. Die besten Therapieerfolge werden mit wiederholten Behandlungszyklen intravenöser Immunglobuline (ivIg) erzielt. Als Ultima Ratio kommen bei progredienter Verschlechterung auch Cyclophosphamid oder Rituximab infrage.

ZUSAMMENFASSUNG

Die **amyotrophe Lateralsklerose (ALS)** ist eine Motoneuronerkrankung, bei der es zu einer Degeneration des 1. und 2. Motoneurons kommt. Es gibt sowohl sporadische als auch familiäre Formen. Die Diagnose einer ALS ist eine Ausschlussdiagnose, was bedeutet, dass alle möglichen Differenzialdiagnosen, allen voran die multifokale motorische Neuropathie (MMN) mittels umfangreicher Zusatzdiagnostik ausgeschlossen werden müssen. Wichtigste diagnostische Instrumente sind hierbei die Durchführung eines spinalen und zerebralen MRT, einer Liquorpunktion, einer Neurografie sowie einer Elektromyografie (EMG). Die Prognose der ALS ist schlecht, die Verläufe erstrecken sich über Monate bis wenige Jahre. Neben einer medikamentösen Therapie mit Riluzol sind vor allem die Ausstattung mit Hilfsmitteln (Rollstuhl, Atemgerät, Sprachcomputer) sowie der Anschluss an eine Selbsthilfegruppe erforderlich.

4.15 Hemikranie, Erbrechen und Fotophobie

Christian Henke, Andreas Bender

Anamnese

Eine 19-jährige Schülerin stellt sich als Notfall vor und berichtet über seit dem Vortag bestehende Kopfschmerzen an der linken Schläfe und retroorbital. Der Schmerz sei pochend und sehr stark (9/10 auf der visuellen Analogskala, VAS). Die Kopfschmerzen hätten sich über wenige Minuten hinweg entwickelt und gingen mit ausgeprägter Übelkeit und Erbrechen einher. Auch habe sie bemerkt, dass sich der Kopfschmerz durch Bewegung verstärke und sie das helle Sonnenlicht meiden müsse.

Im Verlauf der letzten 6 Monate sei es zu fünf ähnlichen Ereignissen gekommen, die jeweils 1–2 Tage angehalten hätten. Diesmal halte der Kopfschmerz jedoch bereits länger an und sie habe vor Beginn des Kopfschmerzes für 20 Minuten ein Flimmern gesehen. Keine Vorerkrankungen, keine Medikamente.

Untersuchungsbefund

RR 110/80 mmHg, Patientin wach, keine Sprachstörung.
- **Hirnnerven:** Pupillen isokor, direkte und konsensuelle Lichtreaktion, Trigeminus und Fazialis intakt, keine Dysarthrie.
- **Motorik:** keine Paresen, keine Spastik, MER seitengleich lebhaft, PBZ bds. negativ.
- **Sensibilität:** normal.
- **Koordination:** Zeigeversuche regelrecht, keine Stand- oder Gangataxie.

Fragen und Antworten

Wie lautet die Verdachtsdiagnose? Welche Differenzialdiagnosen müssen bedacht werden?

Die klinische Symptomatik erfüllt alle Kriterien einer klassischen Migräne-Attacke, die definiert ist als halbseitig beginnender sehr starker Kopfschmerz, der unbehandelt 4–72 Stunden anhält, durch Bewegung deutlich stärker wird und mit vegetativen Begleitsymptomen assoziiert ist (2 von 4: Übelkeit, Erbrechen, Foto- und Phonophobie). Die visuelle Positivsymptomatik in Form von Flimmersehen ist als Auraphänomen zu werten, das klassischerweise zwischen 5 und 60 Minuten andauert und dem Kopfschmerz vorausgeht.

Weitere in Erwägung zu ziehende Differenzialdiagnosen sind:
- **Subarachnoidalblutung (SAB):** plötzlicher Kopfschmerz, der im Vordergrund steht und mit Erbrechen einhergeht. In der Regel nicht rezidivierend über Monate. Häufig einhergehend mit Meningismus und Bewusstseinsstörungen.
- **Zerebrale Ischämie (TIA):** Eine transitorisch ischämische Attacke im A.-cerebri-posterior-Territorium könnte die Sehstörungen erklären, assoziiert mit Kopfschmerzen (z. B. bei Dissektion der A. vertebralis). Unwahrscheinlich, sollte jedoch niemals übersehen werden.
- **Okzipitale Epilepsie:** über wenige Minuten anhaltende Sehstörungen, häufig als Positivphänomene (Farb-, Flimmer- oder Formsehen), seltener mit starken Kopfschmerzen assoziiert. Kann als fokaler Anfall ablaufen, jedoch ggf. in sekundär generalisierten epileptischen Anfall übergehen.
- **Trigemino-autonome Kopfschmerzen:** unilaterale, periorbitale Kopfschmerzen mit vegetativen Symptomen des zum Schmerz ipsilateralen Auges (Ptose, Miose, Lakrimation, Injektion).
- **Meningitis:** meist subakut auftretend mit Fieber, Meningismus und i. d. R. nicht rezidivierend.

Was sind die „Red Flags" bei Kopfschmerzen? Welche Diagnostik müssen Sie diesbezüglich durchführen?

Unter den sogenannten „Red Flags" versteht man Begleitsymptome bzw. anamnestische Angaben, die beim Leitsymptom Kopfschmerz die Aufmerksamkeit des Arztes erhöhen sollten. Da Kopfschmerz das häufigste Einzelsymptom in der Neurologie ist, empfiehlt es sich, klinische Anhaltspunkte zur Unterscheidung ungefährlicher und häufiger Erkrankungen und lebensbedrohlicher Kopfschmerzen zu kennen, um in der richtigen Situation weitere Diagnostik durchzuführen. Wenn bei jedem Kopfschmerzpatienten die maximale Diagnostik durchgeführt würde, dann würden nicht nur die Kosten des Gesundheits-

systems weiter ansteigen, sondern es würden sich auch die Nebenwirkungen der Zusatzdiagnostik potenzieren (z. B. Neoplasien durch CT-Untersuchungen!). Die wichtigsten „Red Flags" sind:
- **Akuter Beginn:** SAB, Migräne → cCT, ggf. Liquordiagnostik
- **Fieber + Meningismus:** Meningitis, Hirnabszess, SAB → cCT, cMRT, Liquordiagnostik
- **Fokale Ausfälle**, z. B. Hemiparese: zerebrale Ischämie, ICB, Hirntumor → cCT, cMRT
- Assoziierte **Halsschmerzen:** Dissektion → Doppler-Sonografie, Hals-MRT
- **Zustand nach Sturz:** Subduralhämatom → cCT
- **Schwangerschaft:** Sinusthrombose → venöse MR-Angiografie, CT-Angiografie

Welche Varianten der Erkrankung gibt es?

Neben der klassischen Migräne mit Aura und der klassischen Migräne ohne Aura, die gemäß den oben angeführten Kriterien klassifiziert sind, gibt es noch eine Reihe anderer Formen, die Migräne-Varianten darstellen:
- **Migräne mit prolongierter Aura:** Aurasymptome, die länger als 60 Minuten anhalten.
- **Migräne-Aura ohne Migräne-Kopfschmerz** („migraine sans migraine"): ausschließlich Aura-Symptome, ohne dass es zu den typischen Migräne-Kopfschmerzen kommt. Diese Diagnose erfordert jedoch das Vorliegen einer Migräne in der Anamnese und den sorgfältigen Ausschluss relevanter Differenzialdiagnosen.
- **Basilarismigräne:** Hirnnervenausfälle als Aurasymptome (Sehstörung, Doppelbilder, Schwindel, Sprech- und Schluckstörungen).
- **Ophthalmoplegische Migräne:** Augenmuskelparesen als Aurasymptome.
- **Sporadische oder familiäre hemiplegische Migräne:** Genetisch bedingte sporadisch oder erbliche Kanalopathie (Ca^{2+}-Kanal-Defekt), die zu einer Hemiparese bzw. -plegie als Aurasymptom führt.
- **Pseudomigräne mit Pleozytose:** Migräne-Attacken mit oder ohne Aura mit lymphozytärer Liquorpleozytose (erhöhter Zellzahl im Liquor), häufig bei Personen mittleren Alters ohne Migräne-Anamnese, selbstlimitierende Erkrankung.
- **Status migraenosus:** über > 72 Stunden anhaltende Migräne-Attacke ohne spontanes Sistieren.

- **Migränöser Infarkt:** Bei prolongiert auftretenden Auren sind ischämische Schlaganfälle als Folge in der Literatur beschrieben.

> **MERKE**
> Eine wichtige Einteilung richtet sich außerdem nach der Häufigkeit von Migräneattacken. Wenn über mind. drei Monate mind. 15 Kopfschmerztage pro Monat auftreten, spricht man von einer chronischen Migräne, ansonsten von einer episodischen Migräne.

Wie sieht die Akuttherapie aus? Auf dem Boden welches Pathomechanismus ist dies zu begründen?

In der Initialphase sollte für 3 Monate ein Kopfschmerzkalender geführt werden, in den die Attacken, besondere Begebenheiten und mögliche Auslösefaktoren (Nahrungsmittel, emotionale oder berufliche Belastung) eingetragen werden, um besser einschätzen zu können, wie eine optimierte Therapie aussehen könnte. Das Führen eines Kopfschmerzkalenders darüber hinaus führt lediglich zu einer Fixierung auf die Krankheit und damit zur Chronifizierung und sollte somit i. d. R. vermieden werden.
- **NSAR:** ASS, Ibuprofen, Paracetamol in hohen Dosierungen mit Antiemetikum. Je früher eingenommen, desto größer ist die Wirksamkeit.
- **Triptane:** Sumatriptan, Naratriptan, Rizatriptan. Kontraindiziert in der Auraphase, da weitere Vasokonstriktion möglich, dafür aber länger in der Lage, die Migräne-Attacke zu stoppen. Applikation als Tablette, subkutane Injektion oder Nasal-Spray möglich.
- **Ergotamine:** Seit Einführung der Triptane aufgrund des hohen Nebenwirkungsspektrums nicht mehr eingesetzt.

Die Leitlinien der DGN empfehlen die Einnahme eines Antiemetikums (z. B. Metoclopramid-Tropfen), die 10 Minuten später gefolgt sein sollte von der Einnahme hoch dosierter NSARs (ASS 1.000 mg, Paracetamol 1.000 mg oder Ibuprofen 800 mg), nach Möglichkeit in löslicher Form (z. B. als Brausetablette zum schnelleren Wirkeintritt). Sollte kein Antiemetikum eingenommen werden, so kann aufgrund der begleitenden Übelkeit möglicherweise die Wirkung des Analgetikums beeinträchtigt sein.

Bei fehlender Wirksamkeit von NSARs sollten Triptane eingenommen werden, die jedoch teurer und mit einem hohen Risiko des Übergebrauchs behaftet sind.

Wann ist eine Prophylaxetherapie indiziert? Wie sollte diese aussehen?

Sollte es zu einer Häufung von Migräne-Attacken kommen, so ist ggf. eine Migräne-Prophylaxe indiziert. Als Richtwerte gelten > 3–4 Migräne-Attacken pro Monat bzw. mehr als 8 Tage Berufsausfall pro Monat.

Als Basistherapie sollte immer die Karenz von Triggerfaktoren (Nahrungsmittel wie Rotwein, Schokolade, Käse oder Schlafentzug) sowie die ausreichende körperliche Betätigung stehen. Hierbei sollte v. a. Ausdauersport (Radfahren, Schwimmen, Joggen, Walking) betrieben werden und weniger Kraftsport. Daneben gibt es zwei weitere Säulen der Prophylaxetherapie, eine medikamentöse und eine nichtmedikamentöse.

Medikamentös:
- Betablocker: Metoprolol, Propranolol.
- Kalzium-Kanal-Blocker: Flunarizin.
- Antikonvulsiva: Topiramat, Valproinsäure, Gabapentin, Lamotrigin.
- Antidepressiva: Amitriptylin (1. Wahl in den USA).
- Botulinumtoxin: In Einzelfällen und bei chronischer Migräne (> 15 Tage/Monat) konnte eine Wirksamkeit demonstriert werden.
- Antikörper gegen CGRP: Neu zugelassene Therapie, wenn andere Maßnahmen der Prophylaxe nicht erfolgreich waren.

Nichtmedikamentös:
- Entspannungsübungen: autogenes Training, Biofeedback, progressive Muskelrelaxation, Meditation.
- Verhaltenstherapie: unter psychotherapeutischer Anleitung.
- Akupunktur: Die Studienlage ist noch nicht eindeutig geklärt, jedoch suggerieren die Ergebnisse eine Wirksamkeit der Akupunktur.

MERKE
Bei den meisten Migräne-Patienten ist eine Eigenbehandlung mit Antiemetikum und NSAR ausreichend, um die Attacken deutlich zu verkürzen. Sollte diese Therapie keine Wirksamkeit mehr erbringen, muss auf ein Medikament gewechselt werden, das der Patient eigenständig einnehmen kann (Triptane intranasal, subkutan oder peroral). In der Notsituation im Krankenhaus sind auch Attacken, die deutlich länger als 6 Stunden bestehen durch intravenöse Gabe eines NSARs (Paracetamol oder ASS i. v.) sehr gut behandelbar.

Was wissen Sie über Epidemiologie und Verlauf der Erkrankung?

Die Migräne ist eine Erkrankung, die bei Frauen häufiger als bei Männern auftritt (W : M = 3 : 1). Die Erkrankung besitzt als Häufigkeitsgipfel das 15.–25. Lebensjahr, sodass eine Assoziation mit den Geschlechtshormonen naheliegt. Der Abfall des Östrogenspiegels vor der Menstruation ist ein typischer Triggerfaktor, der zur prämenstruellen bzw. **perimenstruellen Migräne** führt. Folgerichtig nehmen die Frequenz und häufig auch die Intensität der Attacken mit Erreichen des Klimakteriums ab, sodass ab dem 50. Lebensjahr die Attacken seltener werden. Erstmanifestationen nach dem 40. Lebensjahr sind eine Rarität und sollten sorgfältig bzgl. konkurrierender Genesen abgeklärt werden. Insgesamt ist die Migräne eine häufige Erkrankung, deren Prävalenz bei Männern mit 6–8 % und bei Frauen mit 15–20 % angegeben wird. Es gibt Migräne-Symptome, die bereits in der **Kindheit** beginnen, häufig zur Einschulung, wenn der Druck auf die Kinder wächst. Die Häufigkeit wird in der Literatur meist mit 4–5 % angegeben. Migräne im Kindesalter erfüllt selten die Kriterien der Erwachsenen-Migräne, sondern geht meist mit isoliertem Erbrechen und Bauchschmerzen einher, selten auch mit unspezifischen, holozephalen Kopfschmerzen. Daher ist sie eine gerne übersehene Differenzialdiagnose, die man bei unklaren abdominellen Beschwerden immer bedenken sollte.

ZUSAMMENFASSUNG

Migräne ist eine chronische Erkrankung mit gehäuften Kopfschmerzattacken, die halbseitig und von großer Stärke sind, unbehandelt 4–72 Stunden anhalten, mit vegetativen Begleitsymptomen (Übelkeit, Erbrechen, Foto- und Phonophobie) sowie mit oder ohne prodromalen Ausfallsymptomen (Aura) einhergehen können. Frauen sind häufiger betroffen als Männer und die Erkrankung beginnt gehäuft in der Adoleszenz, gelegentlich auch im Kindesalter. Es wird zwischen episodischer und chronischer Migräne unterschieden.
Als Therapie sollten in der Attacke NSAR in Kombination mit Antiemetika eingenommen werden. Bei häufigem Auftreten ist eine Migräne-Prophylaxe anzuraten, die medikamentös mit Betablockern oder Antikonvulsiva und/oder nichtmedikamentös mit Ausdauersport oder Entspannungsübungen durchgeführt werden sollte. Eine neue Therapieform sind Antikörper gegen CGRP.

4.16 Unilaterale Fazialisparese und radikuläre Schmerzen

Simone van de Loo

Anamnese

Die 55-jährige Patientin stellt sich kurz vor Weihnachten als Notfall bei Ihnen vor. Sie berichtet, dass es vor bereits 2 Tagen zur Ausbildung einer Schwäche der linken Gesichtshälfte gekommen sei. Schmerzen bestünden nicht. Hautefloreszenzen werden ebenfalls verneint. In den letzten Monaten seien Schmerzen im Bereich des rechten Rippenbogens aufgefallen, welche aktuell jedoch nicht mehr bestünden. Neben einem arteriellen Hypertonus bestehe eine Hypothyreose. Es besteht eine antihypertensive Therapie mit Ramipril. Die Patientin raucht nicht und trinkt gelegentlich Alkohol.

Untersuchungsbefund

Wache, allseits orientierte Patientin. Kein Kopfschmerz. Kein Meningismus. Kein neuropsychologisches Defizit.
Hirnnerven: Parese des N. facialis links mit Beteiligung des Stirnasts. Bell-Phänomen links. Sonstiger Hirnnervenstatus regelrecht.
Motorik: keine objektivierbaren Paresen. Kein Tremor. Muskeleigenreflexe seitengleich erhältlich. Keine Pyramidenbahnzeichen.
Sensibilität: bandförmige Schmerzen im Bereich Th12 rechts sowie Hypästhesie im Bereich des Rückens Höhe Th4–L1 links.
Koordination: Eudiadochokinese, Gang und Stand sowie erschwerte Gangvarianten sicher.

Fragen und Antworten

Wie lautet die Verdachtsdiagnose?

Bei der hier geschilderten Symptomatik handelt es sich um eine linksseitige periphere Fazialisparese bei einer gleichzeitig bestehenden rein sensiblen polyradikulären Symptomatik. Diese Symptomkonstellation ist typisch für eine akute Neuroborreliose, welche wenige Wochen bis Monate nach Infektion mit zumeist Borrelia burgdorferi auftreten kann. Der Symptomenkomplex beschreibt das **Bannwarth-Syndrom** als Stadium 2 der Lyme-Borreliose. In diesem Fall besteht keine meningeale Mitbeteiligung, also keine Kopfschmerzen, Meningismus, Übelkeit, was zusätzlich noch auftreten kann. Typischerweise klagen die Patienten über radikuläre Schmerzen. Anzunehmen ist, dass die Patientin in den Sommermonaten durch einen Zeckenstich infiziert wurde. Die radikuläre Symptomatik des Bannwarth-Syndroms ist typischerweise vor allem nachts ausgeprägt und kann im Verlauf zur Ausbildung von Parästhesien sowie Paresen führen. Die Fazialisparese ist häufig beidseits vorhanden, wobei Affektionen weiterer Hirnnerven eher selten sind.

Neben der akuten Neuroborreliose kann sich die Symptomatik auch langsam schleichend über Monate entwickeln. Mit 5 % ist die Verlaufsform der chronischen Neuroborreliose somit deutlich seltener. Klinisch finden sich typischerweise eine Enzephalomyelitis mit spastisch-ataktischer Gangstörung, Blasenstörung und Hörstörungen.

Welche Untersuchungen veranlassen Sie?

Um sich der Verdachtsdiagnose zu nähern, wird neben einer zerebralen Bildgebung eine MRT der Brustwirbelsäule veranlasst, um strukturelle Läsionen auszuschließen. Die weiterhin durchgeführte Labordiagnostik umfasst zum einen die serologische Bestimmung der Borrelien-IgG/IgM-Antikörper sowie eine Liquorpunktion. Im Liquor finden sich ein deutlich zu hoher Borrelien-IgM-Antikörpertiter, eine Liquorpleozytose mit 66 Zellen/µl und eine intrathekale IgG-Synthese. Der Borrelien-Liquor-Serum-Antikörperindex (AI) ist mit 17,2 deutlich zu hoch (Normwert < 2). Die übrige Diagnostik mit Lues-Serologie sowie Lipidprofil und HbA_{1c} blieb unauffällig. In der transkraniellen Duplexsonografie der intrakraniellen Gefäße finden sich keine Hinweise auf Strömungsbeschleunigungen, womit es keinen Anhalt für eine begleitende Vaskulitis gibt.

Zu bedenken ist, dass einzig ein erhöhter serologischer Borrelien-IgG-Antikörpertiter nicht zur Diagnose einer Neuroborreliose berechtigt, da dieser Zeichen einer früher durchgemachten Infektion sein kann, welche aktuell jedoch nicht mehr aktiv ist (Seronarbe).

Wie behandeln Sie die Patientin?

Die akute und auch die chronische Neuroborreliose erfordern eine mindestens 14-tägige und höchstens 21-tägige intravenöse antibiotische Therapie. Antibiotikum der Wahl ist Ceftriaxon, welches in einer Dosierung von 2 g/Tag einmal täglich verabreicht wird. Alternativ kann mit Cefotaxim i. v. (2 × 3 g/Tag) oder Doxycyclin 2–3 × 100 mg täglich oral oder intravenös behandelt werden.

Aufgrund der bestehenden Fazialisparese können entweder durch physiotherapeutische Anleitung oder in Eigenregie mehrmals täglich Übungen zum Training der fazialen Muskulatur durchgeführt werden. Bei bestehenden Schmerzen ist zudem eine begleitende analgetische Therapie erforderlich.

> **MERKE**
> Innerhalb der ersten Tage nach Beginn einer antibiotischen Therapie kann es zum Auftreten einer **Jarisch-Herxheimer-Reaktion** kommen. Diese äußert sich in einer Zunahme der radikulären Schmerzen bzw. Kopfschmerzen, Übelkeit, Erbrechen sowie Fieber. Eine begleitende Therapie mit Kortikosteroiden hat keinen signifikanten Erfolg gezeigt, eine Jarisch-Herxheimer-Reaktion zu verhindern.

Nennen Sie die diagnostischen Kriterien der Erkrankung!

Man unterscheidet folgende Formen:
- **Mögliche Neuroborreliose:** typisches klinisches Bild (Hirnnervenausfälle, Meningitis, fokale neurologische Ausfälle) sowie borrelienspezifische IgG- und/oder IgM-Antikörper im Serum bei nicht vorliegendem Liquorbefund.
- **Wahrscheinliche Neuroborreliose:** dieselben Kriterien wie mögliche Neuroborreliose jedoch zusätzlich ein positiver Liquorbefund mit Nachweis einer Pleozytose, Schrankenstörung und/oder intrathekaler IgG/IgM-Synthese.
- **Gesicherte Neuroborreliose:** Kriterien der wahrscheinlichen Neuroborreliose sowie zusätzlich intrathekale Synthese borrelienspezifischer Antikörper im Liquor oder positive PCR im Liquor.

An welche Differenzialdiagnosen denken Sie?

Bei Vorliegen einer peripheren Fazialisparese muss ein Guillain-Barré-Syndrom (GBS; ➤ Kap. 4.13) ebenso ausgeschlossen werden wie ein Miller-Fisher-Syndrom und natürlich eine idiopathische Fazialisparese. Radikuläre Schmerzen des Bannwarth-Syndroms erfordern den Ausschluss einer Pathologie der Bandscheiben, eines Herpes zoster oder einer Polymyalgia rheumatica. Eine in diesem Fall nicht vorliegende, jedoch prinzipiell mögliche meningitische Symptomatik ist Anlass für eine breite mikrobiologische sowie virale Erregerdiagnostik. Bei einer möglicherweise bereits chronifizierten Lyme-Enzephalomyelitis kann die Kernspintomografie des Schädels ähnliche Veränderungen wie die einer multiplen Sklerose (➤ Kap. 4.4) aufzeigen. Eine Abgrenzung hierzu ist mittels Liquordiagnostik und Nachweis intrathekaler borrelienspezifischer Antikörper im Liquor möglich.

Beschreiben Sie Verlauf und Prognose der Erkrankung!

Die frühen Stadien der Erkrankung (Stadium 1 [Erythema migrans] und 2) haben insgesamt eine gute Prognose und heilen meist spontan ab. Bei neurologischen Symptomen kommt es unter symptomatischer Therapie meist innerhalb von Wochen bis einigen Monaten zur Rückbildung. Die antibiotische Therapie mindert die radikulären Schmerzen und kann die Entwicklung von Spätmanifestation vermeiden. Bei einigen Patienten kommt es jedoch zu Residuen (residuelle Fazialisparesen, leichtgradige Sensibilitätsstörungen, radikuläre Schmerzen). Diese gelegentlich als Post-Borreliose-Syndrom oder Lyme-Enzephalopathie bezeichneten unspezifischen Symptome wie Müdigkeit, Kopfschmerzen, Konzentrationsstörungen, Sensibilitätsstörungen und radikuläre Schmerzen, sind jedoch ebenso häufig bei Patienten vorhanden, welche nicht an einer Lyme-Borreliose erkrankt waren. Aufgrund dieser residuellen Symptome häufig angebotene Verlaufsuntersuchungen des Borrelien-Ig-Titers im Serum treffen keine Aussage bzgl. der Krankheitsaktivität und sind als Seronarbe zu betrachten. Zudem können geringfügig erhöhte Titer auch bei Gesunden beobachtet werden (falsch positiv, Durchseuchung). Die von sog. Speziallaboren angebotenen, häufig sehr teuren Untersuchungen hinsichtlich einer Borreliose wie z. B. Lymphozytentransformationstest (LTT), der Graustufentest (VCS-Test) oder die Bestimmung der CD57+/CD3-Lymphozyten-Subpopulationen sind als diagnostische Verfahren ungeeignet, da nicht ausreichend validiert. Die weiterhin oftmals angebotenen Antibiotika-Kuren (teilweise über 12 Wochen) zeigen ebenfalls keinen positiven Effekt auf den Verlauf der Erkrankung. Allerdings wurde ein möglicher Zusammenhang mit der Ausbildung einer depressiven Symptomatik bei positiver Borrelienserologie beobachtet. Insgesamt ist also festzuhalten, dass die Symptome umso besser ausheilen, je kürzer die klinische Symptomatik bestanden hat.

ZUSAMMENFASSUNG

Die **Borreliose** wird durch eine Infektion mit Borrelia species hervorgerufen. Überträger ist die Zecke. Neben einer systemischen Verlaufsform unterscheidet man **zwei neurologische Verlaufsformen.** Unterschieden werden die akute (Bannwarth-Syndrom, Stadium 2 der Lyme-Borreliose) und die chronische Neuroborreliose (Stadium 3). Das Bannwarth-Syndrom manifestiert sich als eine Meningopolyradikulitis mit Beteiligung der Hirnnerven, wobei es am häufigsten zum Auftreten einer peripheren Fazialisparese kommt, welche auch beidseits vorhanden sein kann. Die Symptome entwickeln sich innerhalb von Wochen oder wenigen Monaten. Das Stadium 3 der Lyme-Borreliose verläuft schleichend über Monate und manifestiert sich mit enzephalomyelitischen Symptomen, spastisch-ataktischen Gangstörungen sowie Blasen- und Hörstörungen. Diagnostische Mittel sind neben einer zerebralen und spinalen Bildgebung der serologische Erregernachweis sowie der Nachweis borrelienspezifischer Antikörper im Liquor. Therapie der Wahl ist eine intravenöse antibiotische Behandlung mit Ceftriaxon (2 g/Tag) über mindestens 14 Tage.

4.17 Plötzliche Lumboischialgie mit Parese

Johannes Rieger

Anamnese

Ein 50-jähriger Außendienstmitarbeiter erzählt Ihnen, vor 10 Tagen sei es beim Heben einer Kiste zu einem einschießenden Schmerz vom Rücken ausstrahlend in das linke Bein bis zur Unterschenkelaußenseite gekommen, der bei Husten und Niesen zunehme. Diclofenac hätte anfangs die Schmerzen gelindert, sei inzwischen jedoch weitgehend wirkungslos. Seit ca. 3 Tagen sei ein „pelziges Gefühl" an Unterschenkel und Fußrücken vorhanden. Innerhalb der letzten Tage sei er beim Treppensteigen und auf unebenem Grund oft mit dem linken Fuß hängen geblieben. Nun sei er aufgrund der Schmerzen beinahe gar nicht mehr gehfähig.

Untersuchungsbefund

50-jähriger Patient, schlanker EZ, guter AZ, wacher, allseits orientierter Patient, Hirnnerven unauffällig, Parese der Fußhebung links KG 2, Großzehenhebung links KG 1, ansonsten keine Paresen, Finger-Nase-Versuch und Knie-Hacken-Versuch bds. unauffällig, Trendelenburg-Zeichen links positiv, rechts unauffällig, erschwerte Stand- und Gangproben schmerzbedingt nicht durchführbar, MER allseits lebhaft, M.-tibialis-posterior-Reflex bds. nicht auslösbar, Babinski bds. negativ, Hypästhesie an der Außenseite des Unterschenkels und des Fußrückens links, ansonsten Sensibilität intakt.

Fragen und Antworten

Welches klinische Syndrom liegt vor?

Die vom Rücken ausgehenden und in das Bein strahlenden Schmerzen bezeichnet man als **Lumboischialgien.** Da sie in diesem Fall dem Versorgungsgebiet einer Nervenwurzel entsprechen, spricht man auch von „radikulären" Schmerzen. Die Ausbreitung der Schmerzen in die Außenseite des Unterschenkels und den Fußrücken passt zu dem sensiblen Versorgungsgebiet der Wurzel L5. Passend zu einer Affektion der L5-Wurzel ist darüber hinaus die Parese des L5-innervierten M. tibialis anterior (Fußheberparese) und M. extensor hallucis longus (Großzehenheberparese). Das Trendelenburg-Zeichen weist auf die Schwäche des ebenfalls L5-versorgten M. gluteus medius (Hüftabduktion) hin. Somit entspricht die Symptomatik einem sensomotorischen **L5-Syndrom** links. Ein Kennreflex für die Wurzel L5 ist der M.-tibialis-posterior-Reflex, der allerdings selbst bei Gesunden nicht immer auslösbar ist. Deshalb ist bei diesem Reflex nur die Seitendifferenz diagnostisch verwertbar.

Typische lumbosakrale Nervenwurzelsyndrome werden in ➤ Tab. 4.11 dargestellt.

Tab. 4.11 Lumbosakrale Nervenwurzelsyndrome

Wurzel	Schmerz und Sensibilitätsstörungen	Kennmuskeln	Reflex
L3	Medialer Oberschenkel	M. iliopsoas (Hüftbeugung) und M. adductor magnus (Adduktion)	Adduktorenreflex
L4	Lateraler Oberschenkel und Unterschenkelinnenseite	M. quadriceps femoris (Kniestreckung)	Patellarsehnenreflex
L5	Unterschenkelaußenseite und Fußrücken	M. tibialis anterior (Fußhebung) und M. extensor hallucis longus (Großzehenhebung)	M.-tibialis-posterior-Reflex
S1	Fußsohle und Unterschenkelrückseite	M. gastrocnemius	Achillessehnenreflex

Welche Erkrankung und welchen Läsionsort vermuten Sie?

Die Anamnese eines auslösenden Hebetraumas und die starken Lumboischialgien deuten auf einen **lumbalen Bandscheibenvorfall** mit Kompression der Wurzel L5 links hin. Es werden folgende Typen von Bandscheibenvorfällen unterschieden (➤ Abb. 4.10):

Am häufigsten treten **mediolaterale Bandscheibenvorfälle** auf. Bei diesen kommt es zur Kompression der Wurzel, die unterhalb der betroffenen Bandscheibe austritt: Beispielsweise führt ein mediolateraler Bandscheibenvorfall zwischen den Wirbelkörpern LWK4 und LWK5 zu einer Affektion der Wurzel L5.

Seltener treten **laterale, foraminale Bandscheibenvorfälle** auf. Dabei kommt es zur Kompression derjenigen Nervenwurzel, die im Neuroforamen oberhalb des Bandscheibenfachs verläuft: Ein lateraler Bandscheibenvorfall zwischen LWK5 und SWK1 könnte deshalb ebenfalls zu einem L5-Syndrom führen.

Ein **medialer Massenprolaps** resultiert in einer Kompression sämtlicher am Bandscheibenvorfall nach unten vorbeiziehenden Wurzeln: Es tritt ein sogenanntes Cauda-equina-Syndrom auf. Klinisch ist das Cauda-equina-Syndrom durch eine schlaffe Lähmung derjenigen Muskeln gekennzeichnet, die von den entsprechenden Wurzeln innerviert werden mit Verlust der entsprechenden Muskeleigenreflexe. Die Sensibilitätsstörung beinhaltet ebenfalls die entsprechenden Dermatome. Besonders charakteristisch ist der Ausfall der sakralen Wurzeln mit Reithosenanästhesie. Die Affektion dieser Wurzeln führt zusätzlich zu einer Blasen- und Mastdarminkontinenz und einem erloschenen Analreflex.

Welche Differenzialdiagnosen kommen infrage?

Differenzialdiagnostisch zu erwägende Ursachen von Radikulopathien umfassen beispielsweise:
- Nervenwurzelaffektionen im Rahmen einer lumbalen Spinalkanalstenose.
- Entzündliche Läsionen der Nervenwurzeln (Radikulitiden) bei
  - Neuroborreliose,
  - Herpes zoster-Infektion,
  - Herpes simplex-Infektion.
- Spondylodiszitis.
- Wirbelkörperfraktur.
- Nervenwurzelläsionen infolge von Tumoren wie Neurinomen, knöchernen Metastasen oder Weichteilmetastasen.
- Diabetische Radikulopathie.

Legen Sie die weiteren diagnostischen Schritte dar.

Bei alleinigen Rückenschmerzen (Lumbalgien) ist eine weiterführende Diagnostik normalerweise nicht notwendig, da diese Beschwerden häufig

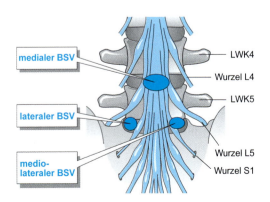

Abb. 4.10 Mögliche Lokalisationen der lumbalen Bandscheibenvorfälle (BSV). [L106]

selbstlimitierend verlaufen. Die Zusatzdiagnostik ist jedoch indiziert bei
- länger anhaltenden bzw. therapieresistenten Lumboischialgien,
- Hinweisen auf eine nichtdegenerative zugrunde liegende Erkrankung wie Frakturen, lokal destruierende Veränderungen (Entzündungen, Tumoren),
- neurologischen Ausfallserscheinungen.

In diesen Fällen ist die **CT** bzw. **MRT** der LWS Mittel der Wahl zur Erkennung von Bandscheibenvorfällen, Frakturen und anderen mechanischen Ursachen einer Radikulopathie (> Abb. 4.11).

Mittels einer **Liquoruntersuchung** können entzündliche Nervenwurzelaffektionen nachgewiesen werden.

Bei belastungsabhängiger Symptomatik und nicht eindeutigem Befund im CT/MRT ist die lumbale **Myelografie** mit Funktionsaufnahmen und **Myelo-CT** hilfreich, um lediglich unter Belastung auftretende Nervenwurzelaffektionen aufzudecken.

Sollten die klinischen Befunde nicht eindeutig sein, ist im **EMG** durch Nachweis von Denervierung der Kennmuskeln am Bein und der paravertebralen Muskeln die radikuläre Herkunft der Paresen nachweisbar.

Wie behandeln Sie die Erkrankung?

Normalerweise erfolgt bei Lumbalgien und Lumboischialgien zunächst die **konservative Therapie** mit
- Rückenschule,
- Physiotherapie,
- ggf. analgetischer Behandlung mit NSAR, niedrigpotenten Opiaten (Tramadol, Tilidin).

Die Indikation zur **elektiven Operation** liegt vor bei schweren Lumboischialgien trotz konsequenter konservativer Therapie über einen Monat.

Notfallmäßig besteht die Operationsindikation bei:
- Höhergradigen oder progredienten Paresen
- Blasen- und Mastdarmstörungen
- Cauda-equina-Syndrom

Bei dem vorgestellten Patienten ist somit aufgrund der zunehmenden schweren Lumboischialgien und den neurologischen Ausfallserscheinungen mit funktionell beeinträchtigenden Paresen eine operative Versorgung zu erwägen.

Was ist die Meralgia paraesthetica?

Die Meralgia paraesthetica kommt durch Kompression des N. cutaneus femoris lateralis an der Fascia iliaca oder dem Leistenband zustande. Prädisponierende

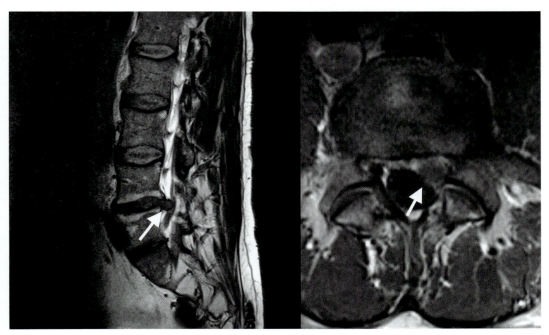

Abb. 4.11 In der sagittalen (links) und axialen (rechts) kernspintomografischen Untersuchung der LWS ist ein mediolateraler Bandscheibenvorfall zwischen den Wirbelkörpern LWK4 und LWK5 zu erkennen (Pfeile). [M464]

Faktoren stellen Übergewicht, Liegen auf hartem Untergrund und eng geschnürte Hosen dar. Symptomatisch äußert sich diese Kompression durch einschießende Schmerzen und Parästhesien von der Leiste zum lateralen Oberschenkel. Gelegentlich können die Symptome mittels eines Triggerpunkts an der Spina iliaca anterior superior ausgelöst werden. Therapeutisch sollten einerseits begünstigende Faktoren beseitigt werden, wie Vermeidung von äußerer Druckbelastung, zudem sollte eine Gewichtsabnahme angestrebt werden. Andererseits kann durch Instillation von Lokalanästhetika am Nervenaustrittspunkt häufig eine dauerhafte Beschwerdefreiheit hergestellt werden.

MERKE
Aufgrund der Häufigkeit von degenerativen Wirbelsäulenveränderungen bei asymptomatischen Personen ist die eindeutige Korrelation der klinischen Symptomatik mit dem bildgebenden Nachweis einer entsprechenden Nervenwurzelkompression vor einer Operation notwendig!

ZUSAMMENFASSUNG
Lumbale Bandscheibenvorfälle betreffen am häufigsten die Segmente L4, L5 oder S1. Die typischen Symptome sind Lumboischialgien mit Ausstrahlung in die Versorgungsgebiete der betreffenden Dermatome und ggf. entsprechende sensible oder motorische Ausfallserscheinungen. Sofern keine Paresen und Blasen-/Mastdarmstörungen vorliegen, erfolgt zunächst die konservative Behandlung mit Rückenschulung, Physiotherapie und Analgetika. Bei lange anhaltenden, therapierefraktären Beschwerden bzw. Paresen kann die Operation notwendig sein. Eine Sonderform ist das Cauda-equina-Syndrom infolge eines medialen Massenvorfalls, das immer einen Notfall darstellt und operativ behandelt werden muss.

4.18 Intrakranielle Raumforderung
Martin Voß, Andreas Bender

Anamnese

In der Ambulanz stellt sich ein 70 Jahre alter Patient vor. Er berichtet über eine zunehmende Gangstörung im Verlauf der letzten 5 Wochen. Er fühle sich unsicher beim Laufen und die Angehörigen berichten, dass er das linke Bein „nachziehen" würde. Zuletzt sei ihm auch eine Ungeschicklichkeit der linken Hand aufgefallen. Er habe z. B. Probleme, die Kaffeetasse beim Frühstück sicher zu fassen.

Der Hausarzt veranlasste eine CT, in der eine rechts temporale Raumforderung mit randständiger Kontrastmittelaufnahme zur Darstellung kam.

Untersuchungsbefund

Der Patient ist wach und zu allen Qualitäten orientiert. Der Hirnnervenstatus ist regelrecht. Es besteht kein Meningismus. Im Bereich der Extremitätenmuskulatur zeigt sich eine manifeste Kraftgrad-4-Hemiparese der linken Seite. Im Arm- und Beinhalteversuch sinken die linksseitigen Extremitäten ab. Die Oberflächensensibilität wird als intakt angegeben. Die Muskeleigenreflexe sind mittellebhaft leicht linksbetont auslösbar. Der Babinski-Reflex ist links auslösbar.

Fragen und Antworten

Welche Differenzialdiagnosen kommen infrage?
Im CT wird eine intrakranielle Raumforderung mit randständiger Kontrastmittelaufnahme beschrieben. Differenzialdiagnostisch kommen hier eine **entzündliche Genese** sowie ein **Tumor** in Betracht.

Bei den entzündlichen Genesen wird zwischen den erregerbedingten und den autoimmunen Erkrankungen unterschieden. In diesem Fall müsste ein **Abszess** bedacht werden. Vor allem bei Patienten mit einer Schwäche des Immunsystems durch z. B. HIV-Infektion, Zustand nach Chemotherapie oder dauerhafte immunsuppressive Therapie kann es zu Entzündungen des ZNS kommen.

In seltenen Fällen kann sich eine akute autoimmune Erkrankung mit einem ähnlichen CT-Befund darstellen, so kann z. B. eine **akute disseminierte Enzephalomyelitis** (ADEM) große zerebrale Läsionen mit randständigem Kontrastmittelenhancement verursachen.

Bei den Tumoren des zentralen Nervensystems kann es sich um **hirneigene Tumoren** oder um **Metastasen** eines anderen Tumors handeln. Mit ca. 50 % machen Metastasen eines Bronchialkarzinoms den größten Teil der zerebralen Metastasen aus. Weitere häufige Tumorarten mit zerebralen Metastasen sind das Mammakarzinom, das maligne Melanom sowie das Nierenzellkarzinom. Die hirneigenen Tumoren werden in der WHO-Klassifikation nach ihrer Malignität in die Grade I–IV eingeteilt. Das **Glioblastom** (WHO IV) stellt den größten Anteil dieser Tumoren. Angesichts des Alters, des schleichenden Beginns und der fehlenden Infektzeichen ist der höhergradige Hirntumor die wahrscheinlichste Differenzialdiagnose bei diesem Fall. Wenn die Raumforderung Kontakt zum Schädelknochen hat, wäre differenzialdiagnostisch auch an ein Meningeom zu denken, das ebenfalls KM aufnimmt.

Welche weitere Diagnostik veranlassen Sie?

Zur weiteren ätiologischen Klärung der Raumforderung ist eine **Magnetresonanztomografie** (MRT) erforderlich (> Abb. 4.12). Das MRT ist dem CT in der Auflösung überlegen. So kann diese auch mögliche weitere kleinere zerebrale Läsionen identifizieren. Wenn es sich um multiple zerebrale Raumforderungen handelt, spricht dies für Metastasen und gegen einen hirneigenen Tumor, welcher nur in sehr seltenen Fällen multilokulär auftritt. Die diffusionsgewichtete Bildgebung und die ADC-Map können Hinweise auf einen Abszess geben.

Wenn in der zerebralen Bildgebung Hinweise für Metastasen vorliegen, wird eine **Primariussuche** durchgeführt.

Wenn klinische Zeichen einer Meningoenzephalitis bestehen, wird eine **Liquorpunktion** durchgeführt (> Kap. 4.7, > Kap. 4.20). Ein direkter Nachweis von Tumorzellen einer soliden intrakraniellen Raumforderung im Liquor gelingt selten, bei einer generalisierten Tumoraussaat im Rahmen einer Meningeosis carcinomatosa sollten im Labor atypische Zellen bestimmt werden.

Der epileptische Anfall ist ein häufiges Erstsymptom eines Hirntumors. Mittels eines **Elektroenzephalogramms** (EEG) können Zeichen einer zerebralen Erregbarkeitssteigerung nachgewiesen werden.

Bei diesem Patienten besteht der V. a. einen höhergradigen, hirneigenen Tumor. Bei diesen Tumoren kann die Diagnose mittels einer stereotaktischen **Biopsie** oder einer **Resektion** gesichert werden. Wenn eine Komplettresektion möglich ist, so sollte diese bevorzugt werden.

Welche symptomatische Therapie ist möglich?

Zerebrale Tumoren sind häufig von einem ausgeprägten perifokalen Ödem umgeben, welches zu-

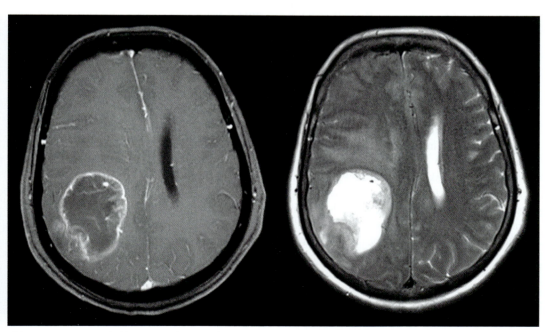

Abb. 4.12 MRT eines Glioblastoms: In der T1-Wichtung (links) zeigt sich eine randständige Kontrastmittelaufnahme. In der T2-Wichtung (rechts) kommt das perifokale Ödem zur Darstellung. [M464]

sätzliche neurologische Ausfallerscheinungen verursacht. Diese Ausfallerscheinungen können, z. B. durch Einschränkung der Mobilität (Hemiparese), zu weiteren Komplikationen (Pneumonie) führen. Das Ödem kann nach dem klinischen Befund mittels **Kortikosteroiden** behandelt werden, z. B. mit Dexamethason in einer Dosis zwischen 4 und 16 mg pro Tag. Wichtig ist die Kontrolle der Elektrolyte und des Blutzuckers unter der Therapie. Besonders wenn ein Diabetes besteht, kann es zu ausgeprägten Hyperglykämien kommen. Zudem sollten ein Magenschutz, eine Osteoporoseprophylaxe und eine Thromboseprophylaxe beachtet werden.

Wenn es in der Vorgeschichte keine Hinweise auf einen epileptischen Anfall gibt, so besteht keine Indikation für eine prophylaktische Therapie. Liegt ein symptomatisches Anfallsleiden vor, so sollte eine **antikonvulsive Therapie** eingeleitet werden. Es sollten Therapeutika ohne **enzyminduzierende Wirkung gewählt werden,** da diese bei einer nachfolgenden Chemotherapie zu einer vermehrten Toxizität führen kann. Bewährt hat sich vor allem Levetiracetam, für das keine Enzyminduktion und keine Wechselwirkungen mit den gängigen Chemotherapeutika beschrieben sind. Vorteilhaft ist zusätzlich, dass Levetiracetam schnell aufdosiert werden kann, zur intravenösen Applikation verfügbar ist und die Therapie so auch perioperativ oder bei einer Schluckstörung fortgeführt werden kann.

Wie wird der Allgemeinzustand von Patienten mit Tumorleiden klassifiziert?

Der Allgemeinzustand und die Einschränkungen in der Selbstversorgung von Patienten mit malignen Erkrankungen wird mittels der **Karnofsky Performance Status Scale (Karnofsky-Index)** beschrieben. Mittels dieser Skala können die Prognose des Patienten abgeschätzt werden und die Therapieziele definiert werden. Außerdem dient sie als Verlaufsparameter während der Therapie. Alternativ wird der Index der Eastern Cooperative Oncology Group **(ECOG-Score)** verwendet.

Welche Behandlungsmöglichkeiten gibt es für diese Erkrankung?

Die Prognose von Glioblastompatienten ist relativ schlecht und die Lebenserwartung liegt statistisch zwischen wenigen Monaten und wenigen Jahren nach Diagnosestellung. Glioblastome können unterschiedliche genetische Veränderungen („Tumorgenetik") aufweisen (z. B. IDH-Mutation oder -Wildtyp), die sowohl das Therapieansprechen wie auch die Prognose maßgeblich beeinflussen. Durch die Studien der letzten Jahre konnte dennoch eine Verbesserung der Überlebensraten erzielt werden, sodass die Patienten über Therapiemöglichkeiten aufgeklärt und kein therapeutischer Nihilismus betrieben werden sollte. Die Patienten sollten für die Beratung und Therapie in einem **spezialisierten Zentrum** vorgestellt werden. Adressen können über die Neuroonkologische Arbeitsgemeinschaft (NOA) der Deutschen Krebsgesellschaft bezogen werden.

Die Therapie der Glioblastome (GBM) beinhaltet prinzipiell die **Operation** (wenn möglich Resektion, sonst Biopsie zur Diagnosesicherung), **Strahlentherapie** und **Chemotherapie.** Sie richtet sich maßgeblich nach Lebensalter und Methylierungsstatus des MGMT-Promoters. Zunächst wird immer versucht, einen möglichst großen Tumorteil operativ zu entfernen, ohne dabei zusätzliche OP-Schäden hervorzurufen. Dann folgt normalerweise eine Strahlentherapie, häufig in Kombination mit einer Chemotherapie mit Temozolomid (Ausnahme: Pat. > 70 J. mit unmethyliertem MGMT). Die Prognose des GBM richtet sich ebenfalls maßgeblich nach der Tumorgenetik. Über alle GBM beträgt die 5-Jahres-Überlebensrate nur ca. 5 %, wobei IDH-mutierte, MGMT-methylierte GBM sicherlich eine günstigere Prognose haben.

Die Therapie eines Rezidivs ist von der erfolgten Primärtherapie abhängig. Prinzipielle Optionen sind die erneute Resektion und Strahlentherapie sowie die Umstellung der Chemotherapie. Die individuelle Therapie sollte interdisziplinär in einer Tumorkonferenz zwischen Strahlentherapeuten, Neurochirurgen und Neuroonkologen besprochen werden.

Was versteht man unter „Targeted Therapy"?

Die klassische Chemotherapie unterbindet die Teilung von Zellen. Aufgrund der erhöhten Teilungsrate von malignen Zellen im Vergleich zum normalen Gewebe werden diese für eine Chemotherapie besonders anfällig. Letztlich werden jedoch alle Gewebetypen mit einer hohen Teilungsrate geschädigt.

Der Ausdruck der Targeted Therapy fasst Therapeutika zusammen, welche sich gegen **Moleküle der Karzinogenese** richten. Dies sind z. B. Rezeptor-Tyrosinkinasen oder Wachstumsfaktoren. Bekanntester Vertreter ist Trastuzumab, welches sich gegen den epidermalen Wachstumsfaktorrezeptor HER2/neu richtet und beim Mammakarzinom eingesetzt wird.

> **ZUSAMMENFASSUNG**
> Bei intrakraniellen Raumforderungen sollte ein MRT zur weiteren Diagnostik erfolgen. Bei V. a. eine erregerbedingte oder autoimmune Entzündung wird eine Liquorpunktion angeschlossen. Bei Hinweisen, dass es sich um eine Metastase handelt, erfolgt eine Primariussuche und die Sicherung der Diagnose mittels Punktion/Resektion der Tumormanifestation, welche mit dem geringsten Risiko für den Patienten erreicht werden kann. Die Diagnose von hirneigenen Tumoren wird ebenfalls mittels Operation gesichert. Die Therapie von malignen, hirneigenen Tumoren beinhaltet die adjuvante Radiochemotherapie. Bei Grad-IV-Gliomen (Gliobastoma multiforme) hängen Prognose und Therapie maßgeblich von den genetischen (z.B. IDH-Mutationen) und molekularen Charakteristika (MGMT-Methylierungsstatus) ab.

4.19 Plötzliche Dysarthrie, Hemiataxie und Schwindel
Christian Henke, Andreas Bender

Anamnese

Ein 75-jähriger Rentner kommt zur Aufnahme, nachdem er am Vorabend im Supermarkt einen plötzlichen Schwindel mit Übelkeit, einer ausgeprägten Gangstörung und undeutlichem Sprechen bemerkt hat. Er sei noch sehr unsicher nach Hause gegangen und habe sich hingelegt. Nachdem die Symptomatik jedoch am heutigen Morgen noch bestehe, habe er sich entschieden, doch lieber den Rettungsdienst zu rufen. Weitere Symptome seien ihm nicht aufgefallen.

Vorerkrankungen: Diabetes mellitus Typ II, Z. n. Myokardinfarkt. Medikation: ASS, Ramipril, Simvastatin, Metformin.

Untersuchungsbefund

RR 200/100 mmHg, Patient wach, keine Sprachstörung.

Hirnnerven: Horner-Syndrom rechts, trigeminale Hypästhesie rechts, Fazialis intakt, Dysarthrie, Dysphagie, Kulissenphänomen rechts.
Motorik: keine Paresen, keine Spastik, MER seitengleich mittellebhaft, PBZ bds. negativ.
Sensibilität: Hypalgesie und Thermhypästhesie links am Arm, Rumpf und Bein.
Koordination: Hemiataxie rechts, Gangataxie mit ungerichteter Fallneigung.

Fragen und Antworten

In welche anatomische Region lässt sich die Schädigung lokalisieren?

Sowohl das Horner-Syndrom, als auch die Symptome Dysarthrie, Dysphagie, die isolierte Hypästhesie des Gesichts rechts und die Hemiataxie lassen sich in den **kaudalen Hirnstamm** (Medulla oblongata) lokalisieren. Den isolierten Ausfall der protopathischen Sensibilität linksseitig (Temperatur- und Schmerzempfinden) bezeichnet man als dissoziierte Sensibilitätsstörung. Da die Sensibilitätsstörung am Körper linksseitig, jedoch die Hirnnervenausfälle auf der kontralateralen rechten Seite lokalisiert sind, spricht man von einer **„gekreuzten Symptomatik"**, die pathognomonisch für Läsionen des Hirnstamms ist.

Auf einem Querschnitt durch die Medulla oblongata sieht man, dass die rechte **dorsolaterale Medulla oblongata** betroffen ist (➤ Abb. 4.13), was dem Versorgungsgebiet der A. cerebelli inferior posterior (PICA) entspricht (in diesem Fall PICA rechts). Das Syndrom bezeichnet man als **Wallenberg-Syndrom.** Die Strukturen, die beim kompletten Wallenberg-Syndrom betroffen sind, sind im Einzelnen:
- Ncl. ambiguus: Dysarthrie und Dysphagie
- Ncl. vestibularis lateralis: Schwindel und Nystagmen
- Ncl. spinalis nervi trigemini: trigeminale Hypästhesie
- Zntrale Sympathikusbahn: Horner-Syndrom
- Pedunculus cerebelli inferior: Hemiataxie
- Tractus spinothalamicus lateralis (nach Kreuzung): dissoziierte Sensibilitätsstörung

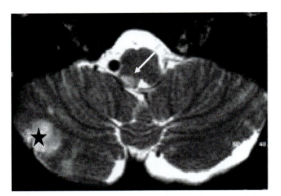

Abb. 4.13 MRT-Bildgebung des Hirnstamms mit DWI-Läsion der rechten dorsolateralen Medulla oblongata (Pfeil). Der Stern markiert eine parallel aufgetretene Ischämie im Bereich der rechten Kleinhirnhemisphäre. [P318]

Welche Untersuchungen würden Sie zur Diagnostik durchführen?

Die diagnostischen Untersuchungen zielen auf die ätiopathogenetische Abklärung ab. An dem abgelaufenen Schlaganfall lässt sich hierdurch nichts mehr ändern, jedoch ist die Benennung des individuellen Risikoprofils elementar für die optimale sekundärprophylaktische Behandlung. Aufgrund der häufigsten Genesen (Makroangiopathie, Mikroangiopathie, Kardioembolie) sollte die diagnostische Abklärung auch auf diese entsprechenden Erkrankungen fokussiert werden:

- **Langzeit-EKG** (24 Stunden): Suche insbesondere nach einem Vorhofflimmern.
- **TTE:** Wandbewegungsstörungen als Ausdruck eines abgelaufenen Myokardinfarkts.
- **TEE:** Nachweis intrakardialer Thromben, Nachweis Endokarditis, Nachweis PFO (persistierendes Foramen ovale).
- **Doppler-/Duplex-Sonografie** der hirnversorgenden Arterien: Atherosklerose oder Stenosen im vorgeschalteten Stromgebiet; in diesem Fall der rechtsseitigen A. vertebralis vor dem PICA-Abgang oder der A. subclavia rechts.
- **Diabetes-Screening:** Nüchtern-BZ, HbA$_{1c}$, ggf. oraler Glukosetoleranztest (oGTT).
- **Langzeitblutdruckmessung** (24 Stunden): Blutdruckprofil (Hypertonus).
- **Blutfette:** Cholesterin, HDL-/LDL-Quotient, Triglyzeride, Lipoprotein (a).
- Ggf. Vaskulitis-Screening, Thrombophilie-Screening, intraarterielle Angiografie.

Charakterisieren Sie den klinischen Unterschied zwischen territorialen und lakunären Syndromen!

Klinisch lassen sich **lakunäre** von **territorialen Syndromen** unterscheiden. Unter einem **lakunären Syndrom** versteht man einen Symptomenkomplex, bei dem das motorische oder sensorische Defizit halbseitig gleichermaßen an Gesicht, Arm und Bein auftritt. Ursächlich hierfür ist die rein subkortikale Lage ohne Mitbeteiligung des Kortex. Im Gegensatz hierzu findet sich bei den **territorialen Syndromen** stets eine Betonung (brachiofazial oder das Bein betreffend) der motorischen oder sensorischen Ausfälle. Zusätzlich finden sich bei territorialen Infarkten Hinweise auf eine kortikale Beteiligung, die bei lakunären Syndromen nicht vorkommen. Typische kortikale Defizite (Funktionen der grauen Substanz) sind Aphasie, Apraxie, Neglect und Gedächtnisstörungen.

Lakunäre Infarkte sind Infarkte, die bildgebend **kleiner als 1,5 cm** sind und im Versorgungsgebiet einer **Perforans-Arterie** liegen. Diese histologisch andersartig aufgebauten Arterien finden sich lediglich an wenigen Stellen im Gehirn, sodass nicht jede kleinste Ischämie als lakunärer Infarkt bezeichnet werden darf. Perforans-Arterien finden sich im Pons (aus der A. basilaris), mesenzephal und thalamisch (aus der proximalen A. cerebri posterior) und im Bereich der Basalganglien und der Capsula interna (aus der proximalen A. cerebri media).

Das **Wallenberg-Syndrom** entspricht einem territorialen Syndrom und gilt daher als territorialer Infarkt.

> **MERKE**
> Aufgrund der anatomischen Lage und den fast rechtwinklig aus den Hauptgefäßen abgehenden Perforatoren sind embolische Infarkte (sowohl kardioembolisch als auch arterio-arteriell embolisch) äußerst selten Ursachen einer **lakunären Ischämie.** In der Regel handelt es sich ursächlich um eine **Mikroangiopathie,** sodass die Diagnostik und die Therapie der kardiovaskulären Risikofaktoren (Hypertonus, Diabetes mellitus, Hyperlipidämie, Nikotinabusus) im Vordergrund stehen.

Wie sollte die Sekundärprophylaxe in Abhängigkeit der Ätiologie aussehen?

Unter Sekundärprophylaxe versteht man die Verhinderung weiterer Ereignisse, nachdem eines bereits eingetreten ist. Im Falle des ischämischen

Schlaganfalls beträgt das Wiederholungsrisiko 10–15 % innerhalb des nächsten Jahres. Daher sollte eine ätiologische Einordnung mit dem Ziel der Risikominimierung vorgenommen werden.

Mikro- und makroangiopathische Infarkte:
- Antiaggregatorische Therapie mit ASS oder alternativ Clopidogrel (bei koinzidenter pAVK oder ASS-Unverträglichkeit). Neuerdings kann bei Pat. mit TIA oder kleineren Infarkten auch eine duale Plättchenhemmung mit ASS + Clopidogrel für 2–3 Wochen empfohlen werden.
- Statintherapie (Simvastatin 40 mg; Eskalation mit Atorvastatin 80 mg): Die Rezidivrate konnte durch Statingabe unabhängig vom aktuellen Cholesterinwert gesenkt werden, da durch Statine eine zusätzliche Plaque-Stabilisierung bewirkt wird; Zielwert: LDL < 70 mg/dl.
- Optimale Diabetes- und Hypertonus-Einstellung (Zielbereich: < 130–140/90 mmHg).
- Bei ACI-Stenosen > 70 % Möglichkeit der operativen Therapie (Thrombendarteriektomie, TEA) oder der interventionellen Therapie (Stent-Implantation). Die TEA ist zunehmend das Verfahren der Wahl, die Stent-Implantation kommt vorwiegend bei schwierigem OP-Situs der ACI in Betracht.

Kardioembolische Infarkte:
- Antikoagulatorische Therapie mit Marcumar (INR-Zielwert 2,0–3,0), Dabigatran, Apixaban, Edoxaban oder Rivaroxaban bei Vofhofflimmern.
- Herzchirurgische Klappensanierung bei Endokarditis oder nichtinfektiösen Klappenvitien.
- Antikoagulatorische Therapie oder Schirmchenverschluss (+ ASS) bei persistierendem Foramen ovale (PFO) mit Vorhofseptumaneurysma (ASA) bzw. Rechts-Links-Shunt.

Welche Erkrankungen sollten als Ursache einer zerebralen Ischämie noch in Erwägung gezogen werden?

Den Schlaganfall bei 18- bis 55-Jährigen bezeichnet man auch als „jugendlichen Schlaganfall", da bei diesem Patientenkollektiv auch andere, insgesamt seltenere Ursachen als die kardioembolische, makro- oder mikroangiopathische Genese vorkommen. Neben den klassischen Untersuchungen sollten in einem solchen Fall also zusätzliche Untersuchungen durchgeführt werden. Als wichtigste Erkrankungen sollten geprüft werden:

Tab. 4.12 Klinische Differenzierung zwischen einer Parese zentralen Ursprungs und einer Parese peripheren Ursprungs

Zentrale Parese	Periphere Parese
Spastischer Tonus	Schlaffer Tonus
Gesteigerte MER	Abgeschwächte oder erloschene MER
Pathologische Reflexe (Babinski)	Keine pathologischen Reflexe
Keine Atrophien	Atrophien Faszikulationen

- **Dissektion:** häufigste Ursache eines ischämischen Schlaganfalls beim < 40-Jährigen. Akuter Hals- oder Nackenschmerz, Horner-Syndrom; Hals-MRT, ggf. intraarterielle Angiografie (➤ Kap. 4.12).
- **Vaskulitis (Angiitis):** im Rahmen von Kollagenosen (SLE, Takayasu) oder erregerassoziiert (Neurolues, HIV). Vorlauf mit Kopfschmerzen; Vaskulitis-Screen (ANA, ANCAs, ds-DNA-Ak); konventionelle Angiografie; ggf. leptomeningeale Biopsie.
- **Gerinnungsstörungen:** v. a. Antiphospholipid-Syndrom (arterielle und venöse Thrombosen).
- **Morbus Fabry:** zusätzlich schmerzhafte PNP, Angiokeratome; Enzymaktivität (Galaktosidase) bzw. genetische Testung.
- **Iatrogen:** postinterventionell nach Angiografie, nach kardialen OPs oder Karotis-TEA.
- **Luft- oder Fettembolien:** schweres Trauma oder Tauchunfall in der Anamnese.

Wie unterscheiden Sie klinisch eine zentrale von einer peripheren Parese?
➤ Tab. 4.12.

ZUSAMMENFASSUNG

Hirnstamminfarkte kommen insgesamt seltener vor als Infarkte der großen supratentoriellen Hirngefäße. Sie sind klinisch gekennzeichnet durch eine gekreuzte Symptomatik mit Ausfällen der Hirnnerven ipsilateral zum Ort der Schädigung und den Ausfällen am Körper kontralateral zum Läsionsort, was durch die unterschiedlichen Kreuzungshöhen des Tractus corticonuclearis und corticospinalis (Pyramidenbahn) bedingt ist. Die Ursachen und die daraus resultierende Diagnostik und Therapie entsprechen den Großhirninfarkten. Bei jüngeren Patienten und in unklaren Fällen sollten seltenere Ursachen wie Dissektionen, Vaskulitiden, eine Thrombophilie oder iatrogene Eingriffe in Betracht gezogen werden.

4.20 Wesensänderung, Apathie, Fieber

Simone van de Loo, Andreas Bender

Anamnese

Eine junge Frau bringt ihren 40-jährigen Ehemann zur Aufnahme. Sie berichtet, sich ernsthaft Sorgen zu machen, da sich ihr Mann seit einigen Tagen verändert habe und sie ihn kaum wiedererkenne. Vor 2 Wochen habe er einen fieberhaften Infekt gehabt und sei trotzdem zur Arbeit gegangen. In den letzten Tagen sei er leicht reizbar, latent aggressiv und heute Abend habe er mit sich selbst gesprochen und sei dann ohne ersichtlichen Grund ausgeflippt, habe rumgeschrien. Nachdem er sich beruhigt hatte, sei sie mit ihm ins Krankenhaus gefahren. Er habe unterwegs noch über Kopfschmerzen geklagt. Keine Medikamenten- oder Drogeneinnahme. Der Patient sitzt während des Gesprächs still da und schaut misstrauisch.

Untersuchungsbefund

Die Untersuchung ist erschwert, da der Patient nicht kooperativ ist und Aufforderungen nur inkonsequent befolgt. Er ist wach und scheint zur Person orientiert zu sein. Im Bereich der Hirnnerven findet sich ein unauffälliger Befund. Latente Hemiparese rechts. Die Muskeleigenreflexe sind seitengleich erhältlich und mittellebhaft. Die Koordination ist nicht prüfbar, ebenso die Sensibilität. Der Patient ist steh- und gehfähig. Temperatur 39 °C. Kein Meningismus.

Fragen und Antworten

Wie lautet die Verdachtsdiagnose?

Die Symptomatik aus Kopfschmerzen, Fieber, Wesensänderung sowie fokal-neurologischem Defizit mit Hemiparese rechts und Sprachverständnisstörung lässt Sie an eine **Enzephalitis,** am wahrscheinlichsten durch Herpesviren ausgelöst, denken. Hierfür sprechen ebenfalls der rasche Verlauf sowie die Angabe eines fieberhaften Infekts vor Tagen. Es handelt sich um ein akutes Krankheitsbild, welches rasches Handeln und frühzeitigen Therapiebeginn erfordert.

Erreger der **Herpesenzephalitis** ist das Herpes-simplex-Virus (HSV Typ I und II). Am häufigsten wird die Symptomatik von HSV Typ I verursacht, bei Vorliegen meningitischer Symptome ist das Vorliegen einer HSV-Typ-II-Infektion wahrscheinlicher. Sie ist die am häufigsten tödlich verlaufende Virusenzephalitis. Pathologisch handelt es sich um eine hämorrhagische und nekrotisierende Entzündung mit Präferenz des Temporallappens und der orbitalen Anteile des Frontalhirns. Seltener betroffene Regionen sind der Hirnstamm und das Myelon. Etwa 30 % der Erkrankungen treten im Rahmen einer Erstinfektion auf, die übrigen entstehen aufgrund der lebenslangen Persistenz des Virus in den Nervenzellganglien durch Reaktivierung. Häufig breitet sich das Virus über den N. olfactorius in die frontalen und temporalen Hirnareale aus.

Welche diagnostischen Schritte leiten Sie ein?

Da es sich um einen **Notfall** handelt, sollten rasch Blut und Blutkulturen abgenommen werden. Weiterhin wird eine zerebrale Bildgebung veranlasst – zunächst cCT, um keine Zeit zu verlieren – um einen relevanten Hirndruck auszuschließen. Nach erfolgreichem Ausschluss und dem unauffälligen Laborbefund wird eine Liquorpunktion durchgeführt. Der Liquor zeigt eine Pleozytose von 387 Zellen (vorwiegend Lymphozyten) sowie eine leichte Eiweißerhöhung bei normwertiger Glukose und normalem Laktat. Somit passt der Befund zu dem Verdacht einer am wahrscheinlichsten viralen Enzephalitis. Um differenzialdiagnostisch zwischen bakterieller und viraler Meningoenzephalitis zu unterscheiden, bietet sich neben der Liquordiagnostik die Bestimmung der Procalcitonin-Konzentration im Serum an, welche nur bei bakteriellen Infektionen erhöht ist. Dies ist jedoch in der Notfallsituation nicht zwingend erforderlich. Der Patient wird stationär aufgenommen und für den nächsten Tag eine MRT des Kopfes angemeldet.

Am Folgetag liegen sowohl das Ergebnis der HSV-PCR (positiv), als auch der Befund der MRT vor (➤ Abb. 4.14). Es finden sich die typischen temporal sowie frontal gelegenen Veränderungen (in der T2-Wichtung hyperintens; in der T1-Wich-

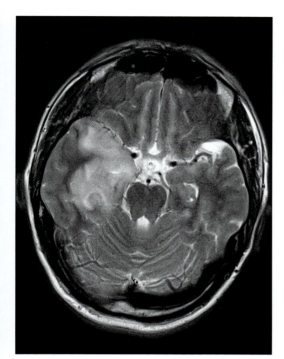

Abb. 4.14 CMRT: T2-hyperintense Signalsteigerungen rechts temporal und temporomesial mit leichter Volumenvermehrung als Ausdruck der Entzündung. Daneben wäre in einer KM-Sequenz auch eine KM-Anreicherung in dieser Region zu erwarten. [M464]

tung hypointens). Eine ebenfalls mögliche Affektion des Gyrus cinguli ist in diesem Fall nicht nachweisbar. Das EEG zeigt frontotemporal regelmäßig (2/s) epilepsietypische Potenziale im Sinne von Spike-Wave-Komplexen.

Histologisch zeigt sich das Bild einer nekrotisierenden hämorrhagischen Meningoenzephalitis mit im akuten Stadium die Leptomeningen infiltrierenden Granulo- und Lymphozyten in meist perivaskulärer Lokalisation. Klassisch sind zudem Hirngewebseinblutungen sowie durch zunehmende Gewebsuntergänge im weiteren Krankheitsverlauf, trotz Rückgangs der Entzündungsreaktion, das Auftreten massenhafter Makrophagen bzw. Lipophagen. Lichtmikroskopisch können intranukleäre Einschlusskörperchen in aufgeblähten Zellkernen von Neuronen und Oligodendrozyten nachgewiesen werden.

Welche Therapie beginnen Sie und wann?

Direkt nach Durchführung der Liquorpunktion wird mit der Therapie begonnen: Aciclovir 10 mg/kg KG 3-mal täglich intravenös. Da der Liquorbefund prinzipiell auch zu einer beginnenden bakteriellen Infektion passen könnte, wird zusätzlich mit Ceftriaxon 4 g i. v. und Ampicillin 6 × 2 g i. v. behandelt. Nach Erhalt des virologischen Befunds kann die antibiotische Therapie abgesetzt werden. Die virostatische Therapie wird über insgesamt 14 Tage fortgeführt. Da Aciclovir nephrotoxisch ist, sind regelmäßige Kontrollen von Kreatinin und Harnstoff notwendig und es ist auf eine ausreichende Flüssigkeitssubstitution zu achten.

Wie ist die Prognose?

In diesem Fall gut, denn die Therapie wurde schnell eingeleitet. Unbehandelt oder zu spät behandelt verläuft die HSV-Enzephalitis oft tödlich. Die Mortalität liegt bei etwa 70 %. Der rechtzeitige Therapiebeginn senkt die Mortalität auf etwa 20 %. Trotz Therapie verbleiben in ca. 50 % der Fälle Residualsymptome, hierbei handelt es sich zum Beispiel um:
- Hemiparesen
- Aphasien (Wernicke-Aphasie, sensorische Aphasie)
- Symptomatische Epilepsie

Was ist die FSME?

Die **Frühsommer-Meningoenzephalitis (FSME)** ist eine wichtige Differenzialdiagnose zur Herpesenzephalitis, neben Varicella-Zoster- und japanischer Enzephalitis. In den Endemiegebieten liegt das Infektionsrisiko bei 1 : 100 bis 1 : 1.000 pro Stich. Überträger ist die Zecke (Ixodes specc.). Die Inkubationszeit beträgt etwa 21 Tage und beginnt mit einem grippalen Prodromalstadium. Der Verlauf ist meist zweigipflig. Klinisch manifestiert sich die Erkrankung als Meningitis (Kopfschmerzen, Übelkeit, Erbrechen, Lichtscheu), Meningoenzephalitis (zusätzlich Bewusstseinsstörungen), Meningoenzephalomyelitis (zusätzlich Paresen bis hin zur Tetrasymptomatik) oder Meningomyeloradikulitis. Die Diagnosestellung erfolgt durch Liquorpunktion mit Nachweis einer intrathekalen erregerspezifischen Ig-Synthese. Die Therapie ist symptomatisch. In Endemiegebieten wird die Durchführung einer Impfung (3 Impfungen) empfohlen. Auffrischimpfungen sind alle 3–5 Jahre erforderlich. Mögliche Impfreaktionen sind leichtes Fieber und allgemeines Krankheitsgefühl, meningeale Reizungen sind sehr selten.

Welche Differenzialdiagnosen bei einem entzündlichen Liquorsyndrom kennen Sie?
- Bakterielle Infekte: Bakterielle Meningitis (z. B. Meningokokken, Pneumokokken, Listerien), Hirnabszess, Endocarditis lenta (➤ Kap. 4.7), Tuberkulose, Lues
- Mykotische Infekte: Kryptokokkose, Kandidose, Aspergillom
- Parasitäre Infektionen: Malaria, Toxoplasmose, Zystizerkose, Trichinose
- Autoimmun-entzündliche Erkrankungen: Multiple Sklerose, Sarkoidose, Kollagenose, Vaskulitis, limbische Enzephalitis (z.B. AK gegen NMDA-Rezeptoren)
- Meningeosis carcinomatosa oder lymphomatosa.

MERKE
Meningitis: Kopfschmerzen, Fieber, Meningismus, Übelkeit, Erbrechen, Lichtscheu.
Enzephalitis: Bewusstseinsstörungen, Fieber, fokal-neurologische Defizite, Kopfschmerzen, epileptische Anfälle.

ZUSAMMENFASSUNG
Die **Herpesenzephalitis** stellt eine Notfallsituation dar, welche sofortiges Handeln und vor allem einen frühzeitigen Therapiebeginn erfordert, weshalb bereits bei Verdacht eine virostatische Therapie begonnen werden muss. Unbehandelt verläuft die Erkrankung in den meisten Fällen tödlich. Typische klinische Zeichen sind Fieber, Bewusstseinsstörungen, epileptische Anfälle, Wesensveränderung sowie fokal-neurologische Defizite. Sehr häufig findet sich eine sensorische Aphasie (auch Wernicke-Aphasie). Wichtige Differenzialdiagnosen sind andere virale Infektionen (z.B. VZV, FSME) sowie eine Sinusthrombose (v. a. bei jungen Frauen mit oraler Kontrazeption in Erwägung ziehen).

4.21 Attackenartige Stiche im Gesicht
Christian Henke

Anamnese

Es stellt sich in der neurologischen Praxis eine 70-jährige Rentnerin vor, die berichtet, dass sie seit einer Woche zunehmende Schmerzen im Bereich der linken Gesichtshälfte habe. Diese Schmerzen hätten über die letzten Tage hinweg zugenommen, seien vor einer Woche nur 2- bis 3-mal am Tag für ca. eine Minute aufgetreten und würden mittlerweile mehrmals stündlich vorkommen. Immer wenn sie kaue oder den Mund öffne, käme es zu einschießenden Schmerzen wie kleine Nadelstiche, die jeweils für wenige Sekunden anhielten, jedoch wie eine Salve für insgesamt 2–3 Minuten bestünden. ASS und Ibuprofen hätten keinerlei Besserung gebracht.

Vorerkrankungen: Hypertonus, Z. n. Myokardinfarkt (NSTEMI) 2008.

Medikation: ASS, Ramipril comp, Bisoprolol.

Untersuchungsbefund

RR 190/90 mmHg, Patientin wach, keine Sprachstörung.

Hirnnerven: Pupillen isokor, direkte und konsensuelle Lichtreaktion, Trigeminus und Fazialis intakt, keine Dysarthrie.
Motorik: keine Paresen, keine Spastik, MER seitengleich mittellebhaft, PBZ bds. negativ.
Sensibilität: regelrecht.
Koordination: Zeigeversuche regelrecht, Stand und Gang unauffällig.

Fragen und Antworten

Wie lautet die Verdachtsdiagnose? Welche Differenzialdiagnosen sind in Erwägung zu ziehen?

Die nadelstichartigen, einschießenden Schmerzen im Gesichtsbereich lassen sich als neuralgiformer Schmerz klassifizieren, der rezidivierend für wenige Sekunden bis Minuten auftritt und daher hochgradig verdächtig auf eine **Trigeminusneuralgie** ist. Dazu passend wechselt die Lokalisation des Schmerzes nicht und ist triggerbar durch sensorische Reize (die über den N. trigeminus vermittelt werden) wie Berührung von Gaumen und Zähnen oder motorische Reize (Aktivierung der Kaumuskulatur – N. mandibularis [V3]). Des Weiteren finden sich klassischerweise keine Begleitsymptome in Form von Hirnnervenausfällen.

Zu berücksichtigende Differenzialdiagnosen umfassen:

- **Trigemino-autonome Kopfschmerzen:** periorbital mit vegetativen Ausfällen (Horner-Syndrom, Lakrimation, Rhinorrhö).
- **Migräne:** Lokalisation eher am Schädel, vegetative Begleitsymptome, dauerhafter Kopfschmerz.
- **Post-Zoster-Neuralgie:** nach einem Zoster im Gesichtsbereich; Hyperalgesie und persistierender Schmerz im Gesicht, brennender Charakter.
- **Glossopharyngeus-Neuralgie:** neuralgiforme Schmerzen im Bereich des Zungengrunds und des Rachens.
- **Intermedius-Neuralgie:** neuralgiforme Schmerzen im Bereich des Trommelfells und des äußeren Gehörgangs.
- **„Atypischer Gesichtsschmerz":** dauerhafter, nicht neuralgiformer Schmerz ohne Bezug zu einzelnem Trigeminusast.

Welche beiden Unterformen dieses Krankheitsbilds kennen Sie? Wie lassen sich diese klinisch unterscheiden?

Es werden zwei Formen der Trigeminusneuralgie unterschieden, die
- **klassische** (früher idiopathische) und die
- **symptomatische** Trigeminusneuralgie.

Ursache der klassischen Form ist ein pathologischer **Gefäß-Nerven-Kontakt,** der typischerweise durch eine Gefäßelongation bei langjährig bestehendem Hypertonus bedingt ist und im Bereich des Eintritts des Trigeminus-Hauptstamms in den Hirnstamm lokalisiert ist. Klassische Gefäße sind Kleinhirnarterien (A. cerebelli inferior anterior [AICA] und A. cerebelli superior [SUCA]). Durch die Pulsation des Gefäßes kommt es zu einer Demyelinisierung des Nervs mit ephaptischer Überleitung der Erregung, die im Sinne eines projizierten Schmerzes vom Gehirn als ein aus dem peripheren Versorgungsgebiet stammender Schmerzreiz verkannt und somit als Gesichtsschmerz wahrgenommen wird.

Bei der symptomatischen Trigeminusneuralgie finden sich andere, nichtvaskuläre Ursachen des Schmerzes. Am häufigsten sind dies **Entzündungen** im Bereich des Hirnstamms (v. a. MS), aber auch Tumoren im Kleinhirnbrückenwinkel (z. B. Akustikusneurinom). Der klinische Unterschied zwischen den zwei Formen ist die Möglichkeit der persistierenden Ausfälle (insbesondere sensible Störungen) im Rahmen der symptomatischen Trigeminusneuralgie.

Welche Diagnostik ist notwendig zur Unterscheidung der Unterformen bzw. zur Therapieplanung?

Entspricht das klinische Erscheinungsbild dem einer klassischen Trigeminusneuralgie und ist bei dem Patienten ein Hypertonus vorbekannt, so bedarf dies keiner weiteren ätiologischen Einordnung. In diesem Fall kann der Gefäß-Nerven-Kontakt bildgebend lokalisiert werden. Dies gelingt am besten mit einer cMRT-Untersuchung, bei der es spezielle Sequenzen (CISS-Sequenzen) zur Darstellung der Hirnnerven gibt. Im Falle eines operativen Vorgehens ist dies von Vorteil, jedoch nicht obligat.

Bei Hinweisen auf eine symptomatische Trigeminusneuralgie (Hypästhesie im Gesichtsbereich, Paresen der Kaumuskulatur) sollten erfolgen:
- **CMRT:** Darstellung des N. trigeminus im Verlauf. Hierbei sollte geachtet werden auf entzündliche oder tumoröse Prozesse im Bereich des Hirnstamms und des Kleinhirnbrückenwinkels.
- **CT-Schädelbasis:** knochendestruierende Prozesse der Schädelbasis.
- **Elektrophysiologie:** Blinkreflex, Masseter-Reflex, Trigeminus-SEP.
- **MS-Abklärung:** in Abhängigkeit des Alters der Patienten; SEP (somato-sensibel evozierte Potenziale), MEP (motorisch evozierte Potenziale), AEP (akustisch evozierte Potenziale), VEP (visuell evozierte Potenziale), Liquordiagnostik, Ausschlussdiagnostik im Labor.
- **Konsiliarische Untersuchungen:** HNO-Arzt, Zahnarzt, Kieferorthopäde, ggf. Ophthalmologe.

MERKE
Bei Patienten mit einer Trigeminusneuralgie, die jünger als 40 Jahre alt sind, sollte immer eine **MS** ausgeschlossen werden. Insgesamt ist die MS für 2–3 % aller Trigeminusneuralgien verantwortlich.

Wie würden Sie die Patientin in der Akutphase therapieren? Welche weiteren Therapieoptionen stehen zur Verfügung?

Therapie der ersten Wahl ist ein medikamentös-konservatives Vorgehen. Hierbei stehen mehrere Medikamente zur Wahl, die als Monotherapie oder auch als Kombinationstherapie eingesetzt werden können.

Als Medikamente der ersten Wahl gelten:
- **Carbamazepin:** initiale Ansprechrate 90 %; Langzeitwirksamkeit: 40–50 %.
- **Oxcarbazepin:** ebenfalls gute Wirksamkeit.

Medikamente der zweiten Wahl sind:
- **Phenytoin:** rasche Aufsättigung (auch i. v.) möglich, schnelle Wirksamkeit, jedoch Off-Label-Use, **cave:** Enzyminduktion.
- **Baclofen:** gut wirksam, auch als Zweitmedikation gut einsetzbar.
- **Lamotrigin, Valproat, Gabapentin, Pregabalin:** nur unkontrollierte Studien.
- **Misoprostol:** bei MS-Patienten in unkontrollierter Studie wirksam.

Bei Versagen der medikamentösen Therapie stehen grundsätzlich drei Optionen zur Verfügung:
- **Operativ** (mikrovaskuläre Operation nach Janetta): höchste Langzeitwirksamkeit; bei niedrigem OP-Risiko Methode der Wahl.
- **Radiochirurgisch:** sterotaktische Gamma-Knife-Bestrahlung der Eintrittszone der Trigeminuswurzel; 3-Jahres-Wirksamkeit ca. 50 %.
- **Interventionell:** ganglionäre lokale Opioid-Analgesie (GLOA) oder Thermokoagulation des Ganglion Gasseri bzw. Kryoneurolyse; schlechtere Ansprechrate, häufigere Rezidivquote als Operation.

Natürlich steht zunächst auch die Behandlung der Grunderkrankung im Vordergrund. Dies bedeutet für die klassische Trigeminusneuralgie eine optimierte antihypertensive Behandlung, für die symptomatische Trigeminusneuralgie die operative Korrektur von strukturellen Veränderungen bzw. eine antiinflammatorische Therapie bei entzündlicher Genese.

MERKE
Der Abstand zwischen Symptombeginn und korrekter Diagnosestellung dauert im Falle der Gesichtsschmerzen besonders lang (häufig > 6 Monate). Dabei durchlaufen viele Patienten eine interdisziplinäre Odyssee mit multiplen HNO- oder zahnärztlichen Eingriffen, die neue Beschwerden erschaffen, jedoch bzgl. der Schmerzproblematik keinen positiven Effekt erzielen. Im Gegenteil steigt dadurch das Risiko der Chronifizierung deutlich an.

Klären Sie die Patientin über die Prognose der Erkrankung auf!

Die Trigeminusneuralgie ist eine Erkrankung, die zunächst medikamentös oder operativ/interventionell gut behandelt werden kann. Jedoch kommt es nach einigen Jahren in Abhängigkeit von der Effektivität der Behandlung einer Grunderkrankung in 50 % der Fälle zu Rezidiven. Es sollten zunächst einmal die konservativen Behandlungsoptionen ausgereizt werden, bevor man sich invasiven Verfahren wie der **Janetta-Operation** zuwendet, von der die Patienten lesen, dass sie in 98 % der Fälle eine sofortige Schmerzfreiheit mit sich bringt. Die Mortalität dieser Operation liegt jedoch in Abhängigkeit der Spezialisierung des Operateurs ebenfalls zwischen 0,5 und 1 %, sodass eine genaue Risiko-Nutzen-Analyse vorab getätigt werden muss.

Jeder vierte Patient hat während seines Lebens drei oder mehr Rezidive der Neuralgie, während ca. 30 % nur eine einmalige Episode haben. Dies liegt jedoch z. T. auch am höheren Manifestationsalter (Altersgipfel 65.–75. Lebensjahr).

Was wissen Sie über den idiopathischen anhaltenden (atypischen) Gesichtsschmerz?

Unter diesem Begriff, der früher als **atypischer Gesichtsschmerz** bezeichnet wurde, findet sich ein Gesichtsschmerz, der nichtneuralgiform ist und dessen organische Genese bislang nicht demonstriert werden konnte. Aufgrund der fehlenden Fassbarkeit und der nichtneuralgiformen Charakteristik dauert die korrekte Diagnosestellung bei diesem Patientenkollektiv noch länger als bei anderen Gesichtsschmerzen. Der Schmerz ist bei dieser Erkrankung dauerhaft vorhanden, schlecht lokalisierbar und von dumpfem und tiefem Charakter. Fokal-neurologische Ausfälle wie Sensibilitätsstörungen sind nicht vorhanden und zusatzdiagnostisch findet sich kein wegweisender Befund.

Ausschlussdiagnostik:
- HNO-ärztliche, zahnärztliche und kieferorthopädische Konsile.
- Elektrophysiologische Untersuchungen: Blinkreflex, Trigeminus-SEP, Masseter-Reflex.
- CT und MRT des Gesichtsschädels und der Schädelbasis.

Die wichtigste therapeutische Maßnahme stellt die Aufklärung des Patienten dar mit der daraus resultierenden Vermeidung weiterer operativer Eingriffe, die einen wichtigen Faktor zur Chronifizierung der Erkrankung darstellen. Daneben stehen nichtmedikamentöse Verfahren wie Verhaltenstherapie und

Entspannungsverfahren zur Verfügung. Medikamentös unterstützend können als Therapieversuch Antidepressiva (Amitriptylin, Doxepin, Venlafaxin) oder Antikonvulsiva (Gabapentin, Carbamazepin) eingesetzt werden, ohne dass es einen Wirksamkeitsnachweis bei diesem Krankheitsbild gibt. Der Schmerz chronifiziert häufig, es gibt jedoch auch spontane Besserungen oder gar Remissionen.

> **ZUSAMMENFASSUNG**
>
> Als **Trigeminusneuralgie** bezeichnet man eine Gruppe von Gesichtsschmerzen, die mit nadelstichartigen Schmerzen attackenartig einschießen. Es werden zwei Arten von Trigeminusneuralgie unterschieden, eine klassische, durch einen pathologischen Gefäß-Nerven-Kontakt bedingte Variante und eine symptomatische, durch entzündliche oder neoplastische Affektionen des N. trigeminus bedingte Variante. Diagnostisch sollte bildgebend nach einer nichtvaskulären Ursache gesucht werden. Therapeutisch stehen neben der medikamentösen Therapie mit Antikonvulsiva operative und interventionelle Verfahren zur Verfügung, wobei die mikrovaskuläre Operation nach Janetta als Goldstandard bezeichnet werden muss. Aufgrund des höheren Alters der Erstmanifestation bei der klassischen Form ist die Lebenserwartung nicht eingeschränkt, jedoch kommt es im Verlauf der Therapie häufig zu Rezidiven.

4.22 Brennende Schmerzen und Hypästhesie der Füße
Simone van de Loo

Anamnese

Ein 68-jähriger Patient berichtet, dass er seit einigen Monaten unter einer Gangunsicherheit sowie Taubheitsgefühlen beider Füße leide. Zudem komme es vor allem nachts zu brennenden Schmerzen der Füße. Seit einigen Wochen habe er ähnliche, aber nur leicht ausgeprägte Beschwerden an den Händen. Die Symptomatik störe ihn sehr. Er leide seit Jahren unter einem arteriellen Hypertonus und Diabetes mellitus. Bis vor 10 Jahren habe ein Nikotinabusus bestanden, Alkohol trinke er nicht.

Untersuchungsbefund

Patient wach und voll orientiert, im Bereich der Hirnnerven unauffälliger Befund. Keine manifesten oder latenten Paresen nachweisbar. Kein Tremor. Die Muskeleigenreflexe sind seitengleich mittellebhaft erhältlich, wobei der ASR beidseits erloschen ist. Angabe von strumpf- bzw. handschuhförmigen Hypästhesien beider Beine und Hände. Pallhypästhesie beidseits, sonstige Sensibilität (Temperatur/Schmerz) regelrecht. Lagesinn gestört. Gangbild unsicher, leicht breitbasig.

Fragen und Antworten

Wie lautet die Verdachtsdiagnose?

Die Verdachtsdiagnose lautet **distal-symmetrische demyelinisierende Polyneuropathie** der Arme und Beine bei insuffizient behandeltem **Diabetes mellitus.** Begründet werden kann die Vermutung anhand des klinischen Befunds mit bestehender, langsam progredienter symmetrischer sowie distal an den Beinen betonter sensibler Symptomatik (Kribbeln, Brennen). Weiterhin ist die strumpf- bzw. handschuhförmige Verteilung ein wegweisender Befund. Der weitere klinische Befund mit Nachweis einer beidseitigen Pallhypästhesie, erloschenen Achillessehnenreflexen und einer Gangunsicherheit stützt die Verdachtsdiagnose. Bei weiter fortgeschrittenen Befunden wären zudem Atrophien der kleinen Fuß- und Handmuskeln sowie eine Fußheberparese möglich. Im weiteren Verlauf können sich die Paresen auch auf die Unterschenkel und die obere Extremität ausdehnen. Unter trophischen Störungen der Haut und Nägel versteht man ein gestörtes Nagel- und/oder Haarwachstum sowie Hautfibrosierungen und Hyperkeratosen. Weiterhin kann es zu einer gestörten Schweißsekretion kommen.

Welche sensiblen Qualitäten können Sie untersuchen?

In der klinisch-neurologischen Untersuchung sollten folgende Qualitäten geprüft werden: Berührung, Temperatur, Schmerz, Tastsinn, Lagesinn, Vibrationsempfinden.

Hierbei umfasst die **epikritische Sensibilität** oder Feinwahrnehmung den feinen Tastsinn, also die Fähigkeit, räumlich benachbarte Reize voneinander zu unterscheiden und als einzelne Reize wahrzunehmen. Eine Untersuchung ist mittels der **Zwei-Punkte-Diskrimination** (zwei Nadelspitzen) möglich, als Schwellenwert wird der gerade noch wahrnehmbare Unterschied festgelegt. Auch das Vibrationsempfinden, die Pallästhesie, wird hier zugeordnet. Ihre Wahrnehmung erfolgt in den Vater-Pacini-Körperchen und sie wird mittels einer in Schwingung versetzten Stimmgabel, welche an knöcherne Fortsätze gehalten wird (Großzehengrundgelenk, Malleolus medialis, Tuberositas tibiae), untersucht. An der Stimmgabel befindet sich eine Skala von 0–8, an welcher die noch gerade wahrgenommene Vibration abgelesen werde kann (Werte unter 6 sind pathologisch). Eigenempfindungen des Körpers wie Lagesinn oder Anspannung von Muskeln und Sehnen werden auch als **propriozeptive Sensibilität** bezeichnet. Den Lagesinn kann man durch Bewegung der Großzehen (seitlich berühren) nach oben und unten untersuchen.

Unter der **protopathischen Sensibilität** werden Temperatur- und Schmerzempfinden zusammengefasst. Die Leitung erfolgt über den Tractus spinothalamicus, die Afferenzen kreuzen in der Commissura alba anterior auf Segmenthöhe nach kontralateral. Zur Untersuchung der Temperatur können Sprays oder metallische Gegenstände verwendet werden. Der grobe Tastsinn oder die Wahrnehmung von Berührung gehören ebenfalls in diese Gruppe.

Welchen Befund erwarten Sie in der Elektroneurografie?

Die Basisdiagnostik bei V. a. eine Polyneuropathie umfasst eine ausführliche sensible und motorische Neurografie. Mittels dieser Methode kann der Funktionszustand des peripheren Nervensystems untersucht werden. Hierzu werden Nervenleitungsgeschwindigkeit sowie Amplitude und distal-motorische Latenz bestimmt. Das Grundprinzip besteht darin, dass ein peripherer Nerv an einem distalen sowie einem proximalen Punkt mittels eines kurzen elektrischen Stimulus gereizt wird. Es kommt zu einer Depolarisation, welche in beide Richtungen weitergeleitet wird. Man erhält jeweils ein Summenaktionspotenzial bei Ableitung von einem Muskel (motorische Neurografie) oder von der Haut (sensible Neurografie). Durch Bestimmung der Latenzen an zwei verschiedenen Stellen innerhalb des Verlaufs eines Nervs kann man die Differenzzeit ermitteln. Der Abstand der beiden Punkte ist ebenfalls bekannt, womit man durch den Quotienten Abstand/Zeit die Nervenleitungsgeschwindigkeit erhält. Die Amplitude der Reizantwort erteilt Aussage über die Anzahl der stimulierten Nervenfasern.

In dem hier geschilderten Fall handelt es sich um eine demyelinisierende Polyneuropathie. Das bedeutet, dass es durch Untergang der Myelinscheiden zu einer verzögerten Reizweiterleitung kommt, welche sich in der Neurografie in einer verspäteten Reizantwort sowie einer verlangsamten Nervenleitungsgeschwindigkeit widerspiegelt. Demgegenüber stehen die axonalen Polyneuropathien, bei denen es zu einer Abnahme des Summenaktionspotenzials kommt. Sehr häufig liegen jedoch auch Mischformen vor, dann z. B. axonal-demyelinisierend.

Welche weiteren zusatzdiagnostischen Untersuchungen sind erforderlich?

Die weitere Zusatzdiagnostik richtet sich nach den auszuschließenden Differenzialdiagnosen (metabolisch, entzündlich, paraneoplastisch, autoimmun bedingt). Zum Ausschluss einer proximalen peripheren bzw. zentralen Läsion können die evozierten Potenziale durchgeführt werden. Im Rahmen der weiteren Zusatzdiagnostik sind zahlreiche labordiagnostische Untersuchungen (Blutzuckerprofil, BSG, CRP, Blutbild, Leber- und Nierenwerte, Elektrolyte, CK, TSH, fT_3, fT_4) erforderlich. Weiterhin sollte eine Gammopathie (Immunfixation) sowie ein Vitamin-B_{12}- oder Folsäuremangel ausgeschlossen werden. Bei bestehender diagnostischer Unsicherheit können zusätzlich eine Liquorpunktion zum Ausschluss entzündlicher Genesen oder spezielle Laboruntersuchungen auf Hepatitis (Serologie), Vaskulitiden oder Kollagenosen (ANA, ANCA, RF, Cardiolipin-AK) und Sarkoidose (ACE, IL-2R) erfolgen. Zudem sollte eine Tumorssuche erfolgen (Röntgen-Thorax sowie Abdomensonografie ggf. CT-Thorax/Abdomen). Eine Nerven- und/oder Muskelbiopsie bzw. eine Hautbiopsie bei V. a. Small-Fiber-Polyneuropathie sollten nur bei unklaren Befunden durchgeführt werden.

Welche Therapien stehen zur Verfügung?

Neben der Behandlung der auslösenden Ursache (z. B. in diesem Fall die Optimierung der antidiabetischen Therapie) sollten weitere Auslöser soweit wie

möglich vermieden werden und eine symptomatische Therapie der neuropathischen Schmerzen begonnen werden. Zur Verfügung stehen mehrere systemisch wirksame Medikamente:
- Trizyklische Antidepressiva: z. B. Amitriptylin retardiert zur Nacht; Imipramin.
- Neuronale Natrium-Kanal-Blocker: Carbamazepin retardiert.
- Neuronale Kalzium-Kanal-Blocker: Gabapentin, Pregabalin.
- SSRI: Paroxetin, Citalopram (beide off label).
- SSNRI: Duloxetin, bei Therapieversagen auch Behandlung mit Opioiden möglich.
- Weiterhin stehen topische (Lidocain-Gel, Capsicain, Isosorbitdinitrat [ISDN]) sowie nichtmedikamentöse Behandlungsmethoden zur Verfügung (Physio-/Ergotherapie, Psychotherapie, Akupunktur).

Nach welchen Kriterien kann das vorliegende Erkrankungsbild eingeteilt werden?

Klassifikation der Polyneuropathien ➤ Tab. 4.13.
Häufige Ursachen von Polyneuropathien ➤ Tab. 4.14.

ZUSAMMENFASSUNG

Die **diabetische Polyneuropathie** ist die häufigste Ursache einer Polyneuropathie. In der Regel kommt es mehrere Jahre nach Diagnose des Diabetes mellitus zum Auftreten der Symptome. Die Pathogenese ist nicht eindeutig geklärt. Wahrscheinlich handelt es sich um einen multifaktoriellen Prozess, bei dem einerseits eine vaskuläre Genese aufgrund ischämischer Nervenschädigungen (Vasa nervorum), eine metabolische Genese aufgrund des positiven Einflusses auf die Symptomatik nach Korrektur der Stoffwechselstörung sowie eine immunologische Genese bei Nachweis entzündlicher Infiltrate diskutiert wird. Die Polyneuropathien können in symmetrische und asymmetrische sowie demyelinisierende, axonale oder gemischte Formen unterschieden werden. Die Therapie besteht in der Behandlung der auslösenden Faktoren sowie einer symptomatischen Therapie der neuropathischen Schmerzen.

Tab. 4.13 Klassifikation der Polyneuropathien mittels Anamnese, Klinik und elektrophysiologischem Befund

Anamnese	- Manifestationsalter: kongenital, juvenil, adult - Verlauf: akut, subakut oder chronisch - Hereditär oder nichthereditär - Schmerzhaft vs. schmerzlos - Motorisch, sensibel, autonom (oder eine Kombination hieraus)
Klinik	- Lokalisation distal/distal betont, proximal/proximal betont, symmetrisch/asymmetrisch, bein- oder armbetont, kranial, fokal, multifokal oder diffus - Motorisch, sensibel, autonom (oder eine Kombination hieraus)
Elektrophysiologie	- Motorisch, sensibel, autonom (oder eine Kombination hieraus) - Axonal oder demyelinisierend (Kombination auch möglich) - Floride oder chronisch

Tab. 4.14 Häufige Ursachen von Polyneuropathien

Vorwiegend motorisch	Guillain-Barré-Syndrom (GBS), Porphyrie, Diabetes mellitus, hereditäre motorisch-sensible Neuropathie (HMSN), multifokale motorische Neuropathie (MMN), medikamentös
Vorwiegend sensibel	Diabetes mellitus, Vitamin-B_{12}-Mangel, Sprue, paraneoplastisch, toxisch/medikamentös
Demyelinisierend	Entzündlich (GBS, chronische inflammatorische demyelinisierende Polyneuropathie [CIDP], MMN), hereditär (HMSN Typ I, III, IV), metabolisch (Diabetes mellitus, Urämie), medikamentös-toxisch (Amiodaron, Gold, Tacrolimus)
Axonal	Critical-illness-PNP, HMSN Typ II, Alkohol, medikamentös-toxisch

4.23 Kopfschmerzen und Sehstörungen

Martin Voß

Anamnese

In Ihrer Ambulanz stellt sich eine 65 Jahre alte Patientin mit Kopfschmerzen vor. Sie berichtet, dass sie sich in den letzten Tagen vermehrt müde und krank gefühlt habe. Später sei es zu linksseitigen Kopfschmerzen gekommen, welche sich durch Schmerzmittel leicht gebessert hätten. Am Tag der Vorstellung war es zum ersten Mal zu kurzzeitigen Sehstörungen des linken Auges gekommen. Die Patientin berichtet, dass sie für wenige Minuten auf dem linken Auge nichts mehr gesehen habe. Vor längerer Zeit sei bei ihr eine Arthrose der rechten Schulter diagnostiziert worden, für die sie nach Bedarf Schmerzmittel nimmt. Sie berichtet, dass sie vor allem morgens Schmerzen in der linken Schulter und in beiden Hüften habe. In den letzten Tagen habe sie auch Schmerzen beim Kauen.

Untersuchungsbefund

65-jährige Patientin, 158 cm groß, 79 kg schwer. In der klinischen Untersuchung findet sich kein fokalneurologisches Defizit. Die linke A. temporalis kann druckschmerzhaft verhärtet getastet werden. Die Herztöne sind auskultatorisch rein und rhythmisch. Beidseits vesikuläres Atemgeräusch. Abdomen: weich, adipös, unauffällig. Periphere Pulse gut und rhythmisch palpabel.

Fragen und Antworten

Welche Differenzialdiagnose kommt in Betracht?

Leitsymptome der Patientin sind eine Minderung des Allgemeinzustands, einseitige Kopfschmerzen und ein kurzzeitiger Visusverlust eines Auges. Differenzialdiagnostisch müssen verschiedene Kopfschmerzsyndrome wie der einseitig betonte Spannungskopfschmerz, der Cluster-Kopfschmerz (➤ Kap. 4.3) und die Trigeminusneuralgie (➤ Kap. 4.21) in Betracht gezogen werden. Diese weisen jedoch andere Schmerzcharakteristika auf, als die im Fall beschriebenen Symptome. Überschneidungen mit dem beschriebenen Krankheitsbild zeigt die **Migräne**, bei der auch Sehstörungen in Form von Skotomen auftreten können. Auch das **Glaukom** kann sich mit einseitigen Schmerzen und Sehstörungen manifestieren.

Die Allgemeinzustandsverschlechterung weist auf eine entzündliche Genese der Beschwerden hin. Zusammen mit den Kopfschmerzen muss hier eine **Otitis** oder eine **Sinusitis** bedacht werden, die jedoch beide eine Visusminderung nicht erklären können. Bei Kopfschmerzen, allgemeinem Krankheitsgefühl und neurologischen Ausfällen sollte auf jeden Fall auf Hinweise für eine **Meningoenzephalitis** geachtet werden. Im Zweifel muss eine Liquorpunktion durchgeführt werden.

In Zusammenschau der Befunde mit einseitigen Kopfschmerzen, einer druckschmerzhaften A. temporalis und einem kurzzeitigen Visusverlust ist eine **Arteriitis temporalis** (Syn. Morbus Horton) am wahrscheinlichsten. Die Arteriitis temporalis ist eine wahrscheinlich autoimmun bedingte Vaskulitis des höheren Lebensalters. Typisch ist eine Manifestation nach dem 50. Lebensjahr. Frauen sind häufiger betroffen als Männer. Leitsymptom ist der einseitige Kopfschmerz mit allgemeinem Krankheitsgefühl und subfebrilen Temperaturen. Die A. temporalis kann druckschmerzhaft tastbar sein. Pathognomonisch ist eine Claudicatio der Kaumuskulatur (Claudicatio masticatorii). Einen neurologischen Notfall stellt die Beteiligung der A. ophthalmica dar. Hier kann es durch eine Ischämie der Retina oder durch eine anteriore ischämische Optikusneuropathie (AION) zu einer dauerhaften Erblindung kommen.

Welche Diagnostik veranlassen Sie?

- Sensibelster Laborparameter bei der Arteriitis temporalis ist die **Blutsenkungsgeschwindigkeit** (BSG) mit einer Beschleunigung auf > 50 mm in der ersten Stunde (sog. Sturzsenkung). Das C-reaktive Protein (CRP) ist seltener erhöht. Serologische Marker anderer Vaskulitiden, wie z. B. ANA oder ANCA, sind bei der Arteriitis temporalis negativ. Zusätzlich können sich unspezifische Veränderungen der Laborparameter, wie z. B. eine leichte Anämie oder eine leichte Thrombozytose, zeigen.
- In der hoch auflösenden **Duplexsonografie** kann sich eine hofartige, konzentrische, deutlich echoarme Gefäßwandverdickung darstellen. Diese entspricht wahrscheinlich einem entzündlichen Ödem der Gefäßwand und wird **Halo** genannt.
- Goldstandard ist die **Biopsie** der A. temporalis (➤ Abb. 4.15). Die Nachweisquote der Biopsie sinkt deutlich unter Therapie mit Kortison. Bei einer drohenden Erblindung muss trotzdem unverzüglich eine Therapie begonnen werden, wenn der V. a. eine zugrunde liegende Arteriitis besteht.
- Bei der Arteriitis temporalis können weitere extrakranielle Gefäße betroffen sein. Bei klinischen Symptomen kann entweder eine Duplexsonografie der betroffenen Region oder eine FDG-PET durchgeführt werden.
- Die weitere Diagnostik dient dem Ausschluss von Differenzialdiagnosen. Je nach klinischen Sympto-

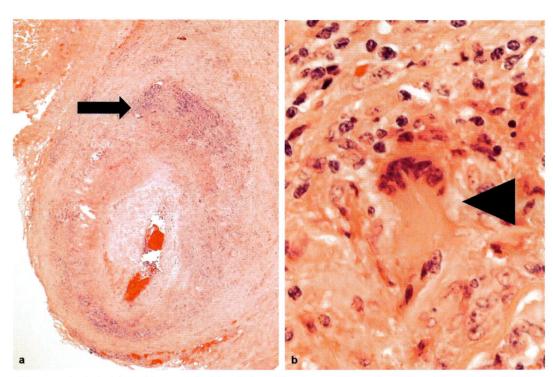

Abb. 4.15 Histologie der Arteriitis temporalis. **(a)** Es finden sich lympho-monozytäre Infiltrate der Gefäßwand (Pfeil). **(b)** In der Vergrößerung zeigen sich typische mehrkernige Riesenzellen (Pfeilspitze). [T889]

men erfolgt die Vorstellung in der Augenheilkunde oder HNO. Bildgebend können das Innenohr oder die Nasennebenhöhlen bei V. a. ein Empyem dargestellt werden. Bei Hinweisen auf eine Meningoenzephalitis wird eine Liquorpunktion durchgeführt. Bei der Arteriitis temporalis ist der Liquor unauffällig.

Wie wird die Erkrankung behandelt?

Die Arteriitis temporalis wird mit **Kortison** behandelt. Nach Leitlinie wird mit einer Prednisolondosis von 1 mg/kg KG begonnen und langsam unter klinischer und serologischer Verlaufskontrolle auf eine Erhaltungsdosis reduziert. Die Therapie wird meist über 6–9 Monate beibehalten. Bei einem Rezidiv wird die Prednisolondosis wieder erhöht. Bei der langen Therapiedauer mit Kortison muss an eine Osteoporose- und Ulkusprophylaxe gedacht werden. Wenn unter der Therapie nicht tolerierbare Nebenwirkungen auftreten, können zusätzlich **Immunsuppressiva**, wie Azathioprin oder Methothrexat eingesetzt werden, um Kortison zu „sparen".

Der drohende Visusverlust bei einer Arteriitis temporalis erfordert die sofortige Therapie mit Kortison, z. B. 500–1.000 mg (Methyl-)Prednisolon intravenös über 3–5 Tage.

Erklären Sie die Polymyalgia rheumatica.

Die Koinzidenz der Polymyalgia rheumatica mit der Arteriitis temporalis lässt vermuten, dass es sich bei den Krankheitsbildern um unterschiedliche Manifestationen derselben Erkrankung handelt. Ähnlich wie bei der Arteriitis temporalis kommt es bei der Polymyalgia rheumatica zu einer Minderung des Allgemeinzustands mit Abgeschlagenheit, subfebrilen Temperaturen und Gewichtsverlust. Leitsymptom ist ein **rascher Erkrankungsbeginn** mit Schmerzen im Schulter-Nacken-Bereich sowie **symmetrische Schmerzen** des Schulter- und Beckengürtels. Es besteht eine **deutliche Morgensteifigkeit**, die i. d. R. länger als eine Stunde besteht. Die proximale Muskulatur der Arme und Beine kann mit betroffen sein. Die **BSG** ist der sensibelste Laborparamter zur Diagnosefindung und zur Verlaufsbeurteilung der Krankheitsaktivität. Die Therapie erfolgt analog der Behandlung der Arteriitis temporalis mit **Kortison**.

Welche weitere Riesenzellarteriitis gibt es?

Die Takayasu-Arteriitis stellt eine Sonderform der Riesenzellarteriitis da. Im Unterschied zur Polymyalgia rheumatica und der Arteriitis temporalis sind hier vor allem Frauen unter 50 Jahren betroffen. Gehäuft tritt die Arteriitis bei Patienten asiatischer und lateinamerikanischer Herkunft auf. Leitsymptom ist die Manifestation an den **großen Arterien** mit Befall der **Aorta** und ihren Gefäßabgängen. Klinisch äußert sich dies durch eine Blutdruckdifferenz der Arme bei Befall der A. subclavia oder in einer Claudicatio der Armmuskulatur. Typisch ist das Fehlen peripherer Pulse in der Spätphase der Erkrankung (**Pulseless Disease**). Wie bei den anderen Riesenzellarteriitiden bleiben die Autoantikörper-Titer negativ und die **BSG** stellt den sensibelsten Verlaufsparameter dar. Die Therapie erfolgt mit Kortison und Immunsuppressiva.

Nennen Sie weitere Vaskulitiden.

Die autoimmunen Vaskulitiden werden nach dem Manifestationsmuster eingeteilt.
- Die Arteriitiden mit Befall der **großen Gefäße** wurden mit der Arteriitis temporalis und der Takayasu-Arteriitis bereits besprochen.
- **Vaskulitis der mittelgroßen Gefäße:** Polyarteriitis nodosa, Morbus Kawasaki.
- **Vaskulitis der kleinen Gefäße:** Granulomatose mit Polyangiitis (GPA; früher Wegener Granulomatose), Churg-Strauss-Syndrom, mikroskopische Polyangiitis, immunkomplexassoziierte Vaskulitiden (z. B. Purpura Schönlein-Henoch, kryoglobulinämische Vaskulitis, Behçet-Syndrom).

Die Diagnose wird anhand des klinischen Syndroms sowie dem Nachweis spezifischer Antikörper gestellt. Gemeinsamkeit der autoimmunen Vaskulitiden ist die Notwendigkeit der langen immunsuppressiven Therapie, bei der im Verlauf relevante Nebenwirkungen auftreten können. Bei klinisch nicht eindeutiger Vaskulitis ist daher die definitive Diagnosestellung mittels Biopsie einer betroffenen Region erforderlich, um eine Fehlbehandlung zu vermeiden. Gängige Immunsuppressiva zur Behandlung einer autoimmunen Vaskulitis sind Glukokortikoide, Cyclophosphamid, Methotrexat, Azathioprin und Mycophenolat Mofetil.

Sekundäre Vaskulitiden können bei systemischen Autoimmunerkrankungen (z. B. Lupus erythematodes, Colitis ulcerosa), bei erregerbedingten Infektionen (z. B. Borreliose, Lues) sowie bei Karzinomen auftreten.

> **MERKE**
>
> Bei klinischem V. a. eine Arteriitis temporalis und Hinweisen auf eine okuläre Manifestation muss unverzüglich eine Therapie mit Kortison begonnen werden, um eine drohende, dauerhafte Erblindung abzuwenden.

> **ZUSAMMENFASSUNG**
>
> Bei Patienten höheren Lebensalters muss bei Kopfschmerzen differenzialdiagnostisch die **Arteriitis temporalis** bedacht werden. Sensibelster Laborparameter ist die Blutsenkungsgeschwindigkeit. In der hoch auflösenden Duplexsonografie kann ein Ödem der Gefäßwand dargestellt werden. Den Goldstandard stellt die Diagnosesicherung mittels Biopsie dar. Die Therapie erfolgt mit Kortison und Immunsuppressiva. Weitere Formen der **Riesenzellarteriitis** sind die **Polymyalgia rheumatica** und die **Takayasu-Arteriitis**.
>
> Die autoimmunen Vaskulitiden werden nach dem Manifestationsmuster an den Gefäßen eingeteilt. Die Diagnose lässt sich über das klinische Syndrom und den Nachweis typischer Antikörper stellen. Vor Beginn einer dauerhaften immunsuppressiven Therapie muss die Diagnose im Zweifelsfall mittels Biopsie gesichert werden. Wichtig ist die differenzialdiagnostische Abgrenzung gegenüber einer sekundären Vaskulitis.

4.24 Gedächtnis- und Wortfindungsstörungen sowie Desorientiertheit

Simone van de Loo, Andreas Bender

Anamnese

Die 75-jährige Patientin stellt sich in Begleitung des Ehemanns vor. Fremdanamnestisch ist zu eruieren, dass seit 5 Jahren eine langsam zunehmende Sprachstörung mit Wortfindungsstörungen auffällig sei. Sie sei zunehmend vergesslich und könne Aufgaben des Alltags kaum noch bewältigen. Sie vergesse Namen bekannter Personen (eigene Kinder). Die Patientin ziehe sich zunehmend zurück und leide an erheblichen Orientierungsstörungen (häufig gegangene Wege, z. B. zum Supermarkt, sind nicht mehr möglich). An Vorerkrankungen wird eine Depression erwähnt, welche bis vor einem Jahr mit Lithium behandelt worden sei. Aktuell bestünde keine Dauermedikation. Die Familienanamnese sei hinsichtlich neurologischer Erkrankungen leer.

Untersuchungsbefund

Wache Patientin, zur Person orientiert, zu Ort, Zeit und Situation nicht orientiert. Kein Meningismus. Wortfindungsstörungen sowie diskrete Benennstörungen soweit dies beurteilbar ist. Im Bereich der Hirnnerven findet sich ein unauffälliger Befund. Es bestehen keine objektivierbaren Paresen. Die Muskeleigenreflexe sind seitengleich erhältlich. Keine Pyramidenbahnzeichen. Zeigeversuche, Sensibilität sowie Stand und Gang sind unauffällig.

Fragen und Antworten

Wie lautet die Verdachtsdiagnose?

Die hier geschilderte klinische Symptomatik, einhergehend mit Gedächtnisstörungen, Wortfindungsstörungen sowie einer Orientierungsstörung, beschreibt ein **demenzielles Syndrom.** Unter einer Demenz versteht man eine erworbene Beeinträchtigung des Gedächtnisses, welche in Kombination mit einem zunehmenden Abbau weiterer Hirnleistungen mit konsekutiver Beeinträchtigung im Alltag einhergeht. Unterstützt wird der Verdacht des Vorliegens einer **Alzheimer-Demenz** (Demenz vom Alzheimer-Typ) zum einen durch das Alter der Patientin (im Mittel ca. 78 Jahre), weiterhin wegweisend sind der schleichende Beginn, die Einschränkung bezüglich komplexer Aufgaben des Alltags, die bestehende räumliche Orientierungsstörung sowie die depressive Symptomatik. Zudem ist die Alzheimer-Demenz die häufigste Demenzform.

Welche Zusatzdiagnostik veranlassen Sie? Welche Befunde erwarten Sie?

Die neuropsychologische Begutachtung unter Verwendung verschiedener etablierter Testbatterien (v. a. CERAD) stellt eines der wichtigsten Mittel zur Bestimmung des Schweregrads der Demenz sowie des psychopathologischen Musters dar. Damit können verschiedene Demenzformen unterschieden werden. Im klinischen Alltag werden meistens der Uhrentest, MMST, DemTect sowie das Montreal Cognitive Assessment (MoCA) durchgeführt. Bei V. a. eine Demenz vom Alzheimer-Typ ist eine Liquorpunktion mit Bestimmung von Amyloid-beta-Peptid (Aβ-Peptid) sowie Tau- und Phospho-Tau-Protein erforderlich. Das Aβ-Peptid (Aβ1–42) ist bei Alzheimer-Patienten meist um die Hälfte erniedrigt, das Tau bzw. Phospho-Tau dahingegen oft auf das 3-Fache erhöht. Die EEG-Befunde sind meist unspezifisch. Gelegentlich findet sich eine allgemeine Verlangsamung, welche im Verlauf zunimmt. Die zerebrale Bildgebung (CT oder MRT) zeigt abhängig vom Krankheitsverlauf eine mehr oder weniger stark ausgeprägte Atrophie, welche mesiotemporal betont ist und zu einer Erweiterung der Unterhörner führt (➤ Abb. 4.16). Ziel der zerebralen Bildgebung ist vor allem der Ausschluss anderer Ursachen, welche ein demenzielles Syndrom verursachen können. Hierzu gehören zerebrale Raumforderungen, ischämische oder hämorrhagische Ursachen (z. B. chronische subdurale Hämatome; vor allem bei Sturz in der Anamnese) und der Normaldruckhydrozephalus (➤ Kap. 4.25). Die weiterhin zur Verfügung stehende PET-Diagnostik kann anhand ihres Hypometabolismus-Musters bei diagnostischer Unsicherheit unterstützend sein.

Im vorliegenden Fall ergab die neuropsychologische Testung eine visuokonstruktive Störung im Uhrentest, eine dysexekutive Störung bei pathologischer Luria-Sequenz, eine Störung der mnestischen Leistung sowie in der logopädischen Testung eine aphasische Störung mit vorwiegender Benennstörung. Maßgeblich für die Diagnose war neben diesen Befunden ebenfalls die auffällig gute Fassade der Patientin sowie der Liquorbefund. Hier zeigte sich ein erniedrigtes Aβ1–42, erhöhtes Tau und Phospho-Tau bei sonst unauffälligen Werten. Die zerebrale Bildgebung war nicht wegweisend. Auf die Durchführung einer FDG-PET wurde verzichtet.

Welche pathogenetischen Mechanismen liegen der Diagnose zugrunde?

Der genaue Pathomechanismus der Alzheimer-Demenz ist bisher nicht geklärt. Nach der Amyloid-Hypothese liegt eine Neurotoxizität von Amyloid-beta-Protein (Aβ1–42) zugrunde. Dieses Protein

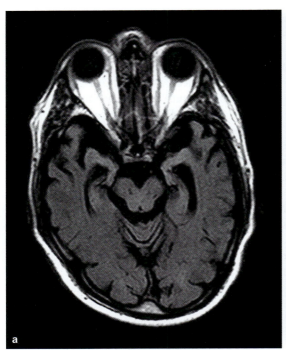 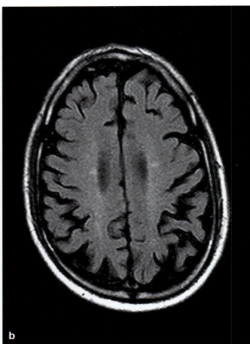

Abb. 4.16 CMRT. Man sieht Zeichen einer generalisierten Hirnatrophie, die jedoch Betonungen der mesiotemporalen Region **(a)** mit Beteiligung des Hippocampus sowie parieto-okzipital **(b)** zeigt. [M464]

entsteht durch den Abbau des Amyloid-Vorläufer-Proteins (APP), welches als Membranprotein ubiquitär exprimiert wird. Durch die vermehrte Anhäufung von Aβ-Protein kommt es zur Komplexbildung mit sich selbst sowie zur Bildung von Neurofibrillen. Die aggregierten Proteinkomplexe lagern sich in sog. Amyloid-Plaques im Kortex sowie perivaskulär ab. Die Neurofibrillen bestehen aus hyperphosphorylierten mikrotubuliassoziierten Tau-Proteinen. Im Verlauf kommt es zu einer Degeneration der Neuriten sowie zum Nervenzellverlust. Man unterscheidet sporadische von familiären Varianten, wobei die sporadische Form 95 % der Fälle ausmacht. Risikofaktor ist neben hohem Alter möglicherweise das weibliche Geschlecht. Das Vorliegen eines ApoE4-Allels scheint das Erkrankungsrisiko um das 2- bis 3-Fache zu erhöhen. Letzteres spielt im klinischen Alltag jedoch keine diagnostische Rolle.

Welche medikamentöse Therapie steht zur Verfügung?

Zur Behandlung der Alzheimer-Demenz stehen verschiedene Substanzen zur Verfügung. Hierzu gehören die Acetylcholinesterasehemmer, welche einen geringen positiven Effekt auf Kognition, Alltagskompetenz sowie psychiatrische Begleitsymptome haben und für die leichte Alzheimer-Demenz zugelassen sind. Die am häufigsten eingesetzten Substanzen sind Donepezil, Rivastigmin sowie Galantamin. Aufgrund seines Nebenwirkungsprofils ist Rivastigmin am besten verträglich und weist die geringsten Interaktionen auf, zudem ist die transdermale Applikation eine sehr gute Variante bei den oft im Alltag nicht kooperativen Patienten.

In weiter fortgeschrittenen Stadien der Alzheimer-Demenz kann eine Therapie mit dem NMDA-Rezeptor-Antagonisten Memantine erfolgreich sein. Ein positiver Effekt wurde auf Kognition, Alltagsbewältigung sowie Gesamteindruck gezeigt.

Welche Differenzialdiagnosen müssen Sie bedenken?

Frontotemporale Demenz (FTD, Morbus Pick; Teil der frontotemporalen Lobärdegenerationen, FTLD): klinisch neben Wesensänderung und Antriebsstörungen vor allem Sprachstörungen (über

Benennstörungen hinausgehend), früh im Verlauf imperativer Harndrang sowie Parkinson-Symptome. Neuropsychologische Testung: diffuses Bild mit im Vordergrund stehender Störung der exekutiven Funktion. Unterform: primär progressive Aphasie (PPA) mit vor allem stark gestörter Sprachflüssigkeit sowie Grammatik, Verlust des Wissens über allgemeine Wortbedeutungen.

Zusatzdiagnostik: FDG-PET zeigt Hypometabolismus frontal und/oder temporal (demgegenüber steht eine temporoparietale Betonung des Hypometabolismus bei der Alzheimer-Demenz); EEG meist nicht verändert, auch nicht bei fortgeschrittenen Stadien.

Demenz bei subkortikaler arteriosklerotischer Enzephalopathie (SAE): differenzialdiagnostische Unterschiede sind der deutlich langsamere Verlauf sowie die weniger schwer ausgeprägte Demenz selbst bei langen Verläufen. Im bildgebenden Befund finden sich teils ausgeprägte typische mikroangiopathische Marklagerläsionen sowie lakunäre Infarkte. Es handelt sich um eine vaskuläre subkortikale Demenz mit im Vordergrund stehender Antriebsminderung sowie Verlangsamung von Denken und Handeln. Die Patienten wirken oft krank (keine gute Fassade).

Demenz mit Lewy-Körperchen (DLK): Die DLK ist gekennzeichnet durch stark fluktuierende kognitive Leistungen, visuelle Halluzinationen und ein Parkinson-Syndrom. Im Gegensatz zur Parkinson-Demenz, treten die kognitiven Störungen jedoch deutlich früher bzw. bereits kurz nach Beginn (< 1 Jahr) der Parkinson-Symptomatik auf. Nach Gabe von Neuroleptika kommt es häufig zu einer dramatischen Verschlechterung des klinischen Zustands.

Was versteht man unter einer Pseudodemenz? Wo liegen die Unterschiede zu Ihrer Diagnose?

Unter dem Begriff „Pseudodemenz" versteht man eine demenzielle Symptomatik, welche relativ akut auftritt und schwer ausgeprägt sein kann. Dieses Phänomen tritt im Rahmen einer Depression auf. Typisch ist hierbei, dass die Depression der demenziellen Symptomatik vorausgeht. Die Patienten klagen zum Beispiel lange Zeit über Schlafstörungen, Ängste, Grübeln, sind freud- und lustlos (Anhedonie). Im Vordergrund stehen ein Antriebsmangel sowie eine psychomotorische Verlangsamung. Gedächtnisstörungen, Orientierungsstörungen sind nicht vorhanden. Die zerebrale Bildgebung ist unauffällig. Therapeutisch kommt es nach Einsatz von Antidepressiva zu einer Besserung der Symptomatik.

ZUSAMMENFASSUNG

Die Demenz vom Alzheimer-Typ (Synonym: Alzheimer-Demenz, AD) ist die häufigste Demenzform der über 65-Jährigen. Die meisten Verläufe sind sporadisch, wobei eine positive Familienanamnese bei ca. 30 % der Betroffenen besteht. Eine Assoziation mit ApoE4 scheint zu bestehen, wobei die Inzidenz mit höherem Alter zunimmt. Klinisch im Vordergrund stehen eine Gedächtnisstörung, eine visuell-räumliche Störung sowie eine Benennstörung. Als begleitende Symptome werden oft depressive Episoden sowie im späten Verlauf ein gestörter Schlaf-Wach-Rhythmus, Angst und Agitiertheit beobachtet. Bildgebend zeigt sich eine temporoparietale Atrophie mit konsekutiver Erweiterung der Seitenventrikel-Unterhörner. Im Liquor findet sich ein erniedrigtes Amyloid-beta-Peptid bei gleichzeitig erhöhtem Tau- und Phospho-Tau-Protein. Die FDG-PET-Diagnostik kann bei differenzialdiagnostischer Unsicherheit als zusatzdiagnostisches Mittel herangezogen werden. Therapeutische medikamentöse Methoden stehen zur Verfügung, zeigen jedoch meist nur geringe positive Effekte. Im Vordergrund steht eine ausführliche Aufklärung des familiären Umfelds sowie Unterstützung bei der Organisation der weiteren häuslichen Versorgung bzw. Unterbringung in einer Pflegeeinrichtung.

4.25 Harninkontinenz und Gangstörung

Simone van de Loo, Andreas Bender

Anamnese

Die 70-jährige Patientin berichtet, seit einigen Monaten schlechter gehen zu können. Sie sei unsicher und benötige Unterstützung, die Symptomatik sei progredient. Mit Hilfe könne sie sehr gut gehen. Ihr Ehemann habe bereits einen Rollator gekauft. Sie leide seit Längerem an einer Dranginkontinenz. Durch den Hausarzt sei schon eine Computertomografie des Gehirns angefertigt worden. Sonstige Auffälligkeiten bestünden nicht. Medikamente nehme sie keine ein.

Untersuchungsbefund

Wache, orientierte Patientin. Im Bereich der Hirnnerven unauffälliger Befund. Diskreter Aktions- und Haltetremor beidseits. Keine objektivierbaren Paresen. MER seitengleich erhältlich. Oberflächensensibilität intakt. Koordination regelrecht. Haftender breitbasiger, kleinschrittiger trippelnder Gang mit nach leicht vorn geneigtem Oberkörper. Erschwerte Gangvarianten nicht möglich. Diskrete Bradydiadochokinese. Dranginkontinenz, keine Mastdarmstörung.

Fragen und Antworten

An welche Differenzialdiagnosen denken Sie?

Klinisch und anamnestisch steht hier eine Gangstörung sowie Harninkontinenz im Vordergrund. Folgende Differenzialdiagnosen müssen bedacht werden:
- **Normaldruckhydrozephalus** (NPH): Typisch ist der breitbasige, kleinschrittige und haftende Gang („Bügeleisen-Gang") als Zeichen einer „frontalen Gangstörung" bzw. „Gangapraxie", welcher sich bei Unterstützung oft deutlich bessern kann. Im Liegen besteht meist eine gute Beweglichkeit der Beine. Der beschriebene Tremor kann ebenfalls fakultativ auftreten, ebenso wie eine leichte demenzielle Entwicklung mit im Vordergrund stehender Antriebsminderung und Aufmerksamkeitsdefizit, Orientierungsstörung, Gedächtnisstörung.
- **Subkortikale arteriosklerotische Enzephalopathie** (SAE; früher: Morbus Binswanger): häufigster disponierender Faktor (ca. 90 %) ist ein arterieller Hypertonus, geringer auch ein Diabetes mellitus. Die Symptomatik mit Gangapraxie, Schwindel, fokalen Defiziten und demenzieller Entwicklung sowie Harninkontinenz verläuft meist stufenweise progredient, kann jedoch auch fluktuieren. Entscheidend ist der bildgebende Befund, welcher fleckige bis diffuse Hypodensitäten in der zerebralen CT bzw. Hyperintensitäten in der cMRT aufzeigt, die zumeist periventrikulär und in den Grenzzonenbereichen (Centrum semiovale) nachweisbar sind. Das Vorhandensein von lakunären Läsionen im Bereich der Stammganglien und Pons kann ebenfalls möglich sein.
- **Morbus Alzheimer:** meist lange vorausgehende Demenz.
- **Parkinson-Syndrom:** symptomatisch vor allem der beschriebenen Gangstörung ähnlich, üblicherweise jedoch unilateral beginnend und nicht mit Betonung der unteren Extremitäten – außer bei der vaskulären Form („Lower Body Parkinsonism"), zusätzlich Rigor, Ruhetremor und/oder posturale Instabilität nachweisbar.

Beschreiben Sie den Befund der zerebralen Bildgebung (➤ Abb. 4.17)!

In der hier abgebildeten axialen MRT in T2-Gewichtung des Gehirns zeigt sich eine Erweiterung der inneren Liquorräume mit offenen basalen Zisternen. Der Aquädukt und der 4. Ventrikel sind frei. Suprasylvisch sind enge kortikale Sulci nachweisbar. Weiterhin sieht man periventrikuläre Marklagerschäden (v. a. um die Vorder- und Hinterhörner), sog. Polkappen oder Capping. Zusammenfassend liegt das Bild eines Hydrocephalus communicans (Normaldruckhydrozephalus, NPH) vor.

> **MERKE**
> **Cave:** Der **Verschlusshydrozephalus** (Hydrocephalus occlusus) beschreibt eine mechanische Verlegung der Liquorabflusswege im Bereich des Foramen Monroi, des Aquädukts oder der Foramina Luschkae (z. B. durch Tumoren, Blutungen, Entzündungen bzw. kraniozervikale Übergangsanomalien). Hier ist eine Liquorpunktion aufgrund der Einklemmungsgefahr kontraindiziert! Die Patienten klagen zumeist über Kopfschmerzen, Übelkeit, Nackensteife bis hin zu Bewusstseinsstörungen.

Welche weiteren diagnostischen Mittel stehen zur Verfügung?

Aufgrund des differenzialdiagnostischen Verdachts wird ein Liquorablassversuch (Tap-Test) durchgeführt. Dieser beinhaltet neben einer Liquorpunktion inklusive Druckmessung die Messung einer bestimmten Gehstrecke (Anzahl benötigter Schritte, Zeit) sowie kognitive Tests (MMST/DemTect, neuropsychologische Testung), welche jeweils vor und 24 sowie 48 Stunden nach Liquorablass durchgeführt werden. Bevor ca. 40–50 ml Liquor abgelassen werden, wird der Liquoreröffnungsdruck bestimmt, der normwertig sein sollte. Alternativ kann über 3 Tage eine Liquordauerdrainage

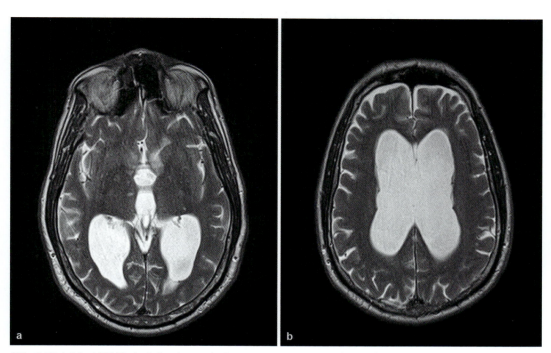

Abb. 4.17 Axiales MRT (T2w) mit Erweiterung der inneren Liquorräume (a) und Liquordiapedese („Polkappen") bei Hydrocephalus communicans (b). [M464]

angelegt und über den gesamten Zeitraum insgesamt etwa 100–150 ml Liquor abdrainiert werden.

Weiterhin sollte man ein Ruhe-EEG durchführen, welches in seltenen Fällen unterschiedlich ausgeprägte Allgemeinveränderungen aufzeigt. Bei diagnostischen Unsicherheiten, v. a. bezüglich einer Demenz vom Alzheimertyp, können nuklearmedizinische Verfahren (z. B. FDG-PET) hilfreich sein, da sie unterschiedliche Hypometabolismus-Verteilungen aufweisen.

Nennen Sie mögliche Ursachen für die hier zu stellende Diagnose!

Man unterscheidet einen **idiopathischen Normaldruckhydrozephalus** von einem **sekundären**. Beim idiopathischen Normaldruckhydrozephalus ist die Ursache nicht eindeutig geklärt. Häufig findet sich eine Assoziation mit einer arteriellen Hypertonie, einem Diabetes mellitus sowie zerebrovaskulären Schäden. Der sekundäre Normaldruckhydrozephalus entsteht zum Beispiel nach einer Subarachnoidalblutung oder Meningitis und entwickelt sich deutlich rascher als die idiopathische Variante.

Pathogenetisch liegt beiden eine Störung der Liquorresorption zugrunde. Der Grund dafür besteht entweder darin, dass die extrazerebralen Wege zur Resorption (Hydrocephalus communicans) oder die Resorption selbst (Hydrocephalus malresorptivus) gestört sind. Die intrazerebralen Abflusswege sind jedoch frei. Diskutiert wird aktuell, ob eine verminderte Elimination toxischer Moleküle (z. B. des Amyloid-beta-Peptids) eine pathogenetische Rolle durch erschwerte Liquorresorption spielt. Aufgrund der zunehmenden Druckerhöhung in den Ventrikeln kommt es zu einem Übertritt von Liquor in das Hirngewebe (Liquordiapedese), der zu einer Schädigung der Marklagerfasern führt, was wiederum die klinische Symptomatik hervorruft.

Welche therapeutischen Möglichkeiten gibt es?

Bei passender klinischer Trias (Gangstörung, Harninkontinenz, Demenz) sowie bildgebendem Befund ist die Indikation zur Anlage eines ventrikuloperitonealen Shunts (VP-Shunt) gegeben. Ein positiver Tap-Test unterstützt hierbei die Indikation zur Shunt-Implantation. Sollte das perioperative Risiko aufgrund zusätzlich bestehender Erkrankungen bzw. des Patientenalters zu hoch sein oder der Patient die Shunt-Implantation ablehnen, sind zumindest regelmäßige therapeutische Liquorpunktionen durchzuführen.

Der zu erwartende positive Effekt betrifft vor allem die Gangfähigkeit sowie die Harninkontinenz, eine relevante Besserung des kognitiven Defizits ist je nach bestehender Schwere der Ausprägung eher nicht zu erwarten.

Beschreiben Sie den Aufbau des Ventrikelsystems!

Das Ventrikelsystem (➤ Abb. 4.18) bildet zusammen mit dem Canalis centralis den **inneren Liquorraum**. Man unterscheidet die paarig angelegten Seitenventrikel (1. und 2. Ventrikel) in den Großhirnhemisphären, welche über die Foramina Monroi mit dem unpaarig angelegten 3. Ventrikel im Zwischenhirn in Verbindung stehen. Über das Septum pellucidum sind die beiden Seitenventrikel medial voneinander getrennt. Der 3. Ventrikel mündet in den Aquaeductus cerebri und steht hierüber mit dem 4. Ventrikel im Rhombenzephalon in Verbindung. Dieser steht über die paarigen Foramina Luschkae (Aperturae laterales) sowie das Foramen Magendii (Apertura mediana) mit dem Subarachnoidalraum, dem äußeren Liquorraum in Verbindung.

Die Epithelzellen des Plexus choroideus, lokalisiert in den Seitenventrikeln sowie dem 3. und 4. Ventrikel, produzieren den Liquor. Das Volumen des Liquorraums umfasst 120–200 ml, täglich werden 500–700 ml produziert. Die Resorption erfolgt über die Pacchioni-Granulationen der Arachnoidea (Arachnoidalzotten).

> **ZUSAMMENFASSUNG**
> Die klinische Trias aus Gangstörung, Harninkontinenz und demenzieller Symptomatik ist typisch für einen **Normaldruckhydrozephalus.** Bei passender zerebraler Bildgebung mit Nachweis erweiterter innerer und verschmälerter äußerer Liquorräume ist die Indikation einer Shunt-Implantation gegeben. Unterstützend kann ein Tap-Test durchgeführt werden.

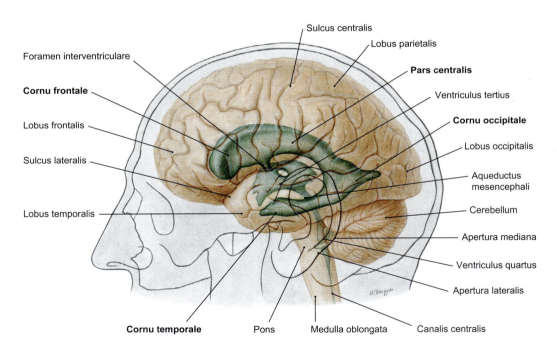

Abb. 4.18 Aufbau des inneren Liquorsystems. [S007-3-23]

KAPITEL 5

Konstantin Dimitriadis, Jan Rémi und Andreas Bender (Bilderquiz)

Die wichtigsten Fragen der Neurologie

Neben fallbasierten Fragen sind einzelne Fragen zu typischen Aspekten der Neurologie ein wichtiger Bestandteil einer neurologischen Prüfung. Die Aspekte neurologischer Erkrankungen, die in den Fällen des Kapitels 4 abgehandelt wurden, werden teilweise nicht mehr dargestellt. In diesem Kapitel stellen wir typische Fragen und schließen das Kapitel mit einem Bilderquiz ab. Die Fragen sind inhaltlich so sortiert, dass sie dem Aufbau unseres Kurzlehrbuchs Neurologie[1] entsprechen.

5.1 Neurologische Untersuchung

Welche Bewusstseinsstufen kennen Sie und wie untersuchen Sie diese?

Es wird zwischen qualitativem und quantitativem Bewusstsein unterschieden. Zum **qualitativen Bewusstsein** gehören das formale und inhaltliche Denken sowie die Orientierung (Orientierung zu Person, Ort, Situation und Zeit). Dieses wird durch gezielte Fragen untersucht. Unter **quantitativem Bewusstsein** versteht man den „Wachheitsgrad". Dabei wird zwischen wach, (benommen), somnolent, soporös und komatös unterschieden.

- Wach: Augen werden spontan geöffnet, adäquate motorische und verbale Reaktion.
- Somnolent (außerordentlich müde): Augen werden nur durch verbale Reize verzögert eröffnet, adäquate motorische und verbale Reaktion.
- Soporös: Augenöffnung nur durch Schmerzreiz möglich, oft reduzierte verbale Reaktion (nicht zusammenhängende Sätze, einzelne Wörter oder Laute), gezielte Abwehr auf Schmerzreiz.
- Komatös: Keine spontane Reaktion, die Augen werden auch auf starke Schmerzreize nicht eröffnet, keine verbale Reaktion; motorische Reaktion: von gezielte Abwehr bis keine Reaktion möglich (abhängig von der Komatiefe). Das Ergebnis der Untersuchung kann mit der **Glasgow Coma Scale** (GCS) dokumentiert werden (➤ Tab. 5.1).

Welche Untersuchungen sind beim bewusstlosen Patienten sinnvoll?

Neben der Beurteilung des qualitativen und quantitativen Bewusstseinszustands (s. o.) sowie der Untersuchung der Vitalparameter können, orientiert an neurologischen und nichtneurologischen Differenzialdiagnosen, eine Reihe von Untersuchungsmethoden angewendet werden.

- **Inspektorisch** werden Hinweise für Trauma, epileptischen Anfall (Zungenbiss, Enuresis, Enkopresis), Alkohol-/Drogenabusus, Exsikkose, Ernährungszustand beurteilt.

Tab. 5.1 Glasgow Coma Scale (GCS)

Punkte	Motorische Reaktion	Sprache	Augenöffnung
1	Keine Reaktion	Keine verbale Reaktion	Kein Öffnen der Augen
2	Strecksynergismen	Einzelne Laute	Öffnen nur auf Schmerzreiz
3	Beugesynergismen	Unzusammenhängende Wörter	Öffnen auf Ansprache
4	Ungezielte Abwehr	Verwirrt	Spontane Augenöffnung
5	Gezielte Abwehr	Klar und orientiert	
6	Spontanmotorik		

---

[1] Bender, Rémi, Feddersen, Fesl: Kurzlehrbuch Neurologie, 2. A., Elsevier 2015

- **Meningismus** mit der Frage nach meningealer Reizung im Rahmen einer infektiösen Erkrankung, einer Subarachnoidalblutung oder einer Meningeosis carcinomatosa.
- **Hirnstammreflexe** mit der Frage nach Beteiligung des Hirnstamms bei Raumforderungen, Ischämien, Blutungen oder entzündliche Erkrankungen. Dazu gehören: der Pupillenreflex (direkte und indirekte Pupillenreaktion sowie Form und Größe im Seitenvergleich), der vestibulookuläre Reflex, der Kornealreflex, Hustenreflex, Würgereflex.
- **Motorische Reaktion auf Schmerzreiz** mit der Frage nach Symmetrie der Reaktion (Vorliegen von Paresen, die Hinweise geben könnten auf die Lokalisation der Läsion). Dabei wird gleichzeitig die Schmerzwahrnehmung untersucht.
- **Pathologische Reflexe** wie Babinski-Reflex, mit der Frage nach einer Schädigung der Pyramidenbahn (z. B. positives Babinski-Zeichen bds. als Hinweis für ein Basilaristhrombose).
- Zuletzt Untersuchung der **peripheren Muskeleigenreflexe** (MER) mit der Frage nach Asymmetrien.

Welche klinisch-neurologischen Unterschiede bestehen zwischen einem zerebellären Syndrom und einer Polyneuropathie?

Die **Gangunsicherheit** im Rahmen des zerebellären Syndroms beruht auf einer Koordinationsstörung und einer Ataxie. In der klinisch-neurologischen Untersuchung sollte daher die Blickfolge mit der Frage nach sakkadierter Blickfolge sowie Nystagmen (insbesondere Blickrichtungsnystagmus, Down-Beat-Nystagmus oder Spontannystagmus), die Sakkaden mit der Frage nach Hypo- oder Hypermetrie, die Zielmotorik im Finger-Nase-, Finger-Folge- und Knie-Hacke-Versuch mit der Frage nach Dysmetrie und Intensionstremor sowie die Diadochokinese der Zunge und der Extremitäten untersucht werden.

Dagegen kommt es bei der **Polyneuropathie** zu einer Schädigung der peripheren Nerven (insbesondere die fehlende Propriozeption führt zu einer sensiblen Ataxie), sodass folgende Untersuchungen zielführend sind: MER, Sensibilität (Berührung, Vibration, Zweipunktdiskrimination, Temperatur, Lagesinn, Schmerzsinn), Gang- und Standproben (z. B. Romberg mit verschlossenen Augen zur Aufhebung der optischen Kompensation).

Definieren Sie das Wallenberg-Syndrom und nennen Sie Ursachen!

Zu einem Wallenberg-Syndrom kommt es durch eine Läsion des dorsalen Abschnitts der Medula oblongata, meist durch eine Ischämie im Versorgungsgebiet der A. cerebelli posterior inferior (PICA). Dabei kommt es zu einem ipsilateralen Ausfall der Funktion der kaudalen Hirnnerven (IX–X), ipsilaterales Horner-Syndrom, Hypästhesie der ipsilateralen Gesichtshälfte sowie eine dissoziative Empfindungsstörung mit einer ipsilateralen Hemiataxie und einem kontralateralen Ausfall der protopathischen Sensibilität (Schmerz und Temperatur).

Was verstehen Sie unter einer bitemporalen Hemianopsie? Nennen Sie auch andere Gesichtsfeldausfälle und deren Läsionsort!

Bei einer bitemporalen Hemianopsie ist das laterale Gesichtsfeld auf beiden Seiten betroffen. Das laterale Gesichtsfeld wird im medialen (nasalen) Bereich der Retina repräsentiert. Die entsprechenden Fasern kreuzen am Chiasma opticum, schließen sich den lateralen Fasern der Gegenseite an und bilden den Sehstrang (> Abb. 5.1; > Tab. 5.2). Bei einer bitemporalen Hemianopsie muss sich dementsprechend die Läsion am medialen Chiasma opticum befinden (z. B. bei Hypophysentumoren).

Auf was achten Sie bei der Untersuchung der Pupillen?

Bei der Untersuchung der Pupillen werden im Seitenvergleich die Form (rund oder entrundet) und der Durchmesser (klein, mittel, weit) beurteilt. Zudem die direkte (Miosis der beleuchteten Pupille) und indirekte Lichtreaktion (Miosis der nicht beleuchteten Pupille) sowie die Reaktion auf Konvergenz. Folgende anatomischen Strukturen werden durch diese Untersuchung beurteilt: Auge (Linse, Glaskörper, Retina), N. opticus, Mittelhirn (Ncl. n. oculomotorius, Ncl. n. Edinger Westphal), N. oculmotorius.

Welche Läsion liegt vor, wenn die direkte Lichtreaktion rechts ausgefallen ist und die indirekte Lichtreaktion rechts nach Beleuchten links in Ordnung ist?

Dabei handelt es sich um eine Störung der Afferenz rechts. Dazu zählt das Auge selbst (Linse, Glaskörper, Retina) sowie der N. opticus. Differenzial-

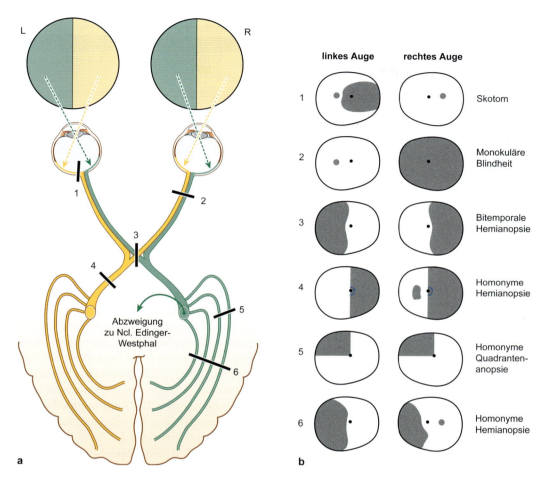

Abb. 5.1 Verlauf der Sehbahn und die entsprechenden Gesichtsfeldausfälle je nach Schädigungslokalisation. Die visuellen Eindrücke entstehen jeweils auf der entgegengesetzten Retinahälfte (ein Bild rechts vom Betrachter erscheint auf der linken Retinahälfte; in der Abbildung gelb dargestellt) **(a)** Sehbahn, aufgeteilt in rechte und linke Gesichtsfeldhälfte, jeweils mit Projektion. Die Läsionen 1–6 sind durch schwarze Balken dargestellt. **(b)** Konsequenz der Läsionen in **(a)** für das Gesichtsfeld (Ausfälle sind grau dargestellt): 1 = Skotom rechts infolge einer Retinablutung, 2 = monokuläre Blindheit des rechten Auges infolge einer den Sehnerv schädigenden Retrobulbärneuritis, 3 = bitemporale Hemianopsie infolge einer Läsion im Bereich des Chiasmas, 4 = homonyme Hemianopsie im rechten Gesichtsfeld infolge einer Verletzung im linken Tractus opticus, 5 = homonyme Quadrantenanopsie im linken Gesichtsfeld nach partieller Läsion der Sehstrahlung in ihren unteren temporalen Anteilen, 6 = homonyme Hemianopsie nach einem Infarkt im Bereich der rechten Sehstrahlung oder Sehrinde, manchmal mit Aussparung der Makula. [L106]

Tab. 5.2 Charakteristische Befunde von Sehbahnstörungen und ihre Bedeutung

Befund	Bedeutung
Stauungspapille (Funduskopie)	Subakute bis chronische Hirndruckerhöhung (z. B. bei Hirntumor oder **Pseudotumor cerebri**); in der Perimetrie dann auch vergrößerter **blinder Fleck**
Amaurosis	Vollständiges Erblinden eines Auges durch Störung im Bereich der Retina oder des N. opticus vor dem Chiasma opticum; häufig im Rahmen einer plötzlichen retinalen Durchblutungsstörung bei Stenose der A. carotis interna (**„Amaurosis fugax"**)
Bitemporale Hemianopsie	Ausfall der außen liegenden Gesichtsfelder beider Augen durch einen Prozess im Bereich des Chiasma opticum; oft z. B. bei Tumor der benachbarten Hypophyse, Meningeom oder Kraniopharyngeom

Tab. 5.2 Charakteristische Befunde von Sehbahnstörungen und ihre Bedeutung *(Forts.)*

Befund	Bedeutung
Homonyme Hemianopsie oder Quadrantenanopsie	Häufigster Befund der Sehbahn überhaupt; durch einseitige Läsion von Tractus opticus oder Radiatio optica, z. B. durch Media- oder Posteriorinfarkt
Kortikale Blindheit	Bei bilateralen Posteriorinfarkten (z. B. nach Basilarisembolie) kann der visuelle Kortex beidseits zerstört sein, sodass die visuelle Reizverarbeitung nicht mehr stattfinden kann und die Patienten trotz intakter Sehbahn blind sind. Häufig bemerken die Patienten diese Einschränkung gar nicht **(Anosognosie, Anton-Syndrom)!** Die Pupillenlichtreaktion ist übrigens dann nicht betroffen.

diagnostisch kommen Erkrankungen der Linse (Katarakt), des Glaskörpers (Einblutung) oder der Retina (Retina-Ablösung, Ischämie oder Einblutung) infrage. Zudem Erkrankungen des N. opticus (z. B. Neuritis n. optici, retrobulbäre Tumoren, Traumata).

Wie können Sie eine Trochlearisparese von anderen Hirnnervenparesen unterscheiden?

Bei Paresen der Hirnnerven III, IV oder VI beklagen Patienten Doppelbilder, und der Untersucher kann eine Bulbusabweichung beobachten. Die Doppelbilder verstärken sich (der Abstand zwischen den beiden Bildeindrücken nimmt zu) beim Blick in die Richtung des gelähmten Augenmuskels. Der N. trochlearis versorgt den M. obliquus superior. Dieser ist verantwortlich für die Innenrotation des Auges sowie eine Bewegung nach unten und außen in kleinerem Umfang. Durch eine Schädigung des N. trochlearis weicht das Auge nach oben und etwas nach nasal ab. Die Patienten geben anamnestisch Doppelbilder an, die beim Blick zur Gegenseite und nach unten zunehmen. Charakteristischerweise stehen die beiden Bilder schräg zueinander.

> **MERKE**
> Schräg versetzte Doppelbilder treten nur im Rahmen einer Trochlearis- oder Okulomotoriusparese auf.

Dies kann durch die Okulomotorikprüfung untersucht werden (Untersuchung der Augenfolgebewegungen in allen Richtungen). Konkrete Hinweise kann der **Bielschowsky-Test** liefern. Dabei wird der Kopf zur Seite geneigt. Bei Neigung zur Seite der Läsion weicht das betroffene Auge nach medial oben ab und der Abstand zwischen den beiden Bildern ist am größten.

Sie vermuten bei Drehschwindel, Übelkeit, Erbrechen, Spontannystagmus nach links und Fallneigung nach rechts eine Neuritis vestibularis. Welche Seite ist betroffen? Mit welchem diagnostischen Test könnten Sie die Verdachtsdiagnose bekräftigen?

Bei einer Neuritis vestibularis kommt es zu einem vollständigen oder teilweisen Ausfall des Vestibularorgans auf einer Seite. Dadurch kommt es zu einer langsamen Bewegung der Augen in die Richtung des Ausfalls und einer schnellen kompensatorischen Bewegung (Nystagmus) in die Gegenrichtung. Zudem kommt es zu einer Fallneigung in die Richtung des ausgefallenen Organs. Somit wäre in diesem Fall die rechte Seite betroffen. Der **Kopf-Impuls-Test (Test nach Halmagyi)** kann Hinweise für eine periphere Störung liefern. Dabei wird der Patient zur Untersuchung des rechten Vestibularorgans gebeten, einen festen Punkt zu fixieren (z. B. Nase oder Brille des Untersuchers), der Kopf wird dann ruckartig nach rechts um max. 30° gedreht. Bei Schädigung des rechten Vestibularorgans kann der Patient den Blick nicht fixiert halten und macht eine Korrekturbewegung (Sakkade) in Gegenrichtung der Kopfdrehung (nach links).

Welche klinischen Zeichen geben Ihnen Hinweise für eine Schädigung des 1. oder 2. Motoneurons?

Die motorische Bahn besteht aus zwei Neuronen, dem 1. und 2. Motoneuron. Das 1. Motoneuron erstreckt sich vom motorischen Kortex bis zum Vorderhorn des Rückenmarks, das 2. Motoneuron von dort bis zur motorischen Endplatte der Muskeln. Eine Schädigung an einem der beiden Motoneurone führt zwar zu Paresen, allerdings kommt es je nach Lokalisation der Schädigung zu unterschiedlichen Symptomen. Das liegt daran, dass neben der unmittelbaren Verbindung zwischen 1. und 2. Motoneuron weitere Systeme (Basalganglien, Kleinhirn, sensible Bahnen) Einfluss auf die Übertragung zwischen 1. und 2. Metoneuron ausüben (stimulierende oder inhibitorische Signale). Beurteilt werden die Trophik, das Vorkommen von Faszikulationen, der Muskeltonus, der Kraftgrad sowie die MER und die pathologischen Reflexe (➤ Tab. 5.3).

Erklären Sie den Unterschied zwischen einer Sprechstörung und einer Sprachstörung! Welche Aphasieformen kennen Sie?
Bei einer **Sprechstörung** kommt es zu einer Beeinträchtigung der Artikulation (Dysarthrie). Sprache kann inhaltlich gut gebildet und auch verstanden werden. Die Artikulation ist aufgrund einer Beeinträchtigung des Sprechapparats gestört (Motorik oder Koordination). Bei einer **Sprachstörung** (Aphasie) kommt es dagegen zu einer inhaltlichen Beeinträchtigung der Sprache (Sprachverständnis, Satzbildung, Findung richtiger Wörter). Zur Beurteilung der Aphasien ist es wichtig, die Spontansprache, das Nachsprechen, das Benennen und das Sprachverständnis zu überprüfen. Abhängig davon, welche dieser Funktionen ausgefallen sind, kann die Läsion lokalisiert und die Art der Aphasie eingeordnet werden. Die Aphasien werden dann in akute und chronische sowie flüssige und nicht flüssige Aphasien unterteilt. Die Merkmale der wichtigsten Syndrome sind in ➤ Tab. 5.4 dargestellt.

Tab. 5.3 Teilschritte der Untersuchung des motorischen Systems

Untersuchungsteil	Fragestellung	Ort der Schädigung
Muskelinspektion	Bestehen Atrophien (Trophik)?	2. MN
	Zeigen sich Faszikulationen?	2. MN
Muskeltonus	Ist der Tonus spastisch erhöht?	1. MN
	Ist der Tonus rigorartig erhöht?	Basalganglien
	Ist der Tonus schlaff?	Normal/2. MN/Kleinhirn
Muskelkraft	Bestehen Paresen?	1. oder/und 2. MN
Reflexe	Sind die Reflexe gesteigert?	1. MN
	Bestehen pathologische Reflexe?	1. MN
	Sind Reflexe ausgefallen?	2. MN

MN = Motoneuron

Tab. 5.4 Charakteristika von Aphasie-Syndromen

		Spontansprache	Nachsprechen	Benennen	Sprachverständnis
Globale Aphasie (redet dazwischen, Dialog nicht möglich)		–	–	–	–
Broca-Aphasie (redet dazwischen)		–	+	–	(–)
Wernicke-Aphasie		+	–	–	–
Amnestische Aphasie		(+)	+	–	+
Leitungsaphasie		(+)	–	+	(–)
Transkortikale Aphasie	Transkortikal-motorisch	–	+	+	+
	Transkortikal-sensorisch	+	+	+	–
	Transkortikal-gemischt	–	+	+	–

+ erhalten, (+) manchmal erhalten, – gestört, (–) manchmal gestört

5.2 Zusatzuntersuchungen

Beschreiben Sie dieses Bild (> Abb. 5.2)!

Bei der Untersuchung handelt es sich um eine Computertomografie des Schädels. Diese wurde in axialer Schichtführung untersucht. Es wird ein Weichteilfenster präsentiert. Die gezeigte Schicht befindet sich auf Höhe der Thalami, weiter sind die Seitenventrikel und die Inseln bds. zu sehen. Die Untersuchung wurde ohne Kontrastmittel durchgeführt. Die knöcherne Struktur ist, soweit im Weichteilfenster beurteilbar, intakt, die Mark-Rinden-Differenzierung ist erhalten, die Mittellinie mittig und ohne Shift. Es zeigt sich eine leichte Asymmetrie der Seitenventrikel (patientenseitig links > rechts). Zudem ist eine hyperdense Struktur im rechten Thalamus zu sehen. Um die hyperdense Struktur zeigt sich das Gewebe hypodens. Differenzialdiagnostisch kann es sich bei hyperdensen Strukturen in einer nativen Computertomografie um Blut, Kalk oder Knochen handeln. In diesem Fall wäre die Lokalisation typisch für eine hypertensive Blutung. Dazu würde auch das umgebene Ödem sprechen (hypodenses Gewebe um die Blutung).

> **TIPP**
> Während einer mündlichen Prüfung empfiehlt es sich, bei Fragen mit Bildgebung oder sonstigen Untersuchungen, eine strukturierte Befundung der Abbildung vorzunehmen, dann Differenzialdiagnosen zu nennen und am Ende einen begründeten Verdacht zu äußern.

Welche Untersuchung zeigt > Abb. 5.3? Welche Sequenzen kennen Sie und wie können Sie die unterschiedlichen Sequenzen voneinander unterscheiden?

Hierbei handelt es sich um eine zerebrale Kernspintomografie (T2-Gewichtung). In einer Kernspintomografie werden folgende Sequenzen genutzt:

- **T1:** In dieser Sequenz stellen sich Fett sowie die weiße Substanz hyperintens (signalreich) und Wasser sowie die graue Substanz hypointens (signalarm) dar.
- **T2:** Hier sind Wasser und Fett hyperintens, zudem ist die graue Substanz hyperintens, die weiße Substanz dagegen hypointens.
- **FLAIR** (Fluid-Attenuated-Inversion-Recovery): eine flüssigkeitsunterdrückte T2-Sequenz, in der sich freie Flüssigkeiten (z. B. Seitenventrikel) hypointens darstellen; eiweißgebundene Flüssigkeit erscheint hyperintens.
- **Diffusionssequenz:** Hier stellt sich das zytotoxische Ödem hyperintens dar (Diffusion von Wassermolekülen).
- **Gradientenechosequenz (T2*-Sequenz):** Hier erscheinen Gebiete mit Eisenablagerungen (Blut oder Hämosyderin) hypointens.

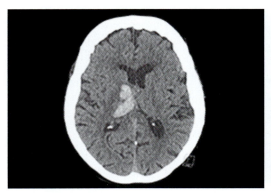

Abb. 5.2 [M459/T420]

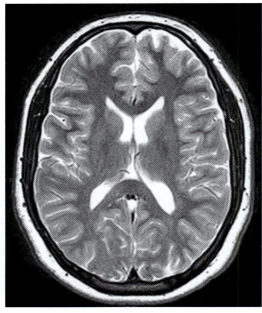

Abb. 5.3 [M459/T420]

Nennen Sie Indikationen und Kontraindikationen für eine Liquorentnahme!

Im Liquor können Hinweise für eine Infektion, einen chronischen oder akuten entzündlichen Prozess, eine neurodegenerative Erkrankung, eine Blutung sowie eine maligne Erkrankung gefunden werden. Bestimmt wird die Zellzahl (auch die Art der Zellen spielt eine entscheidende Rolle), das Eiweiß (auch hier spielt die Proteindifferenzierung eine Rolle), die Glukose (insbesondere der Quotient zur Serumglukose) und das Laktat. Bei Infektionen ist es zur Differenzierung zwischen den Keimen wichtig, die Zellzahl, die Art der Zellen (granulozytär oder lymphomonozytär) und den Verbrauch an Glukose zu wissen. Zudem können Keime direkt mikroskopisch, durch eine PCR oder durch Antikörperbestimmung (ELISA oder Immunfluoreszenz) nachgewiesen werden. Bei entzündlichen Prozessen ist es wichtig, zwischen einer Schrankenstörung (Blut-Hirn-Schranke) und einer intrathekalen Antikörpersynthese zu unterscheiden, was über die Proteindifferenzierung in der Regel möglich ist. Zudem können in einer Reihe von autoimmunen Erkrankungen Antikörper direkt nachgewiesen werden. Zur Differenzierung zwischen neurodegenerativen Erkrankungen werden die Neurodegenerationsmarker (z. B. TAU, Phospho-TAU, β-Amyloid, 14-3-3 Protein, NfL) quantitativ bestimmt. Bei Hirnblutungen und insbesondere bei kleineren Subarachnoidalblutungen mit fehlendem Nachweis im cCT kann über eine Dreigläserprobe Blut nachgewiesen und zudem über die Zentrifugation (Beurteilung der Farbe des Überstands: klar oder xanthochrom) oder den Nachweis von Siderophagen der Zeitpunkt der Blutung eingegrenzt werden. Hinsichtlich maligner Erkrankungen können maligne Zellen im Rahmen einer Meningeosis carcinomatosa oder lymphomatosa nachgewiesen werden, aber auch Tumormarker aus dem Liquor untersucht werden.

Hauptkomplikation bei einer Liquoruntersuchung ist eine Einklemmung bei vorbestehendem Hirndruck oder eine Einblutung an der Punktionsstelle. Daher stellen vorbestehender Hirndruck sowie Gerinnungsstörungen Kontraindikationen für die Punktion dar. Bei klinischem V.a. Hirndruckerhöhung (z.B. Vigilanzminderung, Erbrechen) kann diese nur durch eine Bildgebung (insbes. CT) sicher ausgeschlossen werden, nicht durch Spiegeln des Augenhintergrundes. Zudem sollten laborchemisch PTT, Quick (INR) und Thrombozyten bestimmt werden.

5.3 Schlaganfall

Welche Gefäße versorgen das Gehirn? Welche Ausfallerscheinungen erwarten sie bei Verschluss der intrazerebralen Gefäße (➤ Abb. 5.4)?

- **MCA:** Durch einen Verschluss der MCA kommt es zu einer kontralateralen brachiofazial betonten Hemiparese und einer Hemihypästhesie. Bei linksseitigem Verschluss kommen eine Aphasie und eine Apraxie dazu. Bei einem rechtseitigen Verschluss ein Hemineglect nach links.
- **ACA:** In diesem Fall kommt es zu einer beinbetonten Hemiparese oder sogar Paraparese, zudem können eine Inkontinenz und ein akinetischer Mutismus auftreten.
- **PCA:** Dabei kommt es zu einer homonymen Hemianopsie zur kontralateralen Seite. Weil auch der Thalamus anteilig durch die PCA versorgt wird, kann es zu Bewusstseinsstörungen kommen.
- **Kleinhirnarterien (AICA, PICA, SCA):** Patienten mit Ischämien im Kleinhirn weisen eine Dysarthrie, eine ipsilaterale Hemiataxie, einen Blickrichtungs- oder Spontannystagmus (ggf. Down-Beat-Nystagmus), eine Dysdiadochokinese und Fallneigung auf.
- **A. basilaris:** Durch einen kompletten Verschluss der A. basilaris kommt es zu einem Koma, bds. positivem Babinski-Zeichen, erweiterten, lichtstarren und entrundeten Pupillen sowie Verlust weiterer Hirnstammreflexe. Ischämien im Bereich der Perforatoren der A. basilaris verursachen eine kontralaterale Hemiparese und eine ipsilaterale horizontale Blickparese.

Welche Ursachen für einen ischämischen Hirninfarkt kennen Sie?

Die Ursachen der ischämischen Schlaganfälle werden in kardioembolische, makroangiopathische, mikroangiopathische und sonstige Ursachen unterteilt. Der Mechanismus der Entstehung ist für die Behandlung und Prophylaxe essenziell.

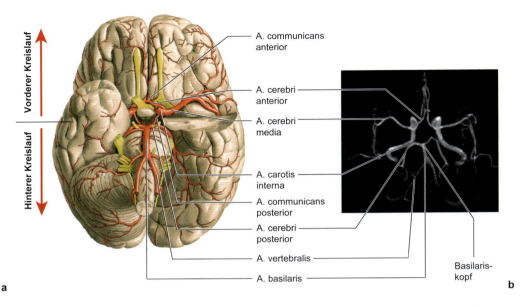

Abb. 5.4 Darstellung der hirnversorgenden intrakraniellen Arterien. **a** Schematische Sicht von unten auf das Gehirn. **b** Korrespondierende Gefäßdarstellung mittels MR-Angiografie. Merke: Es gibt einen vorderen (Karotisstromgebiet) und einen hinteren (vertebrobasiläres Stromgebiet) Kreislauf und die A. basilaris ist als einziges Gefäß unpaarig angelegt. [a: S007–3–23, b: M456/T420]

- Zu den häufigsten **kardioembolischen Ursachen** (insgesamt 25 % aller Ischämien) zählen Vorhofflimmern, Endokarditis, künstliche Herzklappen, Kardiomyopathie und Herzwandaneurysmen in Kombination mit einem PFO.
- Zu den **makroangiopathischen Ursachen** (25 %) zählen arterio-arteriell-embolische Infarkte sowie hämodynamische Infarkte durch Stenosen der hirnversorgenden Gefäße.
- Unter **mikroangiopathischen Infarkten** (30 %) versteht man solche, die aufgrund eines ausgeprägten kardiovaskulären Risikoprofils zu einer lokalen Thrombose führen.
- Zudem gibt es **seltene sonstige Ursachen** für Ischämien wie Dissektionen, genetische Erkrankungen, Vaskulitiden, paraneoplastische usw. Bei bis zu 20 % der Infarkte bleibt die Ursache unbekannt.

Was sind die Hauptsäulen der Therapie bei zerebraler Ischämie?

Basistherapie: Unter der Basistherapie versteht man die symptomatische Therapie nach Monitoring der Vitalparameter sowie ausgewählter Laborwerte. Hinsichtlich der Vitalparameter wird ein erhöhter systolischer Blutdruck bis zu 200 mmHg toleriert, ein höherer Blutdruck sollte hingegen langsam gesenkt werden. Gabe von Sauerstoff bei Sauerstoffsättigung < 95 %. Eine höhere Temperatur als 37,5 °C wird gesenkt. Normale Elektrolyt- und Blutzuckerwerte werden angestrebt (Blutzucker < 200 mg/dl) **cave:** Hypoglykämien dürfen nicht auftreten).

Akuttherapie: In den ersten Stunden nach Symptombeginn (bis max. 6 h, in Ausnahmefällen länger) stehen Rekanalisationstherapien zur Verfügung (systemische Lysetherapie in den ersten 4,5 h und eine endovaskuläre Rekanalisationstherapie je nach Befund der Bildgebung bis zu 24 h).

Therapie der Ursache und Prophylaxe: Nach Identifikation der Ursache der Ischämie sollte wenn möglich eine Behebung der Ursache erfolgen (z. B. Behandlung von höhergradigen extrakraniellen Stenosen oder einer Endokarditis). Zudem sollte das Auftreten erneuter Ischämien durch Sekundärprophylaxe verhindert werden. Dazu gehören die Kontrolle der Risikofaktoren sowie die Gabe von Medikamenten (Plättchenhemmer oder volle Antikoagulation).

Rehabilitation: Nach Abschluss der Akutbehandlung steht eine neurologische Rehabilitation im Vordergrund.

Nennen Sie Indikationen und Kontraindikationen für eine systemische Lysetherapie mit rt-PA!

Wie in der Vorfrage erkenntlich, wird in der Schlaganfalltherapie zwischen Basistherapie, Akuttherapie, Prophylaxe und Rehabilitation unterschieden. rt-PA (Recombinant Tissue Plasminogen Activator) führt durch Aktivierung der Fibrinolyse zu einer Hemmung der Gerinnung und Auflösung des Thrombus. Dementsprechend ist die systemische Lysetherapie Teil der Akuttherapie und zielt auf die Rekanalisation des mit einem Thrombus verschlossenen Gefäßes. Je früher die Lysetherapie nach Symptombeginn eingesetzt wird, desto besser; jedoch kann nach aktueller Studienlage bis zu 4,5 h nach Symptombeginn mit einer Lysetherapie begonnen werden. Als Indikation gilt ein neues, plötzlich aufgetretenes fokal neurologisches Defizit ohne Hinweis auf eine sonstige Ursache.

MERKE
Formal existiert eine Zulassung für die Gabe von rt-PA nur für eine Ischämie im Versorgungsgebiet der A. cerebri media. Jedoch werden Ischämien in sonstigen Versorgungsgebieten off label ebenfalls so gehandhabt.

Als **absolute Kontraindikation** für eine **Lysetherapie** gelten generell eine Infarkt-Demarkierung im initialen cCT mit einer Größe > ⅔ des Mediaterritoriums, Störung der Gerinnung (INR > 1,7, Einnahme von oralen Antikoagulanzien oder sonstigen Medikamenten, die eine Gerinnungsstörung verursachen, Thrombopenie), manifeste oder kurz in der Vergangenheit zurückliegende schwere Blutung (auch Hirnblutungen), unkontrollierbare arterielle Hypertonie, Operation in den letzten Monaten, die mit einem hohen Blutungsrisiko einhergeht.

Relative Kontraindikationen sind ein unklares Zeitfenster (bei großem Mismatch in der CT oder MR-Perfusion wird in einzelnen Fällen für eine Lysetherapie/mechanische Thrombektomie entschieden), leichter oder sehr schwerer NIHSS-Score, Operationen in den letzten drei Monaten (abhängig von der OP und des Einblutungsrisikos), gastrointestinale Ulzera, Schlaganfall innerhalb der letzten drei Monate.

Welche Symptome erwarten sie bei einem Karotis-T-Verschluss links?

Karotis-T bezeichnet anatomisch den Ort des Übergangs der A. carotis interna zur A. cerebri media und anterior. Bei einem Verschluss des Karotis-T (Syn.: Karotis-Gabel) ist somit mit einer Minderperfusion der gesamten Großhirnhemisphäre der betroffenen Seite (mit Ausnahme des von der A. cerebri posterior versorgten okzipitalen Bereichs) zu rechnen. Dementsprechend ist mit einer Kopf- und Blickparese nach rechts (und somit eine Kopf- und Blickwendung nach links), einer Hemiparese oder Plegie der rechten Körperhälfte, einer Hemihypästhesie oder einer globalen Aphasie zu rechnen.

Welche Ursachen für intrazerebrale Blutungen kennen Sie? Welche Rolle spielt die Lokalisation zur differenzialdiagnostischen Einordnung?

Differenzialdiagnosen: arterielle Hypertonie, Gefäßmalformationen (zerebrale AV-Malformation), Gefäßaneurysmen, Kavernome, Durafisteln oder Carotis-Sinus-cavernosus-Fistel, Sinusthrombosen oder tiefe Venenthrombosen, eingeblutete Ischämien, Tumoren (eingeblutete Metastasen), Gerinnungsstörungen (auch durch Antikoagulation), Amyloidangiopathie, septische Arteriitis oder autoimmune Vaskulitiden. Die häufigste Blutungsursache ist die arterielle Hypertonie. Dabei kommt es zu Einblutungen in typischen Lokalisationen (Basalganglien, Thalamus, Pons, Kleinhirn; *loco typico*). Bei typischen Lokalisationen und gesicherter arterieller Hypertonie kann von einer hypertensiven Blutung ausgegangen werden. Mehr oberflächliche sowie rezidivierende Lobärblutungen sprechen eher für eine Amyloidangiopathie.

Ein 65-jähriger Marcumar-Patient stellt sich mit einer großen Stammganglienblutung rechts und einem INR von 2,8 vor. Welche ersten Maßnahmen ergreifen Sie?

Die Therapie der ICB besteht (ähnlich wie beim ischämischen Schlaganfall) aus Basistherapie, ggf. Therapie der Ursache sowie Rehabilitation. Bei einer Stammganglienblutung (loco typico) ist eine hypertensive Ursache zu vermuten. Zudem nimmt der Patient Marcumar ein und hat eine INR von 2,8. Daher sollte unmittelbar nach Diagnose der Blutung die Blutgerinnung normalisiert werden. Dies kann durch Gabe von PPSB (Prothrombinkonzentrat) oder FFP (Fresh Frozen Plasma) erfolgen. Zudem darf der arterielle systolische Druck 140 mmHg nicht überschreiten. Das bedeutet, dass der Patient per Dauer-Monitoring überwacht und der Blutdruck streng eingestellt wird. Die sonstige Basistherapie unterscheidet sich nicht von der Therapie des ischämischen Schlaganfalls: Monitoring der Vitalparameter, Einstellung einer Normothermie und einer Normoglykämie, Aspirationsprophylaxe und symptomatische Therapie.

Welche Symptome erwarten Sie bei einer Thrombose des Sinus cavernosus?

Der Sinus cavernosus befindet sich lateral von der Sella Turcica und dorsal der Orbita. Er speist sich hauptsächlich von fazialen Venen. Durch den Sinus bzw. zwischen den wandbildenden Durablättern verlaufen eine Reihe wichtiger Strukturen. Zum einen die A. carotis interna mit dem sympathischen Plexus, der sie umgibt, zum anderen die Hirnnerven: N. oculomotorius, N. trochlearis, N. trigeminus (1. und 2. Ast) und N. abducens. Wie bei allen Sinusthrombosen ist das erste Symptom Kopfschmerzen, in dem Fall auch stechende Gesichtsschmerzen (insbesondere im Bereich der beiden betroffenen Trigeminusäste). Zudem kommt es zu einer periorbitalen Schwellung und Ausfällen der betroffenen Hirnnerven auf der betroffenen Seite. Bei fehlender rechtzeitiger Therapie kann es zu Bewusstseinseintrübung kommen.

Was ist die primäre Therapie einer Sinusthrombose?

Die Therapie bei der Sinusthrombose ist die volle Antikoagulation. Dabei wird am häufigsten unfraktioniertes Heparin genutzt (Ziel PTT 60–80 s), alternativ können niedermolekulare Heparine genutzt werden. Auch bei einer sekundären Einblutung durch die Sinusthrombose (Stauungsblutung) ist eine volle Antikoagulation indiziert, da der Thrombus und die Stauung die Ursachen der Blutung sind. Die Antikoagulation sollte für 3–12 Monate fortgesetzt werden. Bei einer schwerwiegenden Thrombophilie und in Abhängigkeit von der genauen Diagnose muss eine lebenslange Antikoagulation in Erwägung gezogen werden.

> **MERKE**
> Eine Thrombose des Sinus cavernosus sowie eine Fistel zwischen ACI und Sinus cavernosus stellen einen medizinischen Notfall dar und müssten rasch behandelt werden.

Welche Komplikationen einer SAB kennen Sie? Wann treten diese auf?

Nachblutung: Bei unversorgtem Aneurysma besteht eine hohe Gefahr für eine Nachblutung (bis 50 % in den ersten 6 Monaten), eine Nachblutung kann zu jedem Zeitpunkt vorkommen.

Hydrozephalus: durch Okklusion oder Malresorption. Ein Hydrozephalus kann akut auftreten (innerhalb der ersten Stunden; Okklusion) oder im Verlauf (innerhalb einiger Tage; Malresorption).

Vasospasmen (dadurch Ischämien): Ab dem 3. bis 4. Tag und bis zu 28 Tage nach der Blutung kann es zu Vasospasmen kommen.

Elektrolytstörungen: Meist Hypo- oder Hypernatriämie durch SIADH (Syndrom der inadäquaten ADH-Sekretion) und Salzverlustsyndrom bzw. durch zentralen Diabetes insipidus.

Herzrhythmusstörungen: Es können akut Brady- oder Tachyarrhythmien auftreten. Zudem sind Tako-Tsubo-Kardiomyopathien möglich.

Welche Behandlungsoptionen von intrazerebralen Aneurysmen kennen Sie?

- Operative Therapie → Clipping: Geeignet für alle operativ zugängigen Aneurysmen.
- Endovaskuläre Therapie → Coiling: Aneurysmen der größeren Gefäße mit definiertem Aneurysma-Hals und ohne Gefäßabgänge aus dem Aneurysma-Sack. Alternative endovaskuläre Behandlungsmethoden sind der Flow-Diverter-Stent oder das Web-Device.

Die sonstige Therapie einer Subarachnoidalblutung besteht aus engmaschigem Monitoring hinsichtlich der oben genannten Komplikationen, Prophylaxe für Vasospasmen (z. B. mit Nimodipin), Hirndrucktherapie wenn notwendig, Erhaltung der zerebralen Perfusion durch kardiovaskuläres Monitoring (wichtig insbesondere bei Hirndruck oder Vasospasmen), Behandlung von Fieber, differenzierte Volumentherapie, Behandlung von Elektrolytstörungen und möglichen Infektionen.

5.4 Kopf- und Gesichtsschmerzen

5.4.1 Postpunktionelles Syndrom

Definieren Sie das postpunktionelle Syndrom!

Nach einer diagnostischen oder therapeutischen Punktion des Liquorraums (z. B. für eine diagnostische LP oder bei der Spinalanästhesie oder akzidentell bei der Periduralanästhesie) verschließt sich das Duraleck bei einem postpunktionellen Syndrom nicht vollständig. Es tritt weiter Liquor aus dem Subarachnoidalraum aus. Dadurch entsteht ein Liquorunterdrucksyndrom, das zu typischen lageabhängigen Kopfschmerzen führt. Beim Aufrichten des Körpers treten rasch Kopfschmerzen auf, die sich nach dem Hinlegen schnell wieder bessern. Neben den iatrogenen oder traumatischen Liquorlecks ist auch ein spontanes Liquorunterdrucksyndrom möglich.

Welche Folgen kann das postpunktionelle Syndrom haben?

Neben den lageabhängigen Kopfschmerzen können akustische Symptome auftreten. Wird das postpunktionelle Syndrom nicht behoben und ist es schwer genug ausgeprägt, kann es zu subduralen Hygromen und subduralen Hämatomen kommen.

Wie verhindert man das postpunktionelle Syndrom?

Es sollte bei der diagnostischen LP eine atraumatische Nadel verwendet werden. Beim Einführen der Nadel sollte der Schliff senkrecht stehen, um möglichst wenige der Längsfasern der Bänder und Dura zu zerschneiden. Beim Herausziehen der Nadel sollte diese um 90° gedreht werden. Nach der LP sollte der Patient kurz ruhen und sich dann leicht bewegen. Bei der Spinalanästhesie sollte eine möglichst kleine Nadel verwendet werden, bei der PDA sollte eine Eröffnung des Subarachnoidalraums vermieden werden.

Wie häufig tritt das postpunktionelle Syndrom auf?

Bei Beachtung der Vorsichtsmaßnahmen erleidet etwa jeder 20. Patient nach diagnostischer LP ein Liquorunterdrucksyndrom.

Wie therapiert man das postpunktionelle Syndrom?

Die wichtigsten Säulen der Therapie sind ausreichende Flüssigkeitszufuhr und eine Koffeinzufuhr. Dies kann unter Umständen mittels Tabletten nötig sein. Bestehen schon deutliche Hygrome sollte der Patient ausreichend liegen bis zu einer Besserung des Liquordrucks, um diesen nicht zu verschlechtern. Bessern sich die Beschwerden nicht, ist bei manchen Patienten die Durchführung eines Blutpatches nötig. Dafür werden ca. 20 ml streng steril abgenommenes Eigenblut lumbal in den Periduralraum gespritzt. Bei einem klar definierten Liquorleck kann auch die Gabe an anderen Stellen, dann oft CT-gesteuert, versucht werden. In seltenen Fällen ist eine neurochirurgische OP notwendig.

5.4.2 Cluster-Kopfschmerz

Beschreiben Sie die typischen Symptome eines Cluster-Kopfschmerzes!

Die Kopfschmerzen beim Cluster-Kopfschmerz treten meist attackenförmig auf. Es sind schwerste halbseitige Kopfschmerzattacken von 15–180 Minuten Dauer. Die einzelnen Attacken treten in einer Phase gehäuft auf (daher der Name Cluster), dann sind die Patienten wieder für einige Zeit symptomfrei. Die Cluster-Episoden dauern bis zu einigen Wochen, die Pausen können Monate bis Jahre dauern. In den Attacken sind die Patienten unruhig und laufen umher („pacing around"), was diesen Kopfschmerz neben der Dauer der Attacke von der Migräne unterscheidet, bei der die Patienten eher ruhig sind und sich zurückziehen. Die Attacken haben eine zirkadiane Verteilung mit einer nächtlichen Häufung. Neben den Kopfschmerzen bestehen trigeminoautonome Symptome mit halbseitigem Gesichtsschwitzen, Rhinorrhö und Lakrimation. Daher wird der Cluster-Kopfschmerz zu den trigeminoautonomen Kopfschmerzen gezählt.

Beschreiben Sie die Akuttherapie des Cluster-Kopfschmerzes!

Typisch für den Cluster-Kopfschmerz ist eine deutliche Verbesserung der Symptome durch hoch dosierten Sauerstoff mit Atemmaske. Nicht alle Patienten sprechen auf die hoch dosierte Sauerstoffgabe an, aber da diese Therapie sehr leicht anzuwenden, nebenwirkungsarm und mit einem Anreicherungsgerät auch zu Hause verfügbar ist, sollte sie versucht werden. Ein Nichtansprechen auf Sauerstoffgabe sollte nicht von der Diagnose abbringen. In der Attacke können die Symptome durch Triptane gemildert werden, und die Instillation von Lidocain in das ipsilaterale Nasenloch kann die Attacke mildern.

Welche Medikamente gibt es zur Prophylaxe des Cluster-Kopfschmerzes?

Zur Prophylaxe kommen zunächst Verapamil oder Prednisolon zum Einsatz. Wegen der Nebenwirkung des Kortisons kommt dieses eher zur Überbrückung bis zur wirksamen Dosis anderer Medikamente zum Einsatz. Daneben sind Valproat, Topiramat und Lithium weitere Therapieoptionen. Als neuere Entwicklungen wird die subkutane Botulinumtoxininjektion durchgeführt, welche wahrscheinlich die subkutanen Schmerzafferenzen moduliert. Als neueste Entwicklung sind derzeit CGRP-Antagonisten in Erprobung und zeigen in Studien gute Ergebnisse. Nichtmedikamentös ist die nichtinvasive Stimulation des N. vagus eine Therapiealternative.

Beschreiben Sie andere trigeminoautonome Kopfschmerzen!

Ebenfalls zu den trigeminoautonomen Kopfschmerzen zählen das SUNCT-Syndrom und die paroxysmale Hemikranie. Bei allen drei trigeminoautonomen Kopfschmerzen sind die streng einseitigen Kopfschmerzen und die autonomen Begleiterscheinungen typisch. Die Dauer ist unterschiedlich, bei der paroxysmalen Hemikranie sind die Attacken 2–30 Minuten lang, beim SUNCT-Syndrom (**S**hort-lasting **U**nilateral **N**euralgiform headache attacks with **C**onjunctival Injection and **T**earing) dauern die Attacken nur 5–240 Sekunden. Die Therapie unterscheidet sich, Sauerstoff ist bei der paroxysmalen Hemikranie und dem SUNCT-Syndrom nicht wirksam, Indometacin verbessert nur die paroxysmale Hemikranie.

5.4.3 Pseudotumor cerebri

Definieren Sie den Pseudotumor cerebri!

Der Pseudotumor cerebri beschreibt eine Erkrankung, bei der es zu einer intrakraniellen Drucksteigerung kommt, ohne dass eine klare Ursache nachgewiesen wird. Daher wird auch mittlerweile der Begriff „idiopathische intrakranielle Hypertension" (IIH) bevorzugt. Als Ursache wird eine Dysbalance aus Liquorproduktion und Liquorresorption angenommen. Bei erhöhtem intrakraniellem Druck besteht dann möglicherweise ein Teufelskreis aus geringerem venösen Durchfluss, der dann wiederum die Liquorresorption senkt.

Welche Erkrankungen müssen beim Pseudotumor cerebri ausgeschlossen werden?

Eine bildgebende Untersuchung ist dringend indiziert, da raumfordernde Prozesse ausgeschlossen werden müssen. Eine Thrombose der Sinus- oder der Hirnvenen sollte ausgeschlossen werden.

Welche Befunde sind typisch für den Pseudotumor cerebri?

Typisch sind dumpf drückende Kopfschmerzen. Die Sehnerven leiden unter dem chronisch erhöhten Hirndruck. In der Augenhintergrunduntersuchung zeigt sich eine Stauungspapille. In der begleitenden Perimetrie finden sich zunächst periphere, konzentrische Gesichtsfelddefekte. In der Liquorpunktion ist der Eröffnungsdruck typischerweise > 25 cm H_2O erhöht.

Wie ist die Therapie des Pseudotumor cerebri?

Bei der diagnostischen Liquorpunktion sollte mehr Liquor abgelassen werden, als nur die für die Liquordiagnostik nötige Menge, typischerweise unter zwischenzeitlicher Kontrolle des Liquordrucks bis auf normale Werte (< 20 cm H_2O). Die IIH ist mit Übergewicht assoziiert, daher ist die Gewichtsreduktion eine wirksame Therapie. Medikamentös wird Azetazolamid gegeben, welches die Liquorproduktion drosselt. Auch Topiramat kann durch seine Carboanhydrasehemmung wie Azetazolamid helfen, zusätzlich wirkt Topiramat appetitzügelnd. Seltener ist ein ventrikulo-peritonealer Shunt nötig. Bei drohender schwerer Sehnervschädigung kann eine Fensterungs-OP des Nervus opticus nötig werden. Bei Sinus- oder Hirnvenenthrombosen bzw. Engstellen sollten diese behandelt werden.

5.4.4 Spannungskopfschmerz

Was sind die Unterschiede zwischen Spannungskopfschmerz und Migräne?

Die Schmerzqualität, die Schmerzintensität und die Begleitsymptome der beiden Erkrankungen sind unterschiedlich. Der Spannungskopfschmerz ist von mittlerer Intensität, er ist dumpf drückend, nicht pulsierend und holozephal. Die typischen Begleitsymptome der Migräne mit Foto- und Fonophobie, Übelkeit und Erbrechen treten nicht regelhaft und nicht in der

Intensität wie bei der Migräne auf. Einzelne Aspekte des Migränekopfschmerzes werden unter Umständen auch von Patienten mit Spannungskopfschmerz berichtet, jedoch nicht in der Gesamtausprägung wie bei der Migräne. Die Migräne benötigt für die Diagnose auch eine etwas längere (unbehandelte) Mindestdauer, nämlich 4 Stunden im Gegensatz zu 30 Minuten Mindestdauer beim Spannungskopfschmerz.

C A V E
Das Wort „Migräne" wird bei Laien (z. B. Ihrem Prüfungspatienten!) oft für einen schweren, belastenden Kopfschmerz verwendet, auch wenn nicht die medizinische Diagnose gestellt wurde.

Wie kann der Spannungskopfschmerz eingeteilt werden?
Der Spannungskopfschmerz kann nach seiner Häufigkeit eingeteilt werden. Tritt er intermittierend auf, spricht man vom episodischen Spannungskopfschmerz. Dieser wird weiter nach Häufigkeit unterteilt. Bei sehr wenigen Kopfschmerztagen (< 12 Tage/Jahr) spricht man von sporadischem episodischem Spannungskopfschmerz, bei 1–15 Tagen pro Monat (also 12–180 Tage/Jahr) spricht man vom häufigen episodischen Spannungskopfschmerz. Bestehen über den Zeitraum von 3 Monaten an mehr als durchschnittlich 15 Tagen/Monat Kopfschmerzen, spricht man vom chronischen Spannungskopfschmerz.

Wie therapiert man den Spannungskopfschmerz?
Die Therapie des Spannungskopfschmerzes erfolgt zum einen für die akuten Attacken, zum anderen als Prophylaxe bei häufigen Attacken.

Die **Akuttherapie** kann mit Analgetika erfolgen (ASS, Ibuprofen, Metamizol, Naproxen, Paracetamol oder die Kombination aus ASS, Paracetamol und Koffein). Die Analgetika sollten an nicht mehr als 10 Tagen im Monat eingenommen werden (➤ Kap. 5.4.5).

Die **Prophylaxe** sowohl des episodischen als auch des chronischen Spannungskopfschmerzes erfolgt nichtmedikamentös mit Entspannungstechniken (Muskelrelaxation), regelmäßigem Ausdauersport, Biofeedback-Techniken und dem Führen eines Kopfschmerztagebuchs. Einzelne Maßnahmen sind oft nicht wirksam, die Kombination mehrerer Techniken ist nötig. Medikamentös kommen meist trizyklische Antidepressiva zum Einsatz, unter diesen sind die meisten Studien mit Amitryptilin durchgeführt worden.

5.4.5 Medikamentenübergebrauchkopfschmerz

Erklären Sie den Medikamentenübergebrauchkopfschmerz!
Der Medikamentenübergebrauchkopfschmerz (MÜK) entsteht durch die regelmäßige Einnahme von Schmerzmedikamenten. Für die NSAR ist dabei eine Einnahme an mehr als 15 Tagen/Monat gefordert, für Medikamente wie Opioide, Triptane oder Ergotamine sind mehr als 10 Tage/Monat gefordert. Die genaue Ursache des Übergebrauchkopfschmerzes ist nicht geklärt. Typischerweise bestehen zunächst andere Kopfschmerzformen. Diese werden mit Schmerzmitteln behandelt. Möglicherweise entsteht dann im Verlauf eine Adaptation der Schmerzwahrnehmung als Lernprozess.

Er ist weiterhin dadurch definiert, dass der Kopfschmerz nach Absetzen der Medikamente verschwindet bzw. nur der vorherbestehende Kopfschmerz (z. B. Spannungskopfschmerz oder Migräne) wieder auftritt.

Was ist der Unterschied zum medikamenteninduzierten Kopfschmerz?
Der **medikamenteninduzierte Kopfschmerz** ist der Überbegriff aller Kopfschmerzarten, die durch Medikamenteneinnahme entstehen. Dabei sind auch Kopfschmerzen eingeschlossen, die z. B. nach einmaligem Gebrauch z. B. von Nitraten auftreten. Der **Übergebrauchkopfschmerz** entsteht durch die kontinuierliche, übermäßige Einnahme von Schmerzmitteln über einen Zeitraum von mindestens 3 Monaten.

Wie behandelt man den Medikamentenübergebrauchkopfschmerz?
Die **Therapie der Wahl** ist das Absetzen der auslösenden Medikamente. Opioide oder Benzodiazepine sollte stufenweise abgesetzt werden, andere Schmerzmittel abrupt. Typischerweise kann dieses Absetzen der Medikation ambulant erfolgen, insbesondere, wenn den Patienten die Krankheit gut erklärt wird. Bei langjährigem Gebrauch oder bei Benzodiazepinen und Opioiden kann ein stationärer Aufenthalt nötig sein.

Die kurzfristigen Erscheinungen nach dem Absetzen wie Nervosität, Unruhe oder vegetative Begleiterscheinungen können mit einer kurzfristigen, wenige Tage dauernden Prednisolongabe überbrückt werden.

5.5 Epilepsie und Schlaferkrankungen

Wie häufig sind Epilepsien?

Die Punktprävalenz der Epilepsien liegt bei ca. 0,6 % der Bevölkerung. Die jährliche Inzidenz liegt bei etwa 60/100.000. Das Lebenszeitrisiko für einen epileptischen Anfall liegt bei etwa 5 %. Es gibt keinen Unterschied der Inzidenz und Prävalenz in Bezug auf das Geschlecht. Das Alter spielt eine große Rolle für das Auftreten und die Prävalenz der Epilepsien. Im Kinder- und Jugendalter sind die **generalisierten Epilepsien** deutlich häufiger. Im mittleren Lebensalter nimmt die Inzidenz ab. Im Alter über 60 Jahre nimmt die Inzidenz wieder deutlich zu, dann sind die **fokalen Epilepsien** deutlich häufiger mit Epilepsien nach Schlaganfällen und anderen Hirnläsionen. Es gibt deutliche Unterschiede in der Ätiologie zwischen den verschiedenen Ländern. In Industrieländern sind genetische Faktoren und vaskuläre Hirnläsionen die häufigsten Gründe für eine Epilepsie. In entwickelten Ländern sind Infektionskrankheiten (Zystizerkose) und Traumata häufige Gründe für Epilepsie.

Welche nichtmedikamentösen Therapieoptionen gibt es für Epilepsien?

Neben der medikamentösen Therapie sind **diätetische Maßnahmen, psychologische Betreuung und Epilepsiechirurgie** wichtige Bestandteile der Epilepsietherapie. Unter diätetischen Maßnahmen versteht man Änderung und Anpassung der Lebensführung. Hiermit sind z. B. die **Vorsichtsmaßnahmen bei Epilepsie** gemeint: Epilepsiepatienten müssen in ihrer Lebensführung beraten werden, so sollten sie z. B. nicht allein schwimmen gehen, nicht allein zu Hause warten, nicht auf Leitern steigen und allgemein Situationen meiden, bei denen eine plötzliche Bewusstlosigkeit oder der Verlust der Körperkontrolle zu Verletzungen führen könnte. Hierbei ist auch eingeschlossen, dass eine Beratung des Arbeitsumfeldes sinnvoll sein kann. Auch eine Führerscheinberatung muss durchgeführt werden, da Patienten mit Epilepsie nur bei niedrigem Rezidivrisiko wieder fahrtüchtig sein können.

Die psychologische Betreuung soll in der Verarbeitung der Erkrankung helfen. Patienten mit Epilepsie haben zudem deutlich häufiger depressive Erkrankungen. Eine Epilepsie ist typischerweise ein Stigma für den Patienten, hier ist Unterstützung sinnvoll.

Die **Epilepsiechirurgie** beinhaltet 2 Aspekte: Im engeren Sinne ist unter Epilepsiechirurgie die Resektion von einem epileptogenen Fokus gemeint. Im erweiterten Sinne werden unter Epilepsiechirurgie auch die Stimulationsverfahren zusammengefasst. Bei der effektiven Epilepsiechirurgie muss der epileptogene Fokus identifiziert werden, dafür wird ein EEG-Video-Monitoring durchgeführt, es werden spezielle bildgebende Verfahren (MRT, nuklearmedizinische Verfahren) angewandt, und mit neuropsychologischer Testung werden Defizite genauer eingegrenzt. Das EEG-Videomonitoring wird in einem ersten Schritt mit Oberflächenelektroden durchgeführt, bei einigen Patienten ist dann eine invasive Untersuchung mit Elektroden im oder auf dem Gehirn nötig. Bei diesen invasiven Untersuchungen kann dann auch gesundes, funktionstragendes Gewebe von epileptogenem Gewebe besser unterschieden werden. Die resektive Epilepsiechirurgie ist derzeit die einzige Methode, mit der Epilepsie geheilt werden kann. Je nach Ätiologie der Epilepsie sind Anfallsfreiheitsraten teilweise über 90 % möglich.

Bei den **Stimulationsverfahren** stehen im Wesentlichen zwei Verfahren zur Verfügung: Die **Vagusnervstimulation** (VNS) und die **Stimulation des anterioren Thalamus.** Bei der VNS wird der linke N. vagus am Hals mit einer Elektrode versehen und stimuliert. Bei der Thalamusstimulation werden tiefe Hirnelektroden stereotaktisch eingebracht und dann der anteriore Nucleus des Thalamus stimuliert. Beide Verfahren führen meist nicht zu Anfallsfreiheit, sondern zu einer Reduktion der Anfallsfrequenz in etwa in der Höhe eines antiepileptischen Medikaments, also zu einer Reduktion der Anfallsfrequenz um mehr als 50 % bei ca. 40 % der Patienten.

Was ist der Unterschied zwischen einer fokalen und einer generalisierten Epilepsie?

Der **grundlegende Unterschied** zwischen einer fokalen und einer generalisierten Epilepsie liegt in der Pathophysiologie der Anfallsentstehung. Bei beiden Epilepsien treten Anfälle auf, die durch pathologische, rhythmische Entladungen von Neuronengruppen geprägt sind. Bei fokalen Epilepsien entsteht der Anfall an einem Fokus. Auch bei generalisierten Epilepsien beginnt der Anfall wahrscheinlich an einem Punkt, breitet sich jedoch sehr rasch (binnen Millisekunden) auf beide Hirnhälften aus.

Es gibt typische Anfälle für beide Epilepsiegruppen, z. B. sind bilaterale Myoklonien typisch für generalisierte Epilepsien, eine Aura ist definierend für eine fokale Epilepsie. Manche Anfälle lassen jedoch keine sichere Unterscheidung zu. Bei beiden Gruppen können z. B. generalisierte tonisch-klonische Anfälle auftreten. Ein anderes Beispiel ist ein Absence-Anfall, der typischerweise bei einer Absence-Epilepsie auftritt. Genauso häufig tritt ein Anfall mit fehlender Kontaktfähigkeit jedoch auch bei der Temporallappenepilepsie auf. Nach außen hin sieht der Anfall sehr ähnlich aus, daher empfiehlt sich die Bezeichnung **„dialeptischer Anfall"**, um nicht ohne Wissen des zugrunde liegenden Syndroms bereits die Syndromart („komplex-fokal") benennen zu müssen.

In der Diagnostik findet man bei fokalen Patienten unter Umständen Läsionen in der Bildgebung (mindestens ein Drittel ist „MR-negativ"), eine klare Läsion sollte die Diagnose einer generalisierten Epilepsie überprüfen lassen. Das EEG kann hilfreich zur Unterscheidung fokal vs. generalisiert sein. Sind epilepsietypische Potenziale (ETP; und nur diese) fokal, handelt es sich um eine fokale Epilepsie, sind die ETP generalisiert, liegt eine generalisierte Epilepsie vor. Sehr seltene Ausnahmen dieser Regel existieren.

Die **Therapien** sind deutlich verschieden. Beide Syndromgruppen können medikamentös behandelt werden, jedoch können Natriumkanalblocker eine generalisierte Epilepsie verschlechtern, während sie bei fokalen Epilepsien gut wirksam sind. Nur fokale Epilepsien können resektiv-epilepsiechirurgisch behandelt werden.

Welche Wechselwirkungen von Antiepileptika kennen Sie?

Die wichtigsten Wechselwirkungen durch Antiepileptika treten durch Enzyminduktion und Enzyminhibition auf. Die wichtigsten Vertreter der Enzyminduktoren sind Carbamazepin, Phenobarbital und Phenytoin. Diese zeichnen sich dadurch zweifelhaft aus, dass sie vier und mehr CYP-Isoenzyme induzieren und die UGT-Enzyme induzieren. In der gesamten Pharmazie gibt es nur noch zwei weitere Medikamente mit so deutlicher Enzyminduktion: Rifampicin und Johanniskraut. Dies ist zu beachten bei Therapien mit anderen Medikamenten, z. B. bei einer Therapie mit Kortison bei einem Hirntumor. Gibt man nun nach einem ersten Anfall bei Hirntumor eines dieser Medikamente hinzu, kann sich der Wirkspiegel des Kortisonpräparats halbieren, was ein vermehrtes Hirnödem zur Folge hat.

Bei der Enzyminhibition ist Valproat der wichtigste Vertreter, es kann zu einer Verdopplung der effektiven Konzentrationen von Lamotrigin führen.

Bei den Nebenwirkungen addieren sich Antiepileptika überproportional auf. Bei den Nebenwirkungen gilt es, ähnliche Wirkmechanismen eher zu vermeiden. So wird der „Schwindel", den Natrium-Kanal-Blocker bewirken, durch Zugabe eines weiteren Natrium-Kanal-Blockers verschlimmert. Dies steht im Gegensatz zur Wirksamkeit, wo eine ergänzende Wirkung auf die Anfallsfrequenz für die Kombination verschiedener Wirkprinzipien bisher nicht gezeigt werden konnte.

Definieren Sie epileptischer Anfall, Gelegenheitsanfall und Epilepsie!

Unter einem **epileptischen Anfall** versteht man die krankhafte, koordinierte, zeitlich begrenzte Entladung von Nervenzellgruppen die zu einer Veränderung von Wahrnehmung und/oder Verhalten führt. Einen epileptischen Anfall kann jedes Gehirn erleiden, wenn der auslösende Reiz nur groß genug ist, z. B. bei der elektrischen Stimulation im neurochirurgischen OP oder bei einem Stromunfall. Ein **Gelegenheitsanfall** definiert sich durch die Gelegenheit, die er braucht um aufzutreten, und nicht dadurch, dass er gelegentlich auftritt. Wird die Gelegenheit vermieden, so treten Gelegenheitsanfälle nicht mehr auf. Beispiele sind Alkoholentzugsanfälle. Treten Anfälle nach einem provozierenden Faktor auf, aber auch ohne diesen, dann sind dies typischerweise keine Gelegenheitsanfälle, sondern eine Besonderheit mancher Syndrome. bei der juvenilen myoklonischen Epilepsie treten z. B. häufiger Anfälle nach Schlafentzug auf; diese sind in diesem Fall keine Gelegenheitsanfälle.

Eine **Epilepsie** ist definiert durch das hohe Rezidivrisiko von epileptischen Anfällen auch ohne Auslöser. Eine Epilepsie benötigt mittlerweile nicht mehr das Auftreten von mehr als einem Anfall, wie es früher nötig war; bereits die Veranlagung zu weiteren Anfällen ist ausreichend. So wird z. B. nach einem ersten Anfall bereits die Diagnose einer Epilepsie gestellt, wenn sich im EEG epilepsietypische Potenziale finden oder wenn sich im CT oder MRT eine Läsion darstellt, die an einer Stelle liegt, wo sie für die Anfälle verantwortlich sein kann.

Geben Sie einen Überblick über die verschiedenen Anfallsformen!

Es existieren zwei verschiedene Klassifikationssysteme für Anfälle. Das oft gebrauchte **System der Internationalen Liga gegen Epilepsie (ILAE)** teilt die Anfälle in fokale, generalisierte sowie Anfälle mit unbekanntem Beginn ein (> Tab. 5.5). Bei den **fokalen Anfällen** wird zunächst zwischen Anfällen ohne und Anfällen mit **Bewusstseinsverlust** unterschieden. Danach wird zwischen motorischen und nichtmotorischen Anfällen unterschieden. Bei Anfällen mit generalisiertem Beginn wird die Zuordnung von „mit Bewusstsein" oder „mit Bewusstseinsverlust" nicht gemacht. Daneben können noch Anfälle klassifiziert werden, bei denen der Anfallsbeginn nicht bekannt ist. Diese Klassifikation ist in den Augen dieser Autoren kritisch zu sehen, da sie in der Einteilung Informationen benötigt, die teilweise nicht oder nur unscharf vorliegen. Zu Beginn einer Epilepsie ist nicht klar, ob es sich um ein fokales oder ein generalisiertes Epilepsiesyndrom handelt. Nach außen hin, vor allem in der Schilderung durch Fremdanamnese, ist diese Einteilung nur schwer möglich. Und therapeutisch ergeben sich sehr deutliche Unterschiede zwischen den beiden Gruppen. Eine Vermischung der beiden Ebenen „Symptome" und „Syndrom" ist nicht zielführend.

Neben dieser Anfallsklassifikation gibt es vor allem an den epilepsiechirurgischen Zentren die **semiologische Anfallsklassifikation** (> Tab. 5.6). Diese beschreibt Anfälle nur nach dem, was tatsächlich beobachtet, erhoben und sichergestellt ist, nicht nach dem, was dahinter als Syndrom vermutet wird. Ist man nur sicher, dass es ein epileptischer Anfall war, wird das Ereignis als „epileptischer Anfall" bezeichnet. Anfälle mit motorischer Aktivität werden als motorische Anfälle bezeichnet. Sind die Bewegungen komplexe motorische Bewegungen, spricht man von einem „komplex-motorischen Anfall". Kann man diese Bewegungen noch genauer beschreiben, z. B. wenn es kleine, repetitive Automatismen der Hände oder Mundes sind, heißt der Anfall „automotorischer Anfall". Diese Einteilung ermöglicht ein gestaffeltes Beschreiben der Anfälle, ohne unnötige Interpretation des zugrunde liegenden Syndroms.

> **MERKE**
> Die Examensprüfer werden unterschiedlichen Wert auf die jeweilige Klassifikation legen. Bereiten Sie die Unterschiede der Klassifikationen je nach Prüfer vor bzw. seien Sie sich der Existenz zweier Systeme bewusst.

Was ist eine epileptische Aura und warum ist diese wichtig?

Epileptische Auren sind kurze, typischerweise nur Sekunden dauernde Störungen der Wahrnehmung direkt vor einem Anfall. Je nach betroffenem Kortexareal können es z. B. optische, akustische, epigastrische oder psychische Auren sein. Sie sind definiert als Wahrnehmungen, die nicht objektivierbar sind. Also wenn ein Patient Herzrasen beschreibt, ist es eine vegetative Aura, sobald diese als Tachykardie in der Untersuchung oder im EKG dokumentiert ist, handelt es sich dann streng genommen um einen vegetativen Anfall. Auren sind wichtig, weil Sie **nur** bei fokalen Epilepsien vorkommen. Die Erinnerung an Auren ist von Patient zu Patient sehr unterschiedlich.

Manche Patienten geben über Stunden vor dem Anfall Vorgefühle an, diese nennt man Prodromi. Diese Wahrnehmungen sind aber wahrscheinlich nur Post-hoc-Attributionen („Ich habe mich schon den ganzen Tag vor dem Anfall unwohl gefühlt"), sie sind nicht konsistent und sind nicht als Warnsymptom zu gebrauchen.

Stellen Sie die wichtigsten Differenzialdiagnosen zu epileptischen Anfällen dar.

Synkopen: Synkopen sind plötzliche Bewusstlosigkeiten, die durch eine globale Hirnperfusionsänderung bedingt und reversibel sind. **Typische Vertreter** sind orthostatische oder kardiale Synkopen. Die meisten Synkopen gehen zumindest mit einer gewissen motorischen Entäußerung einher. Daher

Tab. 5.5 Internationale Klassifikation epileptischer Anfälle

Fokaler Beginn	Ohne Bewusstseinsverlust	Mit Bewusstseinsverlust
	Motorischer Beginn	
	Automatismen	Orale (Schmatzen) oder manuelle (Nesteln) Automatismen
	Aton	Verlust des Muskeltonus
	Klonisch	Repetitive Kloni
	Epileptischer Spasmus	Kurze Verkrampfung (DD Tonischer Anfall)
	Hyperkinetisch	Großräumige Bewegungen aller Extremitäten
	Myoklonisch	Einzelne Myoklonien, die nicht eine Evolution wie der klonische Anfall haben
	Tonisch	Tonische Verkrampfung
	Nichtmotorischer Beginn	
	Vegetativ (Autonom)	Anfall, der das Vegetativum betrifft (Tachykardie, Apnoe)
	Verharren	Verharren, vorher durchgeführte Aktivität wird unterbrochen
	Kognitiv	Höhere Hirnleistungen sind betroffen
	Emotional	Veränderung des Affekts im Anfall
	Sensibel	Sensible Wahrnehmung (typisch: sensible Aura)
	Fokal zu bilateral tonisch-klonisch	Evolution eines fokalen Anfalls zu einem bilateralen (generalisierten) tonisch-klonischen Anfall
Generalisierter Beginn	**Motorisch**	
	Tonisch-klonisch	Diese Anfallsarten sind im Namen schon gut bezeichnet, es sind alle Extremitäten mehr oder weniger beteiligt.
	Klonisch	
	Tonisch	
	Myoklonisch	
	Myoklonisch-tonisch-klonisch	
	Myoklonisch-atonisch	
	Atonisch	
	Epileptischer Spasmus	Typischer Vertreter: Infantiler Spasmus beim West-Syndrom (im Deutschen teilweise beschrieben als: Blitz-Nick-Salaam-Anfall)
	Nichtmotorisch (Absence)	
	Typisch	Hier werden verschiedene Formen der Absence beschrieben
	Atypisch	
	Myoklonisch	
	Augenlid-Myoklonien	
Unbekannter Beginn	**Motorisch**	
	Tonisch-klonisch	
	Epileptischer Spasmus	
	Nichtmotorisch	
	Verharren	
Unklassifiziert	Falls ein Anfall nicht klassifiziert werden kann, soll er als „unklassifiziert" beschrieben werden, was aber nicht der Einteilung in „unbekannter Beginn" entspricht.	

Tab. 5.6 Semiologische Klassifikation epileptischer Anfälle

Anfallstyp			Typische Symptomatik
Epileptischer Anfall			Jeder epileptische Anfall, der nicht näher klassifiziert werden kann, aber Ausdruck der Epilepsie ist, sollte so bezeichnet werden. Begriff ist offener als z. B. „Krampfanfall", weil Verkrampfungen kein ausschließliches Symptom der Epilepsien sind.
Aura			Jegliche **Sinneswahrnehmung** kann auch als Aura auftreten. Die Lokalisation der Aura kann sehr gut **Aufschluss über die Lokalisation des Anfallsursprungs** geben, da sie zu Beginn des Anfalls auftritt.
Dialeptischer Anfall			Regungsloses Verharren, minimale Motorik möglich; entspricht der **Absence** (auch „Petit-Mal").
Vegetativer Anfall			Seltene Anfallsform mit Veränderung von Herzrhythmus, Atmung oder anderen vegetativen Funktionen.
Motorischer Anfall	**Einfach-motorischer Anfall**	epileptischer Epasmus	Erklärung ➤ Tab. 5.5
		Myoklonischer Anfall	Erklärung ➤ Tab. 5.5
		Tonischer Anfall	Erklärung ➤ Tab. 5.5
		Klonischer Anfall	Kloni (Rhythmisches Muskelzucken), die Angabe der Seite ist entscheidend (z. B. Kloni rechter Arm).
		Tonisch-klonischer Anfall	Erklärung ➤ Tab. 5.5; Beispiel: Übergang Versivanfall → tonischer Anfall → tonisch-klonischer Anfall
		Versivanfall	**Kopfdrehung** im Anfall. Bei Drehung direkt vor generalisiertem tonisch-klonischem Anfall: Lateralisierung des Anfallsursprungs zur Gegenseite.
	Komplex-motorischer Anfall	Automotorischer Anfall	**Orale und/oder manuelle Automatismen,** bei denen die Einzelbewegung natürlich wirkt; die nicht-zielgerichtete Repetition macht die Automatismen unnatürlich.
		Hypermotorischer Anfall	Große, ausfahrende Bewegungen, wie zum Beispiel Radfahren, Strampeln.
		Gelastischer Anfall	Lachen als Hauptsymptom im Anfall, Automatismen können ebenfalls auftreten.
Besondere Anfallsformen	**Atonischer Anfall**		Erklärung ➤ Tab. 5.5
	Negativ-myoklonischer Anfall		Seltene Anfallsform. Abrupter, kurz dauernder (200–400 ms) Tonusverlust, der erst durch tonische Aktivierung sichtbar wird (z. B. Armvorhalten). Klinisch schwer vom „positiv" myoklonischen Anfall zu unterscheiden.
	Astatischer Anfall		Anfälle, die zu Stürzen führen. Ob die Stürze durch Myoklonien oder Tonusverlust oder andere epileptische Symptome verursacht werden, ist nicht abschließend geklärt.
	Akinetischer Anfall		Anfall mit Unfähigkeit, eine willkürliche Bewegung durchzuführen.
	Aphasischer Anfall		Iktale Aphasie; ideale Testung: Patient kann Gegenstände nicht benennen, kann aber die Benutzung vormachen oder umschreiben.
	Hypomotorischer Anfall		Deutliche iktale Verarmung der Bewegung; der Begriff wird nur bei grundsätzlich nichtkontaktfähigen Patienten verwendet (z. B. Säuglinge). Bei sonst kontaktfähigen Patienten könnte z. B. ein dialeptischer Anfall diagnostiziert werden.
Unklassifizierter Anfall			Jeder Anfall, über den zu wenig Information vorliegt, um zu entscheiden, welche Ursache er hat (Synkope, Epilepsie etc.).

sind „Krämpfe" kein gutes Trennkriterium im Vergleich zu epileptischen Anfällen, da z. B. bei vasovagalen Synkopen junger, gesunder Probanden bis zu 93 % dieser Probanden zumindest myoklonische Entäußerungen haben. Typisch sind jedoch je nach Form vegetative Prodromi wie Tunnelblick, trockener Mund, dumpfes Hören und Kaltschweißigkeit. Nach Synkopen sind Patienten typischerweise schnell reorientiert und beim Eintreffen des Notarztes typischerweise wieder voll hergestellt, jedoch haben sie dann oft noch vegetative Folgen der Synkope wie Kaltschweißigkeit und Änderung der Herzfrequenz. Urin- und Stuhlabgang kommen häufiger bei epileptischen Anfällen vor, sind aber nicht trennscharf als Unterscheidungsmerkmale zu gebrauchen. Ein Zungenbiss kommt auch bei Synkopen vor, dort jedoch deutlich häufiger an der Zungenspitze, bei epileptischen Anfällen eher am lateralen Zungenrand. Auch nach Synkopen kann im Blut die CK erhöht sein, ebenso das Prolaktin; daher sind diese Parameter nicht gut zur Unterscheidung zu gebrauchen.

Psychogene Anfälle: Psychogene nichtepileptische Anfälle sind dissoziative Störungen unterschiedlicher Ätiologie. Sie können in ihrer klinischen Ausprägung sehr vielgestaltig sein. Von Totstellen mit völliger Leblosigkeit über große motorische Bewegungen über viele Minuten kann sich die Form der Anfälle präsentieren. Unterscheiden lassen sie sich von epileptischen Anfällen klinisch durch ein häufiges An- und Abschwellen der Symptomatik, durch geschlossene Augen (wenn während des ganzen Anfalls, dann nur bei psychogenen Anfällen), durch eine gekreuzte Symptomatik (rechter Arm, linkes Bein), durch eine Motorik, die eher Zittern oder Wackeln entspricht als Kloni. Treten Anfälle nur in Gegenwart von Mitmenschen oder medizinischem Personal auf, ist dies typisch für psychogene Anfälle. Im Labor ist ein wesentlicher CK-Anstieg sehr selten und das Prolaktin ist außer bei willentlicher Induktion (Reiben der Mamillen) nie erhöht.

Definieren Sie eine Narkolepsie und beschreiben Sie typische Symptome, Befunde und Therapien.

Definition: Die Narkolepsie ist eine Schlaferkrankung und gehört zu den Hypersomnien mit zentraler Ursache. Man unterscheidet die Narkolepsie Typ I und Typ II.

Kernsymptome sind eine hohe Tagesschläfrigkeit mit Tagesschlafepisoden (obligates Symptom, seltene Ausnahmen), Schlafparalyse (im Aufwach- oder Einschlafprozess sind die Patienten wie gelähmt, 50 % der Patienten), hypnagoge oder hypnopompe Halluzinationen (Halluzinationen im Einschlaf- oder Aufwachprozess, 50 % der Patienten), ein gestörter Nachtschlaf mit häufigem Aufwachen (50 % der Patienten) und Kataplexien. Unter Kataplexien versteht man meist kurze Muskeltonusverluste, die durch meist emotionale Auslöser (z. B. Freude oder Angst) verursacht werden. Kataplexien kommen bei ca. 80–90 % der Patienten mit Narkolepsie vor und unterscheiden die beiden großen Gruppen der Narkolepsie.

Die Narkolepsie wird am ehesten multifaktoriell ausgelöst, der wichtigste Befund ist eine sehr deutliche Reduktion der hypocretinproduzierenden Neurone im Hypothalamus. Eine autoimmune Genese wird diskutiert.

Untersuchungsbefunde: In der Anamnese werden die typischen Beschwerden (s. o.) beschrieben. In der körperlichen Untersuchung sind Kataplexien manchmal z. B. durch Erschrecken auslösbar.

Die wichtigste technische Untersuchung ist die Schlaflaboruntersuchung, bei der zum einen der gestörte Nachtschlaf dokumentiert wird. Der entscheidende Befund ist jedoch zum anderen das deutlich zu frühe Auftreten von REM-Schlaf sowohl in der Nacht als auch bei speziellen Tagesschlaftests (➤ Abb. 5.5).

Im Liquor der Patienten lässt sich typischerweise ein sehr deutlich erniedrigter Hypocretinspiegel nachweisen. In der HLA-Analyse sind die HLA-Allele DRB1*1501 und DQB1*0602 bei fast allen Narkolepsie-Patienten nachweisbar, tritt jedoch auch bei ca. 24 % der Normalbevölkerung auf.

Welche Therapien sind bei Narkolepsie sinnvoll?

Zunächst sollten Patienten über die Erkrankung beraten werden. Durch Narkolepsie ergeben sich Einschränkungen z. B. im Beruf und in der Fahrtauglichkeit. Bei plötzlichen Schlafattacken sind Patienten nicht mehr fahrtauglich.

Die typische Therapie ist medikamentös. Hier kommen zum einen Stimulanzien zum Einsatz, typische Medikamente sind Modafinil und Methylphenidat. Kataplexien können mit Antidepressiva behandelt werden. Natriumoxybat behandelt sowohl Kataplexien als auch die Tagesschläfrigkeit und den fragmentierten Nachtschlaf, muss jedoch in zwei

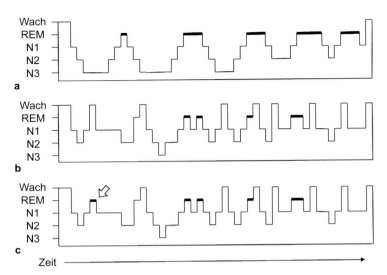

Abb. 5.5 Hypnogramm: Jede 30-Sekunden-Epoche des Schlafs wird bewertet, und die verschiedenen Schlafstadien werden über die Zeit aufgetragen. Abgebildet sind vereinfachte, aber typische Hypogramme. Normaler Schlaf (a) zeigt einen regelmäßigen Wechsel von Tiefschlaf (Schlafstadium N3, eher 1. Nachthälfte) und REM-Schlaf (eher 2. Nachthälfte). Bei Insomnien ist das Schlafprofil fragmentiert (b), bei Narkolepsie (c) ist das Profil ebenfalls fragmentiert, es tritt jedoch sehr früh REM-Schlaf auf (Pfeil). [M459]

Dosen pro Nacht eingenommen werden. Als neueres Medikament behandelt Pitolisant ebenfalls sowohl die Tagesmüdigkeit als auch die Kataplexien.

Als nichtmedikamentöse Therapie können gezielte Schlafpausen, z. B. vor dem Autofahren oder mittags, die Tagesschläfrigkeit in der folgenden Zeit deutlich reduzieren.

Definieren Sie das Restless-legs-Syndrom und beschreiben Sie typische Symptome, Befunde und Therapien.

Definition: Das Restless-legs-Syndrom (RLS) ist eine Bewegungsstörung. Als Ursache wird eine Störung des dopaminergen und opioidergen Systems angenommen. Störungen des sensorischen Systems scheinen das RLS triggern zu können.

Das Kernsymptom ist eine unangenehme Bewegungsunruhe, wenn Patienten sich nicht bewegen, meist der Beine, seltener auch der Arme und des Rumpfes. Die Missempfindung wird schnell besser, wenn sich die Patienten bewegen. Anfangs treten die Symptome sehr deutlich betont nachts auf und stören den Nachtschlaf, daher wird das RLS oft auch mit Schlaferkrankungen besprochen. Bis zu 20 % der Bevölkerung haben RLS-Beschwerden, behandlungsbedürftig sind immer noch mindestens 2 %. Frauen sind häufiger betroffen.

Diagnosestellung und Befunde: Das Restless-legs-Syndrom wird klinisch diagnostiziert, eine Schlaflaboruntersuchung ist also meist nicht nötig, wenn, dann nur, um andere Schlaferkrankungen auszuschließen. In der Anamnese sollte nach Medikamenten gefragt werden. Einige Medikamente, vor allem Antidepressiva, können ein RLS auslösen. Insbesondere die Trizyklika und Mirtazapin, welche gerne bei Schlafstörungen eingesetzt werden, verschlechtern oft ein RLS. In der klinischen Untersuchung sollten Befunde einer Polyneuropathie gesucht werden, denn diese kann ein RLS auslösen und kann durch eine elektrophysiologische Nervenleitgeschwindigkeitsuntersuchung festgestellt werden. In diesem Fall muss dann weiter nach der Ursache der PNP gesucht werden. In der klinischen Untersuchung sollte auch nach Differenzialdiagnosen des RLS gesucht werden. Eine pAVK kann ebenfalls Beschwerden der Beine verursachen, diese werden bei Bewegung jedoch meist schlechter im Sinne einer Claudicatio intermittens. Eine chronisch-venöse Insuffizienz (CVI) hat einen typischen Untersuchungsbefund mit Veränderung des Hautturgors, -kolorits und Beinumfangs. Beide Erkrankungen (pAVK und CVI) können jedoch ein RLS verschlechtern.

Im Labor sollte nach Ursachen für ein sekundäres RLS gesucht werden. Typische Gründe sind Nierenfunktionsstörungen, Eisenmangel (das Ferritin sollte > 50 µg/l liegen) und Vitaminmangel (B_{12}, B_1, Folsäure).

Therapie: Das Restless-legs-Syndrom kann bei milden Formen ganz und bei schwereren Formen teilweise nichtmedikamentös therapiert werden.

Milder Ausdauersport nicht zu kurz vor dem Zubettgehen und gute Schlafhygiene können die Beschwerden verbessern. Ursachen eines sekundären RLS sollten behandelt werden.

Die typische Therapie des RLS erfolgt mit L-Dopa oder Dopaminagonisten. Ein typisches Problem in der L-Dopa-Therapie ist die Augmentation. Unter Augmentation versteht man die zeitliche Verschiebung der Beschwerden auf den Tag. Neben der dopaminergen Therapien kann Eisen auch bei nicht laborevidentem Eisenmangel eine Verbesserung der Beschwerden bringen. Eine große Säule in der Therapie sind Opioide, z. B. Tillidin und Oxycodon. Die Antiepileptika Pregabalin und Gabapentin verbessern die Beschwerden ebenfalls und sind vor allem bei gleichzeitiger PNP hilfreich.

5.6 Schwindel

Nennen Sie Differenzialdiagnosen für Schwindel. Welche Fragen zur Anamnese würden Sie stellen, um zwischen den jeweiligen Differenzialdiagnosen zu unterscheiden?

Der Begriff Schwindel wird von Patienten und Ärzten vielseitig eingesetzt, daher ist es wichtig, zwischen systematischem Schwindel und Unsicherheit/Benommenheit oder Gangunsicherheit zu unterscheiden. Die wichtigsten Differenzialdiagnosen für systematischen Schwindel sind in ➤ Tab. 5.7 dargestellt.

Tab. 5.7 Schwindel

Differenzialdiagnosen	Anamnese
Benigner paroxysmaler Lagerungsschwindel	• Art: Drehschwindel • Dauer: sehr kurz (wenige Sekunden) • Begleitsymptome: Übelkeit/Erbrechen • Auslöser: Drehbewegung, Lagerung • Vorgeschichte: oft Unfall, Kopfverletzung
Neuropathia vestibularis (Neuritis vestibularis)	• Art: Drehschwindel • Dauer: Dauerschwindel (Stunden bis Tage) • Begleitsymptome: Übelkeit/Erbrechen, Oszilopsien, Fallneigung • Auslöser: keiner • Vorgeschichte: keine
Morbus Menière	• Art: Drehschwindel (auch Schwankschwindel möglich) • Dauer: Minuten bis Stunden • Begleitsymptome: Übelkeit/Erbrechen, einseitige Hörminderung und Tinnitus • Auslöser: keiner • Vorgeschichte: oft Gefühl des Ohrdrucks vor der Drehschwindelattacke
Vestibularisparoxysmie	• Art: Dreh- oder Schwankschwindel • Dauer: sehr kurz (wenige Sekunden) • Begleitsymptome: Übelkeit/Erbrechen, Gang- und Standunsicherheit • Auslöser: Kopfbewegung, Hyperventilation • Vorgeschichte: keine
Basiläre Migräne	• Art: Dreh- oder Schwankschwindel • Dauer: Minuten bis Stunden • Begleitsymptome: Übelkeit/Erbrechen, Dysarthrie, Sehstörung, Licht- und Lärmempfindlichkeit, Kopfschmerzen, Parästhesien • Auslöser: keine sicheren • Vorgeschichte: Migräne oder Migräne in der Familie
Schlaganfall	Art: Dreh- oder Schwankschwindel Dauer: Minuten bis Stunden Begleitsymptome: Übelkeit/Erbrechen, Dysarthrie, Sehstörung, Doppelbilder, Ataxie, Parästhesien Auslöser: keine Vorgeschichte: kardiovaskuläre Risikofaktoren

Welchen Untersuchungsbefund erwarten Sie bei einer Neuritis vestibularis links?

Bei einer Neuritis vestibularis (Syn.: akute unilaterale periphere Vestibulopathie, AUPVP) kommt es zu einem akuten vollständigen oder partiellen Ausfall des Gleichgewichtsnervs. Beide Gleichgewichtsorgane sind im Normalfall aktiv. Bei Drehung des Kopfes in eine Richtung überwiegen die Signale aus dem Organ dieser Seite. Bei einem Ausfall der einen Seite überwiegt die Funktion der Gegenseite, so bekommt das Gehirn das Gefühl, als würde sich der Kopf in Richtung des funktionierenden Organs drehen. Dementsprechend kommt es zu einem Drehschwindelgefühl mit Übelkeit und Erbrechen. Zudem kommt es zu einer kompensatorischen Bewegung der Augen in Richtung des geschädigten Organs (langsame Bewegung) und einer schnellen Korrekturbewegung in Richtung des gesunden Organs (schnelle Bewegung: **Nystagmus**). Durch Schädigung des Gleichgewichtorgans einer Seite kommt es bei der Prüfung des **Kopf-Impuls-Tests** (Test nach Halmagyi) bei Drehung des Kopfes in Richtung des geschädigten Organs (links in diesem Fall) zu einer Korrekturbewegung (pathologischer Test). Im

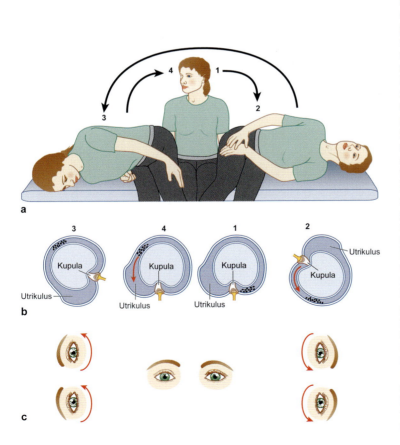

Abb. 5.6 Lagerungsmanöver nach Sémont: Dargestellt sind die **a** Patientenposition, **b** die Lage des Bogengangs und **c** die Schlagrichtung des Nystagmus.
a: 1 Der **Kopf** des Patienten wird um **45° gegen die Lagerungsrichtung** gedreht. Dadurch wird der posteriore Bogengang der Lagerungsrichtung (hier links) exponiert. **2** Dann wird der Patient rasch in einer Bewegung **auf die zu testende Seite gelegt.** Idealerweise hängt der Kopf 10–15° über die 90° Lagerung nach unten. In jeder der Lagerungspositionen wartet man 1–2 Minuten, bis Schwindel und Nystagmus sicher abgeklungen sind, um sicherzustellen, dass das Konglomerat sich fertig bewegt hat (siehe **b**). Bis hier entspricht das Lagerungsmanöver auch der diagnostischen Lagerung. **3** Jetzt wird der Patient in einem raschen Schwung um **180° auf die Gegenseite** gelegt. **4** Im letzten Schritt wird der Patient **wieder aufgerichtet,** dann fällt das Konglomerat über den Utrikulus aus dem Bogengang. **b** Bewegung des Konglomerats im Bogengang. Dieses Schema erklärt auch die **falsche Lagerung:** Wenn der Patient aus Position 2 sich wieder in Position 4 aufrichtet, ohne die 180°-Lagerung, kann das Konglomerat nicht aus dem Bogengang befreit werden. **c** Der Nystagmus tritt so wie dargestellt bei Blick geradeaus auf. [L126]

Romberg-Versuch kommt es zu einer Fallneigung in Richtung des geschädigten Organs (in diesem Fall links). Im **Unterberger Tretversuch** kommt es zu einer 90°-Drehung in Richtung des geschädigten Organs. Schließlich kommt es zu einer Abweichung der **subjektiven visuellen Vertikale.**

MERKE
Durch Bestimmung der subjektiven visuellen Vertikale kann nicht zwischen einem peripheren und zentralen Schaden unterschieden werden. Zudem normalisiert sich die Wahrnehmung nach wenigen Monaten.

Wie behandeln Sie einen Patienten mit einem benignen paroxysmalen Lagerungsschwindel (BPPV) des linken posterioren Bogengangs?

Die Behandlung des BPPV basiert auf der Befreiung des betroffenen Bogengangs von dem Otolithen-Konglomerat. Dies passiert rein mechanisch durch Positionierung des betroffenen posterioren Bogengangs in der Koronarachse durch Drehung des Kopfes um 45° in Gegenrichtung der betroffenen Seite und Durchführung einer 180°-Bewegung in dieser Achse, sodass das Konglomerat herausfallen kann (➤ Abb. 5.6).

Was wissen Sie über die Pathophysiologie des Morbus Menière?

Die Symptomatik der Erkrankung (Drehschwindel mit Übelkeit und Erbrechen, Tinnitus und Hörminderung) entsteht durch einen Endolymphhydrops. Durch einen Riss der **Reissner-Membran,** die Endolymphe von Perilymphe trennt, kommt es zu einer Vermischung der beiden Flüssigkeiten. Damit kommt es zu einer Elektrolytverschiebung (insbesondere des Kaliums, das sich in sehr niedriger Konzentration in der Perilymphe und in hoher Konzentration in der Endolymphe befindet). Dadurch werden Aktionspotenziale ausgelöst und eine Dauerdrehbewegung wird simuliert. Als Ursache des Risses kommen Entzündungen, Traumata oder spontane Rupturen infrage.

5.7 Infektionskrankheiten

Ein 28-jähriger Patient wird in der Nothilfe, somnolent, mit Fieber 39,3 °C und Meningismus vorgestellt. Eine Liquoruntersuchung erbrachte 1.200 Zellen/µl, 430 mg/dl Eiweiß und < 5 mg/dl Glukose. Mikroskopisch können im Liquor gramnegative Diplokokken nachgewiesen werden. Um welchen Erreger handelt es sich?

Es handelt sich hier um eine **Meningokokken-Meningitis.** Durch den direkten Nachweis der Bakterien im Liquor ist die Diagnose gesichert.

An was müssen Sie bei dem Erreger, neben der medizinischen Versorgung des Patienten, denken?

Neben der medizinischen Versorgung des Patienten (symptomatische Therapie, Antibiotikatherapie, Überwachung) muss bei Meningokokken an die Ansteckungsgefahr gedacht werden. Zum einen ist die Erkrankung **meldepflichtig,** zum anderen sollte die Ansteckungsgefahr durch **Isolationsmaßnahmen** reduziert werden, zum Dritten müssten Kontaktpersonen prophylaktisch behandelt werden.

Die Erkrankung muss ans Gesundheitsamt innerhalb von 24 h gemeldet werden. Eine Isolation ist für die ersten 24 h nach Gabe einer wirksamen Antibiotika-Therapie erforderlich. Alle Kontaktpersonen müssten durch das Gesundheitsamt ausfindig gemacht werden. Eine **Chemoprophylaxe** wird empfohlen. Dafür stehen Rifampicin, Ciprofloxacin oder Ceftriaxon zur Verfügung. Erwachsene sollten entweder 600 mg Rifampicin p. o. alle 12 h für 48 h, 500 mg Ciprofloxacin p. o. als Einzeldosis oder 250 mg Ceftriaxon i. m. als Einzeldosis erhalten. Wegen seltener, aber sehr schwerer Nebenwirkungen sollte Ciprofloxacin nur noch als Reservemedikament verwendet werden.

Welchen Stellenwert hat die Liquoruntersuchung bei V. a. Hirnabszess? Welche sonstigen diagnostischen Tests würden Sie empfehlen?

Ein Abszess stellt eine abgekapselte Infektion dar. Dementsprechend spielt die Liquoruntersuchung eine untergeordnete Rolle. Zwar kann oft eine leichte lymphozytäre Pleozytose und eine Eiweißerhöhung nachgewiesen werden, allerdings ist dieser Befund wenig spezifisch. Ein Keimnachweis durch den Liquor gelingt sehr selten. Laborchemisch kommt es fast immer zu einem CRP-Anstieg. Ein Abszess kann durch eine zerebrale Bildgebung mit Kontrastmittel nachgewiesen werden. Im **cCT** zeigte sich der Abszess an sich hypodens. Nach Gabe von Kontrastmittel nimmt dieser randständig KM auf. **Kernspintomografisch** zeigt sich ebenso in der T1-Sequenz mit KM eine randständige KM-Aufnahme. In der FLAIR erscheint die Läsion flächig hyperintens und in der Diffusion kommt es zu einer flächigen Diffusionsstörung. Zur Einleitung einer spezifischen Therapie ist eine **Keimgewinnung** essenziell. Dies kann durch eine stereotaktische Punktion erfolgen. Das gewonnene Material soll sowohl mikroskopisch als auch mittels Kultur und PCR untersucht werden.

Wie wird eine Borreliose übertragen? Worin besteht der Unterschied in der Übertragung im Vergleich zu FSME?

Sowohl Borrelia burgdorferi als auch FSME-Viren werden über Zecken (v. a. **Ixodes ricinus**) übertragen. Der wesentliche Unterschied besteht in der Lokalisation der Erreger in der Zecke und somit in der benötigten **Dauer der Übertragung.** Während Borrelien sich im Magen und Darm der Zecke befinden, nisten sich FSME-Viren in den Speicheldrüsen der Zecke ein. Viren können somit direkt beim Stich übertragen werden. Für die Übertragung von Borrelien sind bis zu 16 h notwendig, da erst Blut abgesaugt werden muss, welches im Verlauf wieder injiziert wird. Eine Zecke kann theoretisch auch mit beiden Erregern besiedelt sein.

Durch welche diagnostischen Verfahren kann eine Lues-Infektion nachgewiesen werden?

Wie bei jeder neuroinfektiologischen Krankheit muss eine Liquordiagnostik durchgeführt werden. Bei Neurolues findet sich dabei eine lymphozytäre Pleozytose mit leichter Eiweißerhöhung ohne Glukoseverbrauch. Aus einem Serum- und Liquor-Paar werden zudem Antikörper gegen Treponema pallidum bestimmt. Ein Antikörperindex zwischen Serum und Liquor erlaubt eine Aussage über eine intrathekale Synthese. Bei V. a. auf Lues wird zuerst der **TPHA-Test** (Treponema-pallidum-Haemagglutinationstest) eingesetzt. Dieser wird als Suchtest bezeichnet und weist Antikörper gegen Treponema pallidum im Serum nach. Falls der Test positiv ausfällt, wird der **FTA-Test** (Fluorescent Treponemal Antibody Absorption Test) als Bestätigungstest durchgeführt. Beide Tests können schlecht zwischen akuten oder durchgemachten Infektionen unterscheiden. Eine aktive Infektion kann mittels des **VDRL-Tests** (Veneral Disease Research Laboratory Test) diagnostiziert werden (Aktivitätstest).

Beschreiben Sie das klinische Erscheinungsbild einer HSV-Enzephalitis. Welche Befunde erwarten Sie in der apparativen Diagnostik (Bildgebung, Liquor, Labor)?

Patienten mit HSV-Enzephalitis stellen sich mit Fieber, Bewusstseinsstörung, fokalen epileptischen Anfällen, Kopfschmerzen, Wesensveränderung vor. Diagnostisch zeigen sich evtl. leicht erhöhte Entzündungswerte im Labor. Im Liquor ist eine lymphomonozytäre Pleozytose (10–500 Zellen/μl) mit Eiweißerhöhung ohne Glukoseverbrauch zu sehen. **Cave:** In 5 % der Fälle kann bei einer frühen Punktion die Zellzahl noch normal sein. Computertomografisch können temporal Hypodensitäten oder hämorrhagische Läsionen zu sehen sein. Mittels einer Polymerasen-Kettenreaktion (PCR) aus dem Liquor kann die Diagnose gesichert werden. In den ersten fünf Tagen ist die Kopienzahl am höchsten, sodass ein Nachweis einfacher gelingen kann. Zudem kann eine Antikörperuntersuchung im Serum und Liquor durchgeführt werden um eine intrathekale Synthese nachzuweisen.

Was wissen Sie zur Therapie von FSME?

Eine spezifische Therapie existiert nicht. Somit wird nur symptomatisch therapiert. Umso wichtiger ist die Prävention mittels Impfung.

Welche Erkrankung wird durch das JC-Virus verursacht?

Dabei handelt es sich um die **progrediente multifokale Leukenzephalopathie (PML).** Eine asymptomatische Durchseuchung mit dem JC-Virus liegt häufig vor. Zu einem Ausbruch der Erkrankung kommt es im Rahmen einer Immunsuppression (HIV oder medikamentös). Da es sich um eine virale Infektion handelt, kommt es zu einem Ausbruch bei fehlender Funktion der T-Zellen. Diese Erkrankung stellt zunehmend ein Problem bei Immuntherapien im Rahmen von MS dar (z. B. bei Natalizumab). Eine spezifische Therapie gibt es nicht.

5.8 Neuroimmunologie und demyelinisierende Erkrankungen

Ab wann spricht man von einer multiplen Sklerose? Wie ist ein MS-Schub definiert?

Wichtig ist der Nachweis einer zeitlichen und örtlichen Dissemination. Zur Sicherung der Diagnose einer multiplen Sklerose werden anamnestische und klinische Daten sowie die Ergebnisse von Untersuchungen (MRT, evozierte Potenziale) genutzt. Durch die Anamnese können Hinweise sowohl für eine örtliche als auch zeitliche Dissemination identifiziert werden. Mittels der klinischen Untersuchung können Defizite, die auf eine zentrale Genese deuten, festgestellt und somit Beschwerden objektiviert werden. Nach den aktuellen Kriterien kann nach dem ersten Schub die Diagnose gestellt werden, wenn die örtliche und zeitliche Dissemination nachgewiesen werden. Diese Nachweise können klinisch oder mit bildgebender Unterstützung erfolgen.

Die **örtliche Dissemination** wird durch zwei Lokalisationen der neurologischen Ausfälle nachgewiesen oder wenn sich mindestens klinisch-neurologisch (oder durch VEPs) Ausfälle in einem Funktionsbereich zeigen und gleichzeitig im cMRT mindestens zwei Läsionen in zwei der vier charakteristischen Lokalisationen identifiziert werden (juxtakortikal, periventrikulär, infratentoriell oder Rückenmark). Die **zeitliche Dissemination** wird durch zwei Schübe oder bildgebend nachgewiesen. Bildgebend erfolgt der Nachweis durch Darstellung einer KM-aufnehmenden Läsion ohne klinisches Korrelat in der Erstuntersuchung oder durch Nachweis einer neuen Läsion (T2 oder KM-aufnehmend in der T1) in einer weiteren MRT-Untersuchung im Vergleich zur Erstuntersuchung. Nach den neuesten McDonald-Kriterien kann die zeitliche Dissemination auch durch den Nachweis liquorspezifischer OKB in Verbindung mit einem MRT mit multiplen typischen Läsionen nachgewiesen werden.

Als **Schub** wird das Auftreten neuer Symptome (oder eine klinische Verschlechterung vorbestehender Symptome) bezeichnet. Voraussetzung ist, dass die Symptome länger als 24 h andauern, dass mindestens 30 Tage vom letzten Schub vergangen sind und dass keine erhöhte Temperatur (**Uhthoff-Phänomen**) oder ein Infekt die Symptomatik erklären können.

Beschreiben Sie das klinische Erscheinungsbild einer Neuritis nervi optici (NNO). Welche diagnostischen Maßnahmen sind sinnvoll?

In den meisten Fällen kommt es zu **Bulbusbewegungsschmerzen** und einer **Sehstörung** im zentralen Gesichtsfeld. Die Patienten beschreiben eine Trübung (wie durch Milchglas sehen). Typischerweise ist die augenärztliche Untersuchung, bis auf einen beeinträchtigten Visus, unauffällig. Klinisch-neurologisch kann durch den **Swinging-Flashlight-Test** eine Pupillendifferenz gesehen werden (die betroffene Seite zeigt sich größer). In den VEPs (visuelle evozierte Potenziale) zeigt sich eine Latenzverzögerung. Die sonstige Diagnostik (cMRT, Liquor) dienst der Ursachensuche (z. B. bei MS oder Neuromyelitis optica).

Nennen Sie Differenzialdiagnosen für eine Neuritis nervi optici!

- Entzündliche ZNS-Erkrankungen (z. B. Arteriitis temporalis, systemischer Lupus erythematodes, Sjögren-Syndrom, Antiphospholipidsyndrom, Wegener-Granulomatose, Morbus Behçet, Sarkoidose, paraneoplastisch)
- Ischämische Erkrankungen (anteriore ischämische Optikusneuropathie, Arteriitis temporalis)
- Toxisch (Tabak-Alkohol-Amblyopie, Methanol, medikamentös, z. B. Ethambutol)
- Hypovitaminosen (Vit. B_1, Vit. B_{12})
- Metabolisch (Diabetes, Urämie)
- Infektiös (Borrelien, Lues, Tbc)
- Hereditär (lebersche hereditäre Optikusatrophie, LHON)
- Raumforderung mit Druck auf N. opticus (primäre Tumoren, Metastasen, Aneurysmen)
- Tolosa-Hunt Syndrom
- Pseudotumor cerebri
- Okuläre Ursachen (Makulopathien, Retinopathien).

Nennen Sie einen pathophysiologischen Unterschied zwischen einer MS und einer Neuromyelitis optica. Wie kann eine Neuromyelitis optica diagnostiziert werden?

Bei der MS spielen das zelluläre Immunsystem und insbesondere die T-Zellen die entscheidende Rolle. An der Entstehung von **Neuromyelitis optica (NMO)** ist nach aktuellem Kenntnisstand auch wesentlich das humorale Immunsystem beteiligt (Nachweis von Aquaporin-4-AK).

Bei der Neuromyelitis optica (auch: Devic-Syndrom) stehen die Neuritis n. optici und die Myelitis im Vordergrund. Zur Diagnose ist der Nachweis einer Neuritis und einer Myelitis notwendig. Im spinalen MRT sind langstreckige (> 3 Segmente) Myelonläsionen gefordert, und im zerebralen MRT sollen die MS-Kriterien nicht erfüllt und/oder im Serum Aquaporin-4-IgG-AK nachweisbar sein. Neben der NMO gibt es eine Reihe von ähnlichen Erkrankungen, welche die diagnostischen Kriterien für eine NMO nicht erfüllen und aktuell unter dem Begriff **NMO-Spektrum-Erkrankungen** zusammengefasst werden. Der Ausschluss sonstiger Differenzialdiagnosen ist bei der NMO genauso wie bei der MS essenziell.

Tab. 5.8 Einteilung nach WHO-Grad

WHO-Grad	
I	• Benigne • Hohe Differenzierung • Wenig Proliferation/geringe Zelldichte • **In der Regel kurativ behandelbar** • Z. B. pilozytisches Astrozytom
II	• „Benigne" • Hohe Differenzierung • Mäßige Proliferation/Zelldichte • Diffuse Infiltration • **Rezidive mit Malignisierung im Verlauf** • In der Regel nicht kurativ behandelbar • Z. B. diffuses Astrozytom
III	• Maligne • Nedrige Differenzierung • Hohe Proliferation/Zelldichte • Kernpolymorphien, Mitosen • In der Regel nicht kurativ behandelbar • Z. B. anaplastisches Astrozytom
IV	• Maligne • Sehr niedrige Differenzierung • Ausgeprägte Proliferation/sehr hohe Zelldichte • Viele Kernpolymorphien und Mitosen • Gefäßproliferate und Nekrosen • In der Regel nicht kurativ behandelbar • Z. B. Glioblastom

5.9 Neuroonkologie

Wie kann man Hirntumoren einteilen?

Hirntumoren lassen sich nach ihrem Malignitätsgrad und nach einem komplexen Bewertungsschema aus Ursprungsgewebe, Wachstumsart und Malignität einteilen. Der Malignitätsgrad wird nach dem WHO-Schema von I–IV eingeteilt, wobei die Prognose umso schlechter ist, je höher der Grad des Tumors ist (➤ Tab. 5.8).

In der WHO-Klassifikation werden die verschiedenen Gewebe und Strukturen als Leitpunkte verwendet. Es werden derzeit 17 Hauptgruppen unterschieden (➤ Tab. 5.9). Zwischenzeitlich gehen in die Klassifikation mehrere Faktoren ein. Neben Lage und Gewebetyp gehen mittlerweile auch histologische und molekularbiologische Eigenschaften in die Einteilung ein. Dies bedeutet, dass die Einteilung in Bewegung ist und sich weiter ändern wird, wenn neue Erkenntnisse, z. B. in der Tumorbiologie, hinzukommen. Vor wenigen Jahren gab es zum Beispiel nur 7 Hauptgruppen. Die genaue Kenntnis aller Gruppen ist in den Augen der Autoren nicht von Studierenden zu erwarten, aber das Konzept der Einteilung mit Gewebe, Lage und Molekularbiologie sollte dargestellt sowie einige Beispiele genannt werden können.

Was sind typische Symptome von Hirntumoren?

Hirntumoren machen durch zwei Prozesse Beschwerden: Durch Störung der Neurone durch lokales Wachstum sind fokal-neurologische Defizite (z. B. Parese bei zentralem Gliom), epileptische Anfälle (z. B. beim temporalen), Wesensveränderungen (frontales Astrozytom), also Ausfalls- oder Übererregungssymptome der jeweiligen Lokalisation, möglich. Daneben treten Symptome durch die Raumforderung im geschlossenen System des Schädels auf. Dies sind Hirndruckfolgen wie z. B. Kopfschmerzen und Vigilanzstörungen.

5.9 Neuroonkologie

Tab. 5.9 Hauptgruppen nach WHO

Gruppe	Beispiel
Diffuse astrozytäre und oligodendrogliale Tumoren	Astrozytom, Glioblastom
Andere astrozytäre Tumoren	Pilozytisches Astrozytom
Ependymale Tumoren	Ependymom
Andere Gliome	Astroblastom
Chorois-Plexus-Tumoren	Plexuspapillom
Neuronale und neuronal-glial gemischte Tumoren	Gangliogliom
Tumoren der Pinealisregion	Pineoblastom
Embryonale Tumoren	Medulloblastom
Tumoren der kranialen und paraspinalen Nerven	Schwannom
Meningeome	Meningeom
Mesenchymale, nicht meningeotheliale Tumoren	Hämangioblastom
Melanozytische Tumoren	Meningeales Melanom
Lymphome	Diffus großzelliges B-Zell-Lymphom des ZNS
Histiozytische Tumoren	Langerhans-Zell-Histiozytose
Keimzelltumoren	Germinom
Tumoren der Sellaregion	Kraniopharyngeom
Metastasen	Solide Metastasen und Meningeosis

Die häufigsten Symptome sind Kopfschmerz, fokal-neurologische Defizite, epileptische Anfälle, Wesensänderungen sowie Übelkeit und Erbrechen.

5.9.1 ZNS-Lymphom

Definieren Sie ein ZNS-Lymphom!

ZNS-Lymphome, oder auch primäre ZNS-Lymphome, sind Neoplasien des lymphatischen Systems, die sich nur im ZNS manifestieren. Das ZNS ist ein immunologischer Rückzugsort, an dem die Erkennung entarteter Zellen durch das Immunsystem weniger gut funktioniert. Daher können diese Lymphome dort auftreten. Sie sind zu unterscheiden von systemischen Lymphomen mit ZNS-Mitbeteiligung, denn die Therapie unterscheidet sich wegen der Blut-Hirn-Schranke. Neben Gehirn, Rückenmark und Meningen können auch die Augen betroffen sein. Die meisten ZNS-Lymphome sind Non-Hodgkin-Lymphome der B-Zell-Reihe.

Wird zum Beispiel nach einem fokal-neurologischen Defizit ein ZNS-Lymphom entdeckt, sollte unbedingt auch die systemische Diagnostik mit der Frage nach einem systemischen Lymphom erfolgen.

Welche Faktoren prädisponieren für ein ZNS-Lymphom?

Der größere Teil der Patienten mit ZNS-Lymphom ist immunkompetent. Bei nicht immunkompetenten Patienten tritt das ZNS-Lymphom jedoch relativ häufiger auf. Daher sollte in der Initialdiagnostik nach Faktoren für eine Immunkompromittierung gesucht werden, z. B. nach einer HIV-Infektion.

Welche Therapieprinzipien sind entscheidend beim ZNS-Lymphom?

Das ZNS-Lymphom wird mit Chemotherapie behandelt. Entscheidend ist die ZNS-Gängigkeit der Chemotherapien. Grundlage sind mittlerweile Methotrexat und meist Rituximab als sehr wirksame CD20-Anti-B-Zell-Therapie. In den seltenen Fällen eines T-Zell-Lymphoms wird die Therapie angepasst.

5.9.2 Gliome

Warum ist auch bei klaren Befunden in der Bildgebung eine Biopsie von Gliomen sinnvoll?

Mit den Fortschritten der Tumorbiologie werden im Biopsiegewebe nicht nur die histologische Diagnose gesichert, sondern auch molekularbiologische Marker bestimmt, die mitentscheiden, wie die Prognose ausfällt und welche Therapie sinnvoll ist. So bringt z. B. ein kombinierter 1p/19q-Verlust (LOH-Translokation) oder eine Punktmutation im IDH1- oder IDH2-Gen eine bessere Prognose mit sich, und ohne MGMT-Methylierung ist die sonst wirksame Therapie mit Temozolomid nicht sinnvoll.

5.9.3 Meningeom

Wo treten Meningeome typischerweise auf?

Meningeome sind meist langsam wachsende Tumoren der Meningen. Typische Lokalisationen sind

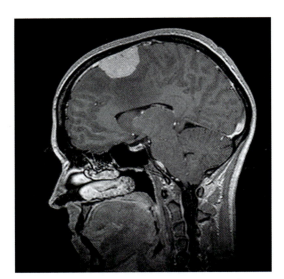

Abb. 5.7 Meningeom der Konvexität, MRT, T1-Gewichtung mit Kontrastmittel. [M457/T420]

die Konvexität, der Keilbeinflügel und die Falx. Im MRT nehmen sie oft Kontrastmittel auf, und man erkennt das Umgebungsödem (> Abb. 5.7). Im cCT sind die zelldichten Meningeome oft hyperdens.

Wie ist die Malignität von Meningeomem einzuschätzen?

Meningeome sind hinsichtlich ihres Wachstumsverhaltens meist gutartig (um 85 %), seltener treten invasive oder anaplastische Menigeome auf. Durch ihr Wachstum können sie jedoch viele Beschwerden verursachen.

Welche Symptome treten bei Meningeomen typischerweise auf?

Meningeome sind oft asymptomatisch und werden als Zufallsbefund entdeckt. Je nach Lokalisation können sie fokal-neurologische Defizite verursachen. Epileptische Anfälle sind nicht selten und bleiben oft auch nach OP bestehen, wenn keine Antiepileptika genommen werden.

MERKE
Meningeome der Falx in der Zentralregion können ein Mantelkantensyndrom verursachen. Dabei kann der Druck auf beide motorische Beinareale an der Mantelkante eine symmetrische Parese der Beine verursachen. Die typische Halbseitensymptomatik eines zentralen Prozesses liegt dann nicht vor.

Welche Behandlung ist bei Meningeomen sinnvoll?

Asymptomatische Meningeome werden oft nur beobachtet. Bei fokal-neurologischen Defiziten, epileptischen Anfällen oder Entartung ist eine OP sinnvoll. Eine adjuvante oder auch primäre Bestrahlung kann je nach Lage nötig sein, so sind z. B. Keilbeinflügelmeningeome wegen ihrer Lage nahe an kritischen Strukturen, z. B. den Gefäßen, oft nicht in toto zu entfernen. Symptomatisch kann eine antiödematöse Therapie oder eine antiepileptische Therapie sinnvoll sein.

5.9.4 Hirnmetastasen

Welche Primärtumoren verursachen anteilig am häufigsten Hirnmetastasen?

Bei Melanomen (45 % der Patienten haben im Verlauf Hirnmetastasen), kleinzelligen Bronchialkarzinomen (45 %), nichtkleinzelligen Bronchialkarzinomen (30 %), Mammakarzinomen (20 %) und Nierenzellkarzinomen (20 %) treten die meisten Hirnmetastasen auf.

Welche Primärtumoren verursachen absolut am häufigsten Hirnmetastasen?

Die Zahl der absolut häufigsten Metastasen wird durch die Häufigkeit des Primärtumors im Vergleich zur relativen Häufigkeit verändert. Da das Bronchialkarzinom eines der häufigsten Tumoren ist, sind auch seine Metastasen absolut gesehen am häufigsten (40–60 %). Das Mammakarzinom verursacht weniger häufig Hirnmetastasen (20 % der Mammakarzinompatientinnen haben Hirnmetastasen), aber da es eine sehr häufige Neoplasie ist, sind die Metastasen in absoluten Zahlen deutlich häufiger (15–20 % aller Hirnmetastasen) als z. B. bei einem malignen Melanom (10 %), da Letzteres ein relativ seltener Primärtumor ist, jedoch anteilig sehr häufig mit Hirnmetastasen auftritt (45 %).

Wie ist die Therapie und die Prognose von Hirnmetastasen?

Hirnmetastasen können je nach Tumor mit Chemotherapie oder Bestrahlung behandelt werden. Einzelne Metastasen können auch neurochirurgisch entfernt werden. Neben der direkten Tumorbehandlung ist auch eine Behandlung der Folgen sinnvoll, z. B. durch eine antiödematöse Therapie mit Steroiden oder eine antiepileptische Therapie bei epileptischen Anfällen.

Hirnmetastasen zeigen ein fortgeschrittenes Krebsstadium an. Unbehandelt liegt das Überleben selten bei mehr als wenigen Monaten. Mit Behandlung kann die Überlebenszeit deutlich steigen. Die Rezidivneigung ist hoch. Die Prognose ist besser bei fehlender extrakranieller Metastasierung.

5.9.5 Meningeosis

Was versteht man unter einer Meningeosis?

Eine Meningeosis neoplastica ist eine diffuse Metastasierung von Tumorzellen im Bereich der Hirnhäute, typischerweise im Subarachnoidalraum. Sie kommt als **Meningeosis carcinomatosa** von soliden Primärtumoren und als **Meningeosis lymphomatosa** bei Lymphomen vor. Man unterscheidet einen adhärenten Typ mit einer Anhaftung der Tumorzellen an den Meningen und einen nonadhärenten Typ mit freischwimmenden Zellen.

Welche Symptome verursacht eine Meningeosis?

Durch die Verteilung im gesamten Liquorraum verursacht die Meningeosis oft Ausfälle von Hirn- und Spinalnerven. Sie verursacht oft ein meningitisches Bild. Schmerzen sind durch die Reizung der Meningen und durch die Hirndrucksteigerung ein typisches Symptom. Die Hirndrucksteigerung wird zum Teil durch die Verhinderung einer Liquorresorption verursacht und führt zu allgemeinen, nichtradikulären Schmerzen, Übelkeit und Erbrechen.

Wie wird eine Meningeosis diagnostiziert?

Durch die nichtsolide Verteilung ist sie in der Bildgebung nur teilweise durch eine vermehrte Kontrastmittelaufnahme und teilweise durch knötchenartige Verdickungen der Meningen zu entdecken (➤ Abb. 5.8). In der Liquorpunktion können die Zellen grundsätzlich nachgewiesen werden, nicht selten sind jedoch mehrere Punktionen notwendig, um Zellen nachzuweisen. Eine rasche Verarbeitung des Liquormaterials ist notwendig, um der Autolyse der Zellen zuvorzukommen. Die Meningeosiszellen haben oft einen deutlichen Glukoseverbrauch, so-

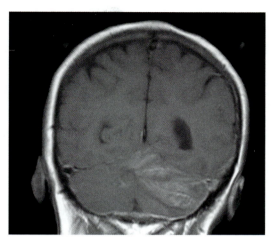

Abb. 5.8 Meningeosis carcinomatosa vom adhärenten Typ mit kontrastmittelaufnehmenden Tumorbelägen auf den Foliae des Zerebellums, MRT, T1-Gewichtung mit Kontrastmittel. [R261]

dass in der LP ein niedriger Blutzuckerwert mit einer gewissen Zellzahlerhöhung eine wichtige (wenn auch nicht häufige) Differenzialdiagnose zu einer Meningitis darstellt. Typischerweise ist die Zellzahl aber nicht übermäßig erhöht (typischerweise < 100/µl). Das Liquoreiweiß ist typischerweise erhöht.

Wie sind Prognose und Therapie der Meningeosis?

Eine Meningeosis zeigt wie eine solide Hirnmetastasierung ein fortgeschrittenes Tumorstadium an. Ohne Therapie ist die Prognose sehr schlecht, mit einem mittleren Überleben nur über wenige Wochen.

An Therapien sind eine Bestrahlung und eine intrathekale Chemotherapie möglich. Die Bestrahlung wird eher bei der an den Meningen adhärenten Meningeosis bevorzugt, die intrathekale Chemotherapie bei einer nonadhärenten Meningeosis. Gegebenenfalls werden die Therapien kombiniert. Die intrathekale Chemotherapie erfolgt meist über ein Ommaya- oder Rickham-Reservoir, welche analog zu einem venösen Port die Verbindung von Ventrikelsystem und Injektionskammer unter der Kopfhaut herstellen.

Die Therapien der Meningeosis sind palliativ und verbessern oft die belastenden Symptome wie z. B. Schmerzen.

5.10 Neurodegenerative Erkrankungen

Was sind atypische Parkinson-Syndrome? Welche kennen Sie?

Die Symptome **Rigor, Tremor und Bradykinese** werden als Parkinson-Syndrome zusammengefasst. Diese werden wiederum in das idiopathische Parkinson-Syndrom (IPS), die familiären, atypischen und sekundären Parkinson-Syndrome untergliedert. Zu den atypischen Parkinson-Syndromen zählen die **Multisystematrophie** (MSA), die **progressive supranukleäre Parese** (PSP), die **Demenz mit Lewy-Körperchen** (DLK), die **kortikobasale Degeneration** (CBD). Die MSA und die DLK gehören wie das IPS zu den **Synukleinopathien**, während die CBD und die PSP zu den **Tauopathien** gehören.

Was unterscheidet klinisch die atypischen Parkinson-Syndrome vom idiopathischen Parkinson?

Folgende Merkmale weisen auf ein atypisches Parkinson-Syndrom hin:
- Fehlende Wirksamkeit von L-Dopa (Mindestens 1.000 mg/d)
- Zusätzliches Vorliegen zerebellärer Symptome
- Supranukleäre vertikale Blickparese
- Autonome Störungen sehr früh im Krankheitsverlauf (fehlendes Schwitzen, Hypotonie, Synkopen, Blasenstörungen)
- Posturale Instabilität früh im Krankheitsverlauf
- Zusätzliches Vorliegen von Apraxie
- Positives Babinski-Zeichen
- Visuelle Halluzinationen früh im Krankheitsverlauf
- Frühes Auftreten einer Demenz
- Symmetrische Verteilung des Parkinson-Syndroms

Nennen Sie typische klinische Merkmale atypischer Parkinson-Syndrome!
➤ Tab. 5.10.

Tab. 5.10 Parkinson-Syndrome bei anderen neurodegenerativen Erkrankungen

Ursache	Merkmale/Diagnostik
Lewy-Körperchen-Demenz (DLK)	• Demenz zu Beginn oder sehr früh im Krankheitsverlauf • Flukt. Symptomatik • Visuelle Halluzinationen • Verschlechterung durch Neuroleptika
Multisystematrophie (MSA)	• Oft vegetative Dysfunktion • Kleinhirnsymptome • Pyramidenbahnzeichen • MRT-Diagnostik!
Progressive supranukleäre Parese (PSP)	• Vertikale Blickparese! • Häufige Stürze
Alzheimer-Demenz (AD)	• Anamnese! • Demenzdiagnostik
Kortikobasale Degeneration (CBD)	• Apraxie • Aphasie • Alien-Limb-Syndrom (Gefühl, dass eine Extremität nicht mehr zu einem gehört) • Oft einseitig betonte Hirnatrophie • Kein Tremor

Welche Unterformen der Multisystematrophie kennen Sie? Nennen Sie für jede ein typisches klinisches Zeichen.

Der Begriff Multisystematrophie umfasst eine Reihe von Erkrankungen, die pathophysiologisch durch eine Anreicherung an Alpha-Synuklein entstehen und klinisch unterschiedliche Ausprägungen folgender Symptome vorweisen: Parkinsonismus, autonome vegetative Dysfunktion, Funktionsstörung des Kleinhirns, Pyramidenbahnzeichen. Klinisch werden grundsätzlich **zwei Typen** unterschieden (manche Autoren sehen das Shy-Drager-Syndrom als eigenständige Unterentität und unterscheiden somit drei Typen): **MSA-P:** MSA mit Dominieren des Parkinson-Syndroms und **MSA-C** mit Dominieren des zerebellären Syndroms. Mit **Shy-Drager-Syndrom** ist ein Dominieren der autonomen Störungen (orthostatische Hypotension, erektile Dysfunktion, Blasenfunktionsstörung) gemeint.

Kennen Sie charakteristische MRT-Zeichen, die zur differenzialdiagnostischen Abgrenzung atypischer Parkinson-Syndrome von anderen Parkinson-Syndromen verhelfen können?
➤ Tab. 5.11.

Wie wird Chorea Huntington vererbt?

Die Huntington-Erkrankung gehört in die Gruppe der **Trinukleotid-Repeat-Erkrankungen** und folgt

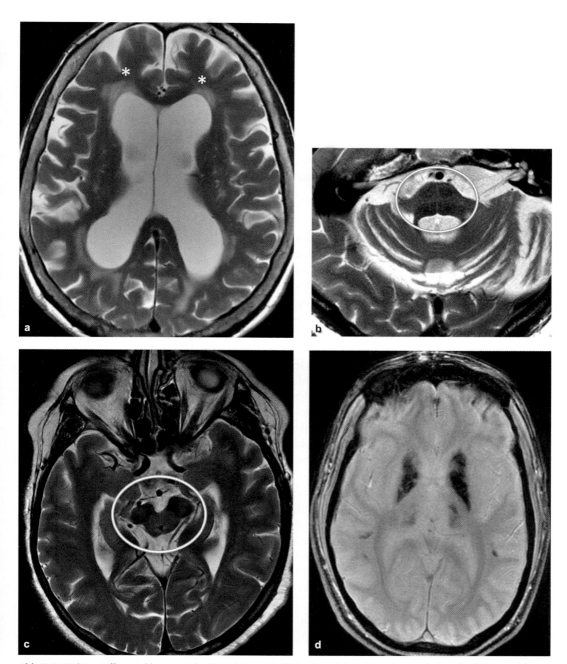

Abb. 5.9 Wichtige Differenzialdiagnosen des IPS. Erklärung der Befunde ➤ Tab. 5.11. **a** Hydrozephalus mit „Polkappen" (Sterne) als Ausdruck des Liquorabpressens von den Ventrikeln in das Marklager, **b** MSA mit Hot-Cross-Bun-Zeichen (Kreis), **c** progressive supranukleäre Blickparese (PSP) mit Mickey-Mouse-Zeichen, **d** Morbus Fahr mit Kalkablagerungen in den Basalganglien (hypointens). **Cave:** Die hypointensen Läsionen sind nicht die Seitenventrikel. **a–c** = axiale T2w-MRT, **d** = axiale Gradientenecho-Sequenz. [M457/T420]

Tab. 5.11 Wichtige Bildgebungsbefunde bei den Differenzialdiagnosen des Morbus Parkinson

Diagnose	Typisches bildmorphologisches Merkmal	Abbildung
Normaldruckhydrozephalus (NPH)	Typische Erweiterung der inneren Liquorräume (Ventrikel) im Vergleich zu den äußeren Liquorräumen (um den Kortex herum)	➤ Abb. 5.9a
Multisystematrophie (MSA)	• „Hot-Cross-Bun"-Zeichen bzw. **Semmel-Zeichen** im Pons (T2w) • Hyperintenses Band zwischen Putamen und Capsula externa (T2w)	➤ Abb. 5.9b
Progressive supranukleäre Blickparese (PSP)	• Atrophie der Mittelhirnschenkel (**Micky-Mouse-Zeichen**; T1w/T2w axial) • Atrophie des rostralen Mittelhirns (**Kolibri-Zeichen**; T1w/T2w sagittal) • Frontalhirnatrophie	➤ Abb. 5.9c
Morbus Fahr	Verkalkung der Basalganglien beidseits	➤ Abb. 5.9d

einem autosomal-dominanten Vererbungsmodus (50 % Erkrankungsrisiko eines Kindes). Wenn das Trinukleotid CAG im HTT-Gen (Chromosom 4) auf mehr als 38 Kopien vermehrt ist (normal: 15–32 Kopien), kommt es unweigerlich zum klinischen Ausbruch der Krankheitssymptome. Diese Unvermeidbarkeit wird in der Genetik auch als **vollständige Penetranz** bezeichnet. Das Erkrankungsalter hängt ganz wesentlich von der Anzahl der Repeats ab: Je mehr Repeats, desto früher tritt die Erkrankung auf.

Ein weiteres genetisches Charakteristikum der Huntington-Erkrankung ist die **Antizipation:** Insbesondere bei Vererbung durch den Vater erkrankt die nachfolgende Generation früher, da die Anzahl der Repeats zunimmt (um ca. 9 pro Generation bei väterlicher Vererbung).

Folge des veränderten Gens ist eine Vermehrung von **Glutamin-Resten** im Genprodukt, dem Protein **Huntingtin.** Dieses mutierte Huntingtin scheint insbesondere für Neurone des Nucleus caudatus und des Putamens (also des Striatums) toxisch zu sein (durch eine sog. Gain-of-Function-Mutation).

Andere CAG-Repeat-Erkrankungen mit vermehrten Glutamin-Resten sind:
- Spinobulbäre Muskelatrophie (Kennedy-Syndrom)
- Dentatorubropallidoluysische Atrophie (DRPLA)
- Einige spinozerebelläre Ataxien (SCA)

Was ist mit Chorea gemeint?

Damit wird eine Bewegungsstörung mit plötzlich einsetzenden, unwillkürlichen, unregelmäßigen Hyperkinesien der Extremitäten oder auch im Gesicht bezeichnet. Differenzialdiagnostisch kommt neben der Chorea Huntington eine Chorea (minor) Sydenham infrage.

5.11 Demenzsyndrome

Wie ist eine Demenz definiert? Können Sie Differenzialdiagnosen nennen? Wie ist die Abgrenzung zur Pseudodemenz?

Unter Demenz versteht man eine länger anhaltende (> 6 Monate nach ICD-10) kognitive Störung (Gedächtnis und einer weiteren geistigen Leistung), die zu einer Beeinträchtigung im Alltag führt. Demenzen werden grundsätzlich hinsichtlich der anatomischen Lokalisation eingeteilt in kortikale, subkortikale und frontale Demenzen. Bei **kortikalen Demenzen** (z. B. Morbus Alzheimer, Lewy-Körperchen-Demenz) stehen Defizite bei Gedächtnis, Sprache, Rechnen und visuell-räumlicher Verarbeitung im Vordergrund. Bei **subkortikalen Demenzen** (z. B. Normaldruckhydrozephalus, subkortikale arteriosklerotische Enzephalopathie [SAE] und sonstige symptomatische Demenzen wie bei MS oder der progressiven supranukleären Parese [PSP]) finden sich Defizite in folgenden Bereichen: Antrieb, Stimmung, zentrale exekutive Leistungen. Bei **frontalen Demenzen** (z. B. frontotemporale Demenz, oder symptomatisch nach Traumata oder Tumoren) sind schließlich folgende Bereiche betroffen: abstraktes Denken, Antrieb, Sprache, Verhalten, Persönlichkeit. Sehr wichtig ist eine Abgrenzung von einer Pseudodemenz im Rahmen einer psychischen Störung, meist einer Depression. Bei der **Pseudodemenz** steht eine depressive Symptomatik über eine längere Zeit vor Auftreten der Demenz im Vordergrund. Die demenzielle Symptomatik kommt oft akut dazu und fluktuiert deutlich. Es kommt eher zu einem Antriebsmangel und weniger Defiziten in hö-

Tab. 5.12 Differenzialdiagnose der häufigen primären Demenz-Erkrankungen (vereinfachte Richtwerte)

	Alzheimer-Demenz	Vaskuläre Demenz	Frontotemporale Demenz	Lewy-Körperchen Demenz
Erkrankungsalter	> 65	> 65	< 60	60–70
Leitsymptome	Gedächtnisstörung; gute Fassade	Verlangsamung; schlechte Fassade	Wesens- und Verhaltensänderung	Optische Halluz.; Parkinson-Syndrom
Charakteristische Liquorbefunde	Tau ↑, Aβ1–42 ↓			
Typischer Bildbefund	MRT: temporale Atrophie PET: Amyloidablagerungen; temporaler Minder-metabolismus	MRT: multiple ischämische Läsionen	MRT: frontale Atrophie PET: frontaler Minder-metabolismus	PET: okzipitaler Minder-metabolismus
Neuropathologie	Amyloid-Plaques und Fibrillen		Pick-ballonierte Neurone; Tau-Ablagerungen	α-Synuklein-pos. Lewy-Körperchen
Verlauf	Chronisch-progredient	Eher schubartig; z. T. stabile Phasen	Chronisch-progredient	Chronisch-progredient
Sonstiges	Häufigste Demenzform	Oft kardiovaskuläres Risikoprofil	Hoher Anteil positiver Familienanamnese	Fluktuierender Verlauf; schlechter durch Neuroleptika

heren kognitiven Leistungen. Die sonstige Diagnostik ist meistens unauffällig. Schließlich bessert sich die Symptomatik deutlich nach antidepressiver Therapie (➤ Tab. 5.12).

Beschreiben Sie die Symptomatik einer Lewy-Körper-Demenz!

Die Lewy-Körper-Demenz wird sowohl den Demenzen als auch den atypischen Parkinson-Syndromen zugerechnet. Abhängig davon, ob erst die Demenz oder die Parkinson-Symptomatik auftritt, wird sie als Lewy-Körper-Demenz oder Parkinson-Demenz diagnostiziert. Benannt ist sie nach den histopathologischen Lewy-Körperchen in der autoptischen Hirnsubstanz. Charakteristische Merkmale der Erkrankung sind ein fluktuierender Verlauf, visuelle Halluzinationen, Parkinson-Syndrom (mit Rigor und Bradykinese) sowie die erhebliche Verschlechterung durch Neuroleptika.

Nennen Sie die diagnostischen Kriterien eines Normaldruckhydrozephalus (NPH)!

Die Diagnosekriterien eines NPH sind:
- Typische Symptome: Demenz, Gangstörung und Urininkontinenz
- Erweiterung der Ventrikel ohne gleichzeitiges Vorliegen einer Hirnvolumenminderung
- Normaler Liquoreröffnungsdruck bei der Liquoruntersuchung (< 24 cm H$_2$O)
- Besserung nach Ablassen von 30–50 ml Liquor

Die Erkrankung entsteht durch eine Liquorresorptionsstörung, sodass sich ein Hydrozephalus bildet. Dabei kommt es auch zu Übertritt von Liquor in das angrenzende Hirnparenchym (Liquordiapedese; im cCT/MRT als Polkappen bezeichnet). Durch die Pathologie im subkortikalen Marklager kommt es zur demenziellen Entwicklung, die dementsprechend eher subkortikal ist. Die Gangstörung ähnelt einem Parkinson-Syndrom (kleinschrittig, verlangsamt und unsicher).

Mit welchen Untersuchungen wird eine Creutzfeldt-Jakob-Erkrankung (CJD) diagnostiziert?

Die Creutzfeldt-Jakob-Erkrankung ist eine Prionenerkrankung. Entscheidend für die Diagnose ist das klinische Syndrom. Meist tritt eine rasch progrediente demenzielle Entwicklung in Kombination mit Myoklonien (als Zeichen der raschen kortikalen Schädigung) auf. Die Diagnose kann nur post mortem durch histopathologische Untersuchungen nachgewiesen werden. Eine Kernspintomografie kann Hinweise liefern. Charakteristischerweise finden sich in der Diffusions- oder FLAIR-Gewichtung Hyperintensitäten in den Basalganglien und im kortikalen Band. Im EEG finden sich oft triphasische Wellen (können auch bei anderen Erkrankungen auftreten). Die Liquoruntersuchung zeigt sich für Zellzahl, Glukose und Eiweiß oft normal. Die Neurodegenerationsmarker Phospho-TAU und Protein 14-3-3 zeigen sich positiv.

CAVE
Bei der Liquoruntersuchung muss an die Ansteckungsgefahr gedacht werden!

5.12 Bewegungsstörungen

Wie teilt man die Bewegungsstörungen ein?

Der Überbegriff für Bewegungsstörungen sind die Dyskinesien. Diese werden wiederum in Hyperkinesien, also Bewegungsstörungen mit zu viel Bewegung, und Hypokinesien, also Bewegungsstörungen mit zu wenig Bewegung eingeteilt (> Abb. 5.10).

Wie ist eine Dystonie definiert?

Eine Dystonie ist eine krankhafte Anspannung von Muskelgruppen, die zu verlangsamten Bewegungen oder Fehlhaltungen führt. Ein typische Beispiel ist der Torticollis mit einer verdrehten Fehlhaltung des Kopfes oder der Schreibkrampf als dystone Handhaltung. Eine dystone Fehlhaltung kann auch Teil epileptischer Anfälle sein.

Wie kann man Dystonien einteilen?

Die Dystonien kann man nach dem Alter (früh bei Alter < 26 Jahre; spät bei Alter > 26 Jahre), nach der Ätiologie (idiopathisch, symptomatisch, „Dystonie plus", wenn weitere neurologische Symptome bestehen, und als reines Symptom anderer Erkran-

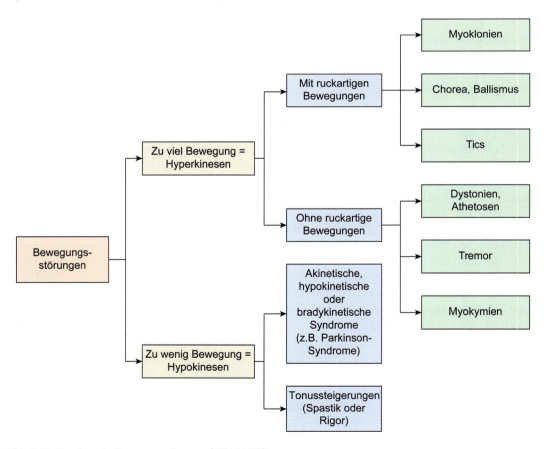

Abb. 5.10 Einteilung der Bewegungsstörungen. [L231/M456]

Tab. 5.13 Einteilung der Dystonien nach Lokalisation

Lokalisation	Definition
Fokal	Auf eine Körperregion begrenzt (z. B. Blepharospasmus)
Segmental	Auf 2 benachbarte Regionen begrenzt (Torticollis)
Multifokal	2 nichtbenachbarte Regionen
Generalisiert	> 2 nichtbenachbarte Regionen und mind. 1 Bein
Hemidystonie	Nur eine Körperhälfte betroffen

kungen) oder nach der Lokalisation einteilen (➤ Tab. 5.13).

Welche Therapieoptionen für Dystonien kennen Sie?

Dystonien behandelt man mittlerweile sehr oft mit Botulinumtoxin. Therapieversuche mit L-Dopa und Anticholinergika können versucht werden. Bei schweren Verläufen ohne ausreichendes Ansprechen auf Botulinumtoxin kann die tiefe Hirnstimulation versucht werden.

5.13 Metabolische Erkrankungen

Welche neurologischen und iatrogenen Ursachen einer Hyponatriämie kennen Sie?

Eine Hyponatriämie, sowohl akut als auch chronisch, ist eine häufige Folge einer Subarachnoidalblutung, dann entspricht sie meist einem SIADH. Iatrogen entsteht eine Hyponatriämie meist durch Medikamente, z. B. Diuretika oder SSRI-Antidepressiva und auf neurologischem Gebiet die natriumkanalblockierenden Antikonvulsiva wie z. B. Phenytoin, Carbamazepin und Oxcarbazepin.

Warum muss der Ausgleich einer Hyponatriämie langsam erfolgen?

Natrium macht einen großen Teil der Osmolarität des Serums aus. Bei einer Hyponatriämie gleichen sich intra- und extrazelluäre Osmolarität an. Wird nun die Hyponatriämie zu rasch ausgeglichen, kann die intrazelluläre Osmolarität nicht schnell genug angepasst werden. Dadurch kann ein hoher osmotischer Druck entstehen, der zu Zellschäden im ganzen Körper führen kann. Besonders vulnerabel im Gehirn ist der Pons. Das Krankheitsbild eines pontinen Schadens heißt pontine Myelinolyse und kann in ihrer Maximalform zu einem Locked-in-Syndrom führen, da alle motorischen Bahnen geschädigt werden können. Dann sind nur noch die vertikalen Augenbewegungen durchführbar, da ihre Kerne oberhalb des Pons liegen.

MERKE
Faustregel für den Hyponatriämieausgleich: Anstieg um max. 0,5 mmol/l/h und nicht mehr als 10 % des Ausgangswerts pro 24 h.

5.14 Systemerkrankungen peripherer Nerven

Schildern Sie die typischen klinischen Befunde einer Polyneuropathie!

Eine Polyneuropathie zeichnet sich durch eine distal symmetrische Störung von Sensibilität und Motorik aus. Klinisch ist anfangs meist erst die Sensibilität betroffen. In der Untersuchung ergeben sich Defizite in der Empfindung von Berührung, Kalt-Warm-Empfindung, Spitz-Stumpf-Diskrimination und Vibrationsempfindung. Neben der verminderten Sensibilität können die Patienten auch schmerzhafte Missempfindungen haben. Motorisch sind in der Untersuchung zunächst die Reflexe abgeschwächt oder ausgefallen, typischerweise mit dem Achillessehnenreflex beginnend. Wenn Lähmungen auftreten und keine weiteren konkurrierenden Ätiologien auftreten, sind die Lähmungen schlaff.

Welche technischen Untersuchungen stützen die Diagnose?

Die Neurografie misst die elektrische Leitfähigkeit des Nervs. Sie kann axonale Schäden (hier Verminderung der Amplitude des Signals durch Reduktion der Anzahl der leitenden Nervenfasern) von demyelinisierenden Schäden (hier Verminderung der Leitgeschwindigkeit) unterscheiden. Das EMG kann Aussagen über die Krankheitsaktivität treffen. Eine akute

Denervierung unterscheidet sich von einer chronischen Denervierung durch die Art der Aktivität.

Welche Untersuchungen zur Abklärung der Ursache sind sinnvoll?

Die wichtigsten Untersuchungen sind Laboruntersuchungen. Es sollten die Nieren-, Schilddrüsen- und Leberwerte bestimmt werden; dazu das Blutbild, die Blutsenkungsgeschwindigkeit, die Vitamine B_1 und B_{12}, Folsäure, Nüchternglukose (und dann weiterführend der HbA1c-Wert) und eine Immunelektrophorese. An rheumatologischen Parametern sind der Rheumafaktor, die ANAs, ANCAs, Lupus-Antikoagulans und die Komplementfaktoren sinnvoll.

5.15 Erkrankungen des peripheren Nervensystems

5.15.1 Fazialisparese

Was sind die typischen Symptome einer Fazialisparese?

Der VII. Hirnnerv innerviert motorisch die Gesichtsmuskulatur, motorisch den M. stapedius, vegetativ die Tränendrüse und den Geschmack der vorderen zwei Drittel der Zunge. Daraus ergibt sich die Symptomatik. Führend ist die Lähmung des Gesichts. Der M. stapedius sorgt bei Kontraktion für eine geringere Schallleitung. Dies ist eine Kompensation bei größeren Lautstärken, bei geringer Lautstärke kommt dieser Mechanismus nicht zum Tragen.

Da die Nervenanteile dieser verschiedenen Funktionen an unterschiedlichen Stellen abgehen, kann durch die Mitbeteiligung von M. stapedius und Geschmack eine topische Diagnostik erfolgen. Bei einer Läsion des N. facialis, z. B. im Durchtritt durch die Parotisdrüse, sind M. stapedius und Geschmack nicht beteiligt, bei einer Läsion im Felsenbeinkanal des N. facialis typischerweise schon.

Wie unterscheiden Sie in der Untersuchung eine faziale Parese bei Schlaganfall und eine Fazialisparese?

Beim Schlaganfall in der Zentralregion tritt im Allgemeinen typischerweise eine kontralaterale Parese auf. Beim N. facialis ergibt sich in der Innervation durch den primärmotorischen Kortex eine Besonderheit. Die kortikopontine Bahn zieht bei der Innervation des N. facialis nicht nur nach kontralateral, sondern es geht auch ein Teil der Fasern nach ipsilateral. Diese bds. Innervation betrifft nur die mimische Muskulatur der Stirn. Deshalb innerviert z. B. der rechte N. facialis nicht nur die rechte Stirn, sondern auch (zu geringerem Anteil) die linke Stirn. Daher kann man an der Stirn ablesen, ob eher eine Fazialisparese oder eine faziale Parese bei Schlaganfall vorliegt. Beim Schlaganfall ist das Stirnrunzeln bds. zumindest teilweise noch erhalten, da zwar der kontralaterale motorische Kortex keine Kommandos mehr sendet, die Gegenseite aber schon, die dann beide Fazialiskerne mit Information versorgt. Der N. facialis ist bei einem Schlaganfall intakt, kann also die Information der Gegenseite noch weiterhin übertragen. Bei der Fazialisparese (also der Erkrankung des eigentlichen Nervs) ist die Informationsübertragung des gesamten Nervs gestört. So kann keine Information an die Gesichtsmuskeln geleitet werden, unabhängig davon, woher die Bewegungssignale des motorischen Kortex kommen.

> **MERKE**
> Unterscheiden Sie die Begriffe „faziale Parese" und „Fazialisparese":
> - Eine **„faziale Parese"** ist ein Symptom und beschreibt die Lähmung der Gesichtsmuskeln, die Ursache kann eine zentrale (Schlaganfall) oder eine periphere Schädigung sein.
> - Die **„Fazialisparese"** im engeren Sinn ist die Erkrankung des VII. Hirnnervs.
>
> Manche Prüfer legen Wert auf diese begriffliche Feinheit.

Nennen Sie typische Ursachen einer Fazialisparese!

Die meisten Fazialisparesen bleiben idiopathisch, d. h., es wird keine spezifische Ursache gefunden. Allerdings wird angenommen, dass in diesen Fällen eine überschießende Immunantwort, möglicherweise auf eine alte Virusinfektion, eine Rolle spielt. Diese Hypothese könnte die Wirkung der üblichen Kortisontherapie erklären. Daneben können Infektionen (Neuroborreliose, Otitis media), andere Autoimmunerkrankungen (Miller-Fisher-Syndrom), Traumata (Felsenbeinfraktur), Tumoren (Akustikusneurinom) oder iatrogene Ursachen (Parotis-OPs) bestehen.

Welche Therapien sind bei einer Fazialisparese relevant?

Die typische Therapie ist eine orale Kortisontherapie. Sie moduliert die überschießende Immunantwort und verhindert Sekundärschäden des N. facialis durch entzündungsbedingte Ödeme im nicht flexiblen Felsenbeinkanal. Daneben sollte an den Schutz der Augen gedacht werden, da der Augenschluss nicht komplett ist. Dabei können Schäden der Hornhaut auftreten. Diese werden durch einen Uhrglasverband und künstliche Tränenflüssigkeit verhindert.

5.15.2 N. glossopharyngeus

Zu welcher Seite weicht der Gaumenbogen bei einer N.-IX-Läsion ab?

Fällt die Innervation des Rachens aus, fehlt der Muskelzug der kranken Seite. Dann überwiegt der Zug der gesunden Seite. Der Gaumenbogen mit Uvula wird zur gesunden Seite „gezogen".

5.15.3 N. hypoglossus

Zu welcher Seite weicht die Zunge bei einer N.-XII-Läsion ab?

Die Zungenmuskeln schieben die Muskeln beim „Zungeherausstrecken" nach vorn. Fällt nun die Innervation der Zungenmuskeln aus, fehlt das Schieben der kranken Seite. Dann überwiegt das Schieben der gesunden Seite, die Zunge weicht deshalb zur kranken Seite ab.

> **MERKE**
> Merken Sie sich die Funktionen der Muskeln bei Paresen des N. glossopharyngeus und des N. hypoglossus mit dem **„Ziehen"** und **„Schieben"** der normalen Muskelfunktion. So können Sie sich die Seite des Abweichens gut herleiten.

5.15.4 Ulnarisläsion

Was sind die typischen Symptome einer Ulnarisläsion?

Motorisch innerviert der N. ulnaris die Muskeln der Hohlhand, den M. flexor carpi ulnaris und den M. flexor digitorum profundus für die Dig. IV und V. **Sensibel** sind die ulnaren Finger ab Mitte des Mittelfingers innerviert. Proximal des Handgelenks hat der Ulnaris kein sensibles Versorgungsgebiet. Daraus erklären sich die typischen Ausfälle mit Hypästhesie der ulnaren Hand, Finger und Krallenhand durch Wegfall der Fingerstrecker. Ein typisches Zeichen, welches gerne gefragt wird, ist das Froment-Zeichen: die Unfähigkeit, den Daumen in gestreckter Stellung zu adduzieren. Dies kann bei Halten eines Blattes zwischen Daumen und Zeigefinger demonstriert werden; hier wird bei Parese des M. adductor pollicis brevis das Daumenendglied kompensatorisch gebeugt (macht der N. medianus).

Was sind typische Läsionsorte und Ursachen einer Ulnarisläsion?

Neben Läsionen im Verlauf durch Traumata, sind die beiden Engstellen Sulcus ulnaris und Loge de Guyon die typischen Läsionsorte. Im **Sulcus ulnaris** können Druckläsionen den N. ulnaris beschädigen. Dann sind alle Funktionen des N. ulnaris betroffen, da er proximal von diesem Ort keine Versorgungsgebiete hat. In der Loge de Guyon am Handgelenk (typisches Trauma: langes Radfahren) werden drei Äste abgegeben, die nacheinander abgehen und anhand derer sich die Läsion klinisch einordnen lässt: Der Ramus superficialis versorgt die volare Hand sensibel, der R. hypothenaris die Hypothenarmuskulatur und der R. profundus die Mm. adductor pollicis, flexor pollicis brevis und die Mm. lumbricales. Die Sensibilität am Handrücken erfolgt durch den R. dorsalis, der vor der Loge de Guyon abgeht, daher die Unterscheidungsmöglichkeit zum Sulcus-ulnaris-Syndrom.

Wie diagnostiziert man eine Ulnarisläsion?

Neben dem klinischen Bild ist die elektrophysiologische Untersuchung mittels Neurografie und EMG sinnvoll. An den typischen Läsionsorten kann man einen Amplitudensprung und eine Verlangsamung des Leitimpulses diagnostizieren. Ein typisches Beispiel ist die Prädilektionsstelle einer Ulnarisläsion am Sulcus ulnaris am Ellbogen (➤ Abb. 5.11).

Je nach Schädigungsort ist dann noch eine bildgebende Untersuchung mit der Frage nach makroskopisch sichtbarer Ätiologie sinnvoll (z. B. Einblutung).

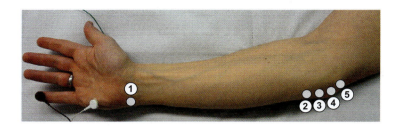

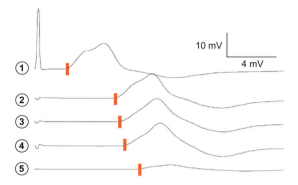

Abb. 5.11 Neurografie des Sulcus-ulnaris-Syndroms. Die Amplitude bei Stimulation an Handgelenk (1) und unterhalb des Sulcus ulnaris (2–4) ist gleich, die Latenzverlängerungen (rote Striche) unterhalb des Sulcus (2–4) sind gleichmäßig. Oberhalb des Sulcus (5) nimmt die Amplitude stark ab (hier ca. 80 %) und die Latenzzunahme (roter Strich) ist deutlich größer. [M459/T420]

Was sind die Differenzialdiagnosen einer Ulnarisläsion?

Die wichtigste Differenzialdiagnose ist ein C8-Syndrom. Beim C8-Syndrom ist ebenfalls die ulnare Sensibilität der Hand betroffen. Der M. triceps bzw. sein Muskeleigenreflex kann abgeschwächt sein, und im EMG kann man nicht nur in den N.-ulnaris-innervierten Muskeln des Segments C8 eine Denervierung nachweisen (z. B. M. abductor pollicis brevis).

5.15.5 Radialisläsion

Was sind die typischen Symptome einer Radialisläsion?

Motorisch innerviert der N. radialis alle Armextensoren, also sowohl den M. triceps als auch die Extensoren am Unterarm. **Sensibel** versorgt er die Rückseite des Oberarms und die radiale Hand-/Finger-Rückseite. Das typische sensible Gebiet ist die Tabatière, also das Hautgebiet über dem Daumengrundgelenk zwischen den Strecksehnen. Die typischen Symptome sind daher eine **Fallhand** und die **Hypästhesie der Tabatière.**

Was sind typische Läsionsorte und Ursachen einer Ulnarisläsion?

Der N. radialis hat einen langen Verlauf entlang von Knochenstrukturen. Es gibt vier typische Läsionsorte: Zum einen in der **Achsel,** wo z. B. Achsel-Gehstützen den N. radialis schädigen können. Im Verlauf um den **Humerusschaft** herum ist er bei einer Humerusfraktur gefährdet. Treten seine distalen motorischen Anteile durch den M. supinator hindurch, dann treten bei einer Läsion nur motorische Ausfälle auf **(Supinatorlogensyndrom).** Letztlich ist der sensible **Ramus superficialis** durch Druck über dem Radius gefährdet.

Wie diagnostiziert man eine Radialisläsion?

Das klassische klinische Bild ist die Fallhand. Die Nervenleitgeschwindigkeitsmessung ist durch eine manchmal schwierige proximale Stimulation erschwert. Das EMG differenziert die radikulären Differenzialdiagnosen.

Was sind die Differenzialdiagnosen einer Radialisläsion?

Die typische Differenzialdiagnose ist das C6-Syndrom. Hier ist der M. biceps hilfreich, da er über C6 vom N. musculocutaneus innerviert wird.

5.15.6 Peronäusläsion

Was sind die typischen Symptome einer Peronäusläsion?

Motorisch innerviert der N. peronaeus die Muskeln der Peronäusloge (Fußheber) und die anderen Fuß- und Zehenheber. Somit können bei einer Peronäusläsion die Fuß- und Zehenhebung betroffen sein. Dann können die Patienten über den eigenen Fuß stolpern und setzen den Fuß „patschend" auf dem Boden auf. Das Fehlen der Fußhebung wird durch ein hohes Anheben des Beins beim Gehen ausgeglichen, was klinisch auch **„Steppergang"** genannt wird.

Sensibel sind die äußere Unterschenkelvorderseite und der Fußrücken versorgt. Die sensible Versorgung erfolgt über den N. peronaeus superficialis und den N. peronaeus profundus. Letzterer versorgt sensibel nur den Zwischenraum von Großzehe und Dig. II. Bei Ausfällen sind diese Gebiete betroffen.

> **MERKE**
> Denken Sie in der Prüfung am Patienten an die Testung der Zehenzwischenräume beim klinischen Bild einer Peronäusläsion, wenn nur der Ramus profundus betroffen ist.

Was sind typische Läsionsorte und Ursachen einer Peronäusläsion?

Der typische Läsionsort ist der Verlauf des N. peronaeus um das Fibulaköpfchen herum. Hier treten durch Druckläsionen (Überkreuzen der Beine, zu hoher Unterschenkelgips, Fibulaköpfchenfrakturen) typische Läsionen auf.

Wie diagnostiziert man eine Peronäusläsion?

Das klinische Bild ist typisch. In der Neurografie kann man durch „Inching" die genaue Läsion, meist am Fibulaköpfchen, bestimmen. Beim Inching schreitet der Untersucher den Nerv in gleichen Schritten ab. Bei Stimulation proximal eines Läsionsorts ergibt sich ein Amplituden- und Latenzsprung (➤ Abb. 5.11).

Was sind die Differenzialdiagnosen einer Peronäusläsion?

Die wichtigste Differenzialdiagnose ist das **L5-Syndrom**. Hier sind ebenfalls der laterale Unterschenkel und der Fußrücken sensibel und die Fuß- und Zehenhebung motorisch betroffen. Unterschied ist die Fußeversion bzw. -inversion. Unter Eversion versteht man das Anheben des lateralen Fußrandes, welcher bei einer Läsion des N. peronaeus betroffen ist. Bei einer L5-Läsion ist die Inversion betroffen. Zudem haben Patienten mit L5-Syndrom radikuläre Schmerzen. In der EMG-Untersuchung ist auch der M. tibialis posterior als typischer L5-Muskel, der jedoch vom N. tibialis innerviert wird, eine gute Unterscheidungshilfe. Proximal bietet sich auch der M. gluteus medius als L5-Kennmuskel für die EMG-Untersuchung an. Dieser wäre bei einer Peronäusläsion nicht betroffen.

5.15.7 Meralgia paraesthetica

Was sind die typischen Symptome einer Meralgia paraesthetica und welcher Nerv ist betroffen?

Der betroffene Nerv ist der N. cutaneus femoris lateralis. Er tritt am Inguinalband durch die Femoralisloge aus und versorgt den lateralen Oberschenkel rein sensibel. An der Durchtrittstelle kann er durch Druckläsionen gereizt werden. Typische Ursachen für solche Läsionen sind Druckschädigungen, die z. B. durch Übergewicht (Druck der „Fettschürze" auf den Nerv), zu enge Kleidung, zu enge Gürtel und iatrogene Läsionen (Anlage von ZVKs in die Femoralisgefäße). Auch medizinische Korsette (z. B. zur Stabilisierung bei Wirbelsäulenfrakturen) können diesen Druck ausüben.

Was sind die Differenzialdiagnosen einer Meralgia paraesthetica?

Die rein sensiblen Defizite können Teil eines **L2/L3/L4-Syndroms** sein. Allerdings sind die Dermatome anders ausgerichtet als die Ausfälle bei der Meralgia. Die radikulären Dermatome ziehen von außen oben nach innen unten. Die Meralgia liegt in einem Gebiet, das den lateralen und nicht den medialen Teil all dieser Dermatome betrifft. Zudem sind bei einem L2/L3/L4-Syndrom typischerweise noch Muskeln betroffen, in diesem Fall der M. iliopsoas (für L2) und der M. quadriceps für L2–L4. Also ist bei passenden Paresen von einem radikulären Syndrom auszugehen.

Welche Therapie ist bei einer Meralgia paraesthetica sinnvoll?

Entscheidend ist die **Druckentlastung des Austritts** am Inguinalband. Eine Kombination aus Diagnostik und Therapie kann durch Infiltration des Austritts mit Lidocain erfolgen. Sind die Beschwerden dann schlagartig verschwunden, ist dies typisch für die Meralgia. Zudem entlastet die Infiltration den Patienten. Die neuralgischen Schmerzen können auch mit Medikamenten behandelt werden. Hat der Patient ausgeprägte Ödeme, sind diese therapeutisch anzugehen. In seltenen Fällen ist eine chirurgische Dekompression nötig.

5.15.8 N. gluteus superior

Welche Strukturen innerviert der N. gluteus superior?
Der N. gluteus superior ist ein rein motorischer Nerv und innerviert die Mm. gluteus medius, gluteus minimus und tensor fasciae latae.

Wodurch entsteht eine typische Läsion des N. gluteus superior?
Die klassische Läsion entsteht durch eine zu weit dorsal angesetzte i. m. Injektion. **Cave:** Je nach Zugangsweg kann bei Hüft-TEPs der M. gluteus medius (teil-)durchtrennt werden. Dann liegt auch ein Abduktionsdefizit vor, aber nicht aufgrund eines Nervenschadens, sondern wegen eines direkten Muskelschadens.

> **MERKE**
> Mit der **Handhaltung nach Hochstetter** (Handballen auf Trochanter, Zeigefinger auf Spina iliaca anterior superior, Injektion zwischen Zeige- und Mittelfinger) wird das Verletzungsrisiko minimiert.

Welche Symptome entstehen durch eine Verletzung des N. gluteus superior?
Durch die Lähmung des M. gluteus medius kann das Becken beim Stand auf der kranken Seite nicht mehr waagrecht zur Schwerkraft gehalten werden. Der M. gluteus medius zieht vom Becken zum Trochanter major und damit entweder das Bein nach lateral oder bei Stand auf dem Boden das Becken nach oben. Das Kippen des Beckens zur gesunden Seite („die kranke Seite wird nicht mehr hochgehalten") nennt man auch **Trendelenburg-Zeichen**.

Sind beide Seiten gelähmt, kommt es zum „Watschelgang" mit Abkippen des Beckens bei jedem Schritt.

5.16 Erkrankungen von Muskeln und Endplatte

Beschreiben Sie typische Symptome und Ursachen von Muskeldystrophien!
Das typische Symptom einer Muskeldystrophie sind symmetrische, langsam fortschreitende Paresen. Die Paresen sind schmerzlos und typischerweise proximal (stammnah) betont. Die Dystrophien sind genetisch bedingt. Mittlerweile sind über 40 Gen-Loci beschrieben und die Dystrophien werden typischerweise nach dem Vererbungsgang eingeteilt. In Prüfungen werden meist nur die beiden häufigsten Dystrophien, die Muskeldystrophie Duchenne und die Muskeldystrophie Typ Becker-Kiener gefragt, beide werden X-chromosomal-rezessiv vererbt. In beiden Fällen ist das Dystrophin-Gen mutiert.

Neben der klinischen Schwäche ist typischerweise die Kreatinkinase im Serum deutlich erhöht. In der Elektromyografie (EMG) sind die Amplituden reduziert. Im weiteren Verlauf ist auch der Herzmuskel betroffen.

Beschreiben Sie typische Symptome und Ursachen von Myotonien!
Als Myotonie beschreibt man eine krankhaft lang anhaltende Kontraktion der Muskeln. Die Muskeln können teilweise nicht willentlich wieder entspannt werden, sondern müssen mit einer Gegenbewegung aktiv wieder gestreckt werden.

Man unterscheidet dystrophe von nichtdystrophen Myotonien. Bei den **dystrophen Myotonien** besteht neben dem myotonischen Syndrom auch eine Störung des Muskelaufbaus mit Kraftverlust (Dystrophie). Die dystrophen Myotonien sind autosomal-dominant vererbte Krankeiten, bei denen es eine distale Form (Morbus Curschmann-Steinert) und eine proximale Form (proximale myotone Myopathie, PROMM) gibt.

Die typischen **nichtdystrophen Myotonien** sind die periodischen Lähmungen (z. B. hypo- oder hyperkaliämische Lähmungen).

> **MERKE**
> Der betroffene Ionenkanal bei den hypo- und hyperkaliämischen Lähmungen ist der Natrium- oder Kalziumkanal, nicht der Kaliumkanal!

5.17 Erkrankungen des Rückenmarks und der Kauda

Wie bezeichnet man die Höhe des Sensibilitätsverlusts beim Querschnitt?

Die Höhe des Sensibilitätsverlusts wird auch als **sensibles Niveau** bezeichnet. Sie gibt das Segment an, ab dem abwärts die Sensibilität reduziert ist (➤ Tab. 5.14).

Was sind typische Symptome einer Spinalkanalstenose?

Das typische Symptom sind Schmerzen, die nicht klar einem Dermatom zugeordnet werden können. Charakteristisch ist die Ausprägung als Claudicatio spinalis (nicht verwechseln mit Claudicatio intermittens der Beine bei der pAVK). Bei der Claudicatio spinalis werden die Schmerzen bei Lordosierung der Wirbelsäule schlimmer (Stehen oder beim Bergabgehen) und bei Ent-Lordosierung besser (z. B. beim Fahrradfahren). Dazu kommt es im Verlauf zu Sensibilitätsstörungen, Muskelschwäche und Gehstörungen.

Man unterscheidet die lumbale und die zervikale Spinalkanalstenose (SKS). Bei der zervikalen SKS kommen neben den obigen Symptomen typischerweise noch eine Reflexsteigerung der unteren Extremität, atrophe Paresen der Arme und eine Störung der Blasen-/Mastdarmfunktion hinzu. Der große Unterschied der Lokalisation ist das Vorhandensein von Rückenmark im zervikalen Bereich und ausschließlich von Nervenfasern im lumbalen Bereich, da das Rückenmark etwa auf Höhe von LWK 1 endet.

Was ist die funikuläre Myelose?

Die funikuläre Myelose ist das Krankheitsbild der Schädigung der Hinterstrang- und Seitenstrangbahnen des Rückenmarks durch Mangel an Vitamin B_{12}. In Deutschland ist der Grund für Vitamin-B_{12}-Mangel entweder alimentär, z. B. bei Alkoholismus oder veganer Ernährung oder durch Magenerkrankungen mit Intrinsic-Faktor-Mangel. Die Leber hat einen sehr großen Vitamin-B_{12}-Speicher, sodass erste Symptome erst spät, z. B. nach einer Ernährungsumstellung, auftreten.

Typisches Symptom ist die verminderte Sensibilität, vor allem für Propriozeption und Vibration. Dies führt zu einer spinalen Ataxie mit schlechterer Koordinierung vor allem der Beinbewegung und einem entsprechenden Gangbild. Daneben können Pyramidenbahnzeichen auftreten und Blasen-/Mastdarmstörungen auftreten.

5.18 Schädelhirntrauma und Hirndruck

An welchen Stellen treten Kontusionsblutungen bei Schädelhirntrauma bevorzugt auf?

Durch den Anprall des Kopfes wird das Gehirn geschädigt. Die häufigsten Kontusionsstellen sind die, an denen der Kraftvektor durch die Beschleunigung/Abbremsung am stärksten wirkt. Das sind die Temporalpole, die frontale Schädelbasis und der Okzipitalpol. Je nach Auftreffen des Kopfes können natürlich andere Teile ebenfalls geschädigt werden. Typisch sind zudem sich gegenüber liegende Läsionen (Coup und Contre-Coup).

Welcher Hirnnerv ist durch ein SHT besonders gefährdet?

Der N. olfactorius zieht an der frontalen Schädelbasis durch die Lamina cribrosa zur Nasenschleim-

Tab. 5.14 Sensibilitätsverlust beim Querschnitt

Rückenmarksegment	Orientierungsmarke
Th5	Mamille
Th10	Bauchnabel
L1	Leistenband
L5	Großzehe

haut. Dadurch ist er in seiner Position relativ stark fixiert. Treten Beschleunigungs- oder Abbremstraumata auf, bewegt sich das Gehirn relativ zur Schädelbasis. Dabei können die Filae olfactoriae abreißen. Daher haben Patienten mit schweren Schädelhirntraumata oft Störungen des Geruchssinns.

5.19 Entwicklungsstörungen und Fehlbildungen

Nennen Sie typische Stigmata der alkoholischen Embryopathie!

Die alkoholischen Embryopathie oder auch fetales Alkoholsyndrom (FAS) zeichnet sich durch eine Intelligenzminderung, eine kraniofaziale Dysmorphie (fliehende Stirn, enge Lidspalte), eine Mikrozephalie, eine kleine Nase und ein fehlendes Philtrum (Rinne zwischen Nase und Oberlippe) aus. Therapeutisch kann die Entwicklung des Kindes nur symptomatisch mit speziellen Schulen, Physiotherapie, Ergotherapie etc. unterstützt werden. Ziel muss die Prävention des Krankheitsbildes sein.

Nennen Sie die vier Typen einer Arnold-Chiari-Malformation!

Die Arnold-Chiari-Malformation ist durch eine Verlagerung von Kleinhirn und kaudalem Hirnstamm über die Ebene des Foramen magnum nach kaudal charakterisiert. Sie wird nach Ausprägung der Verlagerung klassifiziert. Beim **Typ I** sind die Kleinhirntonsillen und der Kleinhirnwurm um mind. 5 mm über die Ebene des Foramen magnum nach kaudal verlagert, die restlichen Strukturen sind annährend normal. Beim **Typ II** sind zusätzlich Teile der Medulla oblongata und des vierten Ventrikels verlagert. Letzterer ist oft nicht klar darstellbar. Beim **Typ III** ist die Verlagerung sehr tief, oft bestehen auch Knochendefekte. Der **Typ IV** ist die seltene Unterform mit Hypoplasie des Kleinhirns.

5.19.1 Spina bifida

Wodurch und wann entsteht eine Spina bifida?

Die Spina bifida ist eine dysraphische Störung und gehört zu den Neuralrohrfehlbildungen. Typischer Ort ist die lumbale Wirbelsäule, selten kommen thorakale und zervikale Formen vor. Das Neuralrohr schließt sich zwischen dem 20. und 28 Entwicklungstag. Bestehen zu diesem Zeitpunkt schädliche Einflüsse, ist der Schluss unvollständig oder erfolgt gar nicht, dann entstehen die Neuralrohrdefekte. Typische Ursachen sind toxische Substanzen, iatrogen ist das Medikament Valproat eine häufige Ursache. Kritisch ist die Zeit des Neuralrohrschlusses. Er erfolgt zu einer Zeit, zu der einigen Müttern die Schwangerschaft noch gar nicht bewusst ist und entsprechend nicht notwendigerweise Vorsorge getroffen wird. Heutzutage ist die präkonzeptionelle Vorsorge jedoch deutlich verbessert, sodass bei Kinderwunsch z. B. direkt Folsäure als Prophylaxe gegeben wird.

Welche Formen der Spina bifida kennen Sie?

Die Spina bifida wird in die geschlossenen (Spina bifida occulta) und die offenen Formen (Spina bifida aperta) eingeteilt. Bei der **Spina bifida occulta** fehlt der Wirbelbogenschluss, die Haut ist jedoch intakt. Es können Blasen- und Mastdarmstörungen auftreten. Bei der **Spina bifida aperta** können je nach Ausmaß verschiedene Anteile der Wirbelsäulenstrukturen mitbetroffen sein, z. B. als Meningozele oder Myelomeningozele.

Wie kann man die Spina bifida intrauterin diagnostizieren?

Mit modernem Ultraschall erfolgt die Diagnostik nichtinvasiv und ist Teil des Organscreenings im Verlauf der Schwangerschaft. Im maternalen Blut kann das Alpha-Fetoprotein erhöht sein, früher wurde dies auch im Fruchtwasser gemessen. Letzteres wird wegen des Ultraschalls typsicherweise nicht mehr durchgeführt.

5.20 Bilderquiz
Andreas Bender

Auf den folgenden Seiten sind typische CT- und MRT-Aufnahmen dargestellt, so wie Sie sie in der Prüfungssituation vorgelegt bekommen könnten. Bitte beurteilen Sie alle Bilder nach dem folgenden Schema:
1. Welche Untersuchungstechnik wurde angewendet?
2. In welcher Schnittführung sind die Bilder dargestellt?
3. Bei MRT-Aufnahmen: Welche Gewichtung (Sequenz) ist zu sehen?
4. Beschreiben Sie die Pathologie.
5. Wie lautet Ihre Verdachtsdiagnose?
6. Welche Differenzialdiagnosen gibt es für diesen Befund?
7. Wenn Strukturen in den Bildern mit Buchstaben markiert sind, benennen Sie die Strukturen.

Die Antworten finden Sie tabellarisch fortlaufend in ➤ Kap. 5.21.

Bilderquiz 1 (➤ Abb. 5.12)

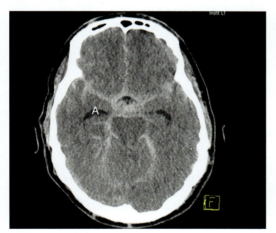

Abb. 5.12 Bilderquiz 1 (Lösungen ➤ Tab. 5.15). [P317/T420]

Bilderquiz 2 (➤ Abb. 5.13)

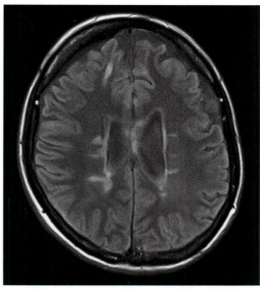

Abb. 5.13 Bilderquiz 2 (Lösungen ➤ Tab. 5.16). [P317/T420]

Bilderquiz 3 (➤ Abb. 5.14)

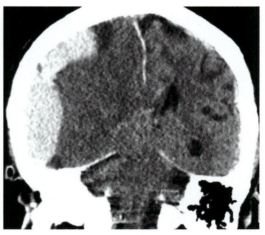

Abb. 5.14 Bilderquiz 3 (Lösungen ➤ Tab. 5.17). [T880]

Bilderquiz 4 (> Abb. 5.15)

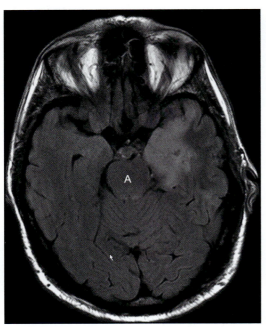

Abb. 5.15 Bilderquiz 4 (Lösungen > Tab. 5.18). [P317/T420]

Bilderquiz 5 (> Abb. 5.16)

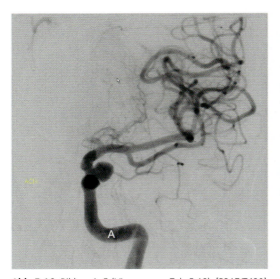

Abb. 5.16 Bilderquiz 5 (Lösungen > Tab. 5.19). [P317/T420]

Bilderquiz 6 (> Abb. 5.17)

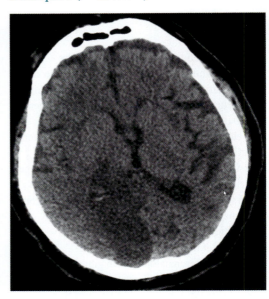

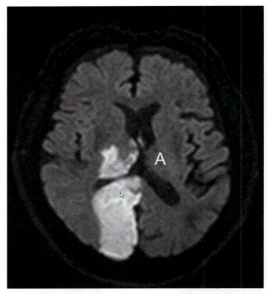

Abb. 5.17 a + b Bilderquiz 6 (Lösungen > Tab. 5.20). [P317/T420]

Bilderquiz 7 (➤ Abb. 5.18)

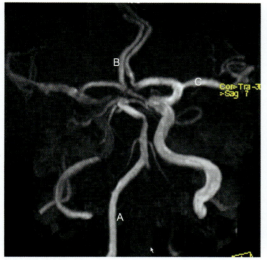

Abb. 5.18 Bilderquiz 7 (Lösungen ➤ Tab. 5.21). [P317/T420]

Bilderquiz 9 (➤ Abb. 5.20)

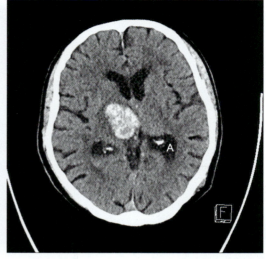

Abb. 5.20 Bilderquiz 9 (Lösungen ➤ Tab. 5.23). [T880]

Bilderquiz 8 (➤ Abb. 5.19)

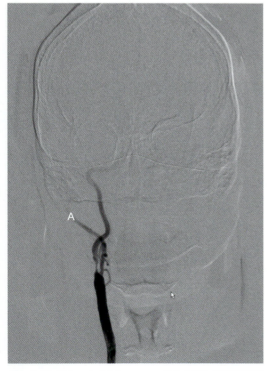

Abb. 5.19 Bilderquiz 8 (Lösungen ➤ Tab. 5.22). [P317/T420]

Bilderquiz 10 (> Abb. 5.21)

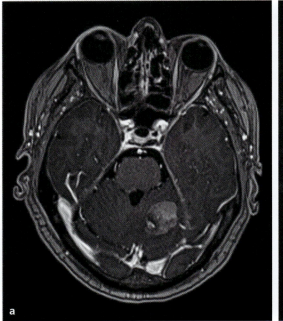
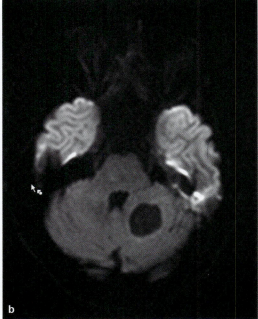

Abb. 5.21 Bilderquiz 10 (Lösungen > Tab. 5.24). [P317/T420]

Bilderquiz 11 (> Abb. 5.22)

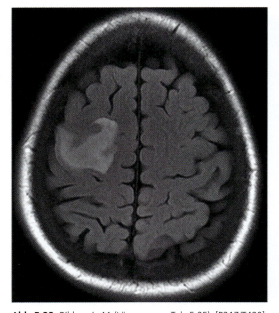

Abb. 5.22 Bilderquiz 11 (Lösungen > Tab. 5.25). [P317/T420]

Bilderquiz 12 (> Abb. 5.23)

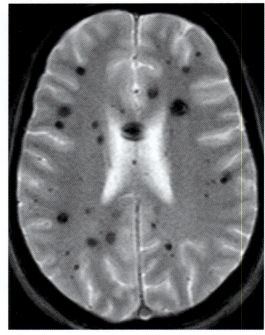

Abb. 5.23 Bilderquiz 12 (Lösungen > Tab. 5.26). [M459/T420]

5.20 Bilderquiz

Bilderquiz 13 (➤ Abb. 5.24)

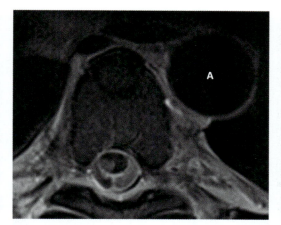

Abb. 5.24 Bilderquiz 13 (Lösungen ➤ Tab. 5.27). [M456/T420]

Bilderquiz 14 (➤ Abb. 5.25)

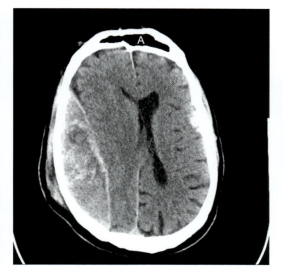

Abb. 5.25 Bilderquiz 14 (Lösungen ➤ Tab. 5.28). [T880]

Bilderquiz 15 (➤ Abb. 5.26)

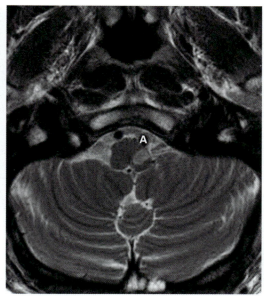

Abb. 5.26 Bilderquiz 15 (Lösungen ➤ Tab. 5.29). [M456/T420]

Bilderquiz 16 (➤ Abb. 5.27)

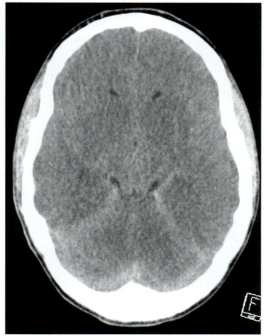

Abb. 5.27 Bilderquiz 16 (Lösungen ➤ Tab. 5.30). [M456/T420]

Bilderquiz 17 (➤ Abb. 5.28)

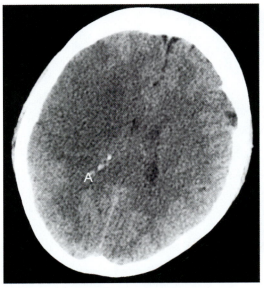

Abb. 5.28 Bilderquiz 17 (Lösungen ➤ Tab. 5.31). [M456/T420]

Bilderquiz 19 (➤ Abb. 5.30)

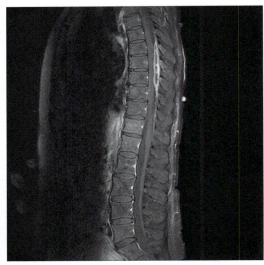

Abb. 5.30 Bilderquiz 19 (Lösungen ➤ Tab. 5.33). [T880]

Bilderquiz 18 (➤ Abb. 5.29)

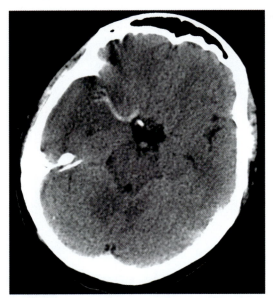

Abb. 5.29 Bilderquiz 18 (Lösungen ➤ Tab. 5.32). [M456/T420]

Bilderquiz 20 (➤ Abb. 5.31)

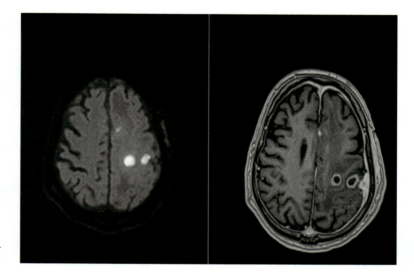

Abb. 5.31 Bilderquiz 20 (Lösungen ➤ Tab. 5.34). [M459/T420]

Bilderquiz 21 (➤ Abb. 5.32)

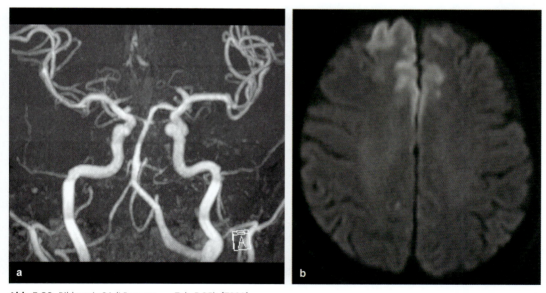

Abb. 5.32 Bilderquiz 21 (Lösungen ➤ Tab. 5.35). [T880]

Bilderquiz 22 (➤ Abb. 5.33)

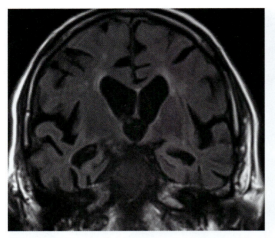

Abb. 5.33 Bilderquiz 22 (Lösungen ➤ Tab. 5.36). [T880]

Bilderquiz 23 (➤ Abb. 5.34)

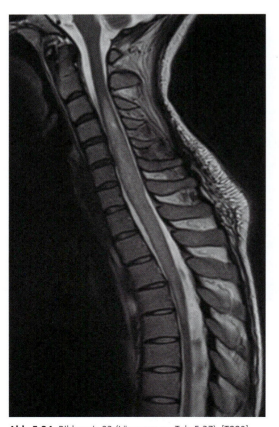

Abb. 5.34 Bilderquiz 23 (Lösungen ➤ Tab. 5.37). [T880]

Bilderquiz 24 (➤ Abb. 5.35)

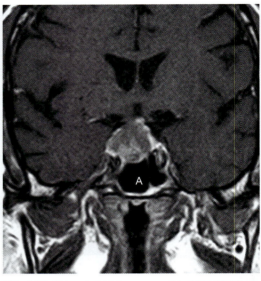

Abb. 5.35 Bilderquiz 24 (Lösungen ➤ Tab. 5.38). [T880]

5.21 Auflösungen des Bilderquiz

Tab. 5.15 Lösungen zu Bilderquiz 1 (> Abb. 5.12); *Schwierigkeitsgrad: leicht*

Frage	Antwort
1. Technik	CT
2. Schnittführung	Axial
3. Gewichtung	N. a.
4. Pathologie	Hyperdense Struktur im Bereich des Hirnstamms und der basalen Zisternen (**cave:** Die Pathologie mit den weiß ausgegossenen basalen Zisternen entlang der Hirngefäße ist so im Vordergrund, dass der ungeübte Beobachter sie für einen Normalbefund halten könnte!)
5. Diagnose	SAB
6. DD	Keine
7. Struktur	A: Rechter Seitenventrikel

Tab. 5.16 Lösungen zu Bilderquiz 2 (> Abb. 5.13); *Schwierigkeitsgrad: leicht–mittel*

Frage	Antwort
1. Technik	MRT
2. Schnittführung	Axial
3. Gewichtung	Tatsächlich ist es eine FLAIR (T2 mit Dunkelrechnung des Liquors); als Student wäre es aber auch nachvollziehbar zu sagen, dass es eine T1 ist (Liquor = dunkel), ggf. mit KM
4. Pathologie	Mutiple kleinere hyperintense Läsionen periventrikulär und eine hyperintense Läsion frontal rechts im Marklager (juxtakortikal)
5. Diagnose	Multiple Sklerose (sehr typischer Befund)
6. DD	Unspezifische Marklagerläsionen, z. B. bei langjähriger Hypertonie (sehr unwahrscheinlich) Andere ZNS-Entzündungen oder -Infektionen
7. Struktur	N. a.

Tab. 5.17 Lösungen zu Bilderquiz 3 (> Abb. 5.14); *Schwierigkeitsgrad: leicht*

Frage	Antwort
1. Technik	CT
2. Schnittführung	Koronar
3. Gewichtung	N. a.
4. Pathologie	Hyperdense, sichelförmige Struktur, langstreckig zwischen Schädelknochen und Hirnoberfläche rechts, die zu einer Mittellinienverlagerung nach links führt. Der rechte Seitenventrikel ist wegen der lokalen Raumforderung kollabiert.
5. Diagnose	Subdurales Hämatom
6. DD	Epidurales Hämatom (teilweise wirkt das Hämatom im Bild bikonvex, ist aber für eine epidurale Blutung zu langstreckig der Kalotte anliegend) Wenn es ein KM-Bild wäre: Eiteransammlung subdural rechts (= Empyem)
7. Struktur	N. a.

Tab. 5.18 Lösungen zu Bilderquiz 4 (➤ Abb. 5.15); *Schwierigkeitsgrad: schwer*

Frage	Antwort
1. Technik	MRT
2. Schnittführung	Axial
3. Gewichtung	T1 (oder FLAIR)
4. Pathologie	Flächige hyperintensive Läsion im Temporallappen links mehr als rechts
5. Diagnose	Herpesenzephalitis (typisch ist der Befall der Temporallappen)
6. DD	Tumor mit infiltrativem Wachstum Andere ZNS-Entzündungen oder -Infektionen
7. Struktur	A: Mesenzephalon (Mittelhirn)

Tab. 5.19 Lösungen zu Bilderquiz 5 (➤ Abb. 5.16); *Schwierigkeitsgrad: mittel*

Frage	Antwort
1. Technik	Angiografie (DSA)
2. Schnittführung	Seitliche Projektion
3. Gewichtung	N. a.
4. Pathologie	Runde Aufweitung der A. carotis interna (ACI; im Bild Projektion nach rechts)
5. Diagnose	ACI-Aneurysma
6. DD	N. a.
7. Struktur	A: ACI

Tab. 5.20 Lösungen zu Bilderquiz 6 (➤ Abb. 5.17); *Schwierigkeitsgrad: leicht*

Frage	Antwort
1. Technik	CT (a), MRT (b)
2. Schnittführung	Axial
3. Gewichtung	MRT: Diffusionsgewichtung
4. Pathologie	CT: hypodense flächige Läsion im Bereich des rechten Okzipitallappens/Posteriorstromgebiet MRT: hyperintense Diffusionsstörung im Bereich des rechten Posteriorstromgebiets, bis in den Thalamus und den hinteren Anteil der Capsula interna reichend
5. Diagnose	Ischämischer Hirninfarkt im Versorgungsgebiet der A. cerebri posterior rechts
6. DD	N. a.
7. Struktur	A: Thalamus (links)

Tab. 5.21 Lösungen zu Bilderquiz 7 (➤ Abb. 5.18); *Schwierigkeitsgrad: schwer*

Frage	Antwort
1. Technik	MR-Angiografie
2. Schnittführung	Koronar
3. Gewichtung	N. a.
4. Pathologie	Die rechte ACI kommt im Vergleich zur Gegenseite mit einem sehr flauen Flussprofil zur Darstellung, ebenso im weiteren Verlauf die A. cerebri media rechts; die linke A. vertebralis ist bis auf ein sehr kurzes Stück am Zusammenfluss zur A. basilaris nicht abgebildet.
5. Diagnose	V. a. vorgeschaltete ACI-Stenose (rechts; Stenose nicht abgebildet, nur der poststenotisch verminderte Blutfluss) V. a. Verschluss der A. vertebralis links

5.21 Auflösungen des Bilderquiz

Tab. 5.21 Lösungen zu Bilderquiz 7 (> Abb. 5.18); *Schwierigkeitsgrad: schwer (Forts.)*

Frage	Antwort
6. DD	• Klassische ACI-Stenose bei arteriosklerotischer Makroangiopathie • ACI-Dissektion • Vaskulitis • Bei A. vertebralis: DD hypoplastische Anlagevariante
7. Struktur	A: A. vertebralis rechts B: A. cerebri anterior rechts (parallel daneben links) C: A. cerebri media links

Tab. 5.22 Lösungen zu Bilderquiz 8 (> Abb. 5.19); *Schwierigkeitsgrad: leicht–mittel*

Frage	Antwort
1. Technik	Angiografie (DSA)
2. Schnittführung	Koronar
3. Gewichtung	N. a.
4. Pathologie	Engstelle im Bereich der rechten A. carotis interna (ACI), an typischer Lokalisation direkt nach dem Abgang aus der A. carotis communis
5. Diagnose	ACI-Stenose
6. DD	N. a.
7. Struktur	A: A. carotis externa

Tab. 5.23 Lösungen zu Bilderquiz 9 (> Abb. 5.20); *Schwierigkeitsgrad: leicht*

Frage	Antwort
1. Technik	CT
2. Schnittführung	Axial
3. Gewichtung	N. a.
4. Pathologie	Hyperdense, rundlich-ovale Läsion im Bereich der Basalganglien rechts mit lokal raumfordernder Wirkung
5. Diagnose	Intrazerebrale Blutung (ICB), loco typico bei arterieller Hypertonie
6. DD	Intrazerebrale Blutungen anderer Ätiologie (z. B. Amyloidangiopathie) Bei entsprechender längerer Anamnese Hirntumor
7. Struktur	A: Linker Seitenventrikel mit hyperdensem Plexuskalk (quasi normal)

Tab. 5.24 Lösungen zu Bilderquiz 10 (> Abb. 5.21); *Schwierigkeitsgrad: schwer*

Frage	Antwort
1. Technik	MRT
2. Schnittführung	Axial
3. Gewichtung	Links: T1 (mit KM) Rechts: Diffusion
4. Pathologie	Links: hyperintense (etwas inhomogen KM-aufnehmende), rundliche Läsion im Bereich der linken Kleinhirnhemisphäre Rechts: hypointense rundliche Struktur in der linken Kleinhirnhemisphäre

Tab. 5.24 Lösungen zu Bilderquiz 10 (> Abb. 5.21); *Schwierigkeitsgrad: schwer (Forts.)*

Frage	Antwort
5. Diagnose	Intrazerebrale Metastase; intrazerebraler Tumor ist aber genau so richtig und kann anhand des Bildes nicht sicher differenziert werden
6. DD	Rundliche, KM-aufnehmende Läsionen sind immer verdächtig auf einen Abszess, bei dem allerdings in der Diffusion die Abszesshöhle mit dem Eiter grell hyperintens ist (> Kap. 5.20 Bilderquiz 20)
7. Struktur	N. a.

Tab. 5.25 Lösungen zu Bilderquiz 11 (> Abb. 5.22); *Schwierigkeitsgrad: schwer*

Frage	Antwort
1. Technik	MRT
2. Schnittführung	Axial
3. Gewichtung	T1 (oder FLAIR)
4. Pathologie	Subkortikal (das dünne Kortexband ist ausgespart!) gelegene hyperintense Läsion frontoparietal rechts, ohne wesentliche raumfordernde Wirkung
5. Diagnose	Demyelinisierungsherd bei akuter disseminierter Enzephalomyelitis (ADEM) (Wenn Sie hier erkennen würden, dass es eine subkortikale Läsion ist, hätten Sie sicherlich bereits volle Punktzahl!)
6. DD	Wichtig ist hier, dass Sie erkennen, dass es sich um eine subkortikale Schädigung der weißen Substanz handelt – das leitet zur Diagnose der Demyelinisierung; Hauptdifferenzialdiagnose sind andere Entmarkungserkrankungen aus dem MS-Spektrum.
7. Struktur	N. a.

Tab. 5.26 Lösungen zu Bilderquiz 12 (> Abb. 5.23); *Schwierigkeitsgrad: mittel–schwer*

Frage	Antwort
1. Technik	MRT
2. Schnittführung	Axial
3. Gewichtung	Spezialsequenz (müssen Sie nicht erkennen!): T2* oder Gradientenechosequenz (Blut jedes Alters ist intensiv hypointens)
4. Pathologie	Multiple hypointense rundliche Strukturen diffus im Großhirn verteilt
5. Diagnose	Multiple Kavernome
6. DD	Blutungen anderer Ätiologie, z. B. bei Schädel-Hirn-Trauma, Amyloidangiopathie
7. Struktur	N. a.

Tab. 5.27 Lösungen zu Bilderquiz 13 (> Abb. 5.24); *Schwierigkeitsgrad: schwer*

Frage	Antwort
1. Technik	MRT (spinal)
2. Schnittführung	Axial
3. Gewichtung	T2
4. Pathologie	Hyperintense Signalveränderung im Bereich der rechten Myelonhälfte
5. Diagnose	Spinale Ischämie (klinisch führt die Läsion zu einem **Brown-Séquard-Syndrom** mit dissoziierter Empfindungsstörung)
6. DD	Myelitis
7. Struktur	A: Aorta

5.21 Auflösungen des Bilderquiz

Tab. 5.28 Lösungen zu Bilderquiz 14 (> Abb. 5.25); *Schwierigkeitsgrad: leicht*

Frage	Antwort
1. Technik	CT
2. Schnittführung	Axial
3. Gewichtung	N. a.
4. Pathologie	Hyperdense, bikonvexe Raumforderung parietal rechts, die zu einer lokalen Raumforderung mit Komprimierung des rechten Seitenventrikels und Mittellinienverlagerung führt; extrakraniell rechts ebenfalls hyperdense Struktur, dem Schädelknochen anliegend.
5. Diagnose	Epidurales Hämatom rechts (hier bei Schädel-Hirn-Trauma, SHT, mit Schädelfraktur im Bereich des Hämatoms – die Fraktur könnte man auf den zugehörigen Knochenfenstern erkennen); die extrakranielle Hyperdensität entspricht einem Galea-Hämatom, ausgelöst durch das SHT.
6. DD	Wenn nicht traumatisch, dann ggf. spontane oder antikoagulationsassoziierte epidurale Blutung
7. Struktur	A: Sinus frontalis

Tab. 5.29 Lösungen zu Bilderquiz 15 (> Abb. 5.26); *Schwierigkeitsgrad: mittel*

Frage	Antwort
1. Technik	MRT
2. Schnittführung	Axial
3. Gewichtung	T2
4. Pathologie	Hyperintense Läsion im Bereich der dorsolateralen Medulla oblongata rechts
5. Diagnose	Medulla-oblongata-Infarkt (klinisch führt diese Schädigung zu einem **Wallenberg-Syndrom**)
6. DD	Wegen des typischen territorialen Schädigungsmusters im Versorgungsgebiet der A. cerebelli posterior inferior (PICA) wenige; theoretisch Entzündung, Tumor
7. Struktur	A: Linke A. vertebralis (durchströmte Gefäße sind im MRT hypointens), daneben die rechte A. vertebralis

Tab. 5.30 Lösungen zu Bilderquiz 16 (> Abb. 5.27); *Schwierigkeitsgrad: mittel–schwer*

Frage	Antwort
1. Technik	CT
2. Schnittführung	Axial
3. Gewichtung	N. a.
4. Pathologie	Diffuse Schwellung des gesamten Gehirns mit verstrichener Gyrierung, keine Sulci mehr nachweisbar, Ventrikel nur noch schlitzförmig (ausgepresst)
5. Diagnose	Diffuses Hirnödem mit Hirndruckerhöhung
6. DD	Mögliche Auslöser eines solchen diffusen Hirnödems sind: • Bakterielle Meningitis • Sinus-/Hirnvenenthrombose • Z. n. SHT • Z. n. Herz-Kreislauf-Stillstand mit hypoxischer Hirnschädigung
7. Struktur	N. a.

Tab. 5.31 Lösungen zu Bilderquiz 17 (> Abb. 5.28); *Schwierigkeitsgrad: leicht–mittel*

Frage	Antwort
1. Technik	CT
2. Schnittführung	Axial
3. Gewichtung	N. a.
4. Pathologie	Unterbrochene kortikale Zeichnung im Bereich rechts temporo-parietal (verstrichene Mark/Rinden-Differenzierung), zusätzlich in diesem Bereich lokale Raumforderung mit Kompression des rechten Seitenventrikels
5. Diagnose	Frischer Infarkt im Versorgungsgebiet der A. cerebri media rechts (ca. einige Stunden alt)
6. DD	Keine
7. Struktur	A: Plexuskalk im komprimierten Hinterhorn des rechten Seitenventrikels

Tab. 5.32 Lösungen zu Bilderquiz 18 (> Abb. 5.29); *Schwierigkeitsgrad: leicht*

Frage	Antwort
1. Technik	CT
2. Schnittführung	Axial
3. Gewichtung	N. a.
4. Pathologie	Hyperdense längliche Struktur mit Aufzweigung in drei Äste, ausgehend von den basalen Zisternen rechts
5. Diagnose	Hyperdenses Mediazeichen **(Dense Media Sign)** ausgelöst durch frisches thrombotisches Material in der rechten A. cerebri media als sogenanntes **Infarktfrühzeichen**
6. DD	Unwahrscheinlich: KM-Reste im Gefäß
7. Struktur	N. a.

Tab. 5.33 Lösungen zu Bilderquiz 19 (> Abb. 5.30); *Schwierigkeitsgrad: mittel–schwer*

Frage	Antwort
1. Technik	MRT spinal
2. Schnittführung	Sagittal
3. Gewichtung	T1 (mit KM)
4. Pathologie	Hyperintense, ringförmig KM-aufnehmende längliche Läsion dorsal des Myelons über mehrere Wirbelkörper reichend
5. Diagnose	Epiduraler spinaler Abszess
6. DD	Keine
7. Struktur	N. a.

Tab. 5.34 Lösungen zu Bilderquiz 20 (> Abb. 5.31); *Schwierigkeitsgrad: mittel–schwer*

Frage	Antwort
1. Technik	MRT
2. Schnittführung	Axial
3. Gewichtung	Links: Diffusions-Gewichtung Rechts: T1 (mit KM)
4. Pathologie	Links: zwei rundliche, homogen hyperintense Läsionen im Bereich links parietal rechts: zwei ringförmig KM-aufnehmende rundliche Läsionen im Bereich links parietal, zusätzlich hypointense Veränderung des Marklagers der linken Hemisphäre

5.21 Auflösungen des Bilderquiz

Tab. 5.34 Lösungen zu Bilderquiz 20 (➤ Abb. 5.31); *Schwierigkeitsgrad: mittel–schwer (Forts.)*

Frage	Antwort
5. Diagnose	Intrazerebrale Abszesse
6. DD	Metastasen bzw. Hirntumoren (hier wäre in der Diffusionsgewichtung dann das Innere der ringförmigen Struktur hypointens, ➤ Kap. 5.20 Bilderquiz 10)
7. Struktur	N. a.

Tab. 5.35 Lösungen zu Bilderquiz 21 (➤ Abb. 5.32); *Schwierigkeitsgrad: mittel–schwer*

Frage	Antwort
1. Technik	MRT
2. Schnittführung	a: koronar b: axial
3. Gewichtung	a: MR-Angiografie b: Diffusionsgewichtung
4. Pathologie	a: Abbruch der A. cerebri anterior bds. b: bilateral hyperintense Diffusionsstörung im Versorgungsgebiet der A. cerebri anterior, rechts > links
5. Diagnose	Bilateraler ischämischer Hirninfarkt im Versorgungsgebiet der A. cerebri anterior
6. DD	Durch Kombination aus MR-Angio und MR-Diffusion keine realistischen Differenzialdiagosen
7. Struktur	N. a.

Tab. 5.36 Lösungen zu Bilderquiz 22 (➤ Abb. 5.33); *Schwierigkeitsgrad: mittel*

Frage	Antwort
1. Technik	MRT
2. Schnittführung	Koronar
3. Gewichtung	T1 (oder FLAIR)
4. Pathologie	Allgemeine Hirnvolumenminderung mit weiten inneren und äußeren Liquorräumen; die Atrophie ist temporal besonders deutlich ausgeprägt.; zusätzlich zeigen sich hyperintense Läsionen periventrikulär und im Marklager.
5. Diagnose	V. a. Alzheimer-Demenz (in Verbindung mit der entsprechenden Klinik!) Zusätzlich mikroangiopathische Veränderungen im Marklager (z. B. nach langjährigem arteriellen Hypertonus)
6. DD	• Andere Demenzformen • Normaldruckhydrozephalus (dafür aber äußere Liquorräume zu weit)
7. Struktur	N. a.

Tab. 5.37 Lösungen zu Bilderquiz 23 (➤ Abb. 5.34); *Schwierigkeitsgrad: mittel–schwer*

Frage	Antwort
1. Technik	MRT spinal
2. Schnittführung	Sagittal
3. Gewichtung	T2
4. Pathologie	Längliche hyperintense Signalveränderung im zervikothorakalen Myelon über mehrere Wirbelkörperhöhen mit Volumenzunahme des Myelons in diesem Bereich
5. Diagnose	Myelitis

Tab. 5.37 Lösungen zu Bilderquiz 23 (➢ Abb. 5.34); *Schwierigkeitsgrad: mittel–schwer (Forts.)*

Frage	Antwort
6. DD	Unterschiedliche Ätiologien der Myelitis (viral/bakteriell, autoimmun)
7. Struktur	N. a.

Tab. 5.38 Lösungen zu Bilderquiz 24 (➢ Abb. 5.35); *Schwierigkeitsgrad: schwer*

Frage	Antwort
1. Technik	MRT
2. Schnittführung	Koronar
3. Gewichtung	T1
4. Pathologie	Inhomogen hyperintense Raumforderung suprasellär
5. Diagnose	Hypophysenadenom
6. DD	• Andere Tumoren • Abszess • (keine intrazerebrale Blutung, da außerhalb des Hirnparenchyms)
7. Struktur	A: Keilbeinhöhle

Register

A

Abdecktest 24
Abgeschlagenheit 139
Abszess, spinaler 102
Achillessehnenreflex 48
Agnosie 59
Agrammatismus 60
Akinese 133
akute disseminierte Enzphalomyelitis (ADEM) 162
akute unilaterale periphere Vestibulopathie (AUPVP) siehe Neuritis vestibularis 97
Algodystrophie 144
Alkoholentzugsdelir 92
Alkoholintoxikation 78
Alzheimer-Demenz 178, 179, 214
– Differenzialdiagnosen 180
– Pathomechanismus 179
– Therapie 180
Amaurosis 21, 187
Amaurosis fugax 145
amyotrophe Lateralsklerose (ALS) 37, 152
– Therapie 152
Analhautreflex 54
Analreflex 49
Analsphinkter 54
Anamnese 11
Aneurysma 82
– intrazerebrales 194
– -Ruptur 128
Anfall, epileptischer 80, 100, 123, 199
– dauerhafte antikonvulsive Therapie 125
– Diagnostik 124
– Fahrtauglichkeit 126
– generalisierter 125
– internationale Klassifikation 201
– Klassifikation 125
– semiologische Klassifikation 202
– Therapie 124
Angiografie 71
Anisokorie 21
– u. Bewusstseinsstörung 21
– Ursachen 20
Anosmie 16
Apathie 168
Aphasie 59, 60
– amnestische 189
– Broca- 60, 189

– globale 189
– Leitungs- 189
– motorische 60
– sensorische 60
– transkortikale 189
– Wernicke- 60, 189
Apoplex 115
Apraxie 59, 60
Argyll-Robertson-Pupille 21
Armvorhalteversuch 46
Arnold-Chiari-Malformation 226
Arteria carotis interna (ACI), Dissektion d. 94
Arteria-spinalis-anterior-Syndrom 55
Arteriitis temporalis 86, 118, 175, 176
– Diagnostik 176
– Therapie 177
Aspirationsgefahr 35
Aspirationspneumonie 35
Ataxie
– Alkoholintoxikation 78
– Creutzfeld-Jakob-Erkrankung 78
– Friedreich- 78
– Kleinhirninfarkt 78
– multiple Sklerose (MS) 78
– Multisystematrophie – zerebellärer Typ (MSA-C) 78
– Polyneuropathie 78
– sensible 56
– spinozerebelläre (SCA) 216
– zerebelläre 56, 84
Atrophie
– dentatorubropallidoluysische (DRPLA) 216
atrophische Glossitis 37
Augenmuskellähmung 26
Augenstellungen 25
Augensteuerung 27
Aura, epileptische 200
autoimmune Myositis 112
autonome Versorgung 51

B

Babinski-Reflex 49
Bandscheibenprolaps 12
– lumbaler 60, 189
– m. Radikulopathie 90
Bannwarth-Syndrom 157
Basilaristhrombose 14, 80

Bauchhautreflex 48
Befreiungsmanöver
– nach Brandt-Daroff 138
– nach Gufoni 137
– nach Sémont und Epley 33, 137
Beinvorhalteversuch 46
Bell-Parese 88
Bell-Phänomen 30
benigner Lagerungsschwindel (BPPV) 34
benigner paroxysmaler Lagerungsschwindel (BPPV) 136, 207
Besinger-Score 46, 140
Beugesynergismus 13
Bewegungsstörung 218
Bewusstlosigkeit 185
Bewusstsein
– qualitatives 185
– quantitatives 185
Bewusstseinsstörung 63
– Differenzialdiagnose 14
– klinische Untersuchung 13
– qualitative 12
– quantitative 12
Bewusstseinsverlust 123
Bewusstseinsverlust, plötzlicher
– Basilaristhrombose 80
– epileptischer Anfall 80
– Intoxikation 80
– intrazerebrale Blutung (ICB) 80
– Subarachnoidalblutung (SAB) 80
– Synkope 80
Bielschowsky-Test 188
Blasenfunktionssteuerung 57
Blickdeviation 27
Blickparese, progressive supranukleäre (PSP) 104
Blickwendung 27
Blindheit, kortikale 21, 187
Blut
– mikrobiologische Diagnostik 65
Blutung, intrazerebrale (ICB) 80, 100
Borreliose 159, 208
Bradydiadochokinese 56
Bradykinese 132
Brandt-Daroff-Manöver 138
Broca-Aphasie 60, 189
Brown-Séquard-Syndrom 54, 55
Brudzinski-Zeichen 130
Bulbärhirnsyndrom 13

C

cholinerge Krise 142
Chorea 216
Chorea Huntington 214
Claudicatio masticatorii 176
Claudicatio spinalis 12
Clipping 128
Cluster-Kopfschmerz 86, 117
– Akuttherapie 195
– Definitionskriterien 118
– Prophylaxe 118, 196
– Symptome 195
– Therapie 118
Coiling 128
Computertomografie (CT) 66, 190
– zerebrale (cCT) 66
Creutzfeldt-Jakob-Erkrankung (CJD) 78, 217

D

Demenz 179, 216
– bei subkortikaler arteriosklerotischer Enzephalopathie (SAE) 181
– Diagnostik 179
– Differenzialdiagnose 217
– frontotemporale 108, 180
– mit Lewy-Körperchen (DLK) 104, 108, 181, 217
– Pseudo- 181
– subkortikale 181
– vaskuläre 108
– vom Alzheimer-Typ 179
demenzielles Syndrom 62
Depression 181
Dermatom 51
Dermatomyositis 84, 111, 112
Desorientiertheit 178
Diabetes mellitus 82, 173
Diadochokinese 37, 56
Differenzialdiagnose
– anamnestische Hinweise 12
– zeitliche Hinweise 12
Dissektion 145, 167
Dix-Hallpike-Manöver 137
Doppelbilder 139, 188
– Aneurysma 82
– Diabetes mellitus 82
– Hirnstamminfarkt 82
– latenter Strabismus 82
– multiple Sklerose (MS) 82
– Myasthenia gravis 82
– Sinus-Cavernosus-Fistel 82
Doppler-Sonografie 71
Drehschwindel 33, 136
Duchenne-Hinken 57
Duplex-Sonografie 71

Dysarthrie 56, 113, 151
– plötzliche 165
Dysarthrophonie 60
Dysdiadochokinese 56
dysexekutives Syndrom 59
Dysphagie 151, 165
Dystonie 218
– Einteilung n. Lokalisation 219

E

ECOG-Score 164
EDSS, Expanded Disability Status Scale 122
Ehlers-Danlos-Syndrom 147
Einklemmung 63
Einklemmungssyndrom 10
Einschlusskörperchen-Myositis 112
Elektroenzephalografie (EEG) 72
– Indikationen 73
Elektromyografie (EMG) 74, 152
– Hauptindikationen 74
– Kontraindikation 75
Elektroneurografie (ENG) 152, 174
El-Escorial-Kriterien 152
Embryopathie, alkoholische 226
Encephalomyelitis disseminata 120
Endocarditis lenta 132
Engpasssyndrom 45
– obere Extremität 144
Enzephalitis 168, 170
Enzephalopathie
– hepatische 92
– Wernicke- 92
Epilepsie
– -chirurgie 198
– Definition 200
– Fahrtauglichkeit 126
– fokale 199
– generalisierte 199
– Häufigkeit 198
– Klassifikation 125
– okzipitale 154
– Therapie 198
– vestibuläre 136
epileptischer Anfall 123, 199
– semiologische Klassifikation 202
– Therapie 124
Erbrechen 154
Erythema migrans 158
evoziertes Potenzial (EP) 76
– Befunde 76
– Indikationen 76
– Klassifizierung 76
extrapyramidalmotorische Störung (EPMS) 37

F

Fasciculus medialis longitudinalis (MLF) 23
Faszikulation 40, 151
Fazialisparese 157, 220
– idiopathische 88
– multiple Sklerose (MS) 88
– Neuroborreliose 88
– Schlaganfall 88
– Therapie 221
– Tumoren 88
– Ursachen 220
– Zoster oticus 88
fetales Alkoholsyndrom (FAS) 226
Fibrillation 36
fibromuskuläre Dysplasie (FMD) 147
Fieber 129, 168
Fingerfolgeversuch 56
Finger-Nase-Versuch 56
Fingerperimetrie 17
Flimmerskotom 21
Formatio reticularis 14
Fremdreflex
– pathologischer 49
– physiologischer 48
Friedreich-Ataxie 78
Froment-Zeichen 45
Frontalhirnläsion 62
frontotemporale Demenz 180
Frühsommer-Meningoenzephalitis (FSME) 169, 208
– Therapie 208
FTA-Test 208
Funduskopie 20

G

Gang
– ataktischer 57
– hypokinetisch-rigider 57
Gangstörung 56, 57, 162, 181
– akute Polyradikulitis 84
– Dermatomyositis 84
– Morbus Parkinson 84
– Normaldruckhydrozephalus (NPH) 84
– Paraspastik 84
– Polyneuropathie 84
– zerebelläre Ataxie 84
Gangunsicherheit 186
Gaumensegelreflex 35
Gedächtnis 62
Gedächtnisstörung 59, 108, 178
– Demenz mit Lewy-Körperchen (DLK) 108
– frontotemporale Demenz 108

– Hypothyreose 108
– Morbus Alzheimer 108
– Normaldruckhydrozephalus (NPH) 108
– Pseudodemenz b. Depression 108
– vaskuläre Demenz 108
Gelegenheitsanfall 199
Geschmack 28
Gesichtsfeldausfall 187
Gesichtsschmerz
– anhaltender idiopathischer 172
– atypischer 171, 172
Glasgow Coma Scale (GCS) 12, 13, 185
Glaukom-Anfall 118
Gleichgewichtssinn 31
Glioblastom 100, 162, 163
– Therapie 164
Gliom 211
Glossopharyngeus-Neuralgie 171
Glukokortikoide 150
Glykogenspeicherkrankheiten 111
Gordon-Reflex 49
Greifreflex 49
Großhirnschädigung, diffuse 14
Gufoni-Manöver 137
Guillain-Barré-Syndrom (GBS) 65, 98, 102, 148
– Diagnostik 149
– Komplikationen 150
– Therapie 149

H
Halmagyi-Test 32, 188
Hämatom
– epidurales 100
Handhaltung n. Hochstetter 224
Harninkontinenz 181
Hemianopsie
– bitemporale 18, 21, 186, 187
– homonyme 18, 21, 187
Hemiataxie 165
Hemikranie 154
– paroxysmale 119
Hemiparese 27, 42
– akute 113
Hemiplegie 42
Herpesenzephalitis 12, 92, 98, 168
Hinterstrangsyndrom 55
Hirnabszess 100, 207
Hirnaneurysma 128
– Komplikationen 128
– Therapie 128
Hirndruck 94, 225

Hirndruckerhöhung 64, 86
– Notfallmanagement 15
Hirndrucksyndrom 10
Hirninfarkt, ischämischer 100, 191
Hirnmetastase 162, 212
Hirnnerv 16
Hirnstamm
– Etagen 16
Hirnstammenzephalitis 94
Hirnstamminfarkt 82
Hirnstammsyndrom 10
Hirntod 14
Hirntumor 210
– Hauptgruppen n. WHO 211
– Symptome 210
– Therapie 163
– WHO-Klassifikation 210
Hirntumoren 163
Hirnvenenthrombose 100
Hoffmann-Tinel-Zeichen 143
Homunculus 37
Horner-Syndrom 10, 19, 117, 145, 146, 165
HSV-Enzephalitis 208
Huntingtin 216
Hydrocephalus communicans 182
Hydrocephalus occlusus 182
Hydrozephalus 15
Hypästhesie
– Arm 120
– Füße 173
– Gesicht 165
Hypnogramm 204
hypokinetisch-rigides Syndrom 10, 133
Hyponatriämie 219
Hyposmie 16
Hypothyreose 108

I
immunvermittelte Neuropathie 150
Intentionstremor 56
Intermedius-Neuralgie 171
internukleäre Ophthalmoplegie (INO) 25, 26
Intoxikation 80
intrazerebrale Blutungen (ICB) 193, 194
Ischämie, zerebrale
– Prophylaxe 192
– Rehabilitation 192
– Therapie 192

J
Jarisch-Herxheimer-Reaktion 158
Jendrassik-Handgriff 48

K
Karnofsky-Index 164
Karotisdissektion 12
Karotis-T-Verschluss 193
Karpaltunnelsyndrom 142
– Ätiologie 143
– Therapie 144
Kaumuskulatur 28
Kennedy-Syndrom 216
Kennmuskel 38, 42
Kernig-Zeichen 130
Kernspintomografie 190
Klappmesserphänomen 40
Kleinhirninfarkt 78, 98
Kleinhirnsyndrom 10
Knie-Hacke-Versuch 56
Kollagenosen 147
komplexes regionales Schmerzsyndrom 144
Konus-Kauda-Syndrom 55
Konzentration 62
Koordinationsstörung 56
– zerebelläre 56
Kopf-Impuls-Test 32, 188
Kopfschmerz 129
– akuter 127
– Arteriitis temporalis 86
– Cluster- 86, 117, 195
– einseitiger 175
– Hirndruckerhöhung 86
– medikamenteninduzierter 197
– Meningitis 86
– Migräne 86
– Red Flags 154
– Spannungs- 86
– stärkster akuter 126
– Subarachnoidalblutung (SAB) 86
– trigemino-autonomer 119, 154, 171
Korneareflex 28
– Durchführung 28
kortikobasale Degeneration (CBD) 214
Kraftgrad 113
Kremasterreflex 49
Kribbeln, Hand 142
Kulissenphänomen 35

L
Lagerungsmanöver 32, 136
Lagerungsschwindel (BPPV) 136
– gutartiger 96
– zentraler 136
Lagophthalmus 30
Lähmungen, aufsteigende 148
Lambert-Eaton-Syndrom 111, 141
Landry-Paralyse 150

Lasègue-Test 130
– umgekehrter 130
Läsion
– der linken Hemisphäre 62
– der rechten Hemisphäre 62
– zentrale 96
latenter Strabismus 82
Lateralsklerose, amyotrophe (ALS) 98, 104
Leitungsaphasie 189
Lewy-Körperchen-Demenz (DLK) 214, 217
limbische Enzephalitis 141
linkshemisphärisches Syndrom 10
Liquor
– Befund 64, 65
– bei Meningitis/Enzephalitis 132
– Blut im 64
– Diagnostik 63
– -entnahme 191
– mikrobiologische Diagnostik 65
Liquordiagnostik
– Reiber-Schema 131
Liquorpunktion (LP) 63
Locked-in-Syndrom 13
Lues-Infektion 208
lumbaler Bandscheibenvorfall 159
Lumboischialgie 159
– Diagnostik 160
– Therapie 161
lumbosakrale Nervenwurzelsyndrome 160
Lyme-Enzephalopathie 158
Lymphozytentransformationstest (LTT) 158
Lysetherapie
– bei ischämischem Schlaganfall 115
– Indikationen 193
– Kontraindikationen 193

M

Magnetresonanztomografie (MRT) 69
– Indikationen 69
Marfan-Syndrom 147
Massenprolaps 160
Masseter-Reflex 28
McArdle-Syndrom 111
McDonald-Kriterien 120
Mediainfarkt links 98
Medikamentenübergebrauchkopfschmerz (MÜK) 197
– Therapie 197
Medulla oblongata 16
Meningeom 211

Meningeosis neoplastica 213
Meningismus 15, 127, 129
– Differenzialdiagnose 16
– klinische Untersuchung 15
Meningitis 86, 154, 170
– akute bakterielle 65
– akute virale 65
– Meningokokken- 207
Meningoenzephalitis
– bakterielle 129
– bakterielle, Erregerwahrscheinlichkeit 131
– Frühsommer- 169
Meralgia paraesthetica 161, 223
Merkfähigkeit 62
Mesenzephalon 16
Migräne 86, 117, 154, 171, 197
– Therapie 155
– Varianten 155
– vestibuläre 34, 136
Mikroangiopathie 166
Miller-Fisher-Syndrom 150
Mini-Mental-Status-Test (MMST) 62
Miosis 19, 21
Mittelhirnsyndrom 13
Monoparese 42
– Bandscheibenprolaps m. Radikulopathie 90
– diabetische asymmetrische Neuropathie 90
– multiple Sklerose (MS) 90
– Myelitis 90
– Nervenkompressionssyndrome 90
– spinale Raumforderung 90
– traumatische Plexusschädigung 90
Monoplegie 42
Morbus Alzheimer 12, 92, 98, 108, 182
Morbus Binswanger 182
Morbus Fahr 216
Morbus Horton 176
Morbus Menière 34, 96, 207
Morbus Parkinson 84, 104, 133
– Bildgebung 216
Morbus Pick 180
Morbus Sudeck 144
Motoneuronerkrankung 151
Motoneuron-Syndrom 37
motorische Einheit 38
motorisches System 37
– Kraftprüfung 42
– Muskelinspektion 39
– Muskeltonus 40
– Untersuchung 39
multifokale motorische Neuropathie (MMN) 153

Multiple Sklerose (MS) 65, 82, 88, 90, 120, 209
– Differenzialdiagnosen 121
– MRT-Befund 69
– Symptome 121
– Therapie 122
Multisystematrophie (MSA) 104, 214, 216
– zerebellärer Typ (MSA-C) 78
Musculus sternocleidomastoideus 35
Muskeldystrophie 224
Muskeleigenreflex 46
Muskelschwäche
– progrediente 112
Muskeltonus, erhöhter 40
Myalgie 111
myasthene Krise 141
Myasthenia gravis 12, 82, 111, 139, 140
– Diagnostik 140
– Therapie 141
Myasthenie 94, 98
Myasthenie-Score 46
Mydriasis 19, 21
Myelitis 90, 102
Myelopathie, zervikale 104
Myelose, funikuläre 225
Myoklonus 48
Myopathie 94
– endokrine 111
Myositis
– autoimmune 112
– erregerbedingte 112
Myotom 38
myotone Dystrophie 12
– Curschman-Steinert 41
Myotonia congenita 41
Myotonie 41, 224

N

Nackensteifigkeit 15
– Differenzialdiagnose 16
– klinische Untersuchung 15
Narkolepsie 203
– Therapie 203
Neglect 59, 61
Neologismus 60
Nervenaustrittspunkt (NAP) 27
Nervendehnungszeichen 130
Nervenkompressionssyndrom 90
– obere Extremität 144
Nervenschaden, peripherer 45
Nervenversorgungsgebiet 51
Nervus abducens (HN VI) 22, 26
Nervus accessorius (HN XI) 35
Nervus cochlearis 30

Nervus cutaneus femoris lateralis 161
Nervus facialis (HN VII) 29
Nervus femoralis (L2–L4) 45
Nervus glossopharyngeus 221
Nervus glossopharyngeus (HN IX) 33
Nervus gluteus superior 224
Nervus hypoglossus (HN XII) 36, 221
Nervus medianus 143
Nervus oculomotorius (HN III) 22, 26
Nervus olfactorius (HN I) 16
Nervus opticus (HN II) 17
Nervus peroneus (L4–S3) 45
Nervus radialis (C5–Th1) 45
Nervus tibialis (L5–S2) 45
Nervus trigeminus (HN V) 27
Nervus trochlearis (HN IV) 22, 26
Nervus ulnaris (C8–Th1) 45
Nervus vagus (HN X) 33
Nervus vestibularis 30
Nervus vestibulocochlearis (HN VIII) 30
Neuritis nervi optici (NNO) 12, 209
Neuritis vestibularis 34, 96, 137, 188, 206
Neuroborreliose 12, 88, 157
– Diagnostik 157
– Therapie 158
Neurografie 75
– Befunde 76
– Indikationen 76
neurologischer Normalbefund 62
Neuromyelitis optica (NMO) 210
Neuropathia vestibularis siehe Neuritis vestibularis
Neuropathie
– akute motorische (AMAN) 150
– diabetische asymmetrische 90
– immunvermittelte 150
– multifokale motorische 150
– sensomotorische axonale (AMSAN) 150
Neuropsychologie 59
Normaldruckhydrozephalus (NPH) 12, 84, 108, 181, 182, 216, 217
– Therapie 183
Nuklearmedizin 72
Nystagmus 31

O
Okulomotorik 22
– Abdecktest 24
– Differenzialdiagnose 25
– Doppelbilder 24
– -störung 26

Okulomotoriusparese 22
Oppenheim-Reflex 49
Opsoklonus-Myoklonus-Syndrom 141
Orientierungsstörung 59
Overlap-Syndrom 112

P
Pacchioni-Granulation 63
Pallanästhesie 53
Pallhypästhesie 53
Palmomentalreflex 49
Pancoast-Tumor 94
Paralyse 42
paraneoplastische Syndrome 142
paraneoplastische zerebelläre Degeneration 141
Paraparese 42
– Guillain-Barré-Syndrom (GBS) 102
– hereditäre spastische Spinalparalyse (HSP) 102
– lumbale Spinalkanalstenose 102
– Myelitis 102
– spinaler Abszess 102
– spinaler Tumor 102
– Spinalis-anterior-Syndrom 102
Paraphasie 60
Paraplegie 42
Paraspastik 84
Parasympathikus 19
Parese
– Bell- 88
– eines Arms 90
– eines Beins 90
– faziale 88, 220
– Mono- 90
– Para- 42, 102
– periphere 30
– proximale 111
– Tetra- 42, 102
– zentrale faziale 30
– zentral vs. peripher 167
Parkinson-Syndrom 132, 133, 182, 214
– atypisches 214
– diagnostisches Prozedere 133
– Differenzialdiagnosen 134
– idiopathisches (IPS) 133, 214
– Komplikationen 134
– Stadieneinteilung 134
– symptomatisches 134
– Therapie 134
Perkussionsmyotonie 41
Peronäusläsion 223
Phalen-Test 143
PHASES-Score 129

Photophobie 154
Pisa-Syndrom 133
Plegie 113
Plexus chorideus 63
Plexusschädigung, traumatische 90
Polio 152
Polymyalgia rheumatica 177
Polymyositis 112
Polyneuritis cranialis 150
Polyneuropathie 78, 84, 186, 219
– axonale 174
– chronisch inflammatorische demyelinisierende (CIDP) 150, 153
– diabetische 173
– Diagnostik 174
– distal-symmetrische demyelinisierende 173
– Klassifikation 175
– Therapie 174
– Ursachen 175
Polyradikulitis, akute 84
Pons 16
postpunktionelles Syndrom 194, 195
posturale Kontrolle, Störung der 56
Post-Zoster-Neuralgie 118, 171
progrediente multifokale Leukenzephalopathie (PML) 208
progressive supranukleäre Blickparese (PSP) 216
progressive supranukleäre Parese (PSP) 214
Prüferauswahl 2
Prüfung 5
Prüfungsgruppe 3
Prüfungsvorbereitung 2
Pseudodemenz 181
Pseudodemenz b. Depression 108
Pseudotumor cerebri 196
Psychose bei SHT, organische 92
Psychosyndrom
– Alkoholentzugsdelir 92
– hepatische Enzephalopathie 92
– Herpesenzephalitis 92
– Morbus Alzheimer 92
– organische Psychose bei SHT 92
– organisches 14
– Wernicke-Enzephalopathie 92
Ptosis
– Dissektion d. A. carotis interna (ACI) 94
– Hirndruck 94
– Hirnstammenzephalitis 94
– Myasthenie 94
– Myopathie 94
– Pancoast-Tumor 94
– Wallenberg-Syndrom 94
Pyramidenbahnzeichen 49

Q
Quadrantenanopsie 187
Querschnittssyndrom 225
– komplettes 54

R
Radialisläsion 222
Radikulopathie
– Differenzialdiagnosen 160
Raumforderung, intrakranielle 162
Raumforderung, spinale 90
rechtshemisphärisches Syndrom 10
Reflex 46
Reiber-Schema 131
Restless-legs-Syndrom (RLS) 204
– Diagnostik 204
– Therapie 204
Retrobulbärneuritis 120
Rhabdomyolyse 113
Rigor 133
Rinne-Versuch 31
Romberg-Versuch 32
Rückenschmerz 160
Rucksacklähmung 144

S
Sauerstoffsättigungsabfall
– Therapie 178
Schädel-Hirn-Trauma (SHT) 225
Schlaganfall 88, 104, 192
– akuter 113
– akuter ischämischer 114
– faziale Parese 220
– Fazialisparese 220
– ischämischer, Therapie 115
– jugendlicher 167
– Komplikationen 115
– Medulla oblongata 166
– Prognose 116
– Sekundärprophylaxe 166
– seltene Ursachen 167
– Syndrome 127, 166
Schmerz
– brennender 173
– Hand 142
– periorbitaler 117
– radikulärer 157
– Stiche im Gesicht 170
Schwankschwindel
– phobischer 34, 96
Schweißsekretion 58
Schwindel 33, 165, 205
– als TIA-/Schlaganfallsyndrom 34
– gutartiger Lagerungsschwindel (BPPV) 96
– Morbus Menière 96
– Neuritis vestibularis 96

– orthostatischer 96
– phobischer Schwankschwindel 96
– zentrale Läsion 96
Schwindelsyndrom 34
Sehbahnstörung 187, 188
Sehstörung 175
– transiente 145
Sémont-/Epley-Manöver 33, 137
Sensibilität 50
– epikritische 50, 173
– propriozeptive 51, 174
– protopathische 50, 174
– Untersuchung 53
Shy-Drager-Syndrom 214
Signe des cils 30
Simpson-Test 46, 140
Sinus cavernosus 26
Sinus-Cavernosus-Fistel 82
Sinus-cavernosus-Thrombose
– Symptome 194
– Therapie 194
Sinusvenenthrombose 100
Sonografie 71
– Doppler- 71
– Duplex- 71
– Indikationen 72
Spannungskopfschmerz 86, 196
– Einteilung 197
– Prophylaxe 197
– Therapie 197
Spina bifida 226
– aperta 226
– occulta 226
spinale Muskelatrophie, SMA 152
spinales Querschnittssyndrom 10
spinales Syndrom 54
Spinalis-anterior-Syndrom 102
Spinalkanalstenose 225
– lumbale 102
Spinalparalyse, hereditäre spastische (HSP) 102
Spontannystagmus 33
Sprachstörung 60, 189
Sprach- und Sprechstörung
– amyotrophe Lateralsklerose (ALS) 98
– Guillain-Barré-Syndrom (GBS) 98
– Herpesenzephalitis 98
– Kleinhirninfarkt 98
– Mediainfarkt links 98
– Morbus Alzheimer 98
– Myasthenie 98
Sprechstörung 60, 189
Standunsicherheit 32
Stapedius-Reflex 29
Stauungspapille 21, 187
– und Hirndruck 21

Störung
– Gedächtnis- 108
– kognitive 108
– neuropsychologische 59
Strecksynergismus 13
subakute sensomotorische Polyneuropathie 141
Subarachnoidalblutung (SAB) 12, 80, 86, 127, 129, 154
– nichttraumatische 126
– Prognose 129
subkortikale arteriosklerotische Enzephalopathie 182
Subtraktionsangiografie, digitale (DSA) 71
Sulcus-ulnaris-Syndrom 144
SUNCT-Syndrom 119
Supinatorlogensyndrom 144
Swinging-Flashlight-Test 20
Sympathikus 19
Symptom
– akut 12
– chronisch 12
– subakut 12
Symptomtrias, zerebelläre 56
Syndrom 10
– Differenzialdiagnosen 11
– Guillain-Barré- (GBS) 102
– linkshemisphärisches 100
– Lokalisation 10
– Nervenkompressions- 90
– Psycho- 92
– Spinalis-anterior- 102
Synkope 80

T
Takayasu-Arteriitis 178
Targeted Therapy 164
Tensilon-Test 140
Tetraparese 42
– Guillain-Barré-Syndrom (GBS) 102
– hereditäre spastische Spinalparalyse (HSP) 102
– lumbale Spinalkanalstenose 102
– Myelitis 102
– spinaler Abszess 102
– spinaler Tumor 102
– Spinalis-anterior-Syndrom 102
Tetraplegie 42
Thalamus 14
Thoracic-outlet-Syndrom 144
TOAST-Klassifikation 116
Tonuserhöhung
– amyotrophe Lateralsklerose (ALS) 104
– Demenz mit Lewy-Körperchen (DLK) 104

– Morbus Parkinson 104
– Multisystematrophie (MSA) 104
– progressive supranukleäre Blickparese (PSP) 104
– Schlaganfall 104
– zervikale Myelopathie 104
Torticollis 36
TPHA-Test 208
transitorisch ischämische Attacke (TIA) 145, 154
Tremor 133
– b. Parkinson-Syndrom 106
– dystoner 106
– medikamentöser 106
– physiologischer 106
– psychogener 106
– unilateraler 132
– zerebellärer 106
Trendelenburg-Zeichen 224
trigemino-autonomer Kopfschmerz 171, 196
Trigeminusneuralgie 29, 117, 170
– Diagnostik 171
– Klinik 171
– Prognose 172
– Therapie 171

Trizepssehnenreflex (TSR) 48
Trömner-Reflex 48
Tumor
– Pancoast- 94
– spinaler 102

U

Uhrentest 61
Uhthoff-Phänomen 122, 209
Ulnarisläsion 221
Ultraschalluntersuchung 71
Unterberger-Tretversuch 32
Untersuchung, neurologische 9

V

Vaskulitis 178
VDRL-Test 208
Ventrikelsystem 184
Vergesslichkeit, progrediente 108
Vernichtungskopfschmerz 126
Verschlusshydrozephalus 182
Vestibularisparoxysmie 34
vestibulo-okulärer Reflex (VOR) 23, 32
Vestibulopathie
– bilaterale 34
Vibrationsempfinden 53

Virusenzephalitis 168
visuokonstruktive Störung 59, 61

W

Wachkoma 13
Wallenberg-Syndrom 94, 165, 186
Weber-Versuch 31
Wernicke-Aphasie 60, 189
Wernicke-Enzephalopathie 57, 92
Wernicke-Mann-Gangbild 57
Wesensänderung 168
Wortfindungsstörung 178
Würgereflex 35

X

Xanthochromie 128

Z

Zahnradphänomen 40
zentrale Okulomotorikstörung (ZOMST) 25
Zentralskotom, vergrößertes 19
zerebelläres Syndrom 186
Zirkumduktion 57
ZNS-Lymphom 211
Zoster oticus 88

Das Mündliche Examen

Praxis und Theorie für Tag 1 und 2

Mit den Büchern dieser Reihe bist Du bestens gewappnet, um Deinen Prüfern in der mündlich-praktischen Prüfung des 2. Staatsexamens Rede und Antwort zu stehen:

- **Garantiert professionell auftreten** dank zahlreicher Tipps und Fakten zu Vorbereitung und Ablauf der Mündlichen
- **Die perfekte Anleitung für den 1. Prüfungstag am Krankenbett** – Schritt für Schritt: Anamnese, Untersuchungsmethoden, Diagnostik
- **Anschauliche Flussdiagramme** der häufigsten Leitsymptome
- **Optimale Vorbereitung auf die Patientenpräsentation** durch alltags- und prüfungsrelevante Fälle
- **Ideales Training** nach dem Frage-Antwort-Prinzip anhand der aktuellsten Prüfungsprotokollfragen

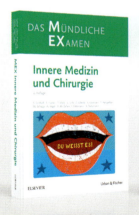

ISBN 978-3-437-41057-4

Psychiatrie
978-3-437-41911-9

AINS – Anästhesie, Intensivmedizin, Notfallmedizin, Schmerztherapie
978-3-437-41821-1

Allgemeinmedizin
978-3-437-41831-0

MEX – DU LIEST ES, DU VERSTEHST ES, DU WEISST ES!

Diese und viele weitere Titel sowie die aktuellen Preise finden Sie in Ihrer Buchhandlung vor Ort und unter **shop.elsevier.de**